DIGITAL
IMPLANTOLOGY
数字化口腔种植学

（上卷）

QUINTESSENCE PUBLISHING

Beijing, Berlin, Barcelona, Chicago, Istanbul, London, Milano, Moscow,
New Delhi, Paris, Prague, Seoul, Singapore, Tokyo, Warsaw

DIGITAL
IMPLANTOLOGY
数字化口腔种植学

（上卷）

（意）朱塞佩·隆戈
（Giuseppe Luongo）

（意）詹皮耶罗·恰巴托尼　主编
（Giampiero Ciabattoni）

（意）亚历桑德罗·阿科切拉
（Alessandro Acocella）

满　毅　陈　琰　陈　钢　邹立东　崔　广　主译

北方联合出版传媒（集团）股份有限公司
辽宁科学技术出版社
沈阳

This is translation of English edition Digital Implantology, published by Quintessence Publishing Co. Ltd
By Giuseppe Luongo, Giampiero Ciabattoni, Alessandro Acocella
Copyright © 2018 by Quintessenza Edizioni S.r.l.
All Rights Reserved.

© 2020，简体中文版权归辽宁科学技术出版社所有。

本书由Quintessence Publishing Co. Inc授权辽宁科学技术出版社在中国出版中文简体字版本。著作权合同登记号：第06-2018-366号。

版权所有·翻印必究

图书在版编目（CIP）数据

数字化口腔种植学 /（意）朱塞佩·隆戈，（意）詹皮耶罗·恰巴托尼，（意）亚历桑德罗·阿科切拉主编；满毅等主译. —沈阳：辽宁科学技术出版社，2020.1
ISBN 978-7-5591-1318-4

Ⅰ. ①数… Ⅱ. ①朱… ②詹… ③亚… ④满… Ⅲ. ①数字技术—应用—种植牙—口腔外科学 Ⅳ. ①R782.12-39

中国版本图书馆CIP数据核字（2019）第209587号

出版发行：辽宁科学技术出版社
　　　　　（地址：沈阳市和平区十一纬路25号　邮编：110003）
印　刷　者：广州市番禺艺彩印刷联合有限公司
经　销　者：各地新华书店
幅面尺寸：210mm×285mm
印　张：31.5
插　页：4
字　数：750千字
出版时间：2020年1月第1版
印刷时间：2020年1月第1次印刷
责任编辑：陈　刚
封面设计：袁　舒
版式设计：袁　舒
责任校对：李　霞

书　　号：ISBN 978-7-5591-1318-4
定　　价：698.00元（上、下卷）

投稿热线：024-23280336
邮购热线：024-23280336
E-mail:cyclonechen@126.com
http://www.lnkj.com.cn

序言 Preface

一本科学著作通常是填补空白，并总结相关科学知识，这本著作也不例外。

尽管新技术、新工艺极大地推动了计算机引导外科技术在牙科及颌面外科中的应用，但是目前相关著作少，且没有专门的参考书。作者确信，阅读本书可以增加相关的专业知识，本书还可以作为临床实践的参考手册。

本书全面介绍了计算机引导下的口腔种植学，从初诊、制订治疗计划，到具体术式的详细说明，包括对目前最先进的三维影像检查技术和设计软件都进行了详细介绍。

现在，头颈部成像技术的发展使精确的颌骨三维成像成为可能。它能够让医生更好、更简单地进行诊断，并制订手术计划。受益于最新的影像技术和信息技术，计算机引导技术取得了惊人的进步，并被大多数临床医生所接受。

为了确保大家更容易地理解这些技术，本书提供了各种临床情况下的每一步设计和外科步骤，并给出高清插图。

本书科学严谨地阐述了当今最先进的种植和修复重建技术，包括了计算机引导下的上颌骨重建的内容。在第9章，还展望了不久的将来，用全数字化流程处理复杂病例的情况。

本书的作者们致力于该学科的研究，他们有超过20年的成功经验。他们几乎每天都在实践，取得的成果可以作为循证医学的参考，这也是引入任何创新技术必须具备的。

我非常荣幸能为本书作序；不仅因为Giuseppe Luongo教授是我的好朋友，他也被整个口腔种植行业所尊敬。他毕生致力于数字化口腔种植学的研究，在临床和科研上均取得了显著成就。在这本书的另外两位主编Giampiero Ciabattoni和Alessandro Acocella的共同努力下，本书成为数字化技术应用于现代口腔种植学的里程碑。

Luigi Califano教授
费德里克二世大学医学院院长
意大利那不勒斯

中文版序言 Preface

非常荣幸能够参与德国精萃出版社推出的第一本数字化种植专著——《数字化口腔种植学》的翻译工作,并将这本数字化种植巨著第一时间介绍给国内的口腔届同仁。

数字化技术的发展日新月异、如火如荼,深刻改变了当今口腔种植的工作模式及临床流程。《数字化口腔种植学》(英文版)在2018年一经出版就风靡世界,成为全球众多口腔种植专科医生的必读书。我们坚信,此次中文版的推出必将有力地促进中国口腔数字化种植技术的蓬勃发展。

特别令人欣喜的是,在我们的建议下,原版作者基于英文版内容增添了一个新的章节——虚拟患者:口内扫描仪和全数字化整合,这使得《数字化口腔种植学》(中文版)的内容相比英文版更加全面与权威。《数字化口腔种植学》(中文版)共计10个章节,反映了当今数字化口腔种植学领域的最近进展和技术成就,其中包括了最先进的三维影像检查技术和最新的设计软件。

《数字化口腔种植学》(中文版)主题鲜明、内容丰富,科学严谨地介绍了当今国际上最先进的数字化种植和修复重建技术。其内容包括:计算机引导下的上颌骨重建、无牙颌种植、拔牙后即刻种植、个性化定制骨重建、口内扫描仪的应用及全数字化流程处理复杂病例等精彩内容。本书章节体系完整,配有大量精美的临床案例。全书共计1500余幅高清图片,采用图文并茂的方式,详细阐述了从初诊评估、数字化信息搜集、治疗计划、具体手术操作,到最终修复的各种临床细节;便于大家理解与掌握,进而更加规范地应用口腔数字化种植技术。

尽管译者们努力坚持"信、达、雅"的翻译原则,尽量忠实于原文、原意,但由于水平有限难免出现不妥和错误之处,恳请读者们批评指正。

最后,衷心感谢来自北京大学口腔医学院、四川大学华西口腔医学院、空军军医大学口腔医学院、重庆医科大学口腔医学院、友睦口腔、尚善口腔译者团队的辛勤工作，以及首都医科大学口腔医学院马攀副教授对全书认真细致地审校；感谢口腔种植读书会（OISC）将我们这些中青年学者团结起来为中国口腔种植事业的发展尽一份绵薄之力；感谢德国精萃出版社、辽宁科学技术出版社对译者们的信任以及在出版过程中的合作与贡献。

感谢读者朋友们与我们一起分享这本杰作，并让更多患者受益！

《数字化口腔种植学》主译团队

崔广（执笔） 满毅 马威 陈钢 陈琰

黄元丁 贺刚 邹立东 朱一博 葛严军

2019年6月23日

译者名单 Translators

上 卷

主 译：

满 毅（四川大学华西口腔医学院）

陈 琛（北京大学口腔医学院）

陈 钢（友睦口腔）

邹立东（北京大学口腔医学院）

崔 广（北京大学口腔医学院）

译 者（按姓氏首字母排列）：

巩 玺（北京大学口腔医学院）

胡 琛（四川大学华西口腔医学院）

屈依丽（四川大学华西口腔医学院）

汤 易（北京大学口腔医学院）

王 衎（北京大学口腔医学院）

下 卷

主 译：

马 威（空军军医大学口腔医学院）

贺 刚（尚善口腔）

朱一博（北京大学口腔医学院）

黄元丁（重庆医科大学口腔医学院）

葛严军（北京大学口腔医学院）

译 者（按姓氏首字母排列）：

路 珵（北京大学口腔医学院）

刘 艳（空军军医大学口腔医学院）

王园园（重庆医科大学口腔医学院）

主译简介 Translators

上 卷

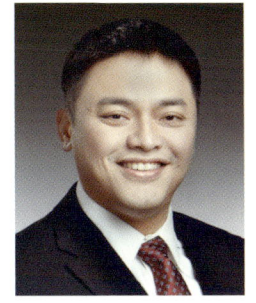

满毅
教授、博士研究生导师
四川大学华西口腔医学院

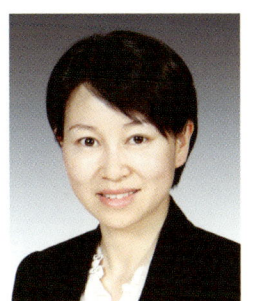

陈琰
博士、副主任医师
北京大学口腔医学院

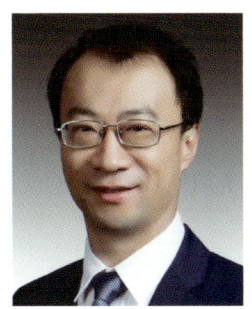

陈钢
博士、主任医师
友睦口腔种植中心

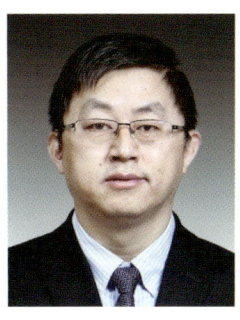

邹立东
博士、副主任医师
北京大学口腔医学院

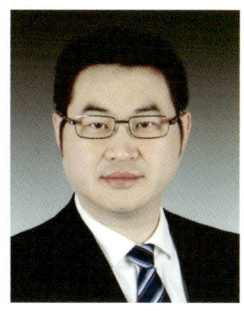

崔广
博士、副主任医师
口腔种植读书会（OISC）发起人
北京大学口腔医学院

下 卷

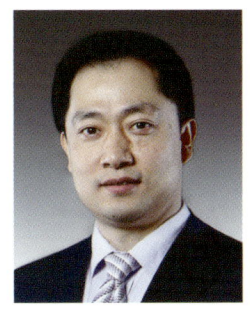

马威
副教授、硕士研究生导师
空军军医大学口腔医学院

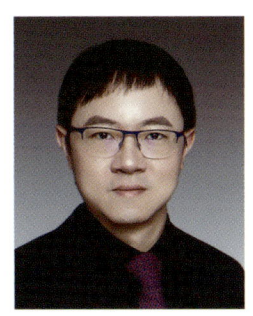

贺刚
博士、主任医师
尚善口腔

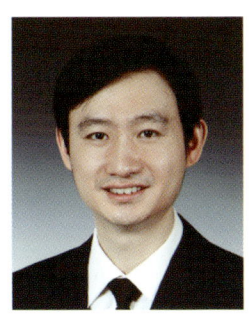

朱一博
博士、副主任医师
北京大学口腔医学院

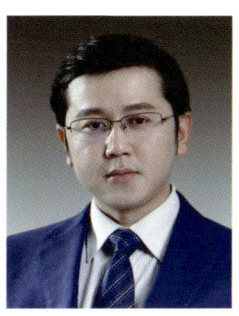

黄元丁
副教授、硕士研究生导师
重庆医科大学口腔医学院

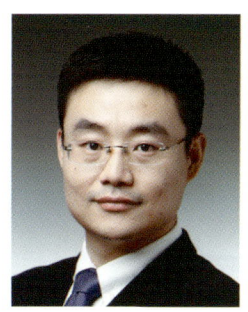

葛严军
博士、副主任医师
北京大学口腔医学院

其他作者 Contributors

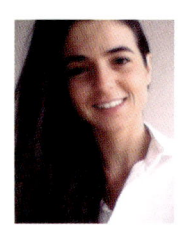

FABRIZIA LUONGO

Fabrizia Luongo医生，2011年毕业于意大利米兰圣心天主教大学，取得牙科和修复学学位。2011—2012年于美国洛杉矶加利福尼亚大学进修牙周病学课程，并在洛杉矶gIDE机构实习。2014年，取得罗马大学牙周学硕士学位。她在罗马经营私人诊所，专门从事牙周和种植相关工作，已经发表了多篇关于诊断软件和虚拟设计在牙周、种植、口腔外科中应用的文献报道。

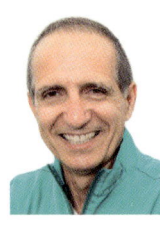

CARLO MANGANO

Carlo Mangano医生，拥有医学和外科学学位，擅长口腔医学、麻醉与复苏。意大利米兰圣拉斐尔医院数字化牙科研究组组长，在圣拉斐尔生命健康大学任兼职讲师，是意大利口腔外科与种植学会（SICOI）、种植骨结合学会（SIO）的活跃会员，数字化牙科学会创始人，《意大利骨结合杂志》编委。多次在国际会议上担任主讲嘉宾，发表论文250余篇，出版7本生物材料和种植外科的相关著作。

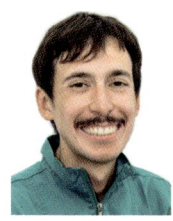

FRANCESCO MANGANO

Francesco Mangano医生，2003年毕业于意大利米兰州立大学，随后在瓦雷斯大学攻读生物技术、生物科学、外科技术PhD学位。现任瓦雷斯大学数字化牙科讲师和科学秘书，米兰圣拉斐尔医院数字化牙科研究中心助理研究员。为数字化牙科学会创始人，国际牙医学院委员，网络平台"数字化牙科宇宙"创始人和管理员，《BMC口腔健康杂志》副主编，《国际牙科杂志》副主编，《国际医学机器人杂志》审稿人，《计算机辅助外科和激光医学杂志》审稿人。在国际期刊发表文章75篇，多次在国际会议发表演讲，他主要在意大利格拉韦多纳私人执业，专门从事数字化牙科工作。

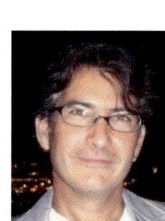

PIERFRANCESCO PICCININI

Pierfrancesco Piccinini医生，于1993年获得罗马托弗加塔大学经济学与商学学位，曾担任意大利议会预算委员会官员，加拿大温哥华表面创意公司经理。2008年以来，作为数字化牙科专家，先后就职于比利时、意大利等地专门从事计算机引导手术的公司，目前专职于三维口腔种植手术、重建和正颌外科手术的软件管理。

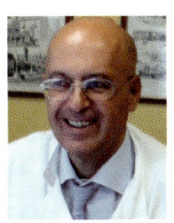

RUGGERO RODRIGUEZ Y BAENA

Ruggero Rodriguez Y Baena 医生，在意大利帕维亚大学获得口腔医学专业学位。2000年起，作为口腔临床医学助理讲师，在帕维亚大学临床外科、诊断与儿科系工作，主要研究生物材料、间充质干细胞、种植体钛表面改性，是口腔外科与种植专业负责人。在国际期刊发表论文100余篇，是《口腔种植生物力学》的作者及《口腔影像学》的编者。多次在国际会议发表演讲，是多个骨结合和口腔外科学会的活跃成员。

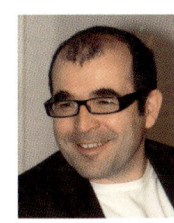

CRISTIANO TOMASI

Cristiano Tomasi是临床牙周病学专家，瑞典哥德堡大学牙周病学系副教授。1991年毕业于意大利维罗纳大学，获得了牙科和牙周病学学位及临床牙周病学证书，随后在哥德堡大学取得科学硕士、研究型博士（PhD）学位。2005年，获得第一届欧洲牙周病协会（EFP）牙周病研究专家奖；2007年，获得在斯德哥尔摩举行的斯堪的纳维亚牙周病学会研究一等奖。他是意大利帕多瓦大学牙周病学兼职讲师，SIO和SIdP活跃成员，在国际知名杂志发表了多篇牙周和种植的论文。1992年起，在意大利特兰多开设个人诊所，专门从事牙周病、微创牙科手术及口腔种植的相关工作。

致谢 Acknowledgments

感谢以下各位对本书的宝贵贡献：

Stefan Lundgren教授，瑞典于默奥大学

Roberto Sacco医生，口腔外科专家，伦敦大学学院伊士曼牙科学院高级临床教学专家，伦敦国王学院附属医院NHS基金会

Stefano Piras医生，里米尼，意大利

Giancarlo Gioacchini医生，雷卡纳蒂港，安科纳，意大利

Mauro Berardi先生（牙科技师），罗马

Giacomo Calcinai 先生（牙科技师），佛罗伦萨

Pasquale Cozzolino 先生（牙科技师），罗马

Alessandro Ranfagni先生（牙科技师），佛罗伦萨

Maurizio Rigucci 先生（牙科技师），佛罗伦萨

Francesco Rueca 先生（牙科技师），罗马

Francesco Turchini先生（牙科技师），佛罗伦萨

目录 CONTENTS

第1章　引言　　2

即刻负荷　　4
不翻瓣手术　　12
参考文献　　14

第2章　数字化放射技术　　20

数字化图像　　20
口内片　　22
全景片　　23
断层检查　　23
计算机断层扫描　　24
CBCT 或 CBVT　　25
三维影像的形成　　25
文件的输出和处理　　27
CBCT的准确性和精度　　27
参考文献　　29

第3章　虚拟诊断和治疗计划　　36

导入DICOM格式的CT图像　　39
分割数据，将DICOM数据转化为三维对象　　43
整合多种文档的信息　　51
诊断和设计　　55
术后CT扫描数据和术前设计的重叠对比　　64
医生之间和医患之间的沟通　　66
参考文献　　67

第4章　计算机辅助手术　　72

引言　　72
技术　　82
图像的获取　　82
信息采集　　88
虚拟设计　　88
制作临时修复体　　93
手术阶段　　93
修复阶段　　95
临床病例　　98
结论　　110
参考文献　　111

第5章　无牙颌患者的引导手术治疗　　116

流行病学　　116
下颌引导手术　　119
生物力学考量　　134
手术和修复过程　　136
临床病例　　146
参考文献　　186

第6章　上颌引导手术　　194

虚拟设计　　196
手术和修复阶段　　215
临床病例　　222
参考文献　　240

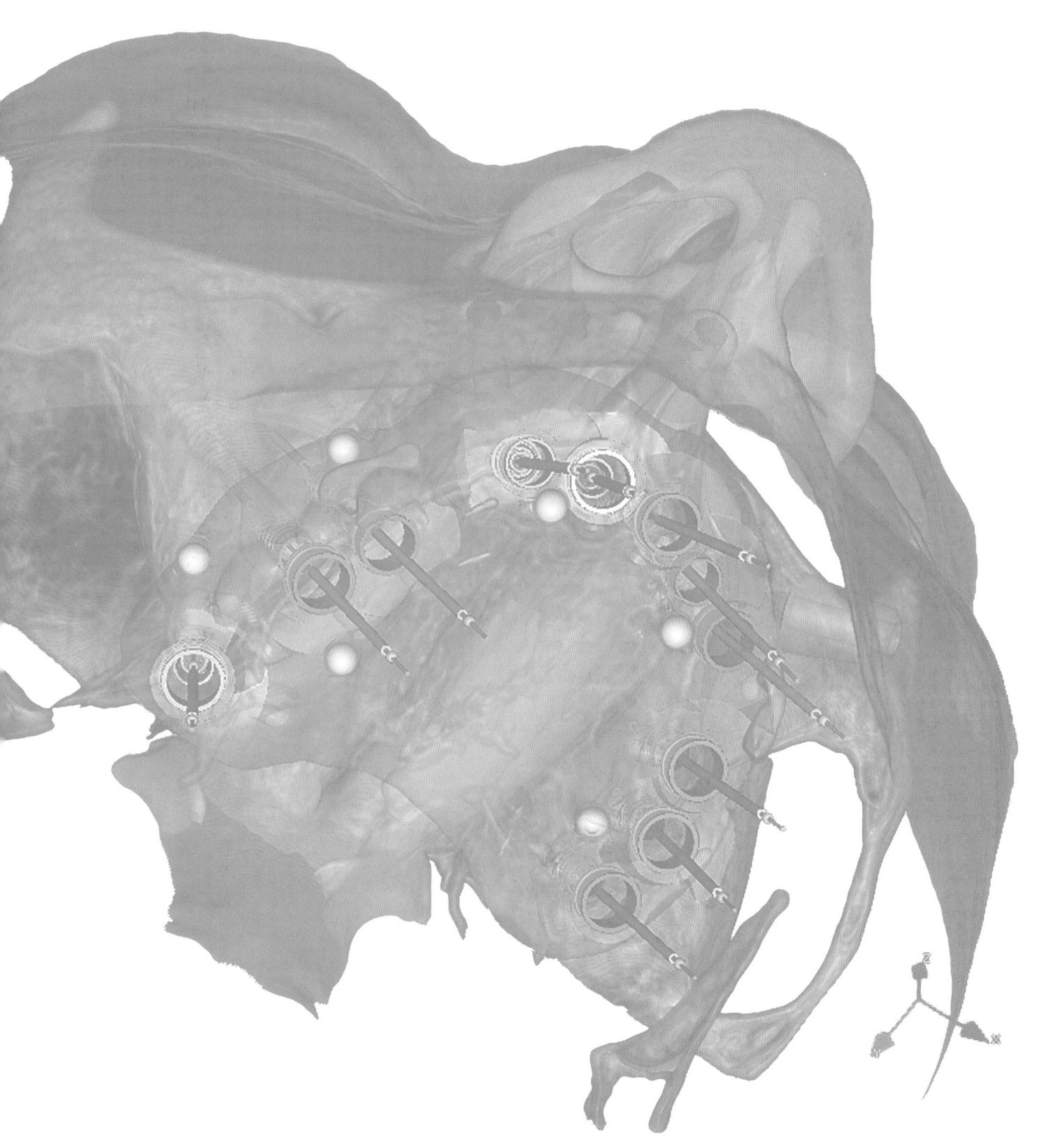

第1章

引言

骨结合种植体用于重建咀嚼功能的治疗，已被反复证实是目前口腔治疗的常规选择。种植修复已被成功应用于各种临床缺牙状况，长期纵向研究结果显示其成功率超过95%。与传统的治疗方式相比，种植修复同样具有可预期性，是目前大多数临床状况选择的治疗方案[1-4]。

要保证种植修复的成功，必须考虑以下因素：可用骨的质和量；软组织的健康状况和可利用性；种植体的数量、尺寸及分布情况，负荷方式等。在临床设计时，必须考虑以上因素及其他相关参数。因此，设计是种植治疗最精细的部分。已有研究显示，约1/4的种植失败病例，是由于设计错误导致的[5-7]。

鉴于此，一直以来，很多人关注于研发提供颌骨解剖细节的仪器。在常规治疗计划制订的过程中，这些数据信息与修复设计相结合，并通过修复医生的各种诊断工具来实施。随着种植修复的开展越来越普遍，外科医生、修复医生、技师之间的合作也越来越紧密。大家贡献所长，共同制订治疗计划。

过去10年，影像学设备的精确度不断提高，在引入了特殊的数据分析软件后，发展出高度复杂的系统。操笔者可以在计算机上准确地评估颌骨形态，以理想的修复结果为基准，模拟各种治疗方案并进行选择。影像技术的进步，是在口腔治疗中应用复杂数字化技术的一部分，这意味着，包括数据采集、数据处理、修复体构建的整个过程都可以数字化。

最先进的三维X线设备，比以往设备释放的放射性物质更少，使临床医生能够更容易与准确地收集和解剖结构相关的必要信息。技工室扫描仪可以真实地捕捉模型数据。更新、更精良的口内扫描仪也已经上市，可以更简单地获取患者口内牙齿形状、颜色的信息。以上这些技术，使传统的印模方式显得过时了。

专用软件可以处理不同来源的信息，便于临床医生和技师提供个性化治疗方案，制作高精度的虚拟修复体。包含虚拟模型的立体光固化成型文件被直接发送到特定装置，通过加减程序，生成最终修复体（图1）。由骨结合种植体支持的修复方式的变革，孕育了一个全新的学科——数字化口腔种植学。

数字化新技术已经迅速从口腔领域扩散到其他领域。事实上，口腔医生总是率先将新的发明应用到临床中（图2）。

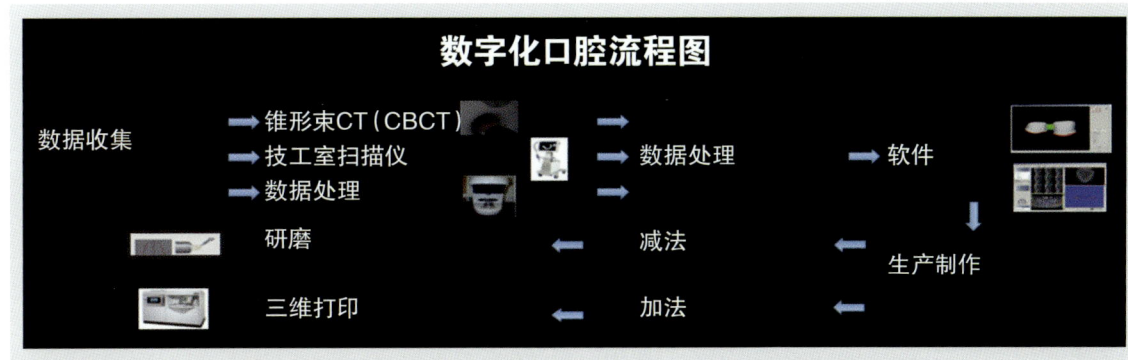

图1
从数据收集到修复体制作的全数字化流程图。

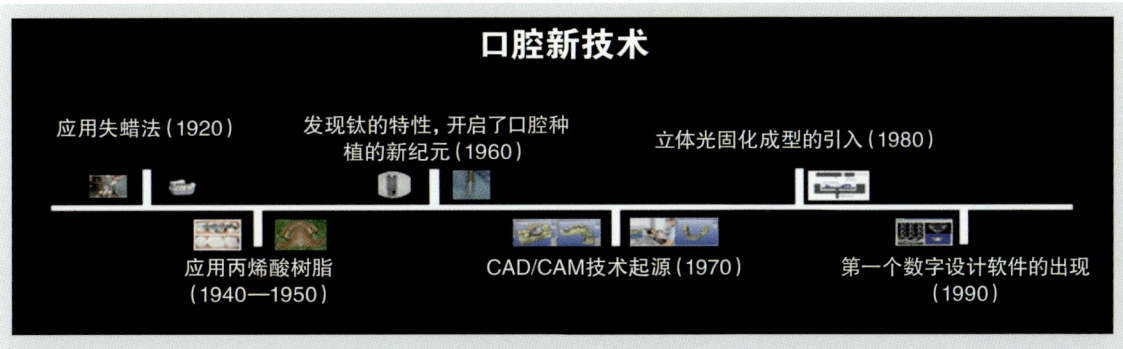

图2
从20世纪20年代早期的失蜡法，到现如今的计算机三维重建技术，新的技术总是迅速在口腔领域应用起来。

在口腔种植领域，随着计算机辅助设计/计算机辅助制造（CAD/CAM）技术的发展，应用专用设计软件，以及使用新的手术和修复方式（包括不翻瓣技术和即刻负荷技术），革命性地改变了种植修复的现状，使临床医生和患者实现功能与美学解决方案的同时，减少了治疗时间，避免了治疗中的不便。成熟的三维影像设备能提供非常精确的解剖信息，使引导手术成为现实。而引导手术是数字化口腔中最引人注目的应用之一。下一章节将介绍全新的三维影像技术。

引导手术提高了医生对即刻负荷和不翻瓣手术的接受度，并使其在口腔行业中流行开来。此方法的优点之一无疑是它可以在不翻瓣的情况下进行操作，且在手术后立即完成临时修复体的戴入，在必要的情况下，还可以采用全数字化的流程。

在详细介绍数字化种植修复重建原理之前，我们先简单回顾一下即刻负荷和不翻瓣手术的步骤。

即刻负荷

20世纪60年代，Brånemark和他的团队提出了传统的种植体负荷方案[8]：将种植技术严格地分为两个阶段，在愈合期内种植体为潜入式愈合，3~6个月后方可显露种植体，连接基台，进行永久修复。

传统的负荷程序有其相应的生物学和生物力学原理。它认为，穿黏膜的愈合方式会增加种植体感染的风险，使软组织向根方迁移，影响种植体-骨界面。备孔时过高的温度，会导致种植体周围骨坏死，新生骨需要更多的时间再吸收以及改建，才能实现骨结合。此阶段，任何的动度都会不可逆地影响愈合过程，导致纤维组织愈合。自20世纪60年代起，大多数临床医生都采用这一严格的方案，所发表的大量文献也毫无疑问地支持这一理论。

然而，与此同时另一个想法应运而生：只要种植体-骨界面之间的微动控制在50~150μm的范围内，就可以大大缩短负荷时间，甚至实现术后即刻负荷[9-11]。20世纪90年代，越来越多的科学证据表明，骨结合的过程可以加快并被改善。即使种植体已经负荷，微动虽然会传递到种植体上，但可以维持在最低水平（图3）。

组织学研究通过比较潜入式愈合与即刻负荷之间种植体-骨接触面积的百分比（BIC），证实了即刻负荷的合理性。短期（4周）的组织学评估显示，即刻负荷与潜入式愈合两种方式的种植体周围骨接触无显著统计学差异。术后4个月，即刻负荷的种植体，其BIC百分比为78%~85%；术后8~9个月，百分比显著增加；术后15个月，即刻负荷的BIC百分比达到潜入式愈合方式的2倍。因此，现在认为，即刻负荷可以通过机械压力，刺激骨重建，增加种植体周围骨密度。

在这些系统性的科学论述发表之前，早在20世纪70年代末80年代初，种植体的即刻负荷就已成为可能[17-18]。一些学者陆续发表文章，描述了4颗穿黏膜种植体通过内连接的球帽附着体支持的覆盖义齿，用于下颌无牙颌患者的种植修复，取得了较高的成功率。根据初期的研究经验，种植体实现即刻负荷的先决条件是保证其足够的初期稳定性。随后的几年，研究者的注意力集中到这个关键点，提出了很多种植体植入手术的改进方案。虽然无法将每个种植系统和所有的文献报道都进行研究比较，并得出明确结论，但是种植窝洞预备的主要变化如下：

- 去除部分/全部的松软骨，在种植位点的骨特别致密时也是如此[19-24]
- 种植体颈部避免使用成型钻[23-25]
- 保证种植体双层皮质骨固位[19,26-28]
- 种植钻针的直径小于种植体的直径，以

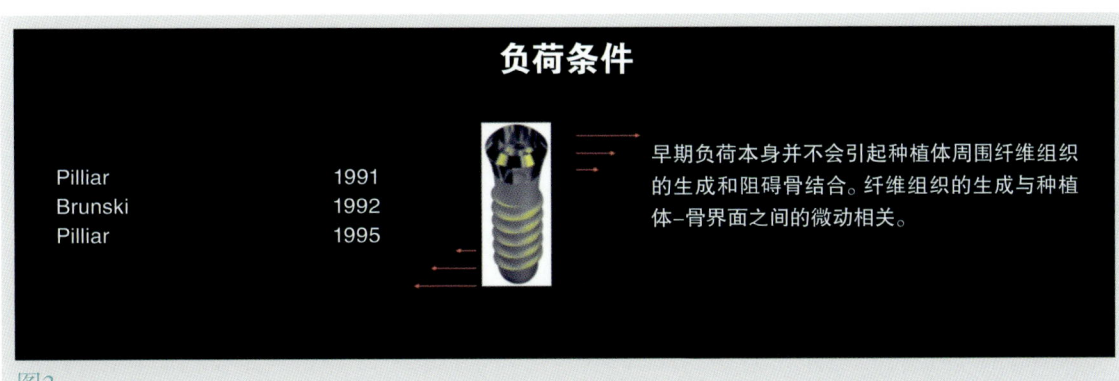

图3
控制即刻负荷种植体不产生微动，否则会影响形成初期骨结合的进程。

增加植入时的扭矩[21-22,24-25]
- 使用骨挤压器取代种植钻针,获得致密的骨小梁[29-30]
- 当计划植入的种植体无法获得初期稳定性时,改用大直径的种植体[21,31]

上述因素,没有孰优孰劣的对比,我们也无法比较它们联合使用的效果。在骨质松软的情况下,临床医生可根据自己的经验,选择用于特定种植位点的预备方案。

尽管,迄今为止还没有明确的对照实验表明,初期稳定性与即刻负荷的种植体存留率之间存在正相关性,但有大量使用上述方法的研究与讨论,试图获得种植体稳定性的标准评估。种植体初期稳定性的测量方法有很多,但是目前尚无法比较不同研究的结果,并得到最终的结论[32]。

许多学者试图明确即刻负荷所需的最小扭矩,并给出32~40Ncm的指导方针[33-34]。然而,在某些情况下,尽管种植体植入扭矩仅15Ncm,但即刻负荷仍可取得较高的成功率[23]。并没有证据显示,初期稳定性数值与即刻负荷的种植体存留率之间存在正相关性,因此,无法明确定义确保即刻负荷成功的种植体植入扭矩值。

2011年,Degidi等报道了13例上颌缺牙患者进行即刻负荷的对照研究[35]。种植体植入时,实验组扭矩≤20Ncm;对照组扭矩为25~50Ncm。所有81颗种植体(实验组51颗,对照组30颗)植入1年后,低扭矩组种植体存留率为98%;高扭矩组存留率为100%。

Rizkallah等最近的一项关于上颌种植体即刻负荷的研究[36],结果却恰恰相反。390颗即刻负荷的锥形种植体,尽管植入时扭矩值为45.8~134Ncm,失败率仍达到2.3%。因此,即使种植体的植入扭矩值是临床上一个重要的参照标准,但是它与种植体成功率之间并无直接关联。

除了植入时的扭矩,其他众多测量种植体稳定性的方法中,最可靠,也是唯一具有客观性和可重复性的方法是Meredith等发明的共振频率分析法(RFA)[37],其原理是基于种植体受压会产生微动,动度越大,稳定性越低(图4)。

Barewal等测量ISQ值,并在种植体愈合过程中随访其稳定性[38],ISQ值记录显示:术后第3周,种植体稳定性下降,随着骨结合进程的进展,稳定性再次回升。ISQ值的变化程度与骨密度相关,高密度的Ⅰ类、Ⅱ类骨比低密度的Ⅲ类、Ⅳ类骨,数值变化小。这意味着，当种植体植入皮质骨中时，整个种植体表面大部分区域被致密的层状骨包绕，以保证在随后几个月的骨改建（新骨形成）过程中，种植体仍可维持较高的稳定性。而在松质骨中，骨改建时种植体的稳定性下降。只有随着骨结合的进程向前，继发稳定性才会再次回升。

关于植入扭矩和ISQ值之间的相关性，一些学者认为两者密切相关[39]，但是同时也有一些质疑声音。Bayarchimeg等最新的体内研究[40]，模拟各种临床情况，对不同密度骨的植入扭矩和ISQ值进行评估，结果显示：扭矩和ISQ值与骨密度密切相关，随着骨密度的增加而增加，这说明种植体的初期稳定性直接由骨密度决定。然而，在外层皮质骨良好、内层大量松质骨的情况下，种植体植入时的扭矩下降，但是ISQ值并无相应变化；在同样的骨密度情况下，增加最后一个钻针的直径，植入时的扭矩下降，ISQ的值也无相应变化。本研究最终表明，唯一与植入时扭矩和初期稳定性相关的因素是皮质骨的质量。皮质骨的质量好，种植体植入时的扭矩高，初期稳定性好。排除这些临床相关因素，植入扭矩和ISQ值之间的相关性较小。在骨质松软的情况下，即使通过不完全预备种植窝洞的方

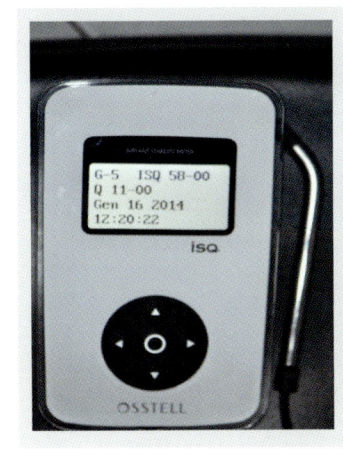

图4
共振频率测量仪（Osstell）。测量的数值与种植体稳定性相关。

式获得了高扭矩，也不能说明其获得了足够的初期稳定性（以ISQ值为衡量标准）。

这些数据启发了我们的临床思考：将种植体植入高密度的颏孔间颌骨时，在扭矩不高的情况下，仍能获得足够的初期稳定性，实现即刻负荷。但在上颌，尽管通过窝洞的级差预备获得了植入时的高扭矩，却不足以即刻负荷。上颌需要选择骨密度高的位点或者皮质骨情况良好的区域，获得充分的皮质骨锚定，再配合窝洞的级差预备，才能保证更高的初期稳定性，实现即刻负荷。

随后的科学研究也证实了我们的想法，这表明，相较于种植体级差预备的程度，以及种植体尺寸的选择，骨密度才是实现初期稳定性的最重要因素[41]。

Tabassum等的实验也得到了相同的结论[42]。他们在8只山羊的髂骨,以不同的级差预备程度(分别为:最后一个钻针直径4.0mm,5%级差预备;最后一个钻针3.6mm,15%级差预备;最后一个钻针直径3.2mm,25%级差预备)植入48颗4.2mm直径的种植体。植入时记录扭矩值,3周后,取出种植体时再次记录扭矩值,并进行组织学和组织形态学分析。惊人的是,尽管种植窝洞的预备程度不同,但种植体取出时的扭矩却并无显著差异,种植体周围骨的百分比也无显著差异。

Ahn等[43]利用聚氨酯块模拟松软的上颌骨,分别采用小直径预备钻的级差预备技术、骨挤压技术、单层/双层皮质骨锚定技术,在这些不同预备方法下,对种植体的初期稳定性进行分析,使用RFA记录每颗种植体植入时扭矩、取出时扭矩、稳定性值。结果显示:级差预备方法,以及双层皮质骨技术,与种植体初期稳定性、植入时扭矩、取出时扭矩之间存在显著的关联性;而采用骨挤压技术,与级差预备方法相比,并没有明显的优势,反而会降低初期稳定性。这些结果引起了我们对级差预备方法的再次评估;它能提供足够的初期稳定性,但是在3周后,以及随后的时期,对继发稳定性并无直接作用。

采用计算机引导的不翻瓣手术植入种植体时,使用RFA进行初期稳定性评估的资料还很少。2012年,Katsoulis等对上颌种植的40名患者进行了传统的翻瓣技术和STL导板下不翻瓣技术的对照研究[44]。将110颗种植体植入翻瓣组的23名患者体内;85颗种植体采用计算机引导技术植入17名患者体内,记录所有患者种植同期及12周后的ISQ值。结果显示:两组中所有种植体在骨结合上,甚至种植体周围骨吸收上,均无显著差异;种植体植入同期,不翻瓣组的平均ISQ值明显高于传统翻瓣组;12周后,翻瓣组的ISQ值明显低于种植体植入同期,但不翻瓣组没有观察到这个变化。此项研究表明,采用计算机引导下的不翻瓣手术,即使在上颌,初期稳定性和继发稳定性均优于传统手术。这一结果也与以往其他学者的动物实验结果相符[45]。

即刻负荷另一个争议之处在于种植体的表面积和几何形态。Dos Santos等[46]进行了种植体表面设计和处理方式对初期稳定性影响的体外研究,将30颗不同形态(圆柱形、锥形),不同表面处理(机械加工、酸蚀、阳极氧化)的种植体植入高密度的聚乙烯圆柱块中,记录植入时扭矩；并利用共振频率分析仪（Integration Diagnostics AB）测试ISQ值。结果显示：机械表面处理的种植体，ISQ值低于其他处理方式，但只有一种粗糙面的种植体与其他相比的差异具有统计学意义。而种植体几何形态的作用更为重要：锥形种植体的初期稳定性远远优于圆柱形种植体。

新一代的三维X线影像设备和图像处理软件大大提升了即刻负荷的可预期性。医生可以通过这种方式，获得影响即刻负荷成功率所有因素的准确数据。精准的解剖再现，可以明确地评估骨量，准确地测量种植体的最大长度，确保缺牙区每个种植位点的正确分布，同时显示对最终修复结果的影响。软件还提供了更多的骨质信息，虽然准确性并不完美，但也有助于制订治疗计划。

该软件利用亨氏单位（HU），可以测量每个手术位点的骨质情况（图5）[47-48]。计算机断层数据在特定单位体积中平均组织密度基础上，为每个三维图像分配一个编码。这个编码可以在指定放射位点（ROI）增强，此编码也是标准密度刻度的HU数据值。假定水的密度为0，空气的密度为-1500，此软件可测量的密度范围在-1500～+2595之间。在亨氏刻度表中，骨的密度在+150～+1500之间。HU数据与目前常用的Lekholm-Zarb分类[49]，以及Misch分类相关[50]（表1）。

1类骨和2类骨是最适合做即刻负荷的骨质。D1类骨非常的致密，缺少血管化微结构，主要依靠骨膜获取营养，其再生能力不及松质骨。D2类骨由厚层皮质骨和下方的松质骨共同组成，RFA分析显示，与种植体植入时相比，D2类骨中ISQ值不随时间发生实质变化[51-52]。因此，即使再生的骨密度更大，且生物学潜能尚不明确，但是它致密的结构能与种植体表面形成锁

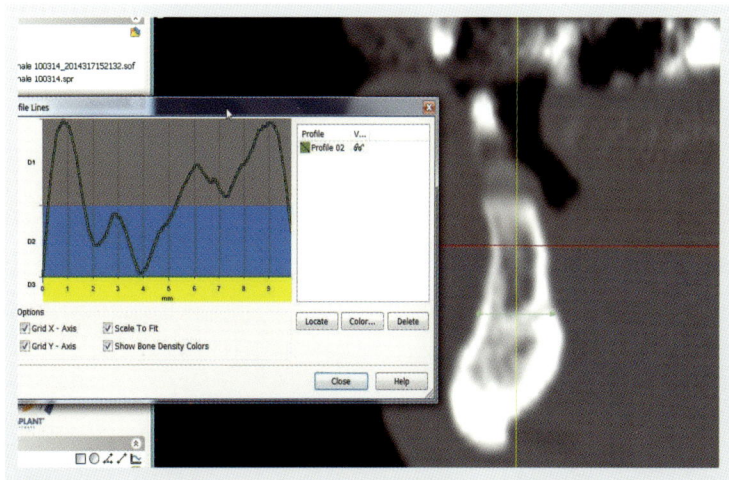

图5
虚拟测量显示颏孔间区域理想的预备路径。记录HU值，确保理想的骨密度，种植体植入该位点时可获得足够的初期稳定性。

Lekholm-Zarb	Misch
HU >1250	D1
850 < HU < 1250	D2
350 < HU < 850	D3
150 < HU < 350	D4
HU < 150　　HU<0	D5

表1

Norton和Gambl报告的骨质影像学分类[47]，结果显示：HU值与Lekholm-Zarb，Misch所做的骨密度分类相一致。

合，并允许少量的编织骨愈合，实现从初期机械稳定性向继发生物稳定性过渡[53-55]。这些是下颌骨的典型特性，尤其是在下牙槽神经出现之间的区域。

上颌骨质较差，即刻负荷存在争议；尤其在上颌后牙区，多为D3、D4类骨，不适宜即刻负荷。鉴于上颌骨这些特性，许多系统回顾文献及共识会议均指出，在骨质较差的上颌进行即刻负荷时，需要非常谨慎[56-58]。然而，正如我们所看到的，现在有很多补偿工具，可以在骨质较差的情况下，帮助我们获得良好的初期稳定性。通过这些措施，以及最新的软件设计得到的准确信息，上、下颌进行即刻负荷的成功率可以达到基本一致[59-60]。

除了骨质和种植体的稳定性外，种植体之间的刚性夹板连接是即刻负荷成功的先决条件。虽然有报道称，全树脂修复体获得了较好的结果，但是缺少循证医学的科学证据。更多的医生相信修复体中的金属支架可以确保种植体愈合过程中的稳定，能更好地承受咀嚼过程中的受力，降低种植体-骨界面微动的风险[61]。因此，全树脂修复体只适用于颌间距离高、树脂厚度充足、无夜磨牙、种植体植入密质骨、获得良好初期稳定性的患者。修复体完全被动就位，是即刻负荷的另一个重要因素。修复体与种植体之间极小的不匹配，也会引起有害的微动，即使在刚性夹板存在的前提下，仍会影响种植体骨结合过程。

即刻负荷修复体多采用螺丝固位的方式，其优于粘接固位主要有两点原因。第一点，也是最重要的一点，在即刻修复的过程中，如需拆卸临时修复体，螺丝固位的创伤小；第二点，粘接固位的临时修复体在初期愈合阶段，可能发生部分失粘接现象，影响修复体稳定性，导致骨结合敏感时期的危险动度（图6）。

总之，引导手术实现即刻负荷的先决条件与传统方法无异。目前，市面上的设计软件，可以帮助医生确认各个位点的骨质、骨量，准确地选择不同方法，以实现即刻负荷的稳定性。在种植体无法达到充足的初期稳定性的情况下，多个种植体相互连接，可以保证整个修复体的刚性连接。

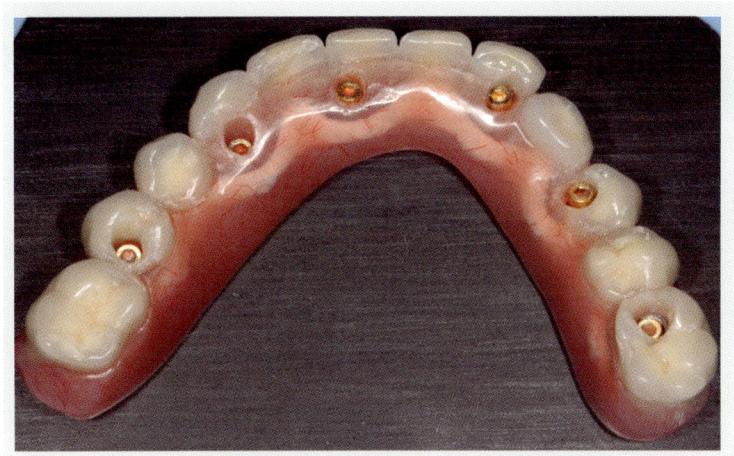

图6
即刻负荷的全牙弓临时修复体。建议采用螺丝固位进行即刻负荷，便于拆卸检查，且不损伤种植体。

不翻瓣手术

翻开黏骨膜瓣，充分暴露手术区域，可以减少因种植的方向、深度把握不当而造成的骨开窗和骨开裂风险，是最安全的手术方法。但是，翻瓣手术会增加并发症和术后不适，且需要缝合关闭创口，意味着医生和患者之间更多的责任承诺[62-63]。

翻瓣后软组织的退缩伴随着骨吸收，尤其在前牙区，会导致美学效果的明显下降[64]。因此，在过去的30年，为了寻求创伤更小的解决方案，种植外科的黏骨膜瓣设计不断改进。在适宜的情况下，采用小的入路、不翻起黏骨膜瓣的方法，称为不翻瓣技术，正逐渐被推荐使用。许多外科医生在即刻种植时，常规采用该方法，可以更好地保留血供，维持种植体周围的软组织[65]。一项前瞻性的随机对照实验比较了传统手术和不翻瓣手术，结果显示两种方法在种植体长期存留率和边缘骨吸收的效果相当。

不翻瓣手术最大的难点在于，当骨轮廓存在凹陷时，无法直视预备的方向。这意味着此方法仅适用于骨量充足，无须直视，也可以准确定位种植体植入方向的区域。随着引导手术的引入，可以预先考虑各种变量，在计算机上模拟、测试种植的方向。即使在骨量较薄的情况下，也能轻松实现不翻瓣的手术入路。不翻瓣的手术方法需使用环形手术刀创建一个小的入路，去除全厚的黏骨膜瓣，暴露下方的骨（图7）。

基于上述原因，计算机引导下的不翻瓣手术具有以下优势：

- 减少术中出血
- 减少手术时间，且无须缝合
- 更好地维持血供
- 减少术后并发症，尤其是肿胀和疼痛

然而，对不同临床条件下的一些缺点，必须仔细评估：

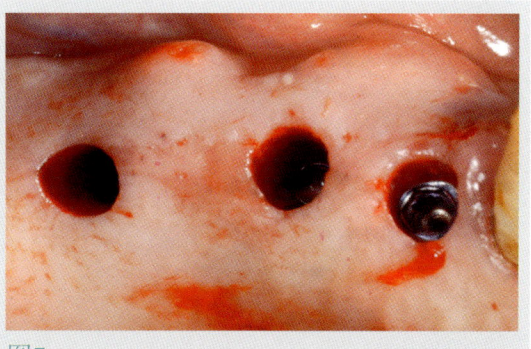

图7
不翻瓣入路的临床病例。此方法表明，角化龈的损失可以忽略不计。

- 术者无法观察到解剖边界及重要结构
- 种植体植入位置、方向的可控性降低
- 难以实现对软、硬组织必要的同期调整
- 不可避免要损失部分角化龈

术者应逐个分析，准确评估，识别并筛选出可以使用不翻瓣手术的病例。在软、硬组织均充足的情况下，不翻瓣手术应该是治疗的首选方案。也可以采用计算机引导下的外科手术方式；制备黏骨膜瓣，暴露其下方骨后，在预备种植窝洞前，将手术导板直接固定在骨平面（骨支持式导板）上。

[1] Adell R, Lekholm U, Rockler B, Brånemark PI. A 15-year study of osseointegrated implants in the treatment of the edentulous jaw. Int J Oral Surg 1981;10:387–416.

[2] Lekholm U, Gröndahl K, Jemt T. Outcome of oral implant treatment in partially edentulous jaws followed 20 years in clinical function. Clin Implant Dent Relat Res 2006;8:178–186.

[3] Albrektsson T, Sennerby L. State of the art in oral implants. J Clin Periodontol 1991;18:474–481.

[4] Albrektsson T, Zarb G, Worthington P, Eriksson AR. The long-term efficacy of currently used dental implants: A review and proposed criteria of success. Int J Oral Maxillofac Implants 1986;1:11–25.

[5] Saadoun AP. Keys to success in implant osseointegration [in French]. Int J Dent Symp 1994;2:6–11.

[6] Wicks RA. A systematic approach to definitive planning for osseointegrated implant prostheses. J Prosthodont 1994;3:237–242.

[7] Tanner T. Treatment planning for dental implants: Considerations, indications, and contraindications. Dent Update 1997;24:253–260.

[8] Brånemark PI, Adell R, Breine U, Hanson BO, Linström J, Ohisson A. Intraosseous anchorage of dental prostheses. I. Experimental studies. Scand J Plast Reconst Surg 1969;3:81–100.

[9] Brunski JB, Moccia AF Jr, Pollack SR, Korostoff E, Trachtenberg DI. The influence of functional use of endosseous dental implants on the tissue-implant interface. I. Histological aspects. J Dent Res 1979;58:1953–1969.

[10] Brunski JB. Avoid pitfalls of overloading and micromotion of intraosseous implants. Dent Implantol Update 1993;4:77–81.

[11] Szmukler-Moncler S, Salama H, Reingewirtz Y, Dubruille JH. Timing of loading and effect of micromotion on bone-dental implant interface: Review of experimental literature. J Biomed Mater Res 1998;43:192–203.

[12] Romanos G, Toh CG, Siar CH, et al. Peri-implant bone reactions to immediately loaded implants. An experimental study in monkeys. J Periodontol 2001;72:506–511.

[13] Testori T, Szmukler-Moncler S, Francetti L, et al. Immediate loading of Osseotite implants: A case report and histologic analysis after 4 months of occlusal loading. Int J Periodontics Restorative Dent 2001;21:451–459.

[14] Piattelli A, Corigliano M, Scarano A, Quaranta M. Bone reactions to early occlusal loading of two-stage titanium plasma-sprayed implants: A pilot study in monkeys. Int J Periodontics Restorative Dent 1997;17:162–

169.

[15] Piattelli A, Paolantonio M, Corigliano M, Scarano A. Immediate loading of titanium plasma-sprayed screw-shaped implants in man: A clinical and histological report of two cases. J Periodontol 1997;68:591–597.

[16] Piattelli A, Ruggeri A, Franchi M, Romasco N, Trisi P. An histologic and histomorphometric study of bone reactions to unloaded and loaded non-submerged single implants in monkeys: A pilot study. J Oral Implantol 1993;19:314–320.

[17] Ledermann P. Complete denture support in edentulous problem mandibles with help from 4 titanium plasma-coated PDL screw implants [in German]. SSO Schweiz Monatsschr Zahnheilkd 1979;89:1137–1138.

[18] Babbush CA, Kent JN, Misiek DJ. Titanium plasma-sprayed (TPS) screw implants for the reconstruction of the edentulous mandible. J Oral Maxillofac Surg 1986;44:274–282.

[19] Horiuchi K, Uchida H, Yamamoto K, Sugimura M. Immediate loading of Brånemark system implants following placement in edentulous patients: A clinical report. Int J Oral Maxillofac Implants 2000;15:824–830.

[20] Schnitman PA, Wohrle PS, Rubenstein JE, DaSilva JD, Wang NH. Ten-year results for Brånemark implants immediately loaded with fixed prostheses at implant placement. Int J Oral Maxillofac Implants 1997;12:495–503.

[21] Salama H, Rose LF, Salama M, Betts NJ. Immediate loading of bilaterally splinted titanium root-form implants in fixed prosthodontics—A technique reexamined: Two case reports. Int J Periodontics Restorative Dent 1995;15:344–361.

[22] Ganeles J, Rosenberg MM, Holt RL, Reichman LH. Immediate loading of implants with fixed restorations in the completely edentulous mandible: Report of 27 patients from a private practice. Int J Oral Maxillofac Implants 2001;16:418–426.

[23] Calandriello R, Tomatis M, Rangert B. Immediate functional loading of Brånemark System implants with enhanced initial stability: A prospective 1- to 2-year clinical and radiographic study. Clin Implant Dent Relat Res 2003;5(suppl 1):10–21.

[24] Adrianssens P, Herman M. Immediate implant function in the anterior maxilla: A surgical technique to enhance primary stability for Brånemark MKIII and MKIV implants. A randomized, prospective clinical study at the 1-year follow-up. Appl Osseointegration Res 2001;2:17–21.

[25] Glauser R, Rée A, Lundgren A, Gottlow J, Hämmerle CH, Schärer P. Immediate occlusal loading of Brånemark implants applied in various jawbone regions: A prospective, 1-year

clinical study. Clin Implant Dent Relat Res 2001;3:204–213.

[26] Hatano N. The Maxis New. A novel one-day technique for fixed indivi-dualized implant-supported prosthesis in the edentulous mandible using Brånemark System implants. Appl Osseointegration Res 2001;2:40–43.

[27] Maló P, Friberg B, Polizzi G, Gualini F, Vighagen T, Rangert B. Immediate and early function of Brånemark System implants placed in the esthetic zone: A 1-year prospective clinical multicenter study. Clin Implant Dent Relat Res 2003;5:37–46.

[28] Hui E, Chow J, Li D, Liu J, Wat P, Law H. Immediate provisional for single-tooth implant replacement with Brånemark system: Preliminary report. Clin Implant Dent Relat Res 2001;3:79–86.

[29] Grunder U. Immediate functional loading of immediate implants in edentulous arches: Two-year results. Int J Periodontics Restorative Dent 2001;21:545–551.

[30] Roccuzzo M, Wilson T. A prospective study evaluating a protocol for 6 weeks' loading of SLA implants in the posterior maxilla: One-year results. Clin Oral Implants Res 2002;13:502–507.

[31] De Bruyn H, Collaert B. Early loading of machined-surface Brånemark implants in completely edentulous mandibles: Healed bone versus fresh extraction sites. Clin Implant Dent Relat Res 2002;4:136–142.

[32] Morton D, Jaffin R, Weber HP. Immediate restoration and loading of dental implants: Clinical considerations and protocols. Int J Oral maxillofac Implants 2004;19(suppl):103–108.

[33] Lorenzoni M, Pertl C, Zhang K, Wimmer G, Wegscheider WA. Immediate loading of single-tooth implants in the anterior maxilla. Preliminary results after one year. Clin Oral Implants Res 2003;14:180–187.

[34] Wöhrle PS. Single-tooth replacement in the aesthetic zone with immediate provisionalization: Fourteen consecutive case reports. Pract Periodontics Aesthet Dent 1998;10:1107–1114.

[35] Degidi M, Daprile G, Piattelli A. Implants inserted with low insertion torque values for intraoral welded full-arch prosthesis: 1-year follow-up. Clin Implant Dent Relat Res 2012;14(suppl 1):e39–e45.

[36] Rizkallah N, Fischer S, Kraut RA. Correlation between insertion torque and survival rates in immediately loaded implants in the maxilla: A retrospective study. Implant Dent 2013;22:250–254.

[37] Meredith N, Shagaldi F, Alleyne D, Sennerby L, Cawley P. The application of resonance frequency measurements to study the stability of titanium implants during healing

in the rabbit tibia. Clin Oral Implants Res 1997;8:234–243.

[38] Barewal RM, Stanford C, Weesner TC. A randomized controlled clinical trial comparing the effects of three loading protocols on dental implant stability. Int J Oral Maxillofac Implants 2012;27:945–956.

[39] Filho LC, Cirano FR, Hayashi F, et al. Assessment of the correlation between insertion torque and resonance frequency analysis of implants placed in bone tissue of different densities. J Oral Implantol 2014;40:259–262.

[40] Bayarchimeg D, Namgoong H, Kim BK, et al. Evaluation of the correlation between insertion torque and primary stability of dental implants using a block bone test. J Periodontal Implant Sci 2013;43:30–36.

[41] Anil S, Aldosari A. Impact of bone quality and implant type on the primary stability: An experimental study using bovine bone. J Oral Implantol 2015;41:144–148.

[42] Tabassum A, Meijer GJ, Walboomers XF, Jansen JA. Evaluation of primary and secondary stability of titanium implants using different surgical techniques. Clin Oral Implants Res 2014;25:487–492.

[43] Ahn SJ, Leesungbok R, Lee SW, Heo YK, Kang KL. Differences in implant stability associated with various methods of preparation of the implant bed: An in vitro study. J Prosthet Dent 2012;107:366–372.

[44] Katsoulis J, Avrampou M, Spycher C, Stipic M, Enkling N, Mericske-Stern R. Comparison of implant stability by means of resonance frequency analysis for flapless and conventionally inserted implants. Clin Implant Dent Relat Res 2012;14:915–923.

[45] Vlahović Z, Mihailović B, Lazić Z, Golubović M. Comparative radiographic and resonance frequency analyses of the peri-implant tissue after dental implants placement using flap and flapless techniques: An experimental study on domestic pigs. Vojnosanit Pregl 2013;70:586–594.

[46] Dos Santos MV, Elias CN, Cavalcanti Lima JH. The effects of superficial roughness and design on the primary stability of dental implants. Clin Implant Dent Relat Res 2011;13:215–223.

[47] Norton MR, Gamble C. Bone classification: An objective scale of bone density using the computerized tomography scan. Clin Oral Implants Res 2001;12:79–84.

[48] Turkyilmaz I, Tözüm TF, Tumer C. Bone density assessments of oral implant sites using computerized tomography. J Oral Rehabil 2007;34:267–272.

[49] Lekholm U, Zarb GA. Patient selection and preparation. In: Brånemark PI, Zarb

GA, Albrektsson T (eds). Tissue-Integrated Prostheses: Osseointegration in Clinical Dentistry. Chicago: Quintessence, 1985:199–209.

[50] Misch CE. Bone classification, training keys to implant success. Dent Today 1989;8:39–44.

[51] Friberg B, Sennerby L, Linden B, Gröndahl K, Lekholm U. Stability measurements of one-stage Brånemark implants during healing in mandibles. A clinical resonance frequency analysis study. Int J Oral Maxillofac Surg 1999;28:266–272.

[52] O'Sullivan D, Sennerby L, Meredith N. Measurements comparing the initial stability of five designs of dental implants: A human cadaver study. Clin Implant Dent Relat Res 2000;2:85–92.

[53] Roberts WE, Turley PK, Brezniak N, Fielder PJ. Implants: Bone physiology and metabolism. CDA J 1987;15(10):54–61.

[54] Roberts WE. Fundamental principles of bone physiology, metabolism and loading. In: Naert I, van Steenberghe D, Worthington P (eds). Osseointegration and Oral Rehabilitation. An Introductory Textbook. London: Quintessence, 1993:157–170.

[55] Schenk R, Hunziker EB. Histologic and ultrastructural features of fracture healing. In: Brighton CT, Friedlander G, Lane JM (eds). Bone Formation and Repair. Rosemont, IL: American Academy of Orthopaedic Surgeons, 1994;117–146.

[56] Esposito M, Grusovin MG, Willings M, Coulthard P, Worthington HV. The effectiveness of immediate, early, and conventional loading of dental implants: A Cochrane systematic review of randomized controlled clinical trials. Int J Oral Maxillofac Implants 2007;22:893–904.

[57] Cochran DL, Morton D, Weber HP. Consensus statements and recommended clinical procedures regarding loading protocols for endosseous dental implants. Int J Oral Maxillofac Implants 2004;19(suppl):109–113.

[58] Aparicio C, Rangert B, Sennerby L. Immediate/early loading of dental implants: A report from the Sociedad Española de Implantes World Congress consensus meeting in Barcelona, Spain, 2002. Clin Implant Dent Relat Res 2003;5:57–60.

[59] Schneider D, Marquardt P, Zwahlen M, Jung RE. A systematic review on the accuracy and the clinical outcome of computer-guided template-based implant dentistry. Clin Oral Implants Res 2009;20(suppl 4):73–86.

[60] D'haese J, Van De Velde T, Komiyama A, Hultin M, De Bruyn H. Accuracy and complications using computer-designed

stereolithographic surgical guides for oral rehabilitation by means of dental implants: A review of the literature. Clin Implant Dent Relat Res 2012;14:321–335.

[61] Bayounis AM, Alzoman HA, Jansen JA, Babay N. Healing of peri-implant tissues after flapless and flapped implant installation. J Clin Periodontol 2011;38:754–761.

[62] Vohra F, Al-Kheraif AA, Almas K, Javed F. Comparison of crestal bone loss around dental implants placed in healed sites using flapped and flapless techniques: A systematic review. J Periodontol 2015;86:185–191.

[63] Bashutski JD, Wang HL, Rudek I, Moreno I, Koticha T, Oh TJ. Effect of flapless surgery on single-tooth implants in the esthetic zone: A randomized clinical trial. J Periodontol 2013;84:1747–1754.

[64] Sclar AG. Guidelines for flapless surgery. J Oral Maxillofac Surg 2007;65(7 suppl 1):20–32.

[65] Barone A, Toti P, Piattelli A, Iezzi G, Derchi G, Covani U. Extraction socket healing in humans after ridge preservation techniques: Comparison between flapless and flapped procedures in a randomized clinical trial. J Periodontol 2014;85:14–23.

第 2 章 _02

数字化放射技术

尽管数字化放射技术引入口腔医学已超过25年，但它在口腔诊疗中的应用还未完全确立。在美国2006年进行的一项调查中，仅有30%的牙医使用数字化X线系统[1]。需要使用计算机化的设备在牙椅上拍摄影像，然后通过计算机网络保存及处理，这也许是妨碍这些技术流行的因素[2-4]。数字化影像的引入毫无疑问改善了术前的解剖评价，使临床医生可以获取更加清晰和精确的影像[5-9]（图1）。

数字化图像

尽管通过明暗区的设置，计算机屏幕上显示的数字化图像看起来与打印在胶片上的传统放射影像类似，但两者在本质上却完全不同。传统放射影像由放射透射区（暗区）和放射阻射区（亮区）组成，前者感光乳剂的银粉更加致密，而后者由于在处理过程中颗粒被去除而没那么集中。另一方面，数字化图像是由一系列排列成线或柱状的像素构成。每个像素由3个数字来标记：x坐标，y坐标和灰度值（与感应器接收的放射线的强度相关）。这些图像的本质区别在于，传统影像无法被改变，数字化图像则可以通过改变与像素相关数值的数学操作（算法）来进行处理。这使得一些改变成为可能；例如根据诊断需

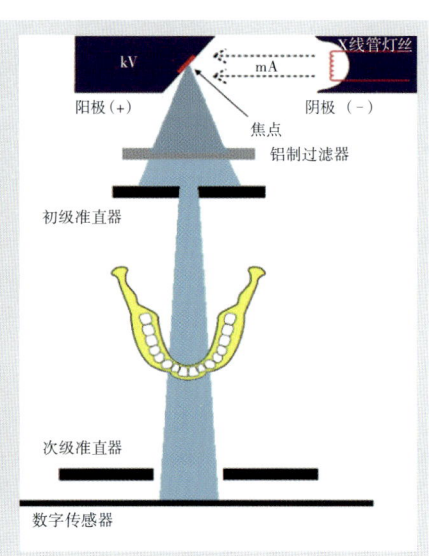

图1
X线球管的图解。阳极和阴极之间电势（kV）的显著差异导致电流（mA）的加速。电子在焦点上碰撞产生X线。铝制过滤器（2.5mm厚）阻挡住对机体有害的低能射线。分两阶段进行瞄准：初级准直器限定了射线的形状，次级准直器筛选了到达感应器上的射线，降低背景噪点。

要，来优化影像的明暗度和对比度[10-12]。

放射图像质量的主要决定因素是分辨率和噪点。正如传统放射影像的特性有赖于胶片和增强屏的物理性能，数字化放射图像的特性有赖于将放射线转化为数字信号的感应器类型。分辨率包含两部分：空间分辨率（分辨两个相邻物体的能力）和对比分辨率（分辨两个灰度类似物体的能力）。在固态感应器［例如电荷偶联装置（CCD），附加氧化金属半导体（CMOS）］，空间分辨率由感应器收集的像素的数量来获取：像素越小，感应器上的像素数量越多，空间分辨率就越高。固态感应器上通常像素的大小范围从20μm（根尖片）到160μm（全景片）[13-14]。

应用磷光技术的感应器（影像刺激和荧光粉），分辨率有赖于扫描激光和光散射的直径。更好的感应器和更小的激光器可以增加分辨率，口内影像板通常大约为40μm。空间分辨率通过让观察者辨别细微的线条，及测量每一毫米内线条的数量（Ip/mm）来区分。例如，传统的全景片的分辨率为4～5 Ip/mm，而数字化的全景片分辨率为4～6 Ip/mm。数字化的口内影像可达到12 Ip/mm，常规胶片拍摄的口内影像可达到20 Ip/mm的水平。

对比分辨率受限于系统可以应用的灰阶的数量（动态范围）。在数字化系统，这直接与组成信息的点阵数量相关（例如，8点或16点）。大多数当今可用的数字化感应器可达到10～16点的对比分辨率（灰阶范围1024～65536灰阶）。高数量的灰阶值由于空间的原因通常存储为8点影像（256灰阶），但必须意识到人的肉眼不能分辨超过100的灰阶[15-16]。

噪点与胶片乳剂密度的统计学波动、与随机性的微电流，以及数字影像中的射线偏离相关。最重要的参数是信号/噪点率（SNR）。一般而言，在这个参数上，数字化感应器要显著优于X线乳剂[15-16]。

数字化的影像可以在获取后做进一步处理，以提高其诊断价值，更易于被肉眼识别和解读[17]。通过从每个像素值中增加或减少数值来改变亮度，意味着图像可被调节得亮或暗一些，而通过灰阶范围的变化来改变对比度。影像反转，是指在明暗间互转，可获得负片影像，利用肉眼更容易识别两个暗影之间不同的现象来提高分辨水平。例如，这个操作在放射阻射性不足时更加有效突出根管治疗影像。调整视窗可用于放大细节，但受限于图像的分辨率。也可以利用滤镜来去除噪点，增强峰

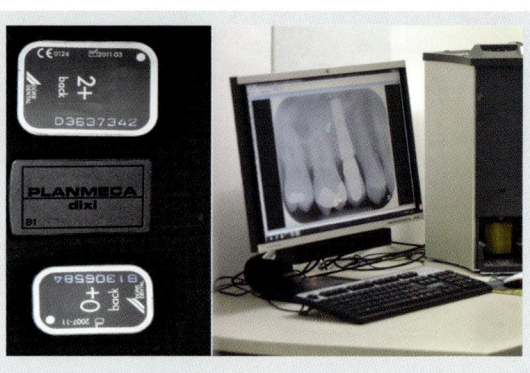

图2
数字化口内放射检查可以获取高清晰度影像以及显示高质量的细节。成像系统使用市场上已有的磷光传感器,它的优点是感光片薄且柔韧,类似于传统胶片;也可以通过中央成像设备,使用传统胶片。胶片曝光后必须通过特殊的探头来读取,平均扫描时间是15~20秒。另外一种可用的系统是应用CMOS和CCD技术的口内感应器。这个感应器比常规胶片厚很多,通过线缆与计算机相连,一定程度上较难放在特定位置上。然而,它的一个优点是即刻成像。一项比较这两种系统诊断有效性的研究表明,磷光技术可以显示更多的解剖细节,因为它能获取更多数量的灰阶。

值,来突出影像的细节[18-20]。

当数字化影像初步应用时,各种研究都怀疑其诊断价值。随着技术的不断改进,尤其是感应器的质量不断提高后,使大家都清晰地认识到,这些方法优于传统的技术。而且,研究显示采用数学化影像技术,在降低放射剂量的同时,进行口腔内放射检查,患者实际接受的放射剂量是常规技术的47%;全景检查时,数字化检查放射剂量是常规的17%[21-22]。实现这些结果是由于拍摄时曝光时间减少了大约90%,而且放射影像可以在计算机监视器上及时呈现[12,23-25]。

需要进一步解释的是,影像软件可以在放射影像上测量线性长度、角度和表面积。需要强调的是,对于二维的放射影像,例如口内片和全景片,数字化并不能避免投射变形的存在。这是由于感应器的位置或者检查本身造成的变形导致,例如,在拍摄全景影像时。

口内片

口内放射检查的特点是显示重要的观察细节,与口外检查技术相比,它能提供显著的空间分辨率[4,26]。因为这些影像可以评价骨小梁,诊断局部的异常情况,可被用于评价单个牙位的细节;然而,通常无法将感应器与被评估的骨嵴长轴平行放置,即使有可能做到这点,也很难精确测量邻近解剖结构的尺寸和距离。在一项尸体研究中，Klinger等[27]发现，使用这种放射检查大约有25%的病例无法识别下颌神经管。在下颌神经管可见的病例中，从放射影像上测量从骨嵴顶到神经管皮质线之间的距离，仅有53%的样本与实际数值之间存在低于1mm的误差。另一个研究显示，使用这种放射检查，不同观察者之间对下颌神经的定位一致性比较低。口内放射检查，尤其使用标准化技术时，对于定期复诊评价种植体边缘骨水平是一个较为理想的检查手段，特别是种植体数目较少时（图2）。

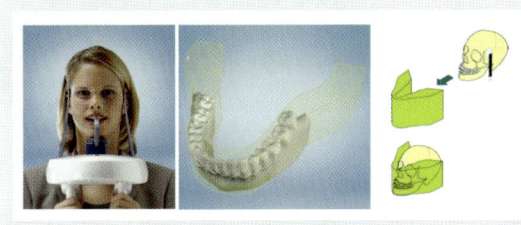

图3

在全景放射成像中，患者的摆位非常重要，以获得聚焦区影像的精确显示（右侧图中的黄色区域）。由于聚焦区域具有坡度倾斜的特点，远离它的解剖结构不会覆盖感兴趣的部位，如果重叠也会限定在一个最小的区域内。有一些解剖结构，诸如脊柱、硬腭等仍然会投射到最终影像上，产生噪点，这意味着前部区域不如后部区域清晰。

全景片

随着引入数字化放射技术，获得全景放射影像所需时间以及患者的放射曝光量（减少了大约17%）均显著减少[28-30]。这种类型的放射检查对制订治疗计划非常有帮助[31]。

然而，必须认识到此项技术的一个特点：在垂直平面上，放射线源是束状X线；在水平平面上，实际的放射源是X线的旋转中心。于是就会产生这样的影像，将物体投射在垂直平面时有一致的变形率，但是由于从旋转中心到颌骨距离的变化，在水平平面上的放大率也进一步改变，尤其是在前牙区。这就导致评价被分析物体与邻近解剖结构的水平距离时，存在误差风险。一项技术可部分纠正这个问题，方法是在患者进行扫描时准备一个放射导板。

尽管有这些局限，全景放射检查仍然是获取整个牙齿和上下颌骨整体信息的一个选择（图3）。

断层检查

传统的螺旋或者线性断层技术可以获取切面影像[32]。由于获取的影像质量与患者受到的X线放射剂量之间不适宜的比例，随着锥形束容积技术的引进，在制订种植方案时已淘汰该方法。

计算机断层扫描

该技术以轴向计算机断层（CT）投射为特征，20世纪70年代开始应用于医疗领域，最初主要用于头颅的研究。第一个机器可以获取头颅的交叉断层影像，曝光时间是5分钟，层厚1cm。在20世纪80年代早期，技术发展使得机器可以获得层厚2mm的连续断层影像。几年之后，随着多层重建软件的研发，可以对头颅进行虚拟重建，并获取感兴趣部位的切面影像[33]。

CT扫描的一个弱点是检查的时间长达数分钟，这段时间内患者需保持静止；否则通过重建软件产生的数据会产生伪影。由于这个原因，患者需仰卧，头部需用特殊的支持装置固定。另一个需要考虑的因素是在检查过程中患者受到的射线量，检查上下颌弓要承受180～2100μSv的射线量，单纯下颌检查要承受1400μSv的射线量[34-39]。

锥形束CT（CBCT）技术的引入解决了这样的问题[40]（图4）。

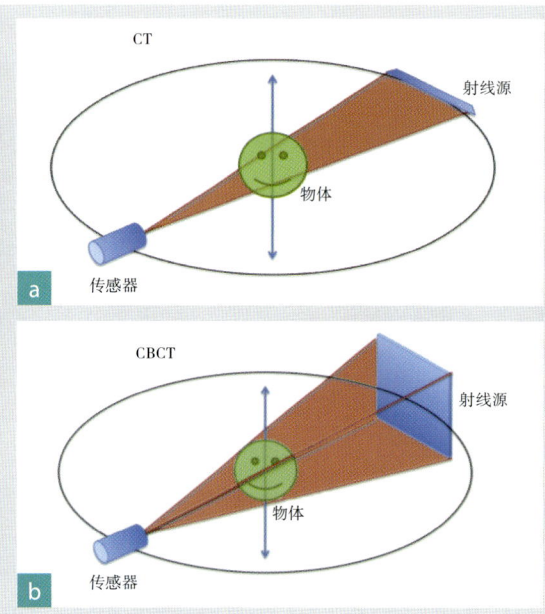

图4
传统CT和CBCT扫描的主要不同点在于：（a）CT扫描时，X线射线呈线性穿过患者，被一个或多个线性感应器接收。围绕患者的每一圈完整地旋转产生一定数量的断层，它取决于线性感应器的数量。扫描过程中，射线一直连续发射。CBCT扫描时（b），感应器是四方形平板（它的尺寸决定了视野的大小），射线是脉冲发射。在围绕患者旋转时（根据设备的不同旋转角度，范围从200°到360°），感应器从不同角度获取300个影像信息。计算机再对这些影像进行处理，形成由各向同性的体素构成的三维模型，体素的尺寸与面板比例相当。曝光的骨结构虚拟模型可在三维空间方向上进行旋转和切割。

CBCT或CBVT

1982年，在Mayo诊所锥形束容积断层扫描（CBVT）或者CBCT最初用于血管造影检查[40]。第一个应用是确定患者进行放疗时的中心点。在20世纪90年代末期，随着技术的进步制造出了第一台对头颅进行放射影像检查的机器。1998年NewTom（Verona）公司推出了第一个商用设备[41]。

从那时开始，许多其他公司也制造这类影像检查设备，并不断降低价格[42-43]。CBCT设备可以主要分为3类：

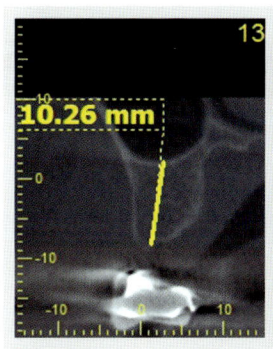 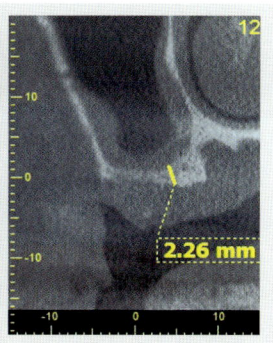

图5 测量上颌前磨牙区域可用骨的高度。

图6 测量上颌后牙断层中可用骨的高度。

1. 可以扫描大范围或整个颌面系统的设备，曝光范围是由设备的视野（FOV）决定的。
2. 范围有限的FOV专用系统[44]。
3. 包括感应器的全景/CBCT的混合系统，可以或者不可分离，能用于不同的功能。一些设备可以获取二维全景放射影像和电子放射影像。

这个设备获得的三维重建影像，不是由二维影像的像素构成，而是由体素构成。体素的大小确定了来源于三维模型断面的二维影像。由于CBCT体素的各向同性的特点（即在三维空间上均有相同的尺寸），重建的层厚是亚毫米级，多层面的重建可以保持实际的尺寸。这意味着影像的高精确性，因而测量的误差范围很小（正负误差约0.1mm）（图5和图6）。

三维影像的形成

影像的形成分为两个步骤：（1）获取；（2）重建。

获取

锥形束技术主要包括一个被支架臂把持的X线源和与之对应的一个水平数字感

应器，两者围绕患者做单一的旋转（根据使用的机器旋转角度从180°到360°）。FOV有赖于感应器的尺寸和射线束的几何形态，有一些设备可根据使用者的需求进行校准[45]。

CBCT扫描获得一系列不同投射的二维影像，并被立即用于容积重建。投射的次数可有变化；断面数量越多，用于重建的信息就越多。相反，存在的层数越多，每一层的SNR就越小。患者承受的放射线剂量也与束状脉冲的投射次数相关[46-49]。

重建

获得的二维投射数据传送到设备的处理软件，利用特殊的算法在三维方向上进行重建。重建时间有赖于几个因素：投射的层数，体素大小，计算机的处理能力和使用的算法。

CBCT产生高对比度的影像，因而对骨和牙齿这类钙化组织的检查很理想。而且，由于FOV可以根据特定的需求进行调整，非常适用于口腔和颌面部检查[50-57]。同传统CT扫描相比，CBCT具有明显的优势：

- FOV可以使用特殊的瞄准仪和感应器进行调整
- CBCT影像分辨率通常高于CT扫描。有固态感应器的CBCT设备，体素分辨率的范围从0.25mm到0.07mm
- 扫描时间更短，可短至10秒钟。这样就减少了检查过程中患者不自主运动对检查造成的影响
- 放射剂量远低于传统的CT扫描。用传统的多探头CT设备（Somatom R 64 MDCT w/ CARE Dose）对上下颌进行扫描，患者承受的有效放射剂量是285~534μSv，而相同范围的CBCT检查根据所用的设备不同，暴露量是44~400μSv。如果减小FOV或减低分辨率，承受的放射剂量可以减至10μSv。作为对比，全口根尖片的放射剂量是84μSv[24,58-66]
- 体素具有各向同性，而CT扫描由于扫描层次之间的距离，体素的大小在断层平面内相同，而在轴向平面上会大一些
- 在计算机上可以立即进行三维重建。由于体素各向同性，模型可以在空间上重新定向，可获得任意方向上的虚拟断层
- CBCT的影像处理软件可以在3个断层平面上进行工作，进行各种类型的影像处理
- 三维模型的断层可以在斜面上断层成像，甚至可进行非线性断层或多平面处

理。这使得对特定的解剖结构进行成像，以及深入评价种植位点成为可能[8,67-75]。同样有可能定义影像断层的不同厚度，形成三维模型

文件的输出和处理

CBCT设备扫描输出的文件是医学数字化图像和交流格式（DICOM）。这是目前种植导航软件的标准应用格式。患者的三维影像可以使用这种格式输出，导入到种植导航软件中，进行种植方案设计，在后面的章节会专门进行详细阐述。

CBCT设备应用的另一个软件功能，是可以将患者石膏模型进行激光扫描产生的专用立体放射格式数据导入软件中，重叠在放射影像上，以显示软组织。另一个选择是可以将影像进行分割，或者将DICOM格式影像处理成一套具有通用特点的像素，使其易于解读。这些操作可以由医生完成，或者交给专门的服务机构[76-78]。

CBCT的准确性和精度

很明显，患者被检查的解剖结构和X线扫描获得的三维影像必须有最大的相关性。换个方式讲，影像必须尽可能的精确和精准。精确与偏差相关，后者可以通过设备的校准来减少。精准取决于随机误差，由影像扫描和处理中的细致程度决定。

不同研究应用不同的实验方法来评估CBCT的精度。这些研究中测量的系统误差大约0.15mm（即这些设备分辨率的平均标准）[32,79-95]。通过错误的标准偏差来评价的随机误差大约0.25mm，这也是非常低的。导致这些随机误差的一个常见原因是患者在X线扫描时非自主的动度，这点常被忽略。在Pettersson一项最近的研究中[96]，大约40%进行三维X线检查的患者在扫描过程中会动，造成影像的扭曲。另一个可能造成变形或导致难以辨别特定结构的因素是充填体或修复体内的金属材料产生的（散射）噪点[97]。

基于以上阐述的原因，CBCT越来越成为制订口腔治疗计划时必不可少的诊断分析工具。从精确定位牙齿囊性病变的解剖范围完美判断牙周病损的程度，CBCT对各类疾病的精确诊断非常有用（图7~图9）。然而，CBCT在临床工作中得到越来越广泛应用的主要原因是它能获取高度精确的颌骨三维解剖结构，便于医生对高度

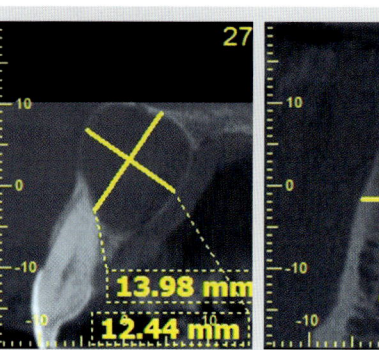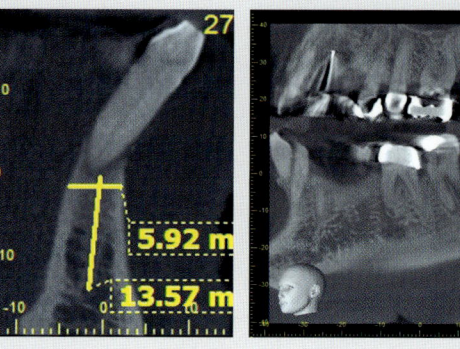

图7~图9
CBCT影像对不同异常结构均可清晰显示。

复杂的种植修复治疗进行良好的设计。

就如同下一章我们将要看到的，通过特殊的软件处理，从这些最先进的X线设备获取的信息，可用于制订最细致的治疗方案，并可以通过改变每个参数来实现并展示清晰的最终治疗结果。

[1] Farman AG. Image-guidance ... the revolution in dental treatment facilitated by digital radiology. Oral Surg Oral Med Oral Pathol Oral Radiol Endod 2006;101:273–275.

[2] Wakoh M, Kuroyanagi K. Digital imaging modalities for dental practice. The Bull Tokyo Dent Coll 2001;42:1–14.

[3] Farman AG, Levato CM, Gane D, Scarfe WC. In practice: How going digital will affect the dental office. J Am Dent Assoc 2008;139(suppl):S14–19S.

[4] Versteeg CH, Sanderink GCH, van der Stelt PF. Efficacy of digital intra-oral radiography in clinical dentistry. J Dent 1997;25:215–224.

[5] Jacobs R. Preoperative radiologic planning of implant surgery in compromised patients. Periodontol 2000 2003;33:12–25.

[6] Schulze D, Heiland M, Schmezle R, Rother UJ. Diagnostic possibilities of cone-beam computed tomography in the facial skeleton. Int Congr Ser 2004;1268:1179–1183.

[7] Frei C, Buser D, Dula K. Study on the necessity for cross-section imaging of the posterior mandible for treatment planning of standard cases in implant dentistry. Clin Oral Implants Res 2004;15:490–497.

[8] Quereshy FA, Savell TA, Palomo JM. Applications of cone beam computed tomography in the practice of oral and maxillofacial surgery. J Oral Maxillofac Surg 2008;66:791–796.

[9] Frederiksen NL. Diagnostic imaging in dental implantology. Oral Surg Oral Med Oral Pathol Oral Radiol Endod 1995;80:540–554.

[10] Vandenberghe B, Jacobs R, Bosmans H. Modern dental imaging: A review of the current technology and clinical applications in dental practice. Eur Radiol 2010;20:2637–2655.

[11] Howerton WB, Mora MA. Advancements in digital imaging: What is new and on the horizon? J Am Dent Assoc 2008;139(suppl):S20–24S.

[12] van der Stelt PF. Better imaging: The advantages of digital radiography. J Am Dent Assoc 2008;139(suppl):S7–13S.

[13] Lança L, Silva A. Digital radiography detectors—A technical overview: Part 2. Radiography 2009;15:134–138.

[14] Lança L, Silva A. Digital radiography detectors—A technical overview: Part 1. Radiography 2009;15:58–62.

[15] Williams MB, Krupinski EA, Strauss KJ, et al. Digital radiography image quality: Image acquisition. J Am Coll Radiol 2007;4:371–388.

[16] Farman AG, Farman TT. A comparison of 18 different x-ray detectors currently used in dentistry. Oral Surg Oral Med Oral Pathol Oral Radiol Endod 2005;99:485–489.

[17] Krupinski EA, Williams MB, Andriole K. Digital radiography image quality: Image processing and display. J Am Coll Radiol 2007;4:389–400.

[18] Haiter-Neto F, dos Anjos Pontual A, Frydenberg M, Wenzel A. A comparison of older and newer versions of intraoral digital radiography systems: Diagnosing

noncavitated proximal carious lesions. J Am Dent Assoc 2007;138:1353–1359.

[19] Wenzel A, Haiter-Neto F, Gotfredsen E. Influence of spatial resolution and bit depth on detection of small caries lesions with digital receptors. Oral Surg Oral Med Oral Pathol Oral Radiol Endod 2007;103:418–422.

[20] Alves WE, Ono E, Tanaka JL, et al. Influence of image filters on the reproducibility measurements of alveolar bone loss. J Appl Oral Sci 2006;14:415–420.

[21] Tosoni G, Lurie AG, Cowan AE, Burleson JA. Pixel intensity and fractal analyses: Detecting osteoporosis in perimenopausal and postmenopausal women by using digital panoramic images. Oral Surg Oral Med Oral Pathol Oral Radiol Endod 2006;102:235–241.

[22] Doyle P, Martin CJ, Robertson J. Techniques for measurement of dose width product in panoramic dental radiography. Br J Radiol 2006;79:142–147.

[23] Seibert JA. Digital radiography: Image quality and radiation dose. Health Phys 2008;95:586–598.

[24] González L, Vañó E, Fernández R. Reference doses in dental radiodiagnostic facilities. Br J Radiol 2001;74(878):153–156.

[25] Gonzalez L, Fernandez R, Ziraldo V, Vano E, Ortega R. Reference level for patient dose in dental skull lateral teleradiography. Br J Radiol 2004;77(921):735–739.

[26] Mupparapu M, Singer SR. Implant imaging for the dentist. J Can Dent Assoc 2004;70:32.

[27] Klinge B, Petersson A, Maly P. Location of the mandibular canal: Comparison of macroscopic findings, conventional radiography, and computed tomography. Int J Oral Maxillofac Implants 1989;4:327–332.

[28] Angelopoulos C, Thomas SL, Hechlier S, Parissis N, Hlavacek M. Comparison between digital panoramic radiography and cone-beam computed tomography for the identification of the mandibular canal as part of presurgical dental implant assessment. J Oral Maxillofac Surg 2008;66:2130–2135.

[29] Angelopulos C, Bedard A, Katz JO, Karamanis S, Parissis N. Digital panoramic radiography: An overview. Semin Orthod 2004;10:194–203.

[30] Gavala S, Donta C, Tsiklakis K, Boziari A, Kamenopolou V, Stamatakis HC. Radiation dose reduction in direct digital panoramic radiography. Eur J Radiol 2009;71:42–48.

[31] Vazquez L, Saulacic N, Belser U, Bernard JP. Efficacy of panoramic radiographs in the preoperative planning of posterior mandibular implants: A prospective clinical study of 1527 consecutively treated patients. Clin Oral Implants Res 2008;19:81–85.

[32] Naitoh M, Kawamata A, Iida H, Ariji E. Cross-sectional imaging of the jaws for dental implant treatment: Accuracy of linear tomography using a panoramic machine in comparison with reformatted computed tomography. Int J Oral Maxillofac Implants 2002;17:107–112.

[33] Hassfeld S, Zöller J, Albert FK, Wirtz CR, Knauth M, Mühling J. Preoperative

[34] Ludlow J. Dosimetry of 3 CBCT devices for oral and maxillofacial radiology: CB Mercuray, NewTom 3G and i-CAT. Dentomaxillofac Radiol 2006;35:219–226.

[35] Ludlow JB, Ivanovic M. Comparative dosimetry of dental CBCT devices and 64-slice CT for oral and maxillofacial radiology. Oral Surg Oral Med Oral Pathol Oral Radiol Endod 2008;106:106–114.

[36] Loubele M, Bogaerts R, Van Dijck E, et al. Comparison between effective radiation dose of CBCT and MSCT scanners for dentomaxillofacial applications. Eur J Radiol 2009;71:461–468.

[37] Loubele M, Maes F, Jacobs R, van Steenberghe D, White SC, Suetens P. Comparative study of image quality for MSCT and CBCT scanners for dentomaxillofacial radiology applications. Radiat Prot Dosimetry 2008;129:222–226.

[38] Kim S, Yoshizumi TT, Toncheva G, Yoo S, Yin FF. Comparison of radiation doses between cone beam CT and multi detector CT: TLD measurements. Radiat Prot Dosimetry 2008;132:339–345.

[39] Jeong DK, Lee SC, Huh KH, et al. Comparison of effective dose for imaging of mandible between multi-detector CT and cone-beam CT. Imaging Sci Dent 2012;42:65–70.

[40] Forbes GS, Earnest F 4th, Kispert DB, Folger WN, Sundt TM Jr. Digital angiography: Introducing digital techniques to clinical cerebral angiography practice. Mayo Clin Pro 1982;57:683–693.

[41] Mozzo P, Procacci C, Tacconi A, Martini PT, Andreis IA. A new volumetric CT machine for dental imaging based on the cone-beam technique: Preliminary results. Eur Radiol 1998;8:1558–1564.

[42] De Vos W, Casselman J, Swennen GRJ. Cone-beam computerized tomography (CBCT) imaging of the oral and maxillofacial region: A systematic review of the literature. Int J Oral Maxillofac Surg 2009;8:609–625.

[43] White SC. Cone-beam imaging in dentistry. Health Phys 2008;95:628–637.

[44] Lofthag-Hansen S, Thilander-Klang A, Gröndahl K. Evaluation of subjective image quality in relation to diagnostic task for cone beam computed tomography with different fields of view. Eur J Radiol 2011;80:483–488.

[45] Baba R, Konno Y, Ueda K, Ikeda S. Comparison of flat-panel detector and image-intensifier detector for cone-beam CT. Comput Med Imaging Graph 2002;26:153–158.

[46] Siewerdsen JH, Jaffray DA. Cone-beam computed tomography with a flat-panel imager: Magnitude and effects of x-ray scatter. Med Phys 2001;28:220–231.

[47] Jaffray DA, Siewerdsen JH. Cone-beam computed tomography with a flat-panel imager: Initial performance characterization. Med Phys 2000;27:1311–1323.

[48] Siewerdsen JH, Jaffray DA. Cone-beam computed tomography with a flat-panel imager: Effects of image lag. Med Phys 1999;26:2635–2647.

[49] Kim DS, Rashsuren O, Kim EK. Conversion coefficients for the estimation of effective dose in cone-beam CT. Imaging Sci Dent 2014;44:21–29.

[50] Walter, C, Kaner D, Berndt DC, Weiger R, Zitzmann NU. Three-dimensional imaging as a pre-operative tool in decision making for furcation surgery. J Clin Periodontol 2009;36:250–257.

[51] Costa FF, Gaia BF, Umetsubo OS, Cavalcanti MG. Detection of horizontal root fracture with small-volume cone-beam computed tomography in the presence and absence of intracanal metallic post. J Endod 2011;37:1456–1459.

[52] Lennon S, Patel S, Foschi F, Wilson R, Davies J, Mannocci F. Diagnostic accuracy of limited-volume cone-beam computed tomography in the detection of periapical bone loss: 360° scans versus 180° scans. J Endod 2011;44:1118–1127.

[53] Cheng L, Zhang R, Yu X, et al. A comparative analysis of periapical radiography and cone-beam computerized tomography for the evaluation of endodontic obturation length. Oral Surg Oral Med Oral Pathol Oral Radiol Endod 2011;112:383–389.

[54] Ghaeminia H, Meijer GJ, Soehardi A, et al. The use of cone beam CT for the removal of wisdom teeth changes the surgical approach compared with panoramic radiography: A pilot study. Int J Oral Maxillofac Surg 2011;40:834–839.

[55] Uchida Y, Noguchi N, Goto M, et al. Measurement of anterior loop length for the mandibular canal and diameter of the mandibular incisive canal to avoid nerve damage when installing endosseous implants in the interforaminal region: A second attempt introducing cone beam computed tomography. J Oral Maxillofac Surg 2009;67:744–750.

[56] Carter L, Farman AG, Geist J et al. American Academy of Oral and Maxillofacial Radiology executive opinion statement on performing and interpreting diagnostic cone beam computed tomography. Oral Surg Oral Med Oral Pathol Oral Radiol Endod 2008;106:561–562.

[57] Friedland B, Donoff B, Dodson TB. The use of 3-dimensional reconstructions to evaluate the anatomic relationship of the mandibular canal and impacted mandibular third molars. J Oral Maxillofac Surg 2008;66:1678–1685.

[58] Harris D, Homer K, Gröndahl K, et al. E.A.O. guidelines for the use of diagnostic imaging in implant dentistry 2011. A consensus workshop organized by the European Association for Osseointegration at the Medical University of Warsaw. Clin Oral Implants Res 2012;23:1243–1253.

[59] Pauwels R, Beinsberger J, Collaert B, et al. Effective dose range for dental cone beam computed tomography scanners. Eur J Radiol 2012 Feb;81:267–271.

[60] Qu XM, Li G, Ludlow JB, Zhang ZY, Ma XC. Effective radiation dose of Pro Max 3D cone-beam computerized tomography scanner with different dental protocols. Oral Surg Oral Med Oral Pathol Oral Radiol Endod 2010;110:770–776.

[61] Rustemeyer P, Streubühr U, Suttmoeller J. Low-dose dental computed tomography: Significant dose reduction without loss of image quality. Acta Radiol 2004;45:847–853.

[62] Lee CY, Koval TM, Suzuki JB. Low dose radiation risks of computerized tomography and cone beam computerized tomography: Reducing the fear and controversy. J Oral Implantol 2015;41:e223–e230.

[63] Steiding C, Kolditz D, Kalender WA. A quality assurance framework for the fully automated and objective evaluation of image quality in cone-beam computed tomography. Med Phys 2014;41:031901.

[64] Qu XM, Li G, Sanderink GC, Zhang ZY, Ma XC. Dose reduction of cone beam CT scanning for the entire oral and maxillofacial regions with thyroid collars. Dentomaxillofac Radiol 2012;41:373–378.

[65] Schilling R, Geibel MA. Assessment of the effective doses from two dental cone beam CT devices. Dentomaxillofac Radiol 2013. 42:20120273.

[66] Tsiklakis K, Donta C, Gavala S, Karayianni K, Kamenopoulou V, Hourdakis CJ. Dose reduction in maxillofacial imaging using low dose cone beam CT. Eur J Radiol 2005;56:413–417.

[67] Naitoh M, Hirukawa A, Katsumata A, Ariji E. Prospe to estimate mandibular cancellous bone density using large-volume cone-beam computed tomography. Clin Oral Implants Res 2010;21:1309–1313.

[68] Naitoh M, Katsumata A, Mitsuya S, Kamemoto H, Ariji E. Measurement of mandibles with microfocus x-ray computerized tomography and compact computerized tomography for dental use. Int J Oral Maxillofac Implants 2004;19: 239–246.

[69] Schropp L, Stavropoulos A, Gotfredsen E, Wenzel A. Comparison of panoramicand conventional cross-sectional tomography for preoperative selection of implant size. Clin Oral Implants Res 2010;22:424–429.

[70] Scarfe WC, Farman AG, Sukovic P. Clinical applications of cone-beam computed tomography in dental practice. J Can Dent Assoc 2006;72:75–80.

[71] Parel SM, Triplett RG. Interactive imaging for implant planning, placement, and prosthesis construction. J Oral Maxillofac Surg 2004; 62(9 suppl 2):41–47.

[72] Bornstein MM, Scarfe WC, Vaughn VM, Jacobs R. Cone beam computed tomography in implant dentistry: A systematic review focusing on guidelines, indications, and radiation dose risks. Int J Oral Maxillofac Implants 2014;(29 suppl):55–77.

[73] Parsa A, Ibrahim N, Hassan B, van der Stelt P, Wismeijer D. Bone quality evaluation at dental implant site using multislice CT, micro-CT, and cone beam CT. Clin Oral

Implants Res 2015;26:e1–e7.

[74] Parsa A, Ibrahim N, Hassan B, Motroni A, van der Stelt P, Wismeijer D. Influence of cone beam CT scanning parameters on gray value measurements at an implant site. Dentomaxillofac Radiol 2013;42:79884780.

[75] Mello LA, Garcia RR, Leles JL, Leles CR, Silva MA. Impact of cone-beam computed tomography on implant planning and on prediction of implant size. Braz Oral Res 2014;28:46–53.

[76] Loubele M, Maes F, Schutyser F, Marchal G, Jacobs R, Suetens P. Assessment of bone segmentation quality of cone-beam CT versus multislice spiral CT: A pilot study. Oral Surg Oral Med Oral Pathol Oral Radiol Endod 2006;102:225–234.

[77] Wang L, Chen KC, Shi F, et al. Automated segmentation of CBCT image using spiral CT atlases and convex optimization. Med Image Comput Comput Assis Interv 2013;16(Pt 3):251–258.

[78] Wang L, Chen KC, Gao Y. Automated bone segmentation from dental CBCT images using patch-based sparse representation and convex optimization. Med Phys 2014;41:043503.

[79] Tomasi C, Bressan E, Corazza B. Reliability and reproducibility of linear mandible measurements with the use of a cone-beam computed tomography and two object inclinations. Dentomaxillofac Radiol 2011;40:244–250.

[80] Qiao J, Wang S, Duan J. The accuracy of cone-beam computed tomography in assessing maxillary molar furcation involvement. J Clin Periodontol 2013;41:269–274.

[81] Heo MS, Choi DH, Benavides E, et al. Effect of bit depth and kVp of digital radiography for detection of subtle differences. Oral Surg Oral Med Oral Pathol Oral Radiol Endod 2009;108:278–283.

[82] Liang X, Lambrichts I, Sun Y, et al. A comparative evaluation of cone beam computed tomography (CBCT) and multi-slice CT (MSCT). Part II: On 3D model accuracy. Eur J Radiol 2010 Aug;75:270–274.

[83] Hassan B, van der Stelt P, Sanderink G. Accuracy of three-dimensional measurements obtained from cone beam computed tomography surface-rendered images for cephalometric analysis: Influence of patient scanning position. Eur J Orthod 2009;31:129–134.

[84] Kamburoğlu K, Kiliç C, Ozen T, Yüksel SP. Measurements of mandibular canal region obtained by cone-beam computed tomography: A cadaveric study. Oral Surg Oral Med Oral Pathol Oral Radiol Endod 2009;107:e34–e42.

[85] Vercruyssen M, Jacobs R, Van Assche N, van Steenberghe D. The use of CT scan based planning for oral rehabilitation by means of implants and its transfer to the surgical field: A critical review on accuracy. J Oral Rehabil 2008;35:454–474.

[86] Veyre-Goulet S, Fortin T, Thierry A. Accuracy of linear measurement provided by

cone beam computed tomography to assess bone quantity in the posterior maxilla: A human cadaver study. Clin Implant Den Relat Res 2008;10:226–230.

[87] Mischkowski RA, Pulsfort R, Ritter L, et al. Geometric accuracy of a newly developed cone-beam device for maxillofacial imaging. Oral Surg Oral Med Oral Pathol Oral Radiol Endod 2007;104:551–559.

[88] Ludlow JB, Laster WS, See M, Bailey LJ, Hershey HG. Accuracy of measurements of mandibular anatomy in cone beam computed tomography images. Oral Surg Oral Med Oral Pathol Oral Radiol Endod 2007;103:534–542.

[89] Akdeniz BG, Gröndahl HG, Magnusson B. Accuracy of proximal caries depth measurements: Comparison between limited cone beam computed tomography, storage phosphor and film radiography. Caries Rese 2006;40:202–207.

[90] Kim KD, Jeong HG, Choi SH, Hwang EH, Park CS. Effect of mandibular positioning on preimplant site measurement of the mandible in reformatted CT. Int J Periodontics Restorative Dent 2003;23:177–183.

[91] Kim I, Paik KS, Lee SP. Quantitative evaluation of the accuracy of micro-computed tomography in tooth measurement. Clin Anat 2007;20:27–34.

[92] Kobayashi K, Shimoda S, Nakagawa Y, Yamamoto A. Accuracy in measurement of distance using limited cone-beam computerized tomography. Int J Oral Maxillofac Implants 2004;19:228–231.

[93] Hanazawa T, Sano T, Seki K, Okano T. Radiologic measurements of the mandible: A comparison between CT-reformatted and conventional tomographic images. Clin Oral Implants Res 2004;15:226–232.

[94] Mattos CT, Cruz CV, de Matta TC, et al. Reliability of upper airway linear, area, and volumetric measurements in cone-beam computed tomography. Am J Orthod Dentofacial Orthop 2014;145:188–197.

[95] Martorelli M, Ausiello P, Morrone R. A new method to assess the accuracy of a cone beam computed tomography scanner by using a non-contact reverse engineering technique. J Dent 2014;42:460–465.

[96] Pettersson A, Kero T, Gillot L, et al. Accuracy of CAD/CAM-guided surgical template implant surgery on human cadavers: Part I. J Prosthet Dent 2010;103:334–342.

[97] Schulze RK, Berndt D, d'Hoedt B. On cone-beam computed tomography artifacts induced by titanium implants. Clin Oral Implants Res 2010;21:100–107.

第 3 章

虚拟诊断和治疗计划

如前所述,目前市场上可用的主流种植诊断设计软件包,都采用数字化的程序来将体层扫描(CT)数据转化为包含所有必要解剖信息的三维图像,可用于制订详细的治疗计划[1]。有很多这样的软件,功能丰富,与市面上的CT设备兼容良好,能够出色地显示颌骨的解剖细节,分离和展示骨、牙冠、牙根、牙槽窝、神经、软组织和气道等[2-7](图1~图3)。这些软件同时能识别并匹配模型扫描、蜡型或者修复体数据,让医生能够设计复杂的种植修复方案[8](图4)。这些软件的高级版本甚至能设计包括颌骨重建、正颌手术和正畸过程的复杂治疗计划[9-11](图5)。

目前主流种植设计软件的各种功能,大体总结如下:

- 导入医学数字化图像和交流格式(DICOM)的CT数据
- 分割模型,将DICOM数据转化为三维对象
- 将不同数据格式的文件进行配准,准备进行方案设计
- 诊断和制订治疗计划
- 显示并订购种植手术导板或正颌手术导板

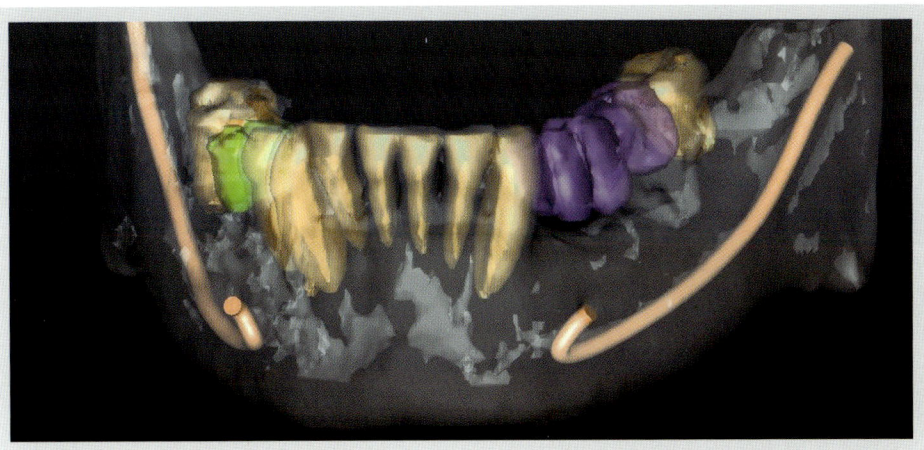

图1
下颌骨的三维模型,展示了每个解剖结构。

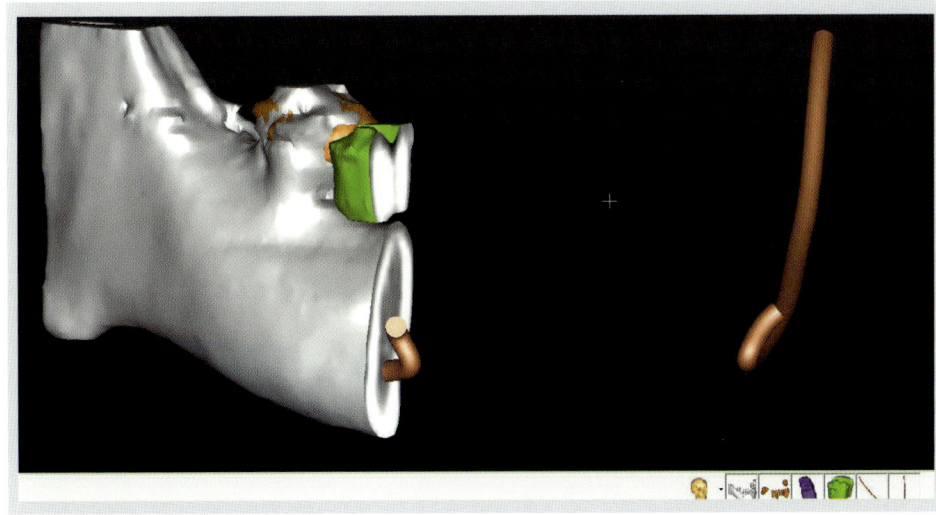

图2
三维模型的矢状面观。

图3

三维模型的横截面观。

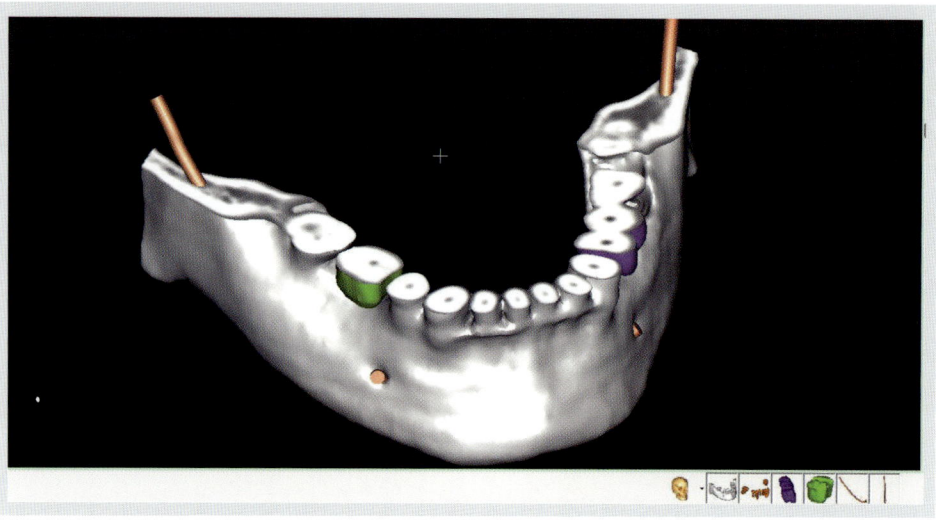

图4

在上颌三维模型上设计未来的修复体。

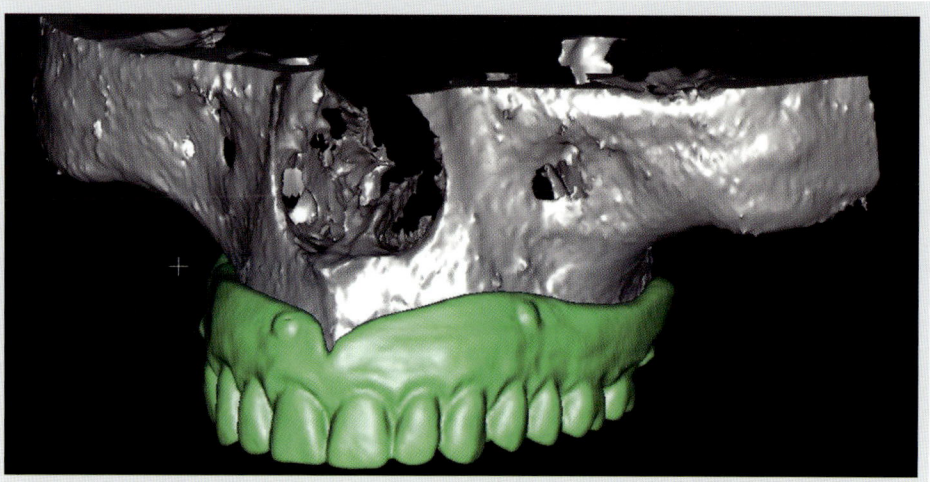

- 手术完成后将术前、术后CT扫描结果重叠，检查导板精度
- 医生之间、医患之间利用智能手机或平板电脑进行沟通

导入DICOM格式的CT图像

如第2章所述，要获得理想的放射学影像，必须遵循一定条件（图6）。

目前主流的CT设备，输出的都是DICOM格式影像。这种数据格式，目前是国际上不同仪器设备之间传递生命科学数

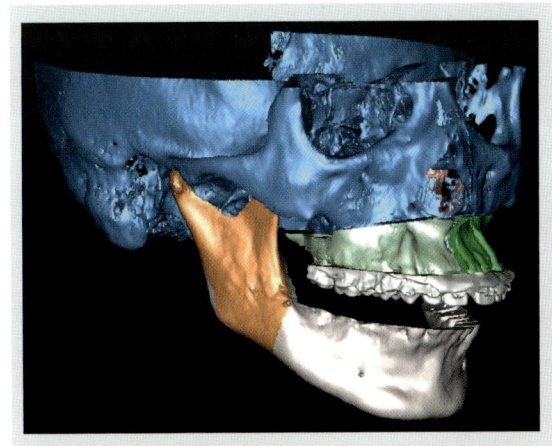

图5
在设计正颌手术治疗计划时，虚拟颌骨的新位置。

需要的对位方式和图像范围	采集参数	
下颌 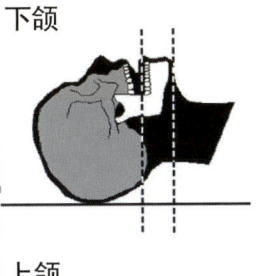 上颌 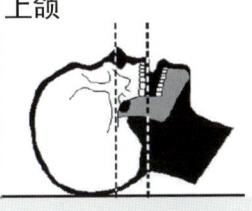	像素点	512×512
	视野（FOV）	140~170mm
	层厚	通常0.4~0.7mm，最大1mm
	扫描间隔	1mm
	重建间隔	1mm
	影像重建算法	骨或者高分辨率
	扫描起始位置	0°
	去除可摘义齿、金属首饰 同时获取牙齿和修复体 只需做横截面扫描	

图6
CT检查中常用的对位方式和拍摄参数。

第3章 ▶ 虚拟诊断和治疗计划

据和医学信息的标准格式[12-14]。这种信息传递基于传输控制协议/互联网协议（TCP/IP），使得DICOM文件可在不同终端之间传输共享。这一文件标准是开放，也是高效的，因为它允许对数字化图像进行细节处理。

进行文件编码时，DICOM标准是一种将数据分组、编码和解析的方法，但它并不定义新的压缩算法。在大多数情况下，图像会根据产生它的信号存储为压缩格式。而很多软件能够产生或解读根据不同算法进行压缩的DICOM文件（JPEG，JPEG无损，JPEG有损，各类JPEG2000标准，等等）。DICOM文件也包含了丰富的信息，比如图像尺寸、位置、扫描方式和患者信息等。

通常我们不会导入所有的CT扫描数据。为了减轻计算机系统的运算负担，提高图像清晰度，最好用鼠标选取需要的区域来进行部分CT数据的导入[15]（图7和图8）。当选取并导入了目标区域CT数据后，不同的切面就会清晰地显示。计算机设计软件通常都会把屏幕划分为4个区域，分别显示解剖区域的横截面、矢状面、冠状面和三维重建全貌。通过移动侧方箭头对这些区域进行编辑，在不同的截面分析所有的结构特征（图9～图12）。

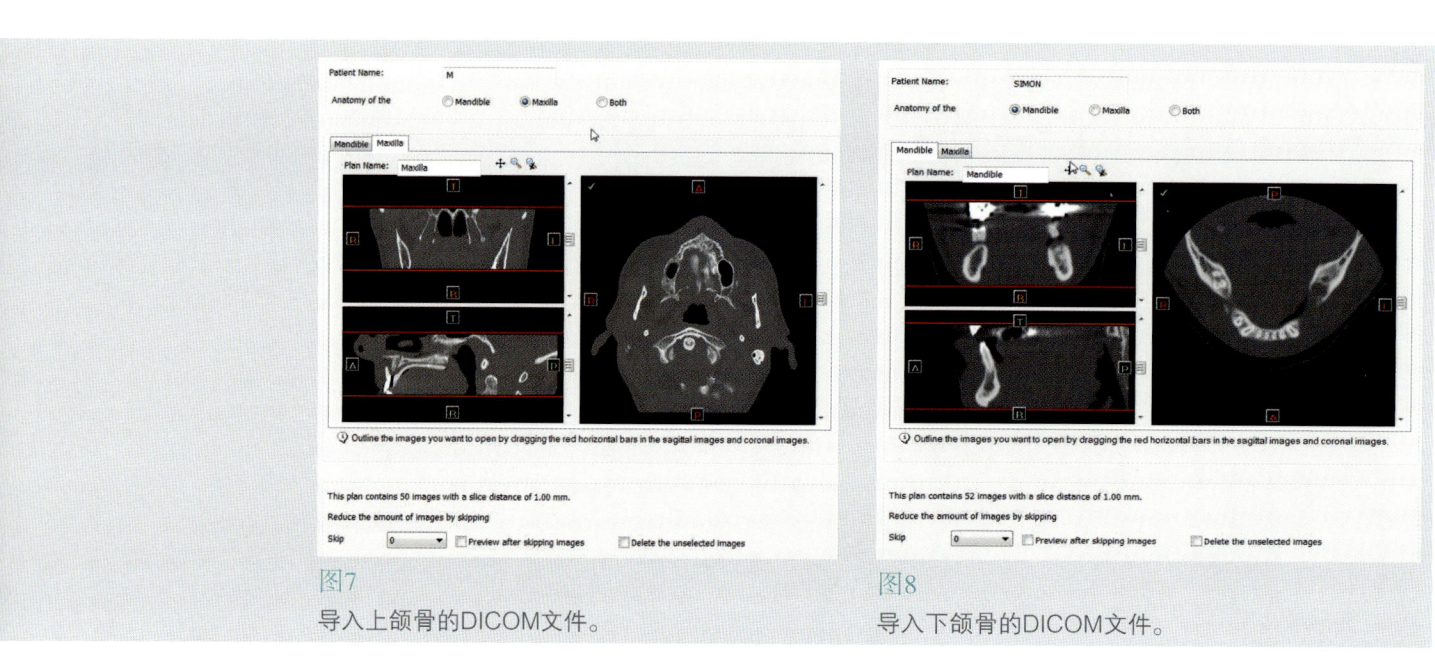

图7
导入上颌骨的DICOM文件。

图8
导入下颌骨的DICOM文件。

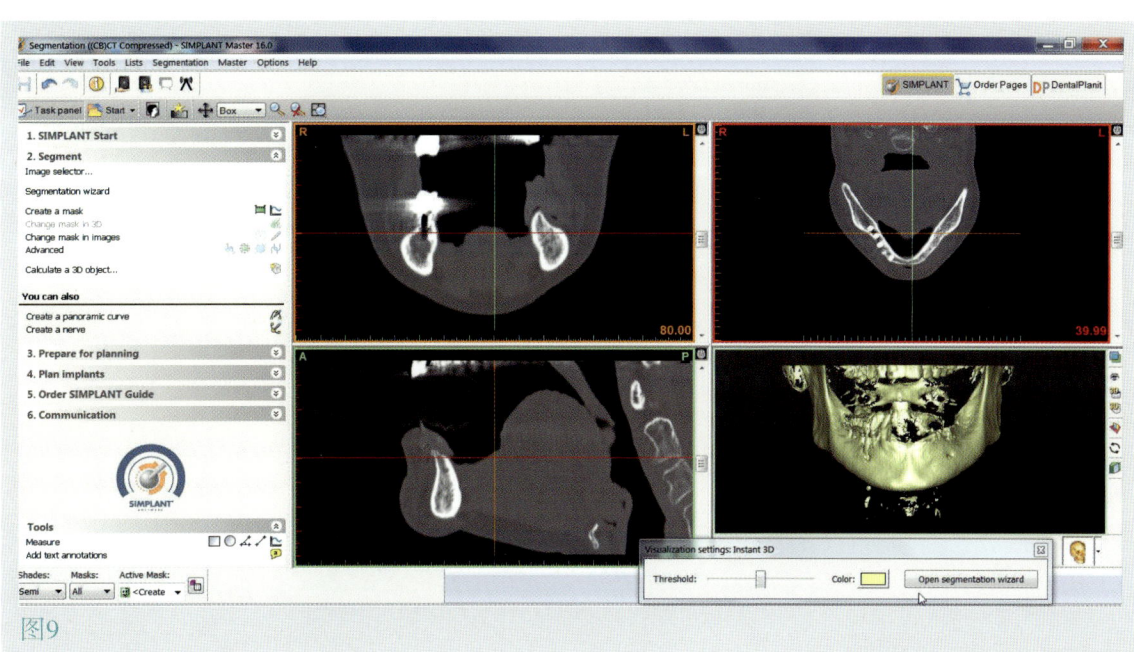

图9
起始分析窗口：屏幕4个区域分别显示不同切面以及三维预览。

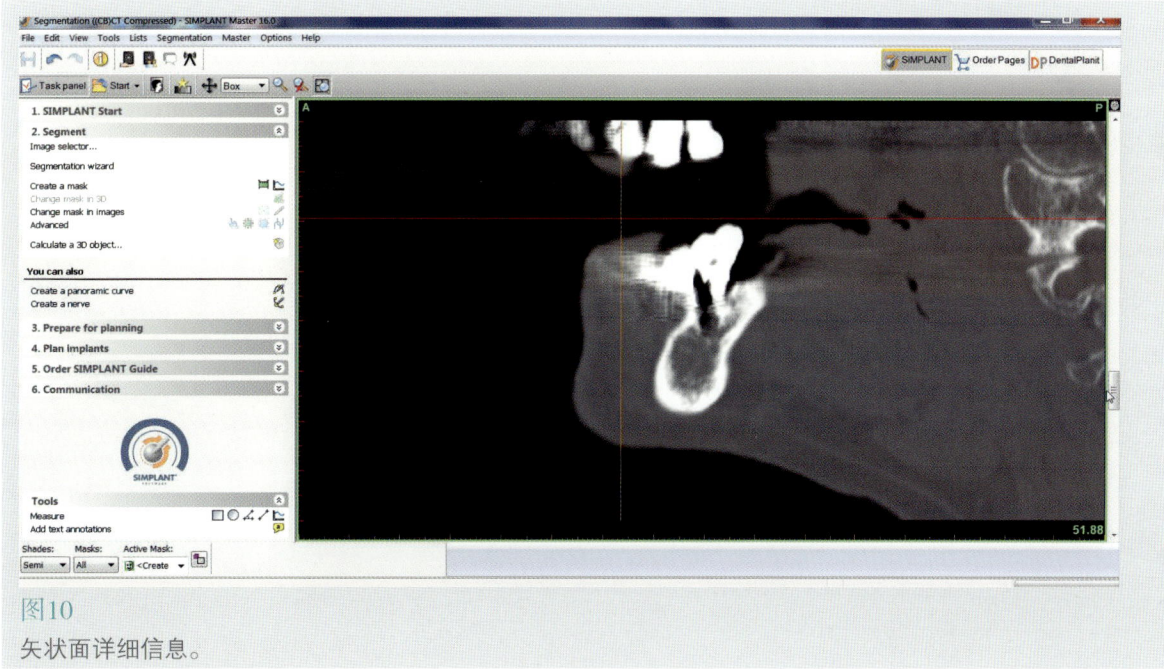

图10
矢状面详细信息。

图11

计算机能显示方案中的各种设计元素。

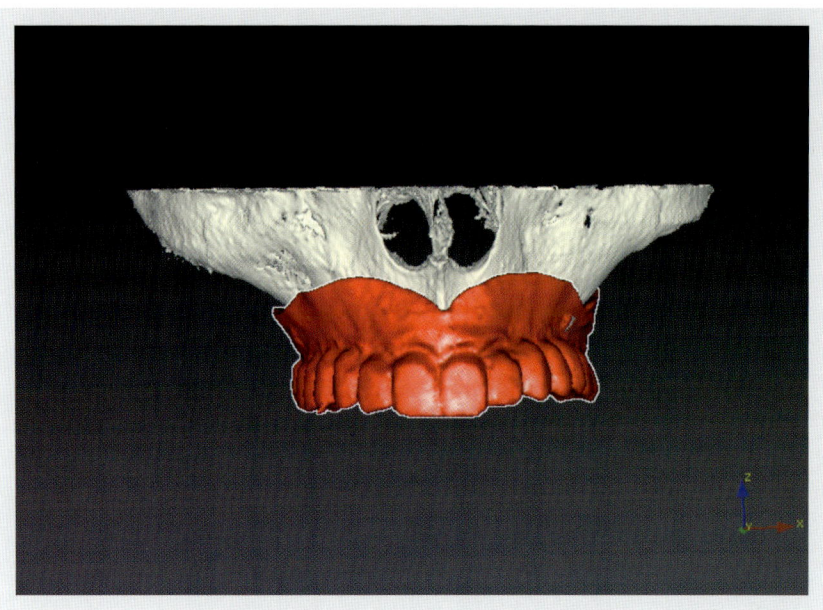

图12

导入软件的DICOM数据能非常清晰地显示各种解剖结构和诊断性义齿。

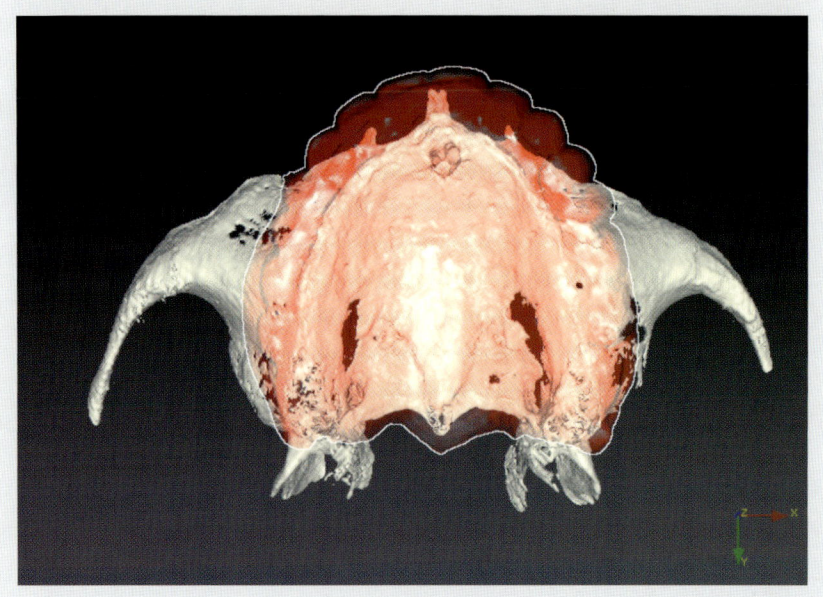

分割数据，将DICOM数据转化为三维对象

分割数据是指净化DICOM图像，并将其转化为三维格式的操作过程。这个操作最终会获得非常精细的三维图像，包含了进行全面病例设计所需的所有信息[15-16]。

CT扫描时获得的图像，通常会因为含金属修复体、已植入种植体或其他根管治疗用的放射阻射性材料的存在而出现一些变形[17-20]（图13）。很多先进的软件都能去除干扰，解决变形问题。可以通过左右拉动调节杆，来调整患者不同解剖结构的显示密度阈值，使我们需要显示的结构更加锐化明显。如果拉动调节杆（通常用于净化体层CT扫描产生的背景噪点）不能很好地净化图像，还可以用鼠标直接去除二维或三维图像上的伪影和噪点（图14和图15）。

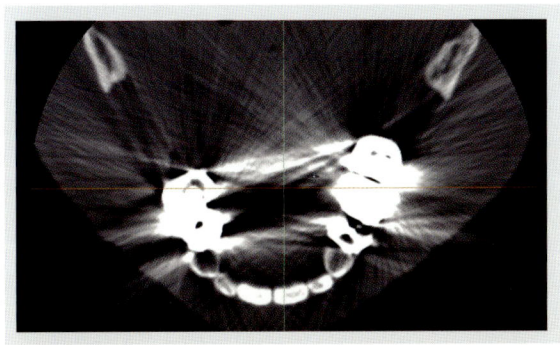

图13
横截面显示金属修复体造成的伪影。

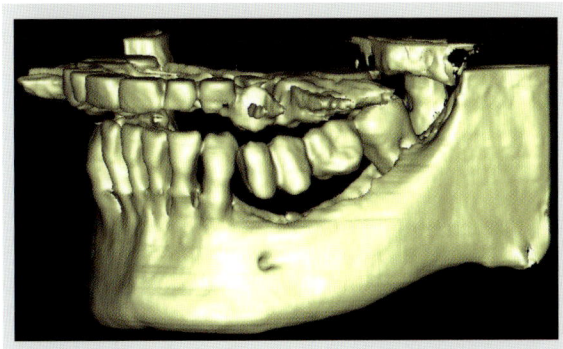

图14
下颌骨的三维图像，修复体造成的伪影清晰可见。

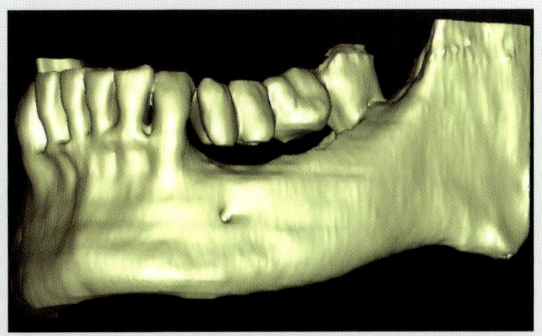

图15
清除伪影后的下颌骨三维图像。

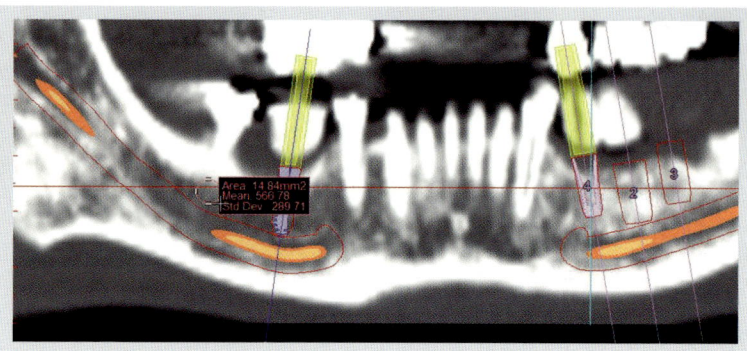

图16
下颌骨冠状面视图,右下角显示骨密度值(本病例中,D4)。

很多软件都可以在螺旋CT和体层CT的轴面、矢状面和全景图像上计算骨密度(并且进行测量)。这个功能在制订治疗计划时也很有用[21](图16)。

在分割数据阶段,所有相关的解剖结构都在高精度下进行辨识。以下颌骨为例,显示下牙槽神经和下颌神经管与外部骨组织之间的关系非常重要。将这个结构用不同的颜色显示,更易于辨识其走行方向,直到其穿出颏孔[22-23]。为达到这个目的,我们先描记出下颌骨的全景曲线,再选择下颌神经管最为明显的横截面,找到下颌神经出现的位置。因为唇侧皮质骨的连续性被(颏孔)打断了,这个位置在第一和第二前磨牙之间最容易辨识。然后再向远中移动片切的横截面,在每个横截面上都能看到下颌神经管的位点。用鼠标点击标记不同横截面上的位点,就能很容易追踪神经管的走行方向,标记出整个神经管(图17和图18)。

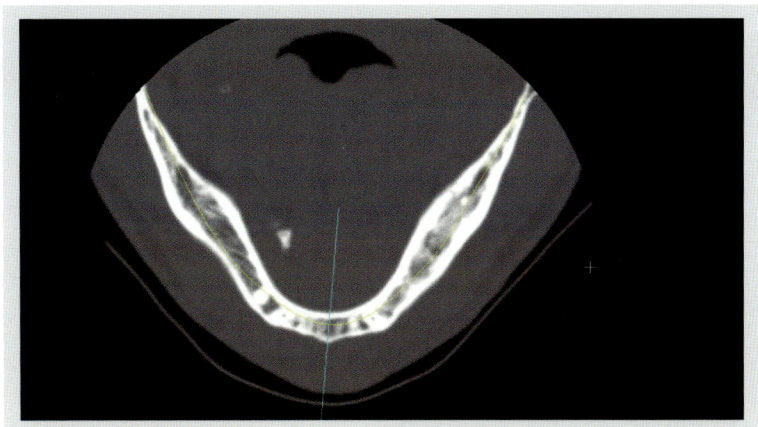

图17
横截面中描绘全景线。

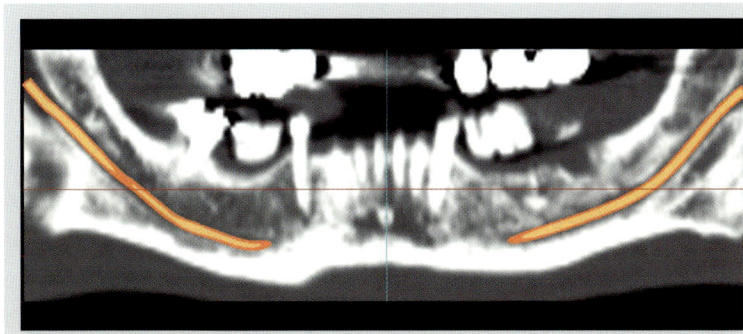

图18
橙色线重建了左右侧下牙槽神经的走行,始于双侧颏孔。

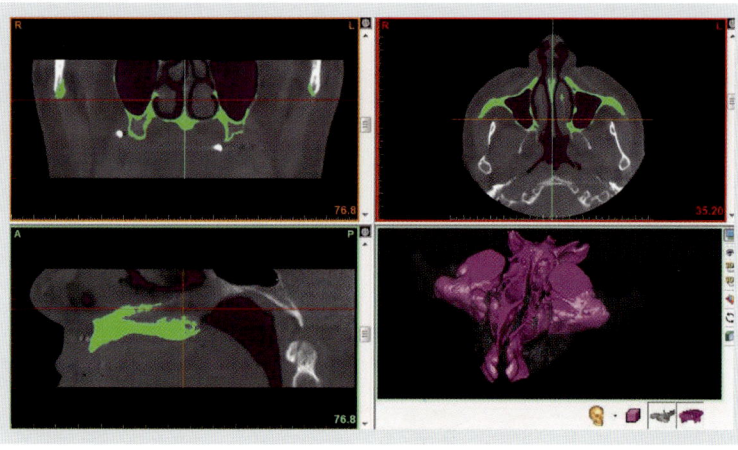

图19
萎缩上颌骨的三维图像,显示了气道腔隙。

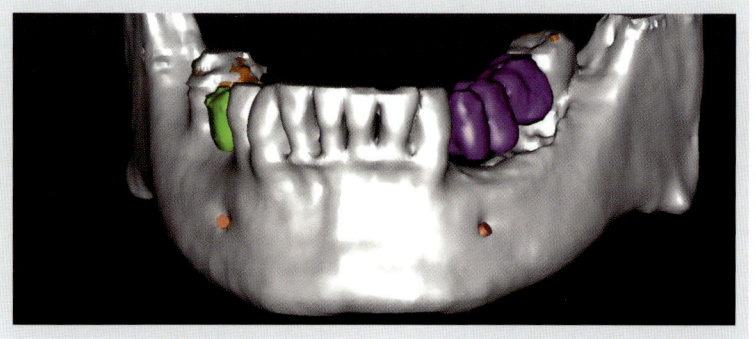

图20
因为密度不同,可以将牙体组织和骨组织区分开。

同样,在上颌也能描记上颌窦的边缘以及整个上颌窦的范围。在分割数据阶段,也可以辨别鼻腔和鼻旁窦占据的空间[24]。这个工具在上颌骨重度萎缩的情况下尤为重要,有助于精准地确定种植体的位置(图19)。

在分割数据阶段,通过调整阈值间隔(如解剖结构密度范围),骨组织能和软组织、牙齿和修复体区分开[25](图20)。医生在计算机上分别标识牙齿和骨组织的区域,用不同颜色分别显示,使得它们在后续的三维重建中更加容易辨识。

在分割数据步骤完成后，一个包含所有重建结构的三维图像会显示在窗口的右下方。不同的三维图像图标能通过不同的颜色显示轻松辨识。点击不同图标会调整三维图像的显示方式，突出所选择的解剖结构。这样的话，就可以单独观察颌骨，或者同时观察颌骨和牙齿，或者全面观察整个颌骨、牙齿、下颌神经管和鼻窦这些解剖结构（图21~图23）。

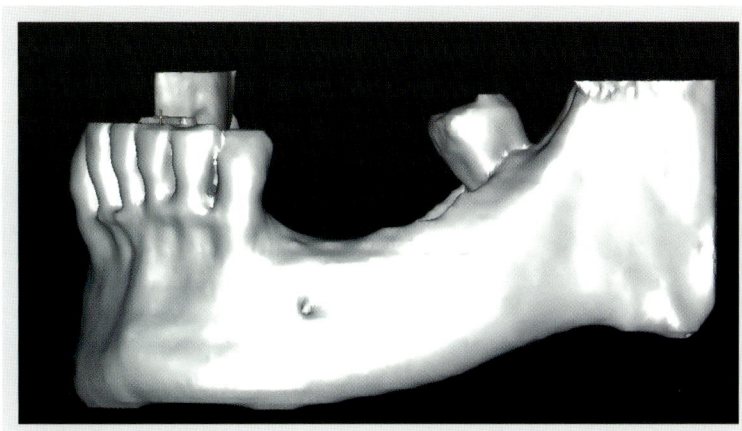

图21
下颌骨三维图像。

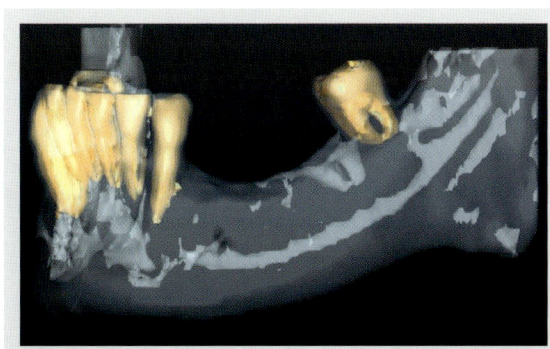

图22
同一个下颌骨的三维图像。将骨组织透明化，就可以更容易地观察到显示为橙色的余留牙。

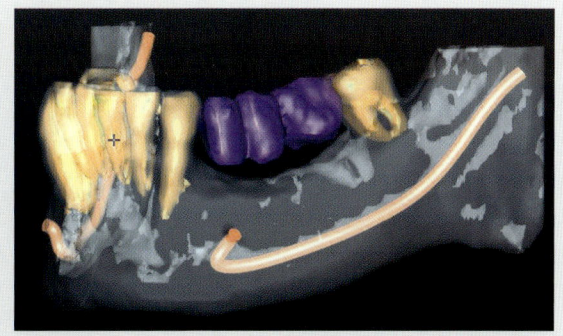

图23
此处骨组织透明化能显示牙齿和重建的下颌神经结构。

第3章 ▶ 虚拟诊断和治疗计划

用主流导板设计软件生成的三维图像，都是可以三维片切和浏览的（横断面，矢状面，冠状面），用于观察内部结构。这些图像也可以透明化来显示其内部隐藏的解剖结构，获得非常震撼的视觉效果（图24和图25）。

这些软件的分割数据模块可以模拟真实拔牙效果，将牙齿从牙槽骨中分离出去，这对于模拟拔牙后的外科程序非常有帮助。把拟拔除的牙齿进行单独重建后，就能在软件中隐藏这颗牙齿，模拟拔牙窝的形态，然后在拔牙窝内设计即刻种植体。所有这些步骤只需要使用一个简单的布尔方程就能达成（骨减去牙）。布尔操作是二维模板之间的相加或者相减操作。这些操作能用于创建个别牙齿，牙槽嵴或者硫化钡扫描义齿（单扫描程序）。例如，当一颗牙齿从牙弓中减去时，就留下了相应的牙槽窝（图26~图29）。

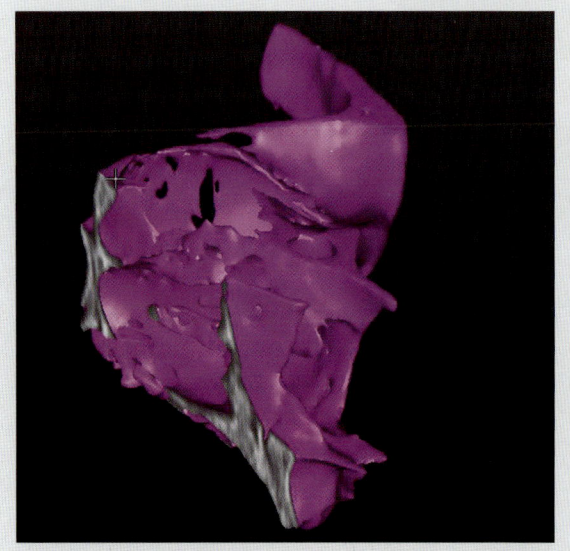

图24
上颌骨三维矢状截面图像，显示面颊骨和眶底。截面视图用来分析骨组织的整体内部结构。

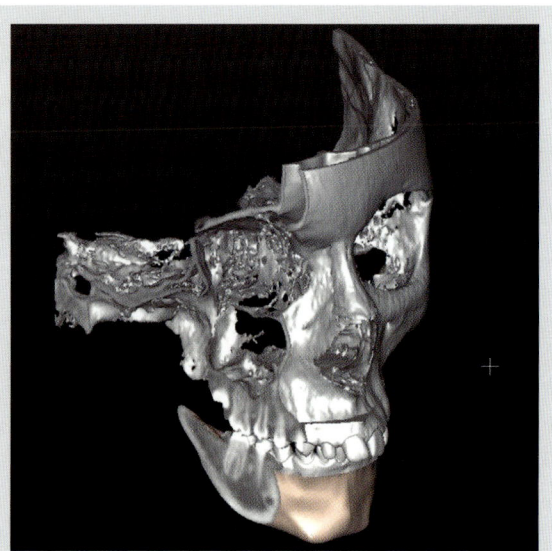

图25
整个面部的三维矢状截面图像。

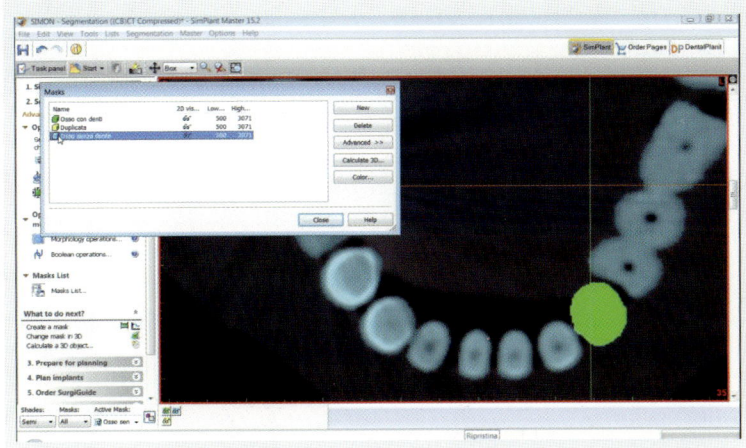

图26
在横截面上分割尖牙。

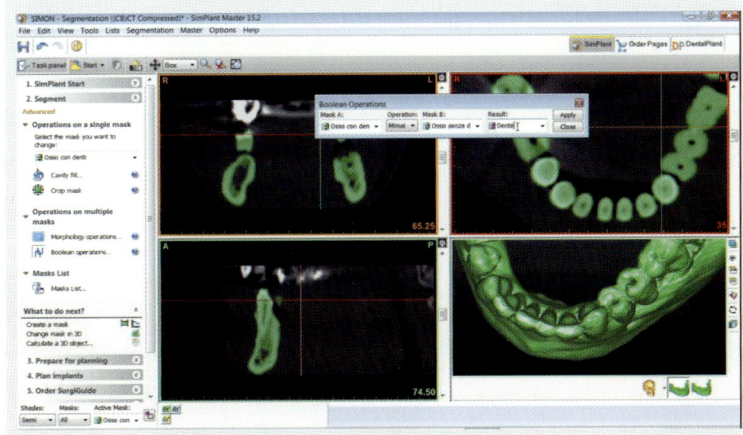

图27
在两个二维模板上进行布尔减法操作。

图28

虚拟拔牙,形成了拔牙窝。

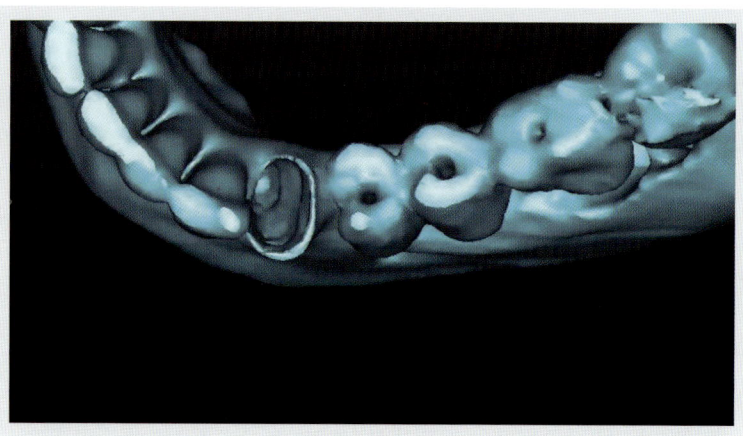

图29

戴有硫酸钡扫描义齿的上颌骨矢状截面。

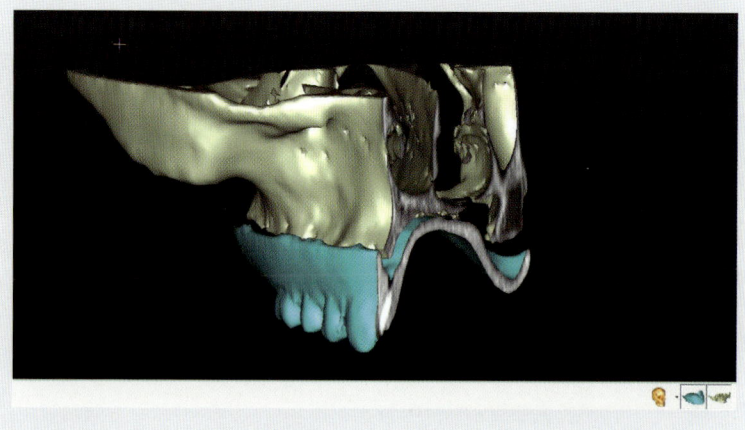

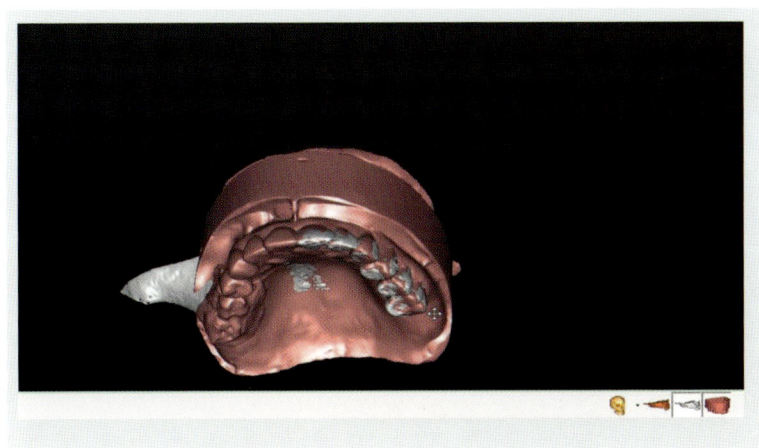

图30
光学扫描：骨组织和模型之间的最后配准。

整合多种文档的信息

主流的设计软件能够将多种文档的信息整合并标准化。为了进行最优化的设计，临床医生最好能够同时考虑修复信息和解剖信息。

修复信息通过扫描患者的义齿、复制义齿或者石膏模型上的蜡型（图30）来获得。将软件能够识别的参考义齿信息导入，就能够获得独特的图像，包含各种所需要的信息[26-27]（图31～图34）。

从模型或者相关诊断蜡型获取数据有3种不同的导入方式。第一种是扫描患者的牙弓模型。然后软件将这些数据与CT扫描获得的解剖数据配准（图35）。第二种是分别扫描石膏模型和余留牙的蜡型设计。这些数据都能和CT数据进行整合（图36）。

图31

双扫描：定位标记点。

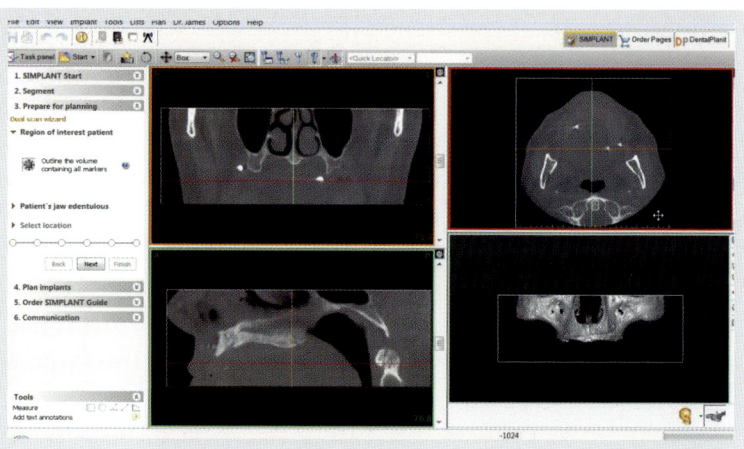

图32

双扫描：导入扫描的修复体。

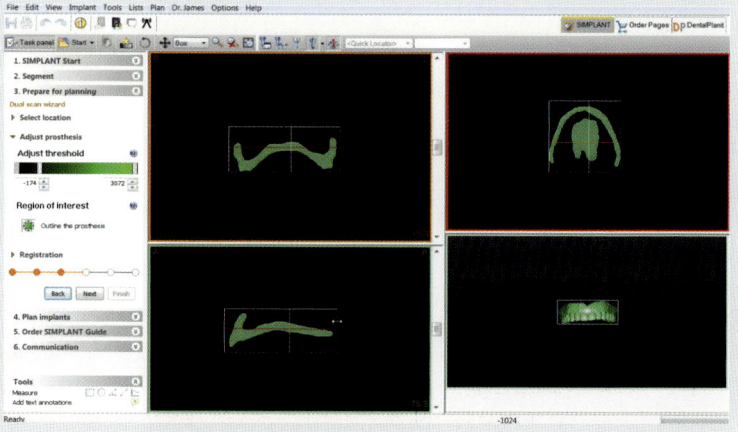

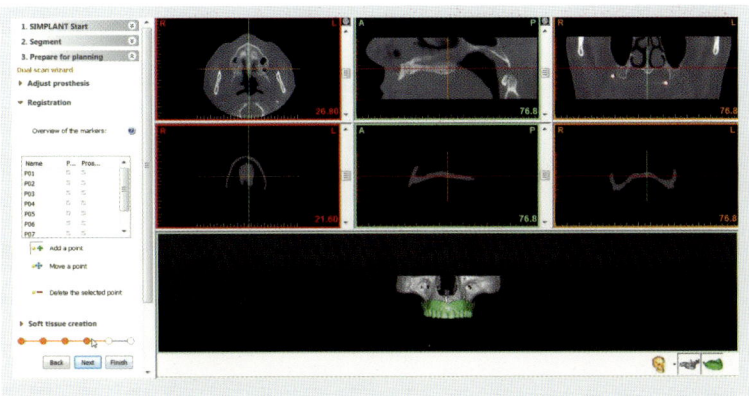

图33
双扫描：标记点的自动配准。

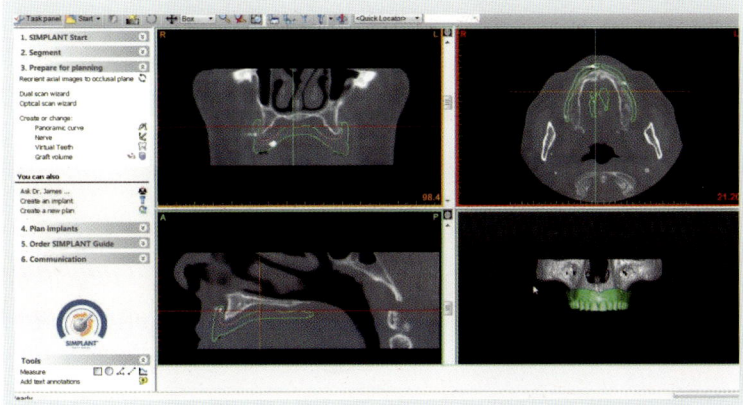

图34
双扫描：骨组织和扫描修复体的最后配准。

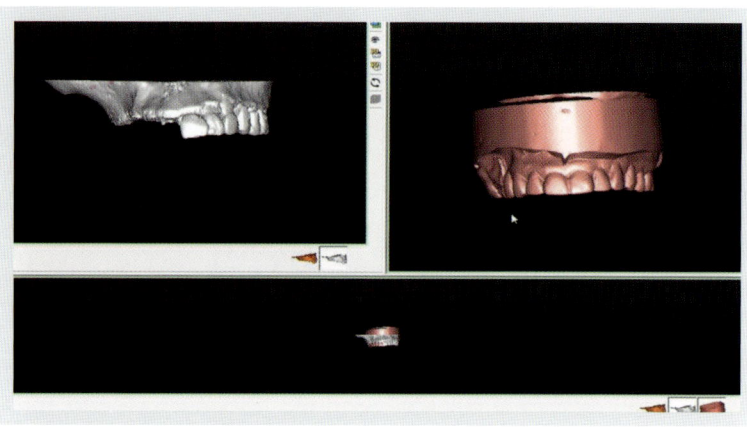

图35
光学扫描:导入石膏模型。

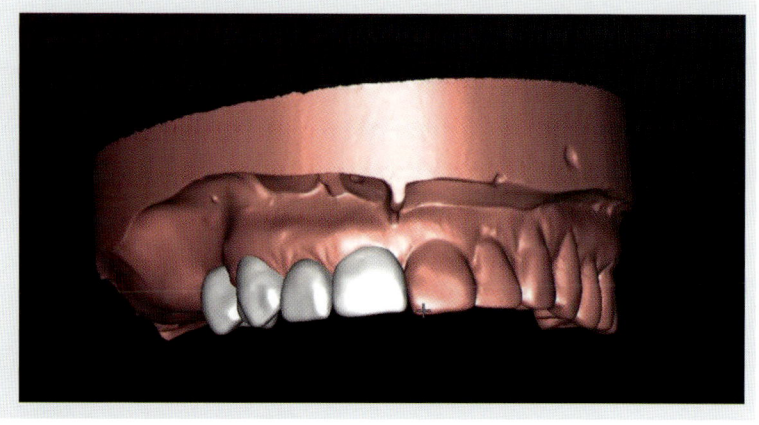

图36
分别扫描石膏模型和蜡型。

因为这些软件都包含模型上的完全虚拟排牙功能,所以第三个选择是在患者缺牙区进行虚拟排牙。在这种情况下,先导入患者缺牙状况的口内扫描数据,再进行虚拟排牙。就像实际的试排蜡牙一样,虚拟牙的大小、位置、方向都能够精确调整(图37)。

诊断和设计

人们常常错误地认为,虚拟设计软件只是用于口腔种植学。其实我们应该认识到,这些软件系统的巨大潜能,它们实际上是功能复杂而全面的外科设计工具,远不止于简单的规划种植体的位置。当精确并完整地重建了患者颌骨的三维模型后,医生能够自由地在此模型上尝试不同的系统功能,来发现其多样的潜能。例如,因为能完美地看到各种解剖结构,而且有不同的视角和观察方式,所以能精确定位需要重建的解剖区域。操笔者能进行精密设计,根据骨缺损形态和大小进行虚拟植骨。我们在另外的章节中将探讨如何用软件精确并个性化地生成虚拟植骨材料。

用同样的方式还能设计上颌窦内植骨。软件能确定侧壁开窗的大小、植骨的范围、需要植骨材料的量,以及同期植入种植体的品牌和型号(图38~图40)。

目前,该软件主要用于规划种植导板手术[28-29]。这类软件还能用于虚拟植入种植体,选择并设计个性化基台,摆放导板固位钉,以及观察全部步骤的最终效果[30-32]。

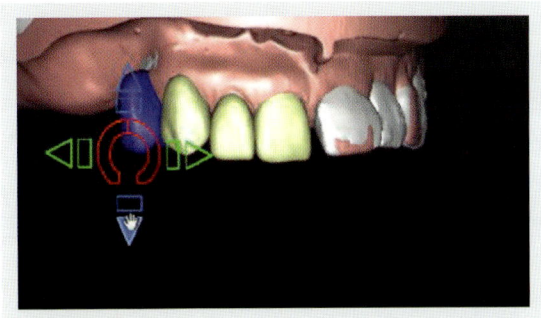

图37
石膏模型的三维扫描,用虚拟牙功能制作蜡型。

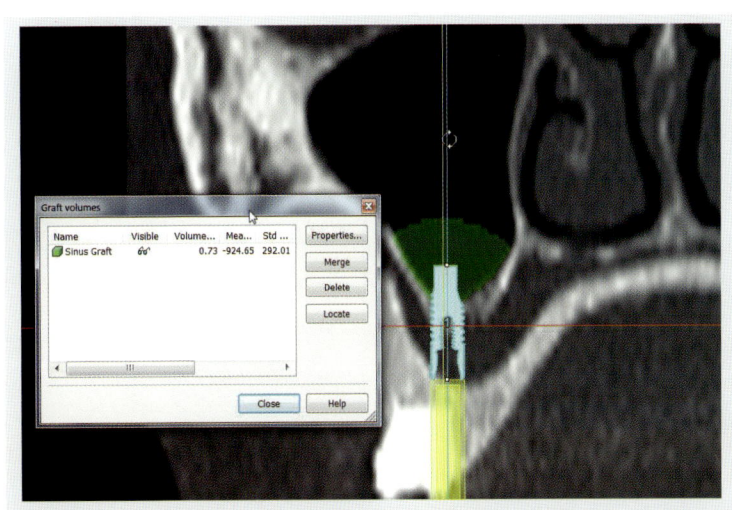

图38
上颌窦内植骨同期植入种植体,窦内植骨材料的矢状面观。

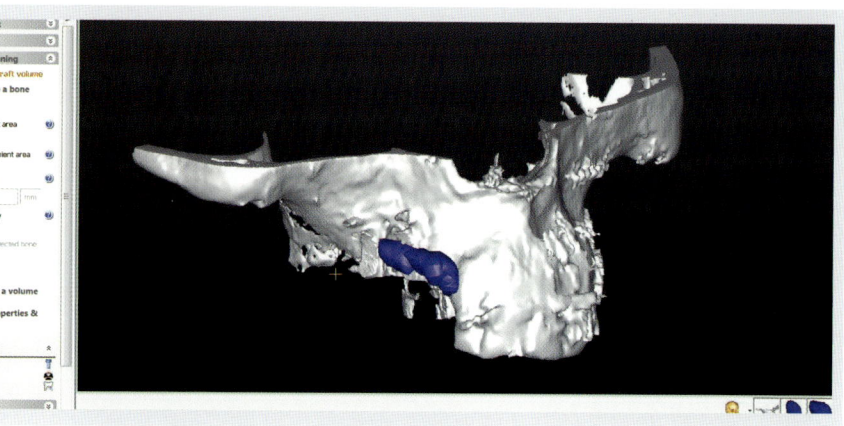

图39 创建骨移植物。

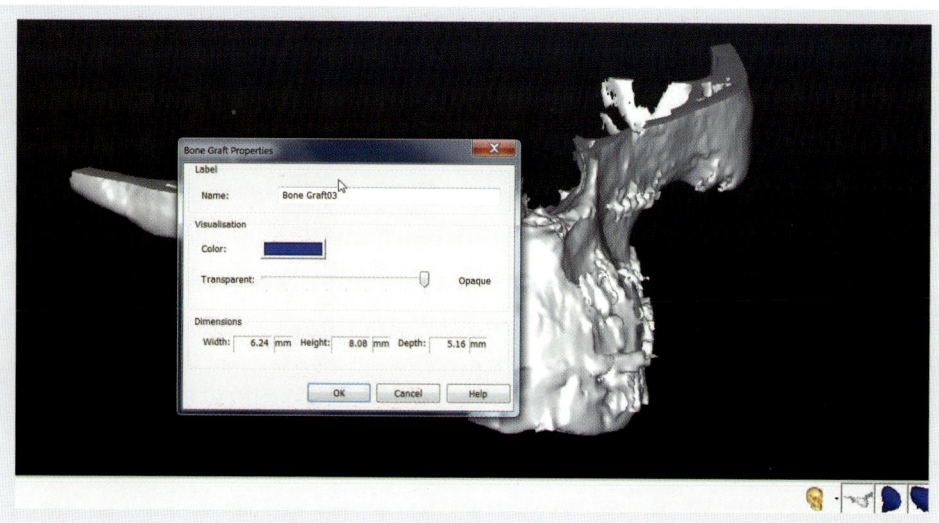

图40 骨移植物特性。

很多软件是封闭的平台，即用户只能选择特定公司的配件。有的软件是部分开放的平台，有强大的种植体数据库，包含了市面上绝大部分种植系统。这些软件能够允许选择不同的种植系统，以及特定的形态、直径、长度，并尝试不同变量的效果。

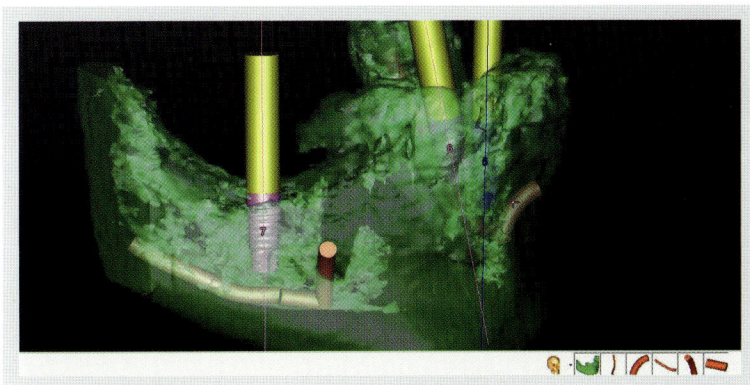

图41
虚拟植入种植体,观察种植体的修复位置和穿龈轮廓(黄色圆柱)。

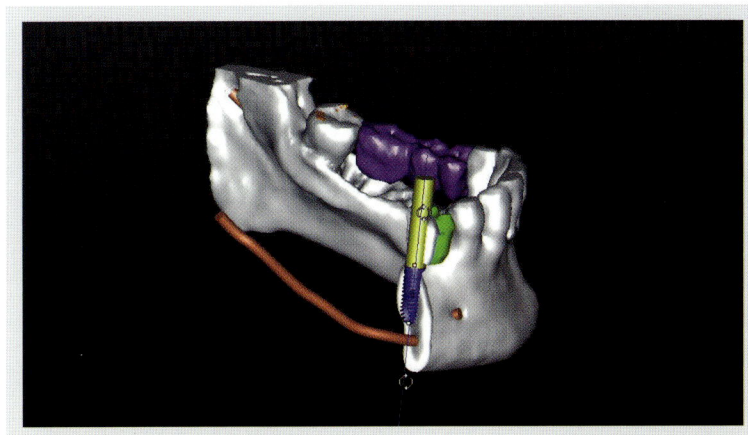

图42
下颌骨虚拟植入种植体后矢状面观,黄色圆柱代表种植体的修复穿龈轮廓。

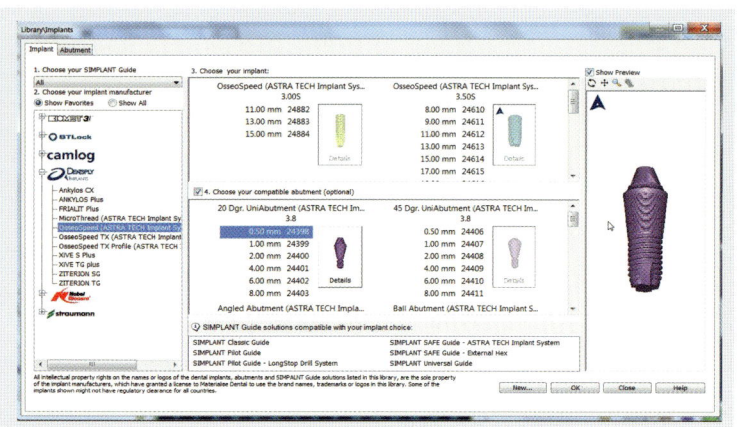

图43
种植体基台数据库。

确定种植体的选择后，就能在软件的不同视窗中模拟它的精确位置，每一个视窗对应不同的切面。当进行这一操作时，虚拟种植体的位置会自动显示在所有切面的视窗中，让医生能够立刻感知不同投射方向上的种植体植入位置。

在这个阶段，调整虚拟种植体的位置时，也能够同时检查其穿龈轮廓和长轴方向与将来修复体的关系，这些信息都能在同一屏幕中显示。软件能在不同切面中显示三维修复体的信息，便于调整种植体位置时能获得最佳的穿龈轮廓和长轴方向，达到最优化的修复效果（图41）。每一颗种植体的穿龈轮廓被显示为一个圆柱，位于种植体长轴的延伸方向上（图42）。

当确定了种植体的穿龈方向后，就能从种植体基台库中选择一个理想的修复基台。基台的各种参数，比如形态、肩台高度和角度，都是可选可变的[33]（图43）。当确定这些配件的时候，我们会有很多选择。其中一个选择就是完全由计算机设计的个性化基台，让穿龈轮廓能适应种植体周软组织，以获得最理想的形态[33-37]（图44～图47）。

总体而言，在设计阶段，能在4个不同的视窗中放置并调整种植体：矢状面，全景面，横截面以及三维视窗。有的软件能够提供不同的矢状面显示选项，即经典矢状面、X线矢状面或者种植体中心矢状面显示（图48～图50）。种植体中心视图能够用来浏览种植体周围骨组织状况，浏览时始终把种植体中心轴作为参考点。

当设计种植体的位置时，就如同真实手术，种植体间距离不能小于最小允许值，以便为种植体周围组织留出生长空间。种植体距离重要解剖结构比如下颌神经，也要有一个安全距离。当种植体之间、种植体与天然牙，或者种植体距离神经过近时，软件都能够自动报警。此时设计窗口会显示碰撞信号，提醒医生应该调

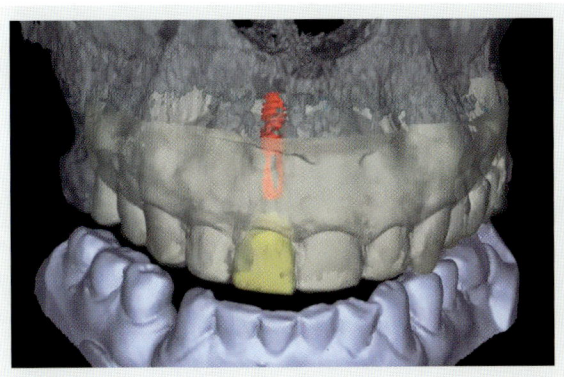

图44
上颌虚拟植入种植体后,观察个性化修复体的可能性。

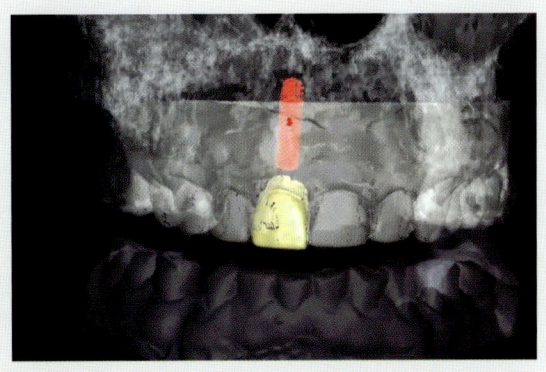

图45
虚拟植入种植体和虚拟牙冠的三维图像。

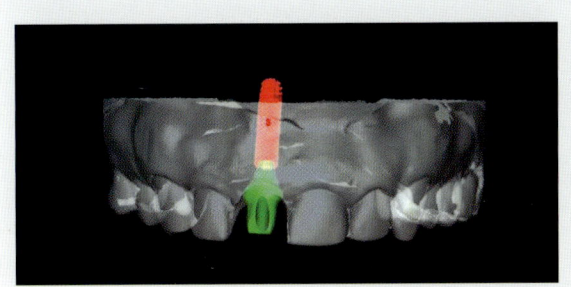

图46
上颌虚拟植入种植体以及重建的个性化基台的三维图像,基台显示为绿色。

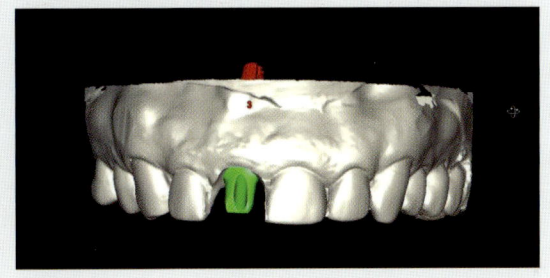

图47
上颌个性化设计的种植体和基台(绿色)的三维图像。

整位置(图51和图52)。

当种植体放置完成后,程序能马上识别出它植入位置的骨质,因而也可以预测备洞时钻针将遇到的阻力大小(图53)。

当设计完成后,就可以预览将要预定的外科导板了。这些导板根据不同的支持方式,具有不同的特性:骨支持式,牙支持式,黏膜支持式和混合支持式[38-39]。

第3章 ▶ 虚拟诊断和治疗计划

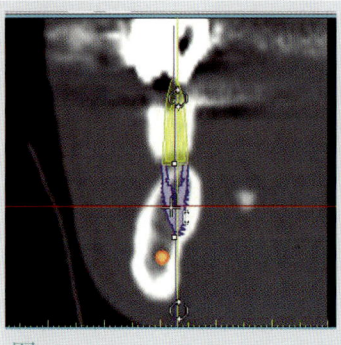
图48
种植手术设计：经典矢状面观。

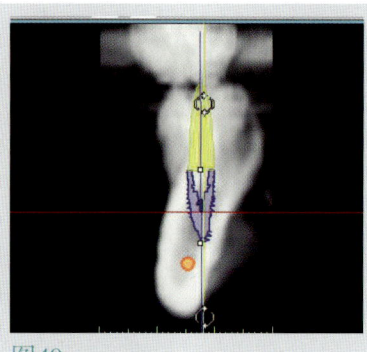
图49
种植手术设计：X线矢状面观。

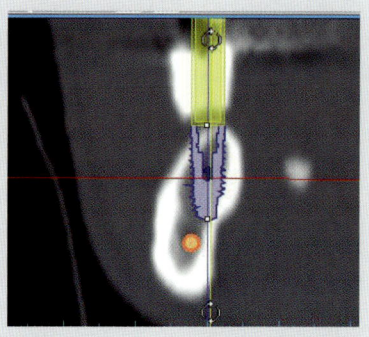
图50
种植手术设计：以种植体为中心的矢状面观。

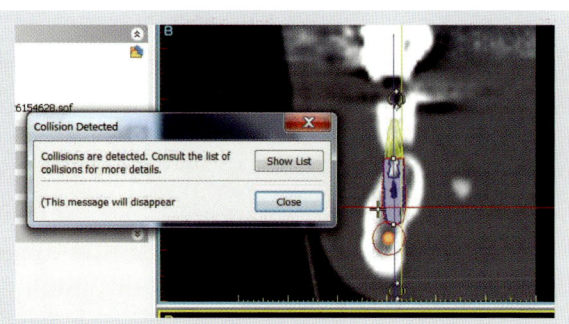
图51
种植手术设计：检测到种植体和神经距离过近。

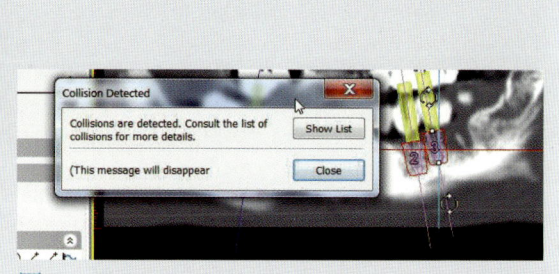
图52
种植手术设计：检测到两颗种植体之间距离过近。

例如，在设计黏膜支持式导板的所有病例中，固位钉的摆放极其重要。软件能够显示这些固位钉在导板颊侧和腭侧的位置，也能预先确定这些固位钉的位置、角度、长度、直径和深度。因为能够完美地看到下方的解剖结构，所以设计固位钉入路时能够避免干扰和冲突（图54和图55）。

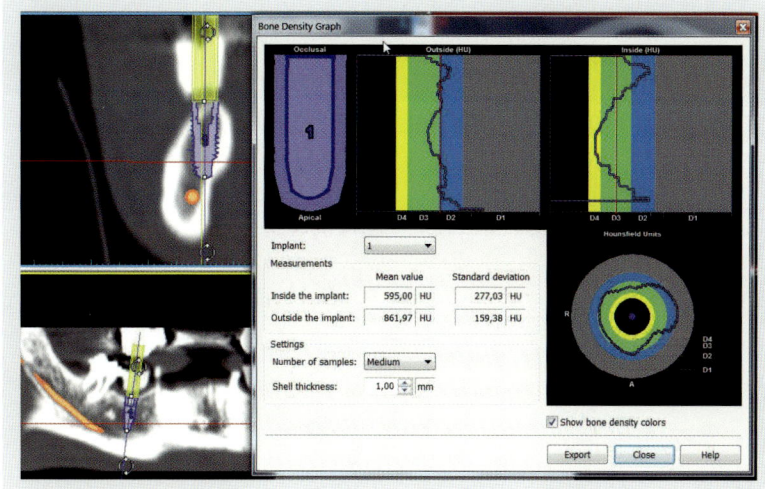

图53
软件预判预备种植窝洞时钻针将遇到的阻力。

外科导板让虚拟设计得以转化为现实[40-42]。导板主体采用立体光固化成型技术生成，与选用种植系统的专用导板工具盒及钻针兼容。所有的导板都能够在下订单前虚拟生成并预览（图56）。最常用的导板是黏膜支持式，以及黏膜与牙齿混合支持式。使用这类导板就能够采用微创手术，不必翻起黏骨膜瓣。

几大主要的软件和导板供应商都会有一个筛选检查机制，有专门的专家团队来检查、评估每一个导板病例的设计情况。如果对于设计有疑问，专家团队会联系医生，建议修改计划，避免手术偏差。

图54
上颌种植手术设计：黏膜支持式导板。

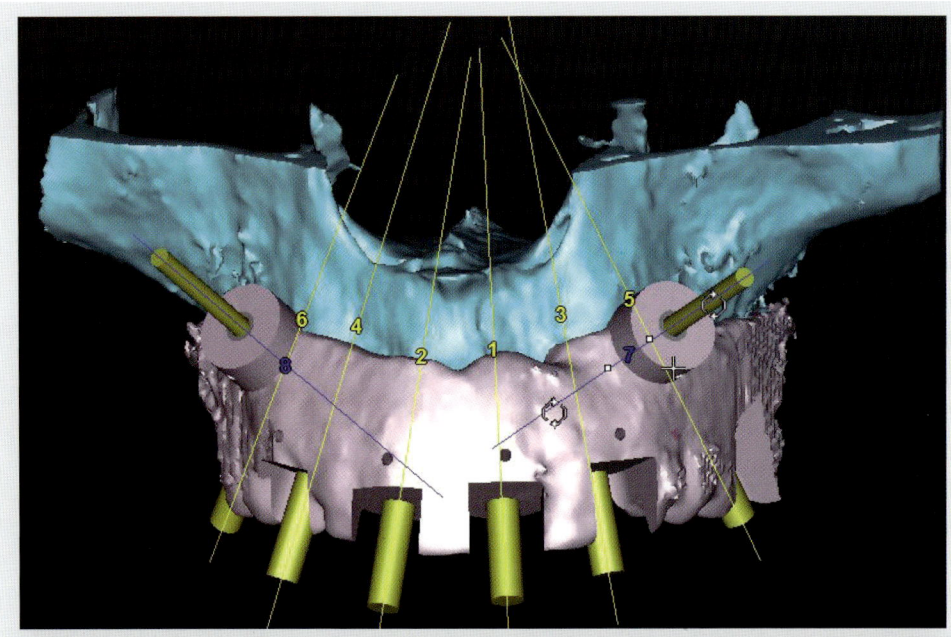

图55
下颌种植手术设计：黏膜支持式导板。

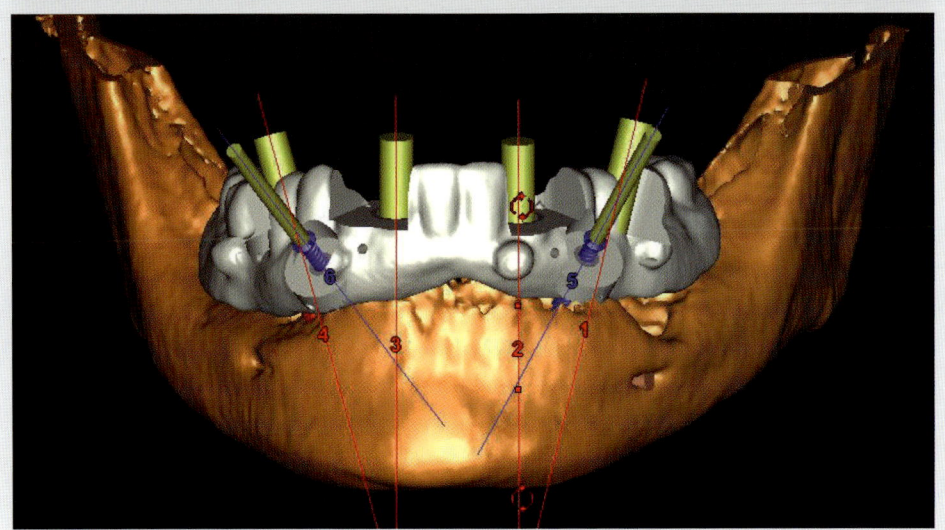

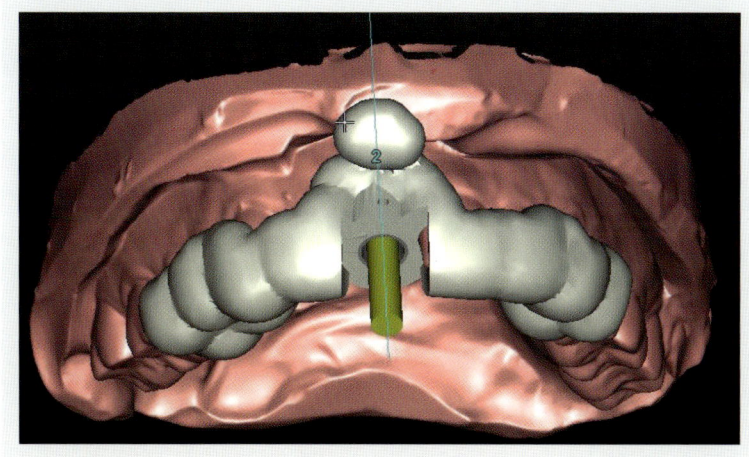

图56
上颌种植手术设计:牙支持式导板。

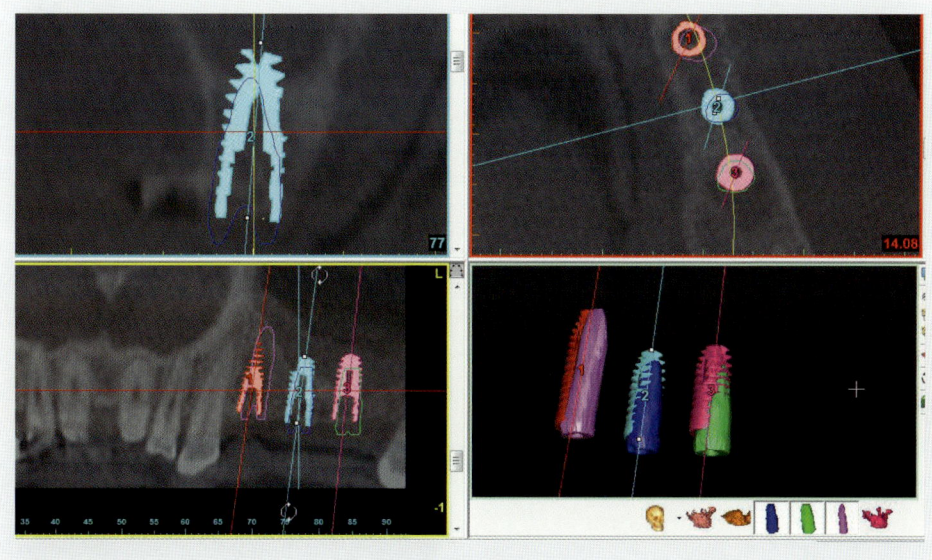

图57
术前虚拟植入种植体,与术中实际植入种植体的位置重叠对比。

术后CT扫描数据和术前设计的重叠对比

一些设计软件有一个特别有趣的功能，就是把术后植入的种植体位置和术前虚拟设计的种植体位置进行重叠比对。这是把虚拟位置与实际位置进行比较，手术过程中的任何偏差都能被检查评估，用来评价单个程序对精度的影响。

在这种情况下，术前和术后CT扫描应该尽可能采取同样的参数、阈值和扫描方式。重叠比对技术能够虚拟提取术后CT中实际植入的种植体，将之和术前CT上虚拟设计的种植体进行重叠（图57~图60）。

当两次扫描结果重叠后，就可以进行测量，特别是在矢状面和全景面上，来重叠对比种植体曲线和轮廓[43-46]。存在的任何偏差都能用软件提供的特殊工具测量出来。

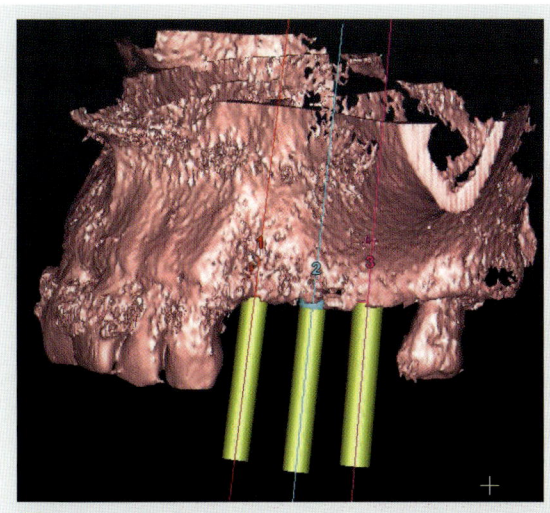

图58
术前设计3颗种植体,它们的修复体穿龈轮廓分别用3根圆柱表示。

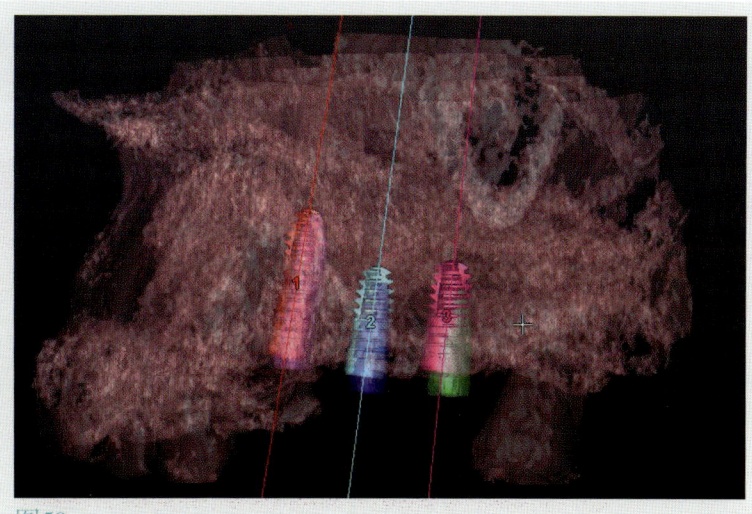

图59
术前(包含3颗虚拟种植体)与术后三维图像的位置重叠对比。将骨组织透明化以显示螺纹状虚拟种植体和看似表面光滑的实际植入种植体。

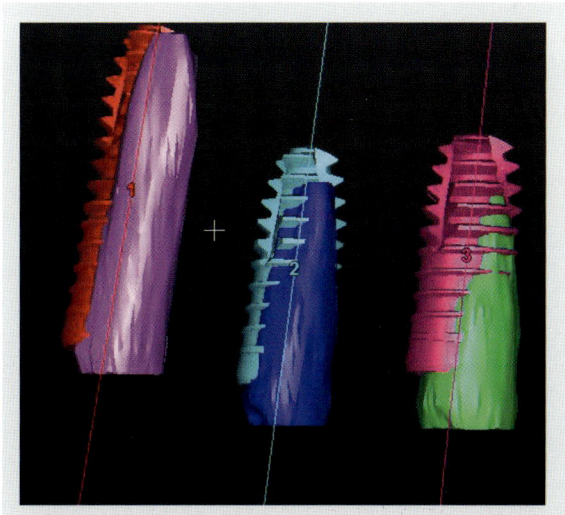

图60
虚拟植入种植体和实际植入种植体之间的位置重叠对比三维图像。

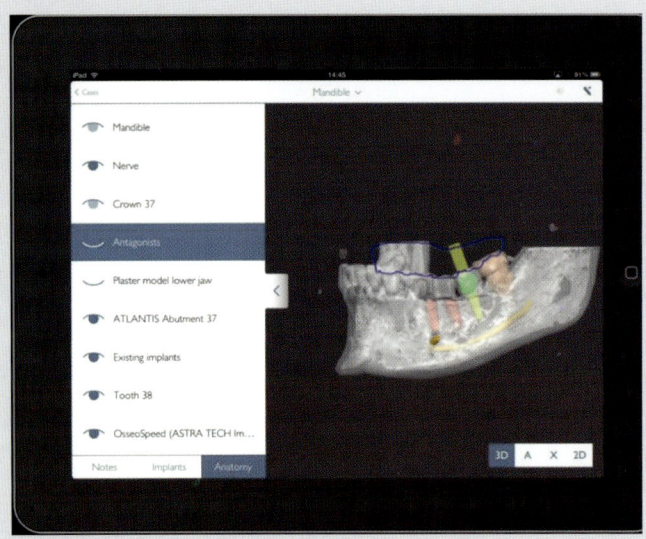
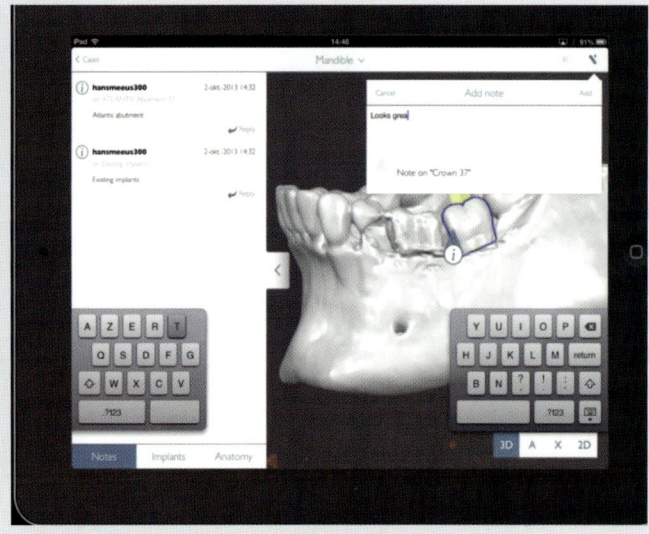

图61
用iPad进行沟通：iPad和种植设计软件的互动性。

医生之间和医患之间的沟通

最先进的设计软件允许将设计方案导出并分享，采用最新的沟通交流方式（网络、智能手机和平板电脑）（图61）。这种沟通和分享提供了一种有优势的信息交换方式，让不同专业的人员：外科医生、修复医生和技师来共同强化与改进同一治疗计划。这对于由其他医生转诊的患者，也是极为方便的，因为转诊医生能看到整个治疗过程的详细步骤。

这个软件最后也是向患者展示其治疗计划的强大工具，患者能够立刻直观地看到不同治疗选项，并选择最符合他们期望值的方案。

[1] Pagliani L, Motroni A, Nappo A, Sennerby L. Short communication: Use of a diagnostic software to predict bone density and implant stability in preoperative CTs. Clin Implant Dent Relat Res 2012;14:553–557.

[2] Ferreira LM, Visconti MA, Nascimento HA, Dallemolle RR, Ambrosano GM, Freitas DQ. Influence of CBCT enhancement filters on diagnosis of vertical root fractures: A simulation study in endodontically treated teeth with and without intracanal posts. Dentomaxillofac Radiol 2015;44:20140352.

[3] Rosenberg PA, Frisbie J, Lee J, et al. Evaluation of pathologists (histopathology) and radiologists (cone beam computed tomography) differentiating radicular cysts from granulomas. J Endod 2010;36:423–428.

[4] Christiansen R, Kirkevang LL, Gotfredsen E, Wenzel A. Periapical radiography and cone beam computed tomography for assessment of the periapical bone defect 1 week and 12 months after root-end resection. Dentomaxillofac Radiol 2009;38:531–536.

[5] Rosa MB, Sotto-Maior BS, Machado Vde C, Francischone CE. Retrospective study of the anterior loop of the inferior alveolar nerve and the incisive canal using cone beam computed tomography. Int J Oral Maxillofac Implants 2013;28:388–392.

[6] Kourtis S, Skondra E, Roussou I, Skondras EV. Presurgical planning in implant restorations: Correct interpretation of cone-beam computed tomography for improved imaging. J Esthet Restor Dent 2012;24:321–332.

[7] Benavides E, Rios HF, Ganz SD, et al. Use of cone beam computed tomography in implant dentistry: The International Congress of Oral Implantologists consensus report. Implant Dent 2012;21:78–86.

[8] Apostolakis D, Brown JE. The anterior loop of the inferior alveolar nerve: Prevalence, measurement of its length and a recommendation for interforaminal implant installation based on cone beam CT imaging. Clin Oral Implants Res 2012;23:1022–1030.

[9] Tuzi A, Di Bari R, Cicconetti A. 3D imaging reconstruction and impacted third molars: Case reports. Ann Stomatol (Roma) 2012;3:123–131.

[10] Frongia G, Piancino MG, Bracco P. Cone-beam computed tomography: Accuracy of three-dimensional cephalometry analysis and influence of patient scanning position. J Craniofac Surg 2012;23:1038–1043.

[11] EzEldeen M, Van Gorp G, Van Dessel J, Vandermeulen D, Jacobs R. 3-dimensional analysis of regenerative endodontic treatment outcome. J Endod 2015;41:317–324.

[12] Weissheimer A, Menezes LM, Sameshima GT, Enciso R, Pham J, Grauer D. Imaging software accuracy for 3-dimensional analysis of the upper airway. Am J Orthod Dentofacial Orthop 2012;142:801–813.

[13] Spin-Neto R, Marcantonio E Jr, Gotfredsen E, Wenzel A. Exploring CBCT-based DICOM files. A systematic review on the properties of images used to evaluate maxillofacial bone grafts. J Digit Imaging 2011;6:959–966.

[14] Cardelli P, Turrini R, Bulletti A, Castelli G, Vanini A, Pagnoni A. New online management software and DICOM viewer for dentistry. Int J Comput Dent 2011;14:147–153.

[15] Melo SL, Haiter-Neto F, Correa LR, Scarfe WC, Farman AG. Comparative diagnostic yield of cone beam CT reconstruction using various software programs on the detection of vertical root fractures. Dentomaxillofac Radiol 2013;42:20120459.

[16] Grauer D, Cevidanes LS, Proffit WR. Working with DICOM craniofacial images. Am J Orthod Dentofacial Orthop 2009;136:460–470.

[17] Enciso R, Memon A, Mah J. Three-dimensional visualization of the craniofacial patient: Volume segmentation, data integration and animation. Orthod Craniofac Res 2003;(6 suppl 1):66–71.

[18] Kuusisto N, Vallittu PK, Lassila LV, Huumonen S. Evaluation of intensity of artefacts in CBCT by radio-opacity of composite simulation models of implants in vitro. Dentomaxillofac Radiol 2015;44:20140157.

[19] Parsa A, Ibrahim N, Hassan B, Syriopoulos K, van der Stelt P. Assessment of metal artefact reduction around dental titanium implants in cone beam CT. Dentomaxillofac Radiol 2014;43:20140019.

[20] Nairn NJ, Ayoub AF, Barbenel J, et al. Digital replacement of the distorted dentition acquired by cone beam computed tomography (CBCT): A pilot study. Int J Oral Maxillofac Surg 2013;42:1488–1493.

[21] Neves FS, Freitas DQ, Campos PS, Ekestubbe A, Lofthag-Hansen S. Evaluation of cone-beam computed tomography in the diagnosis of vertical root fractures: The influence of imaging modes and root canal materials. J Endod 2014;40:1530–1536.

[22] Molteni R. Prospects and challenges of rendering tissue density in Hounsfield units for cone beam computed tomography. Oral Surg Oral Med Oral Pathol Oral Radiol 2013;116:105–119.

[23] Muinelo-Lorenzo J, Suárez-Quintanilla JA, Fernández-Alonso A, Marsillas-Rascado S,

Suárez-Cunqueiro MM. Descriptive study of the bifid mandibular canals and retromolar foramina: Cone beam CT vs panoramic radiography. Dentomaxillofac Radiol 2014;43:20140090.

[24] Lin MH, Mau LP, Cochran DL, Shieh YS, Huang PH, Huang RY. Risk assessment of inferior alveolar nerve injury for immediate implant placement in the posterior mandible: A virtual implant placement study. J Dent 2014;42:263–270.

[25] Im J, Cha JY, Lee KJ, Yu HS, Hwang CJ. Comparison of virtual and manual tooth setups with digital and plaster models in extraction cases. Am J Orthod Dentofacial Orthop 2014;145:434–442.

[26] Plachtovics M, Bujtar P, Nagy K, Mommaerts M. High-quality image acquisition by double exposure overlap in dental cone beam computed tomography. Oral Surg Oral Med Oral Pathol Oral Radiol 2014;117:760–767.

[27] Sun Y, Luebbers HT, Agbaje JO, Lambrichts I, Politis C. The accuracy of image-guided navigation for maxillary positioning in bimaxillary surgery. J Craniofac Surg 2014;25:1095–1099.

[28] Vercruyssen M, Hultin M, Van Assche N, Svensson K, Naert I, Quirynen M. Guided surgery: Accuracy and efficacy. Periodontol 2000 2014;66:228–246.

[29] Vercruyssen M, Fortin T, Widmann G, Jacobs R, Quirynen M. Different techniques of static/dynamic guided implant surgery: Modalities and indications. Periodontol 2000 2014;66:214–227.

[30] Villa R. A technique for the presurgical simulation of the position of computer-assisted, template-based, planned implants: A clinical report. J Prosthet Dent 2014;112:1030–1034.

[31] Stapleton BM, Lin WS, Ntounis A, Harris BT, Morton D. Application of digital diagnostic impression, virtual planning, and computer-guided implant surgery for a CAD/CAM-fabricated, implant-supported fixed dental prosthesis: A clinical report. J Prosthet Dent 2014;112:402–408.

[32] Testori T, Robiony M, Parenti A, et al. Evaluation of accuracy and precision of a new guided surgery system: A multicenter clinical study. Int J Periodontics Restorative Dent 2014;34(suppl 3):s59–s69.

[33] Sailer I, Zembic A, Jung RE, Siegenthaler D, Holderegger C, Hämmerle CH. Randomized controlled clinical trial of customized zirconia and titanium implant abutments for canine and posterior single-tooth implant reconstructions: Preliminary results at 1

[34] Karunagaran S, Markose S, Paprocki G, Wicks R. A systematic approach to definitive planning and designing single and multiple unit implant abutments. J Prosthodont 2014;23:639–648.

[35] Parpaiola A, Norton MR, Cecchinato D, Bressan E, Toia M. Virtual abutment design: A concept for delivery of CAD/CAM customized abutments—Report of a retrospective cohort. Int J Periodontics Restorative Dent 2013;33:51–58.

[36] Zembic A, Sailer I, Jung RE, Hämmerle CH. Randomized-controlled clinical trial of customized zirconia and titanium implant abutments for single-tooth implants in canine and posterior regions: 3-year results. Clin Oral Implants Res 2009;20:802–808.

[37] Jemt T. Customized titanium single-implant abutments: 2-year follow-up pilot study. Int J Prosthodont 1998;11:312–316.

[38] Turbush SK, Turkyilmaz I. Accuracy of three different types of stereolithographic surgical guide in implant placement: An in vitro study. J Prosthet Dent 2012;108:181–188.

[39] Cassetta M, Giansanti M, Di Mambro A, Calasso S, Barbato E. Accuracy of two stereolithographic surgical templates: A

year of function. Clin Oral Implants Res 2009;20:219–225.

retrospective study. Clin Implant Dent Relat Res 2013;15:448–459.

[40] Kang SH, Lee JW, Lim SH, Kim YH, Kim MK. Verification of the usability of a navigation method in dental implant surgery: In vitro comparison with the stereolithographic surgical guide template method. J Craniomaxillofac Surg 2014;42:1530–1535.

[41] Kalra M, Aparna IN, Dhanasekar B. Evolution of surgical guidance in implant dentistry. Dent Update 2013;40:577–578,581–582.

[42] Cassetta M, Stefanelli LV, Giansanti M, Di Mambro A, Calasso S. Accuracy of a computer-aided implant surgical technique. Int J Periodontics Restorative Dent 2013;33:317–325.

[43] Tai K, Park JH, Mishima K, Hotokezaka H. Using superimposition of 3-dimensional cone-beam computed tomography images with surface-based registration in growing patients. J Clin Pediatr Dent 2010;34:361–367.

[44] Grybauskas S, Locs J, Salma I, Salms G, Berzina-Cimdina L. Volumetric analysis of implanted biphasic calcium phosphate/collagen composite by three-dimensional cone beam computed tomography head model superimposition. J Craniomaxillofac

Surg 2015;43:167–174.

[45] Lee JH, Kim MJ, Kim SM, Kwon OH, Kim YK. The 3D CT superimposition method using image fusion based on the maximum mutual information algorithm for the assessment of oral and maxillofacial surgery treatment results. Oral Surg Oral Med Oral Pathol Oral Radiol 2012;114:167–174.

[46] Cevidanes LH, Bailey LJ, Tucker GR Jr, et al. Superimposition of 3D cone-beam CT models of orthognathic surgery patients. Dentomaxillofac Radiol 2005;34:369–375.

第4章 计算机辅助手术

引言

计算机辅助手术是一项使用最新技术开发的新方法。它可以简单地定义为，在含有解剖信息的特定软件中虚拟设计种植体的植入位置，通过静态手术导板的辅助，按照虚拟设计位置精确植入种植体[1]。

手术导板由自动化系统制造，该系统可以从虚拟文件直接生成导板而无须模型阶段。这一过程被称为立体光固化成型技术，由Charles Hull于1986年首次提出并获得专利。通过使用这种特殊方法，可以根据虚拟设计，通过薄层覆盖的方式将各种材料直接构建固体目标物。

一旦这些导板在口内应用，术中就不允许对已经设计好的种植体位置进行任何改动。如果正确地完成了所有必要步骤，这些导板可确保种植体的植入与虚拟设计完美一致，误差范围极小[2]。

一项系统综述[3]明确显示，在特定情况下，现代计算机技术的这种特定应用的准确性足以确保其应用于临床。同一综述显示，计算机辅助手术后种植体1年的总存留率为96.6%，这与传统手术一致。此外，该辅助系统的准确性非常高，植入点的平

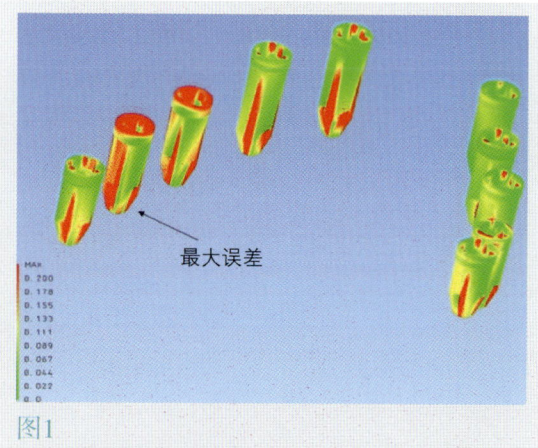

图1
用软件重合虚拟设计与实际种植体的位置（红色），结果显示种植体植入位置存在的偏差。这些偏差可能是由术中手术导板的错位造成的。

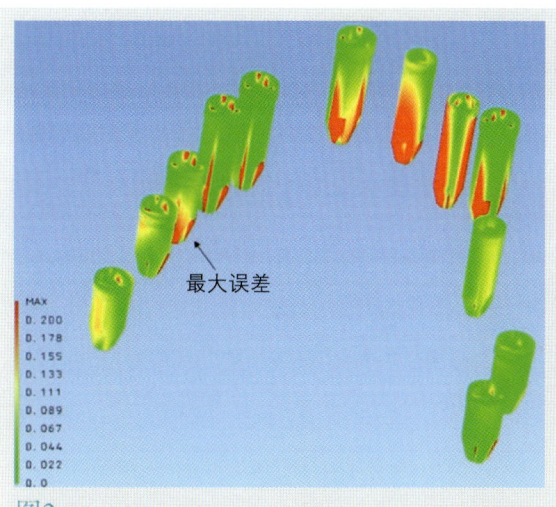

图2
另外一项种植体术前计划的虚拟位置和术后计算机断层扫描（CT）的实际位置的重合结果证实该系统可以获得很高水平的精度。偏差以红色显示。

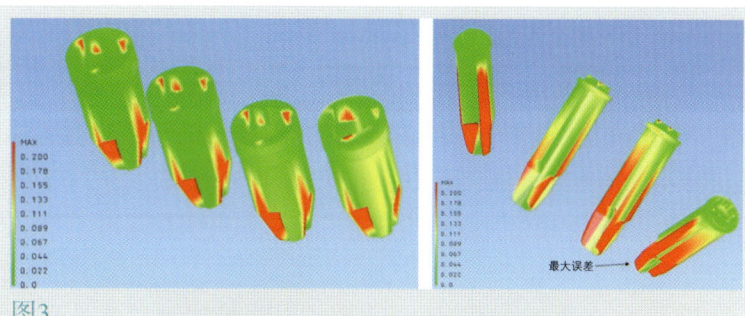

图3
位置的差异主要在种植体尖端。如果角度偏差保持不变，则偏差程度与种植体长度成正比。

均误差为0.74mm，种植体根端的平均误差为0.85mm（图1~图3）。

尽管这些结果非常让人振奋，但关于计算机辅助手术系统可靠性和准确性的争议仍然存在。其精确性研究在近几年已经取得了诸多进展。

在该技术发展的第一阶段，通过单次扫描获取修复体的解剖学信息。用于这些研究的放射导板是由射线阻射的材料（硫酸钡）制成的，不能准确区分不同区域的放射图像。

根据这些图像虚拟设计会获得一套外科导板（主要是骨支持式），每个导板对应一个扩孔钻。备洞过程中它们必须逐个使用和调整，故导板通常不进行适当的固定。种植体的植入也是自由手进行，并非直接通过手术导板套筒引导。导板对[4]种植体植入的垂直位置也没有设定参考点。

显然，第一阶段的导板仅能对种植体的定位起到辅助作用，但是精度不足。此外，虚拟设计和实际种植体位置之间的差异使得修复设计方案和即刻修复产品的临床应用还存在很多问题。

Van Steenberghe等[5]发表引入的双扫描技术是提升系统准确性的一个重要里程碑。这种方法使患者的解剖学数据与最终的修复体结果相匹配成为可能。这两组数据使专业人员能够完成极其精确的种植虚拟设计，生成单个手术导板。使用这个带有对应不同钻针的序列套筒的导板，可以实现与术前设计完全一致的方式植入种植体。甚至可以在手术结束时使用预制加工的修复体，使用特殊的可扩展基台，使修复体与种植体颈部完美对接，从而弥补虚拟设计和实际操作之间不可避免的误差。

在一项包括了24名患者的多中心研究中，应用该手术导板共植入184颗种植体，种植1年后种植成功率达到100%。该研究中，每例患者植入6~8颗种植体，负荷1年后，种植体近中的边缘骨吸收为1.2mm（标准差1.1），远中骨吸收1.1mm（标准差1.0）。此外，并发症发生率较低：仅4例患者术后出现中度疼痛，1例患者出现牙龈瘘口（3周后愈合），2例修复体咬合面修复材料崩裂，1例螺丝松动。

治疗结果的准确性令人振奋。仅在1个病例中，基台和种植体之间存在影响修复体就位的误差。4名患者出现了种植体周围黏膜炎症的症状，1例患者出现修复体中线偏离。

这些结果被热烈追捧以至于认为该方法可以用来实现种植后即刻修复，遂出现了"1小时内戴牙"的概念，并且在成功率和骨吸收方面都与传统技术完全相同。后来的临床结果尽管证实了该方法的整体有效性，但这个理念只能在简单的选择性病例中才可能实现。

2007年，Malò等[6]报告了其研究的初步结果，在其All-on-4（Nobel Biocare）的概念下，采用同样的计算机引导技术，通过全树脂预成修复体（没有金属支架）实现即刻负荷的方案。共有23名患者，上颌骨（18例）或下颌骨（5例）接受治疗，共植入92颗种植体，平均随访时间13个月。结果显示，种植体1年的存留率为97.8%，其中上颌97.2%、下颌100%。最常见的并发症是树脂义齿折断（8例），这主要与患者口腔副功能习惯有关，很少与技术问题相关。2名患者出现了种植体周围感染的表现。与以往研究不同，该研究中1年后种植体周围的平均骨吸收1.9mm，28%的种植体周围的边缘骨丧失超过2mm。这些数据表明，该方法在种植体周围骨吸收方面远大于传统方法。

同样在2007年，Sanna等[7]报道了一项包括了30名患者、随访时间至少5年的队列研究。该研究包括了13名重度吸烟患者和17名非吸烟患者。在上颌共植入了212颗种植体，有9颗种植体失败（4.9%），但其中8颗集中在吸烟组。吸烟组种植体的累积存留率为81.2%，而非吸烟组为98.9%。5年后，吸烟组种植体的边缘骨吸收为2.6mm（标准差1.6mm），非吸烟组为1.2mm（标准差0.8mm）。该研究证实无论采用何种方法，吸烟都会增加种植治疗失败的概率。

2008年，Merli等[8]进行了一项上颌无牙颌的前瞻性研究，该研究采用不翻瓣技术、在导板引导下的种植技术，一共治疗了13例上颌无牙颌牙槽骨萎缩患者，植入了89颗种植体（每例患者植入5~8颗种植体），随访时间8个月。结果显示在观察期结束时，预先做好的修复体仍在使用，13名患者中有11名患者的生活质量得到了明显改善。但该研究也发现了一些并发症：2例患者仍需翻瓣植入种植体；1个手术导板在术中断裂；由于植入扭矩<30Ncm，2例患者的3颗种植体没有能够即刻负荷；4例患者术后需要再次取印模才能准确地戴入预先做好的修复体。该研究中5颗种植体失败，均集中在4例患者中。在确认该技术可靠性时，该研究表明此技术需要一定的专业知识储备，文章同时列出了可能出现的并发症。

同样在2008年，Yong和Moy[9]对采用导板手术种植治疗的13名患者的78颗种植体做了详尽的分析，这些病例种植后用预先做好的修复体进行了即刻负荷。结果显示修复并发症远远超过手术并发症，并且主要发生在治疗阶段。有2例修复体与种植体无法完美匹配，1例患者有1颗种植体由于缺乏初期稳定性而不得不取出种植体。在为期12个月的随访期间，其他并发症很少发生。其中一些轻微的并发症较容易处理，而另一些并发症的处理则由于牵涉费用，需要过多调改修复体而给患者带来了明显的负面影响。1例患者必须彻底拆除修复体，1例患者因修复体影响发音而需要对修复体进行大量调改。1例患者修复后出现了双侧持续性咬颊的问题。该研究报道的手术后期并发症包括1例患者术后持续性疼痛，1颗种植体周围软组织缺损，7颗种植体失败。研究报道的种植体的总失败率为9%。后期的修复并发症包括2例患者需要进行大量调殆，3例患者的修复体折断，2例患者的修复螺丝松动，1例患者对美学效果不满意，以及1例患者的修复体对压力过于敏感。修复并发症主要集中发生在使用碳纤维加强的修复体病例中（88.9%），而非采用金属支架修复的患者。

与上述研究几乎同时，Komiyama等[10]报道了29例采用相同方法进行导板引导下不翻瓣手术并即刻负荷的上、下颌或全口牙列缺失患者的结果。31个种植治疗的单颌无牙颌中，13个（42%）出现手术和修复并发症。其中有3例发生了手术导板的折断，5例患者的修复体因上部结构和种植体之间不一致导致修复体无法连接。3例患者需要较多的调殆。研究中种植体的存留率在上颌为92%、下颌为84%。笔者认为，下颌种植体存留率比上颌差的原因可能是由于下颌骨骨密度非常高。使用外科导板进行种植窝洞预备时难以进行充分冷却，可能造成种植床温度过高。此外，骨密度过高的同时再加上种植位置偏差可能会导致术中导板张力过大，导致导板折断。最后，导板在口内就位后恰当的固定非常重要，特别是在下颌，导板在下颌有非常明显地向颊侧移位的趋势，使得下颌种植手术通常更为复杂（图4）。

2009年，斯堪的纳维亚地区（Scandi-

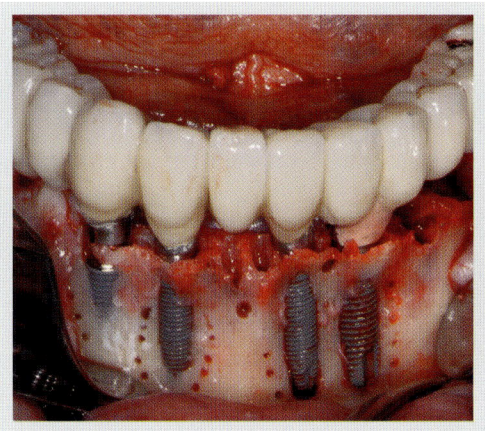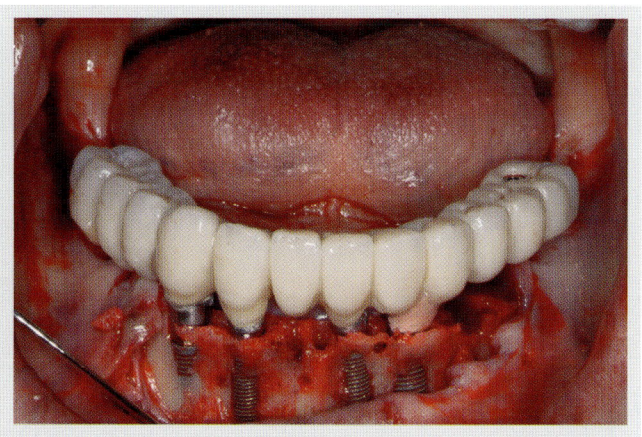

图4
翻开黏骨膜瓣后可以清楚地看到所有植入的种植体区域都存在开窗样骨缺损。尽管整个手术发生了明显的偏差，但种植体都正确地植入在同一垂直平面上，种植体和修复体之间就位顺利。这种并发症是由于术中导板整体向颊侧移位而造成的。

navian）的8个医疗机构进行了一项多中心前瞻性研究，分析了通过计算机引导上颌种植手术并即刻负荷的52例患者的312颗种植体[11]。治疗后1年报告的手术和修复的问题如下：3例患者的导板手术定位记录不准确；2例患者手术导板不准确；10例患者预先制作的修复体有缺陷；3例需要大量调殆；为了便于患者能够对种植体周围进行必要的清洁，1例患者的修复体需要彻底重新制作，所有基台都需要更换。1年后，发现23%的病例中存在感染并发症，3%的病例出现了持续性疼痛。种植体周围的平均骨吸收为1.3mm（标准差1.28），其中19%的种植体周围骨吸收>2mm。在各种并发症中，种植体周围的骨吸收水平与之前报道的传统切开翻瓣手术的方法相比显著增加。

从文献综述可以看出，不同笔者报告的几乎所有并发症都与设计和操作之间的精度与准确性密切相关。

几年后，D'haese等[12]发表了关于计算机辅助种植准确性和并发症的文献系统综述。他们强调，尽管在许多短期或中期研究中，该方法的成功率很高，先进的影像技术也极大地促进了不翻瓣技术和即刻负荷的治疗，但该技术的发展仍处于早期阶段，仍会伴有相应并发症，还需要通过长期的随机对照研究进行验证，以确定其相较于传统技术的优势。

在对计算机辅助种植的临床准确性和表现的文献系统综述中，Schneider等[13]报道的428例患者的并发症发生率为9.1%；最常见的并发症是由于颌间距离不足（2.3%），影响钻针备洞和种植体植入，导致在0.7%的病例中出现了手术导板断裂。1.9%的病例需要进行局部植骨，0.7%的病例在备洞后出现了骨开裂。最后，有时不得不植入比设计得更粗（0.5%）、更短（0.2%）或更细（0.2%）的种植体。其他不常见的并发症包括固位钉备洞处的感染、急性鼻窦炎（0.5%）、种植体未能获得理想的稳定性（0.2%）、牙龈边缘出现瘘口（0.2%）、口腔上颌窦瘘（0.2%）、种植体因植入不理想而需要取出（0.2%）、长期疼痛（0.2%）和软组织缺损（0.2%）等。早期的修复并发症发生率为18.8%，主要包括咬合不适或咬合紊乱，其他并发症主要是由于骨干扰导致修复部件无法就位（2.8%）。后期的修复并发症发生率为12%，包括修复体断裂（2.8%）、饰面材料的崩裂（1.9%）以及修复螺丝松动（2.8%）。然而，笔者还指出，近期文献综述显示，采用传统方法种植治疗的修复并发症比导板引导下的更多。传统方法中3%发生修复体断裂，22%出现树脂断裂，14%出现瓷层崩裂，17%的病例发生修复螺丝折断或松动。

通过上述简要的文献回顾得出结论，导板引导手术的种植体存留率为91%～100%，与传统手术相当，而且考虑到回顾中包含的大多数研究是在上颌进行即刻负荷的修复方案，这使得其结果更有意义。同时，上述综述所比较的是不同系统的不同手术方案，应当对这些结论进行客观的解读。

Vasak等[14]强调了这样一个事实，经过一段时间的改进，相比第一代手术导板，即术中仅依靠导板预备种植窝洞，然后去除导板，手动植入种植体的方式；目前导板引导手术的准确性已显著提高。如前所述，当今导板引导系统，包括直接在导板引导下植入种植体，显然是更准确的。这些笔者强调，采用这种方法，大部分软件能够在设计阶段严格控制，可以将虚拟设计和实际情况之间的偏差控制一个安全范围之内。但是该设计程序非常严格，意味着在该方法实施的各个阶段必须更为严格地规划和设计。

2009年，Block和Chandler[15]强调，并发症可能发生在整个治疗的每个阶段，在每个阶段累积的误差在后续阶段也不可能被纠正，并且会影响最终的治疗结果。为克服或至少减少最明显的误差，这些笔者还提出了一个宝贵而实用的操作指南。表1列出了可能出现的各种潜在误差以及如何避免这些误差的措施。

这些方法的主要不确定性在于虚拟设计与实际操作之间一致与否。现在，我们可以从文献中获得足够的信息。

Vrielinck等[16]使用骨支持的手术导板但不引导种植体植入，报告的种植体颈部的平均线性偏差为1.51mm（最大4.7mm），种植体尖端偏差为3.07mm（最大6.4mm），平均角度偏差>10°（最大21°）。Di Giacomo等[17]报道的种植体颈部偏差为1.45mm（最大4.5mm），尖端偏差为2.99mm（最大7.1mm），平均角度偏差为7.25°（最大12.2°）。

这些笔者报道的偏差都与手术导板错误的固定、使用多个顺序模板或未在导板引导下植入种植体有关。在这些病例中，导板仅用于种植窝洞的制备，然后移除导板后手动植入种植体。其他造成不准确的原因包括：只通过单次扫描来获得骨和放射导板的信息，在CT扫描时未使用硅橡胶定位记录来稳定放射导板，以及未正确使用硅橡胶记录引导手术导板就位等。

误差	解决方案
放射导板未正确就位	必须通过诊断蜡型检查修复设计并与患者沟通。
放射导板未与软组织贴合，基托边缘扩展不充分，造成软件上修复体和黏膜之间存在空隙	患者完整的复制义齿必须适当重衬。需要延伸修复体基托边缘来保证更大的黏膜支持。
放射导板在口内不稳定	通常制作硅橡胶扫描定位记录支撑咬合，确保放射导板位置的可重复性。该方法有助于分开上、下颌以防止上、下颌牙齿影像重叠。
CT检查时，患者的位置不佳	向放射科医师提供患者定位要求的正确指示。在机器内，患者的定位必须完全符合要求，与机器的定位轴对齐。扫描平面必须与患者的殆平面平行。
患者在扫描期间晃动	要求患者必须保持完全静止，屏住呼吸并一直紧咬，避免放射导板发生移位。
存在由金属修复体引起的散射伪影	现在许多软件应用程序都有去除伪影的工具。对于双扫描系统，应避免将阻射标记点放在靠近金属区域的殆平面上，防止伪影造成标记点模糊，软件无法识别，导致骨与放射导板影像无法配准。
与对颌牙列影像重叠	常规使用足够厚度的硅橡胶定位记录。
种植体的位置和角度不正确	选择骨量充足的位点放置种植体，以防出现开窗样和/或裂开样骨缺损。设计时应尽量使种植体之间相互平行并尽量设计在同一高度上。种植体的方向必须始终与软件显示的修复体方向一致。如果由于骨解剖结构的原因使种植体之间不平行或而成一定角度，修复时可以采用角度基台来纠正。颊侧要放置足够数量的固位钉，腭/舌侧也尽量放置1个或2个固位钉。

表1
引导手术中可能产生的误差及其解决方案。

（续表）

误差	解决方案
手术导板就位不准确	术前对导板进行检查，去除生产流程中由立体光固化成型产生的所有树脂干扰，特别是种植套筒和固位钉周围的干扰，因为这些干扰可能会妨碍手术导板的精确就位。
术中手术导板移位	即使导板紧固于颌骨之上，也可能由于不正确的手术操作而发生术中的移动。术者必须轻柔操作，在任何情况下都不要强行将钻针或种植体通过套筒。颊侧和舌（腭）侧使用多个固位钉有助于预防出现这种情况。
𬌗间距离不足	CT检查前必须在口内检查𬌗间距离是否足以放入带套筒的钻针，术前还要检查手术导板和钻针，以便提前评估各部件的尺寸。
出现开窗样骨缺损	应避免将种植体植入骨量不足的位点。手术时部分或全程借助套筒有助于正确地指导种植体的植入。如果在用不同的扩孔钻备洞时怀疑有问题，术中可用探针检查种窝洞是否穿孔。
种植窝洞预备时产热过多、预备不足或过度、种植体不稳定	为了防止过热，要采用快速提拉式预备，每次备洞时骨与钻针之间的接触时间不超过3~4秒，经常用冲洗液冷却种植窝洞。预备时，术者要注意感知骨质的情况，及时调整预备的程序。当骨质很硬时，预备不足可能导致种植体颈部与携带器发生变形，并且种植体可能无法植入到正确深度。骨质较差时，过大的植入扭矩可能导致种植体偏离钻针预备的入路。这方面，术者的临床经验依然至关重要。
由于骨干扰，种植体未能植入到正确的深度	冠方或根方的皮质骨可能阻碍种植体植入到正确的深度。在这种情况下，如果增加植入扭矩可能造成种植体旋转而彻底丧失初期稳定性。可以通过提前适当攻丝来去除皮质骨干扰，必要时可以通过增加备洞的深度来消除根方的干扰。
手术导板折裂	手术导板的树脂厚度至少4mm。如果通过立体光固化成型技术打印的导板有些部分太薄或出现了开窗样的缺损，可以用无收缩树脂适当加强。术中操作时必须保持轻柔。
修复体或基台就位不准确	这些问题有时是由骨或黏膜的干扰造成的，这些干扰必须在安装基台和修复体之前去除。此外，修复体的加工误差或种植体的位置不佳也是导致问题的可能因素。在这种情况下，可以准备一个未完成的临时修复体，用它来匹配实际的种植体位置。在任何情况下，显著的不一致总是与各阶段设计的准确性不足有关。

一系列新技术的出现，例如，双扫描技术、使用单一导板及对应不同直径钻针的套筒、使用导板就位引导记录，以及通过导板引导种植体植入等技术，提高了精准性。Van Assche等[18]将上述技术初步应用在4个尸体上，植入了12颗种植体，结果显示种植体颈部偏差为1.1mm（0.3~2.3mm），尖端平均偏差为2mm（0.7~2.4mm）并且仅有2°（最大4°）的角度偏差。这些结果得到了Pettersson等[19]最近的研究证实，他的研究中在17个尸体上共植入了145颗种植体，最终种植体颈部偏差为1.06mm（0.07~3.13mm），尖端偏差为1.25mm（0.12~3.63mm）。

Vasak等[14]进行了一项体内研究，18名患者共植入了86颗种植体，然后进行了术后CT扫描，来评估导板技术的准确性。结果显示，种植体在颊舌向偏差为0.43（±0.32）mm，近远向偏差为0.46（±0.35）mm，冠根向偏差为0.53（±0.38）mm。在根尖位置，颊舌向偏差为0.7（±0.49）mm，近远中偏差为0.59（±0.44）mm，冠根向偏差为0.52（±0.49）mm。笔者指出最常见的偏差是在设计软件可见的安全范围之内。

这些笔者建议在设计种植体位置时，种植体颈部周围骨量至少有1.5mm，种植体尖端周围骨量至少有2.5mm，尖端距下方的下牙槽神经管至少3mm。

因此，导板准确度的损失源于其自身制作的流程之中，包括在CT扫描、虚拟设计以及外科手术过程中所有的不准确和误差的总和。首先是CT图像的获取和处理过程所导致的精度损失。

Veyre-Goulet等[20]在尸体上比较了手动和通过锥形束CT（CBCT）测量两个参考点之间线性距离的偏差，结果显示水平方向偏差为0.0~0.3mm，垂直方向偏差为0.05~0.6mm，该差异没有统计学意义。Kobayashi等[21]的一项比较研究结果显示CBCT和螺旋CT扫描的偏差分别为（0.22±0.15）mm和（0.36±0.24）mm。

误差还产生于使用快速成型技术制作导板的过程中（0.1~0.2mm）[22]。手术导板套筒及其对应的钻针直径的差异也会导致结果的误差（偏差平均为0.2~0.3mm，方向偏差>5°）[23]。

然而，正如我们所知，精确度损失的最主要的因素源自CT扫描中放射导板的重建和匹配过程，以及术中导板位置的错误或移位。因此，医生和技师必须密切合作，尽可能减小此类误差。

正如后面详细讨论的那样，要确保治疗的可预期性，基本的要求包括：适当延伸导板基托边缘；对用于放射检查的修复体进行重衬以增加修复体与软组织之间的适应性；CT扫描时使用正确的硅橡胶定位记录稳定放射导板；手术导板和模型之间的准确就位以及使用一定数量的口内固位钉。

尽管上述内容主要是注重术前设计的各个阶段以尽量减少误差，但相比传统手术方法，导板引导手术在某些临床条件下确实是一种更加快速、可行并且创伤更小的选择，对那些骨质、骨量及软组织条件均理想的患者，该方法被证实为首选方案。

技术

对于那些习惯了传统手术的医生来说，计算机引导的方法最初可能看起来很复杂。但是一旦医生熟悉了这些辅助工具，就会发现没有它们就很难再进行手术了。

这种手术辅助系统的可靠性高度依赖于超高清计算机断层扫描设备的推出以及应用非常复杂的专用软件。如前所述，新型的CBCT扫描技术在实现高精度的同时，又可以将辐射水平降低到第一代断层扫描的1/204。数字成像和医学通信（DICOM）格式的扫描数据可以被最新的软件轻松捕获、处理并提供给操作人员，他们能够从各个角度观察真实的解剖结构，并虚拟地设计最佳的种植体位置。

这些技术可以用来将CT扫描的数字图像转换成三维的颌骨（三维）模型；还可以极其真实地观察患者解剖结构，并把感兴趣区域制作为立体光固化模型，以完美地反映实际的解剖情况。

图像的获取

数字图像的获取代表了整个过程的第一个重要阶段。最初，实现此目的的技术需要先制作含有阻射材料的放射导板[25-26]。常用的材料为硫酸钡，然后做单次扫描，扫描后可以非常容易地识别解剖结构和牙槽突。

该方法的局限性在于难以将修复体信息和骨的解剖信息分割开来；这需要复杂的软件操作，这大大降低了该方法的吸引力。

在过去的10年中，开发了另一种更为简单的诊断方法，即双扫描技术。该方法现已完全取代之前的单次扫描，该方法采用X线透射的树脂制作的可摘放射导板代表需要修复的缺失牙。如果患者有合适的可摘义齿，可以在适当调整后用于扫描。

在第一次扫描时，患者口内戴着放射导板。第二次扫描只扫描导板。这种被称为双扫描技术的方法使外科医生根据骨条件做出的理想手术方案与口腔修复医生所设计的最佳修复方案匹配结合成为了可能，同时还能直接感知各个方面的相互影响[27]。

因此，诊断程序是基于CT数据的双重采集，并通过明确的步骤进行。这些步骤必须非常准确地进行，因为即使每一步中最轻微的误差也无法在之后的过程中被纠正，反而会导致误差放大和最终完全不同的结果。下面重点针对无牙颌患者诊断设计程序中涉及的步骤进行介绍[28]。如前所述，这代表了该方法最重要的应用。

患者的常规病史与体格检查信息由医生一并采集，排除种植治疗的禁忌证。通过照相和常规放射线片对临床分析进行补充（图5~图7）。

患者一旦在初步临床和影像学检查后确定适合进行种植修复治疗，则需要通过三维分析进一步诊断。如果患者佩戴可摘义齿，需要评估上、下颌之间关系的稳定性、一致性和美学效果。如果可摘义齿佩戴合适，可用于三维影像分析。另外，也可以制作满足上述所有要求的临时修复体。

一旦确定了最终结果的参照修复体，就可以采用阻射标记点对其进行放射标记和扫描分析，放射标记点可以很简单地使用少许牙胶，在树脂导板的两侧做6~8个标记点（图8~图11）。

此时，在患者进行CT检查之前，必须制作扫描定位记录。通常用透射的硅橡胶直接在口内制作。硅橡胶放置后，嘱患者闭口制作定位记录。完成硅橡胶记录制作后，在口内就位，它将引导患者在CT扫描时精准地闭合，并能分开上、下颌，以确保获得无重叠的图像（图12）。

然后患者进行CT扫描。这个过程必须要非常谨慎，因为该检查的结果是后面诊断和确定治疗计划的主要基础，因此建议与放射科医生一起合作实施。检查包括两个不同的阶段。在第一阶段，扫描正确戴入了放射导板（这个案例的患者佩戴的是可摘义齿）的患者颌骨。

扫描时让患者在之前制作的定位记录引导下戴入放射导板，保持闭口位，调整

图5～图7 口内检查和二维影像学检查是诊断的第一步。

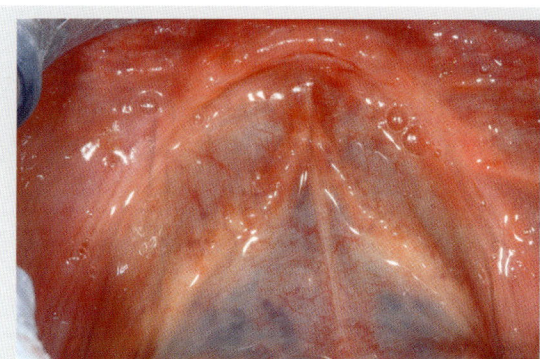
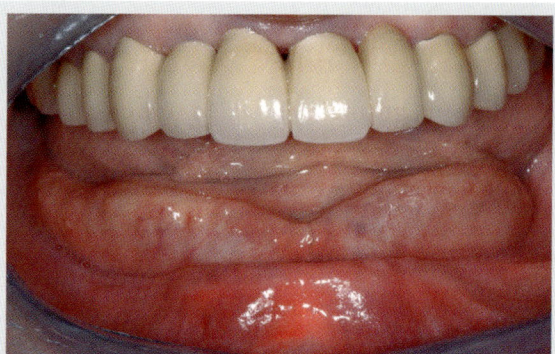
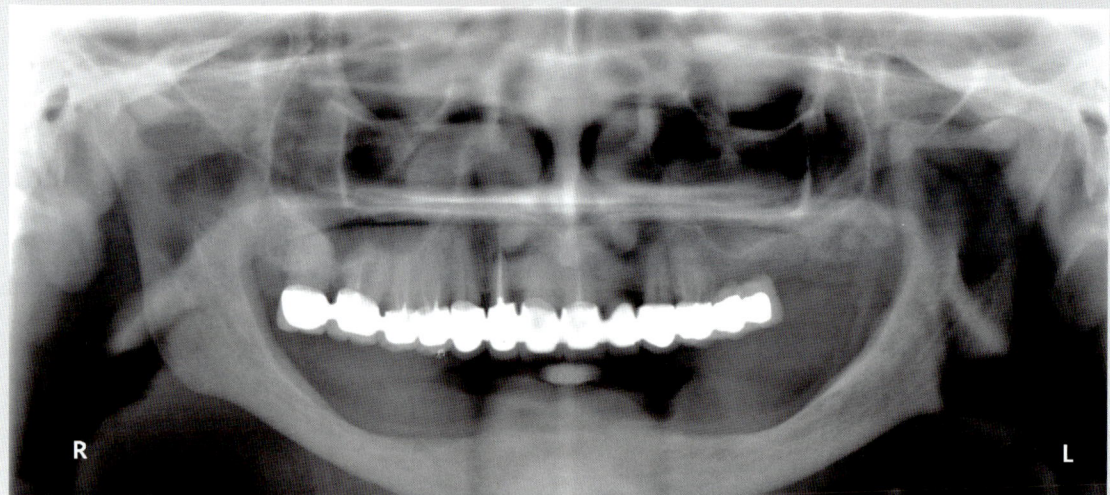

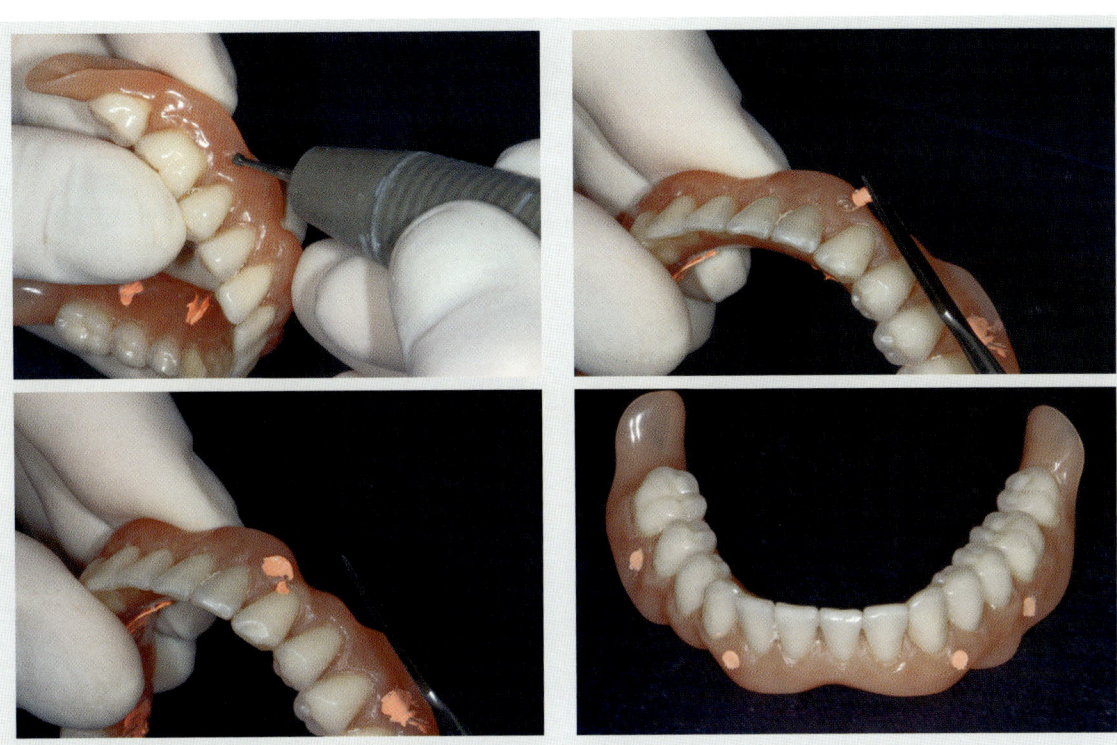

图8～图11
在患者可摘义齿的两侧基托打孔填入少量牙胶作为放射标记点。

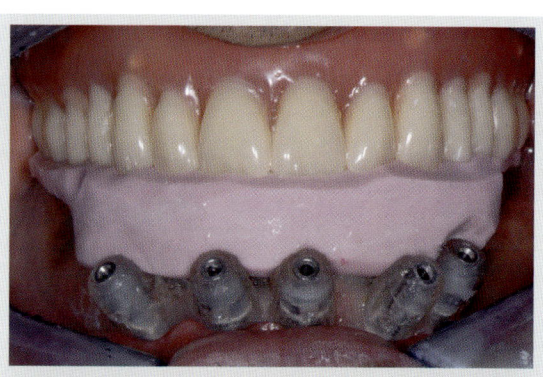

图12

扫描定位记录。

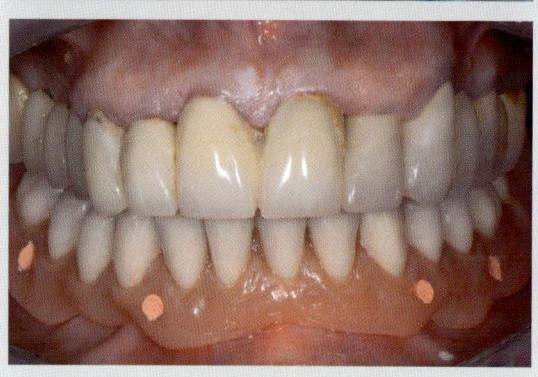
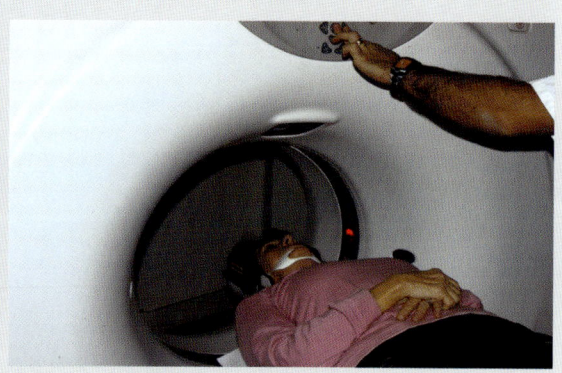

图13和图14

第一次扫描是在参考的可摘义齿就位的情况下进行的。在使用扫描定位记录前必须检查放射导板是否合适。

好姿势，轴向扫描平面必须调至使其平行于咬合面，才能获得正确的1∶1比例的再现图像（图13和图14）。第二个阶段，扫描与口内位置相同，并放置于透射材料支架上的临时修复体（图15）。

CT放射导板（如上所述可以是患者自己的义齿）是诊断分析的重点之一。该导板可以由丙烯酸树脂制成，并且可以用于将确定的修复设计转移到种植计划中。放射导板是所需理想修复体的精确复制品，能够让外科医生和修复医生在种植设计中平衡最终的修复结果与实际的解剖条件。必须强调的是，在患者进行CT扫描之前检查放射导板，确认其准确就位和稳定非常重要。导板如果就位不准会导致数据不正确，从而导致后续评估分析的完全错误。

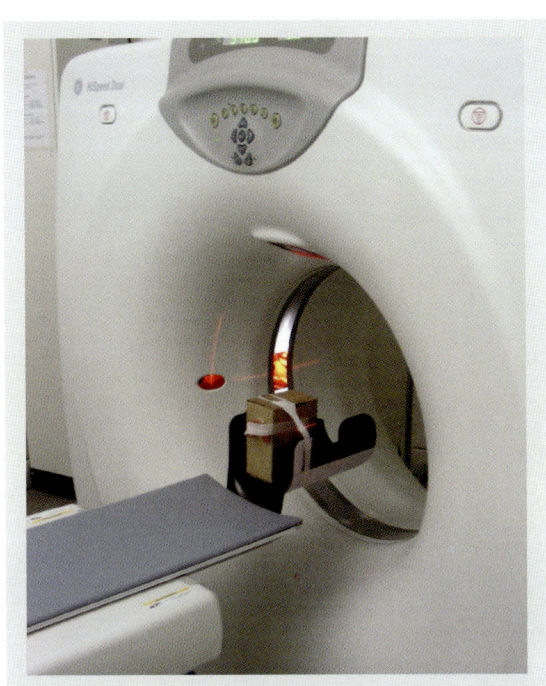

图15
将用牙胶做标记点的修复体贴在X线透射支架的两侧进行扫描。

图16
使用设计软件处理CT图像，可以在不同的平面上获得所有的解剖信息。

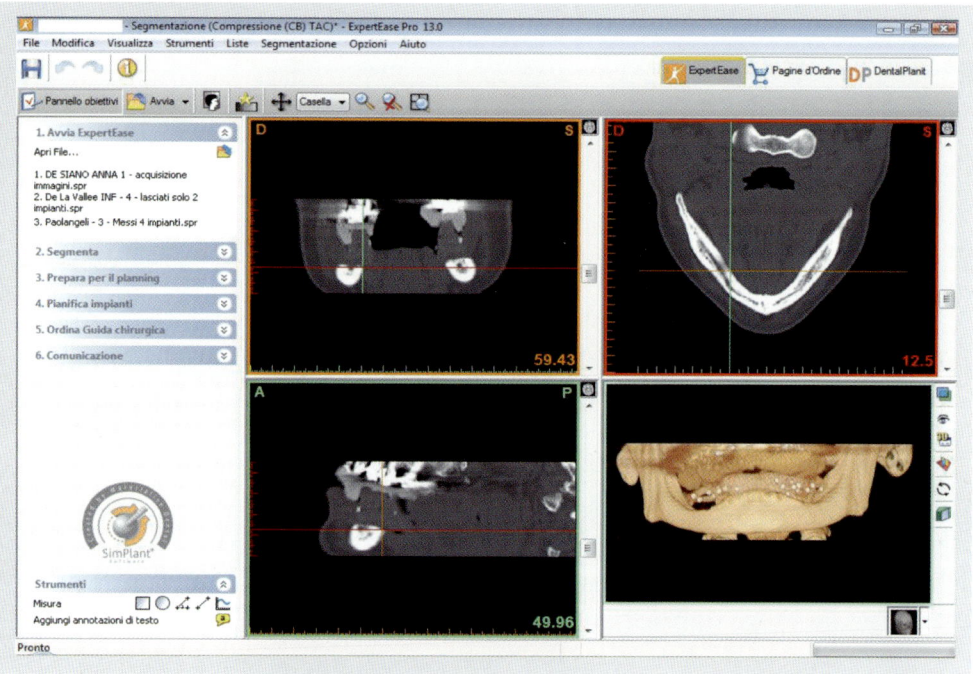

信息采集

扫描生成的数据以DICOM格式存储在两个不同的文件中，然后将其发送给操作人员，将其输入到设计软件中[29-30]。软件识别这两个不同的文件并对图像进行三维处理（图16）。目前有很多导板手术软件能够匹配这两个数据文件，识别放射导板在患者口腔中的确切位置。

医生可以在设计中识别解剖结构，同时比较解剖结构与理想的最终修复体之间的关系（图17）。这样，由外科医生、修复医生和技师组成的团队就获得了整个治疗过程极其详细的信息，并能平衡各种影响因素，制订最理想的治疗计划。

虚拟设计

此时，通过屏幕上同时显示的轴面和冠状面影像信息，参照可用的骨量、修复

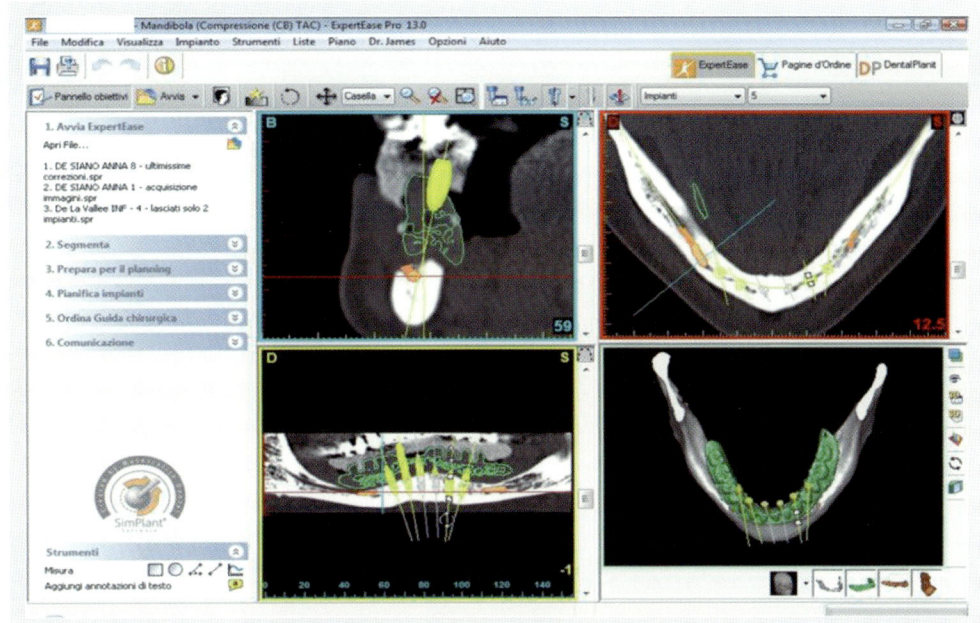

图17
软件处理两次扫描的DICOM数据并将它们进行配准,生成了包含下颌骨和修复体的单个复合图像。

体穿龈形态和最佳的修复效果,可以设计种植体的最佳位置(图18)。医生可以从专用的种植系统库中选择种植体的类型、长度和直径以及穿龈(基台)的类型,以确保修复的最终效果。在设计中还有可能发现需要植骨的裂开样或开窗样骨缺损。

这样的系统构成了非常有价值的诊断工具,因为几乎所有治疗选择都可以轻松实现。一旦种植体植入的深度、角度,以及种植体的分布发生变化,马上就可能考虑其对修复结果的影响,实现对每个因素变化的准确评估[31](图19~图21)。

一旦模拟手术计划完成后,就可以显示和订购手术导板(图22)。订单直接通过软件在线发送,并由制作手术导板的公司实时接收。高科技自动化系统直接根据电子信息制作手术导板,确保医生所做治疗计划的准确性和一致性。生产手术导板的技术称为立体光固化成型技术。这种全数字化方法是一种增材制造工艺[32-34]。

图18

软件通过三维重建后可以非常清楚地识别解剖结构。这意味着可以结合解剖结构和最终的修复效果来设计种植体的植入位置。

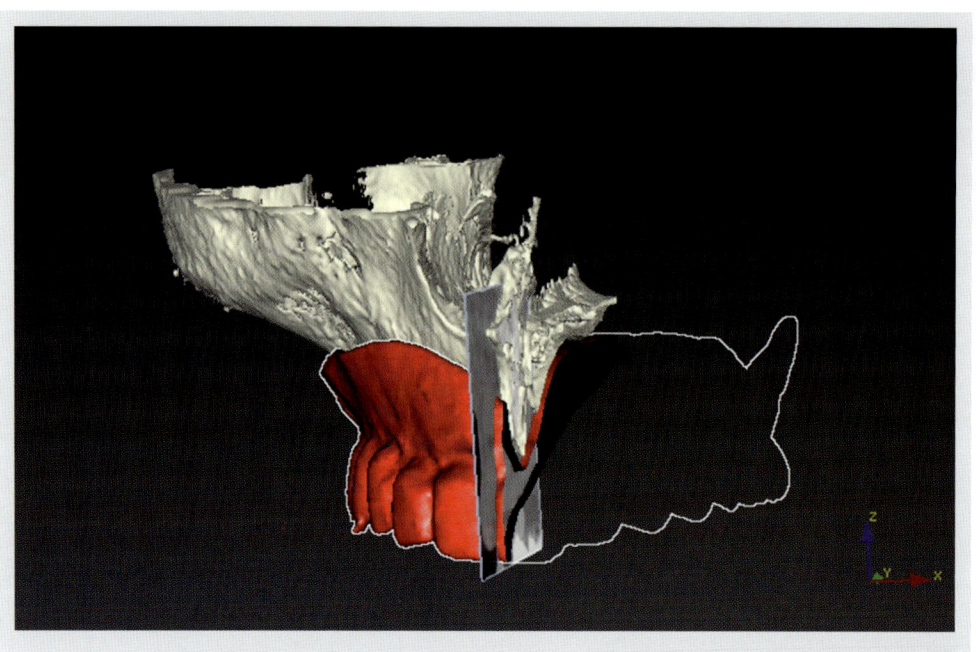

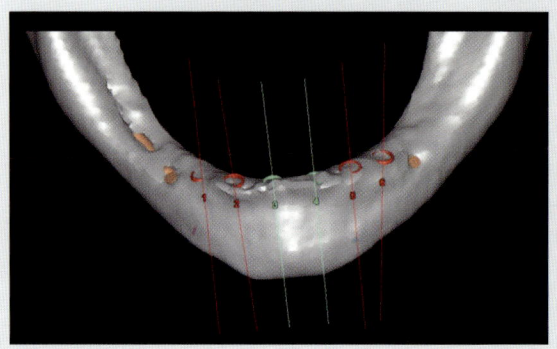

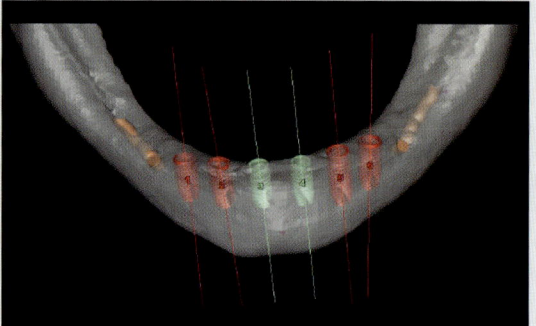

图19～图21

在种植体虚拟放置时,可以一直参考解剖结构和最终的修复体信息。

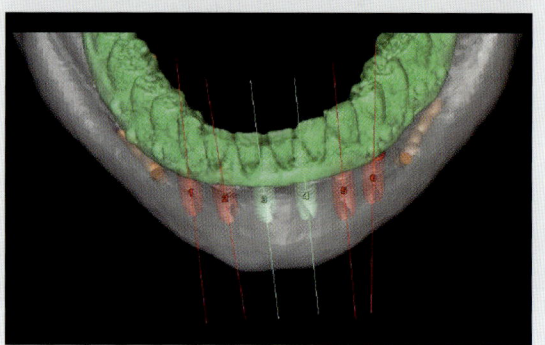

由于不产生任何废物，增材数字化工艺比减材的方法（如铣削研磨工艺）更新、更精确，更符合最先进的绿色工业的思想。该技术于20世纪80年代被引入用于原型生产，所应用的技术被称为快速成型技术。这项惊人的技术正在许多生产领域迅速传播。随着其所需设备成本的稳步下降以及该领域投资的日益增加，传统技术正逐渐被这种新技术所取代。

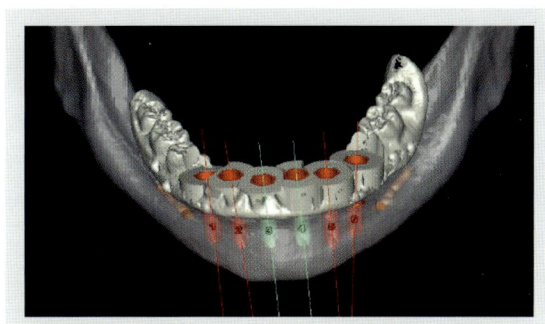

图22
在最后的检查阶段，可以用软件预览手术导板。

快速成型技术也特别适用于制作那些复杂形状的物体；采用传统技术往往步骤多、时间长。这个特点使其特别适用于制作口腔领域常用的个性化修复体。许多制作工艺都采用快速成型技术的原则。其中，立体光固化成型技术无疑是在口腔领域快速成型技术最具体的应用。"立体光固化成型技术"这个术语是由Charles W. Hull于1986年首次提出。他将这一技术定义为一种新的激光工艺，通过逐层堆积紫外线固化的材料来生产固态物体。立体光固化成型技术的流程如下：

1. 使用计算机辅助设计（CAD）系统产生构建对象的三维模型。
2. 采用特殊的软件将物体分割为厚度在1/20~1/5mm/层的薄层。所分割的层数越多，复制就越准确。
3. 在特殊容器内，用激光开始对里面的液体进行连续分层。
4. 逐层重复该过程，直到对象被完全构建。
5. 一旦构建完成，用溶剂处理物体以除去杂质并将其置于紫外线烘箱中以完成固化。

该技术的首批应用之一是在临床医学和口腔医学中制作用于术前设计的树脂解剖模型[32,35]。最新的软件可以基于CT扫描数据非常准确地制作手术导板以及解剖模

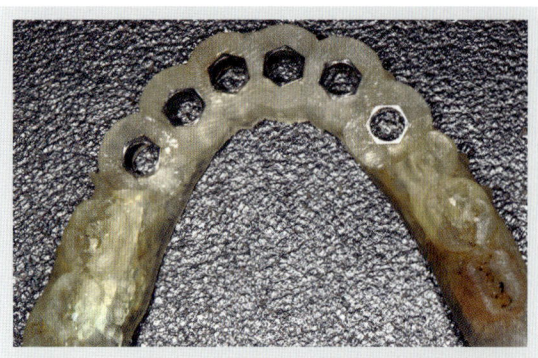

图23
由制造商制作的用于引导手术、带套筒的手术导板。

型。医生可与导板一起或单独订购用于治疗的颌骨树脂三维模型。然后可以用它来准确地模拟手术。一旦订单发出,医生可以在自己的软件上跟踪导板生产过程。无论公司如何处理订单,生产过程通常需要大约1周时间。导板完成制作后会马上发送给医生(图23)。

导板上带有套筒用于备洞和植入种植体。每个位置的套筒与软组织表面和骨平面之间的距离都是恒定的,有了这个距离,就可以设计和使用专门用于计算机引导手术的外科工具盒。工具盒里包含了带有深度止动设计的不同直径钻针。这样,每一钻针都可以在特定的方向和角度引导下进行备洞,到达预定的深度时就会停止(图24和图25)。

图24和图25
引导手术工具盒。

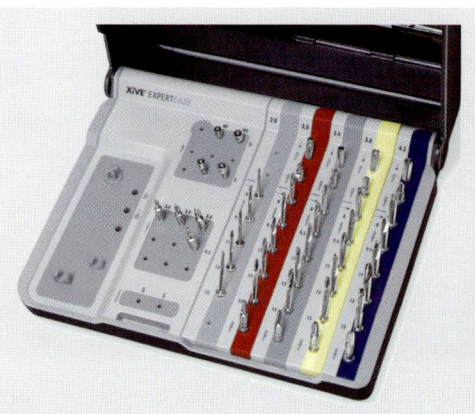
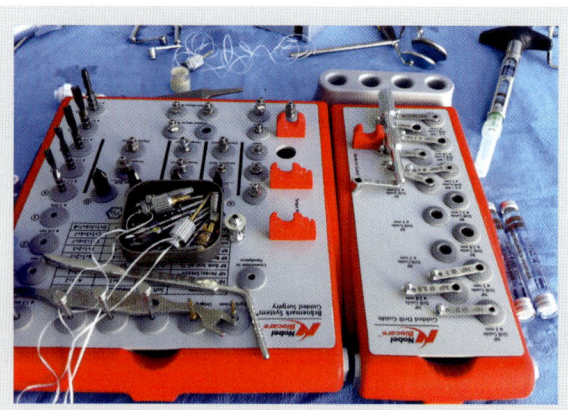

制作临时修复体

一旦临床医生拿到手术导板，就可以通过"从后到前"的方法，在术前制作好临时修复体，在术后即刻使用。

在术前甚至可以只凭借导板而不用取模就能翻制出石膏模型，在模型上可以精确复制患者未来口内的种植体位置。技师将特殊的替代体连接到导板上来翻制石膏模型，并在殆架上再现手术后的情况。利用这些信息能够制作精确的临时修复体，患者种植术后只需要少量调改就可以即刻使用。

手术阶段

临时修复体完成后，导板会返还给外科医生，准备开始实际手术。外科医生检查导板在口内是否顺利就位，必须消除任何影响导板顺利就位的干扰点。

为了精确复制导板在口内的位置，以便导板在口内就位后获得足够的稳定和可重复性，需要用硅橡胶制作可以与对颌牙列精确匹配的手术定位记录。它与患者CT扫描时使用的定位记录无明显差别。患者闭口时，可通过手术定位记录将导板固定到患者的颌骨上。

根据所使用的方法，固定导板要使用手术工具盒内的专用固位钉，或者使用固定骨块的接骨螺钉。固定时要求患者咬住手术定位记录，将接骨螺钉或固位钉充分就位以确保将手术导板稳固地固定在颌骨的正确位置上（图26）。

如果做不翻瓣手术，将导板固定并确认其稳定后，使用与导板上套筒大小相同的特殊手术刀做非常小的环形切口。通过这些切口，可以直接到达牙槽骨表面，然后开始预备种植窝洞[35-36]（图27）。外科医生将不同直径钻针所对应的不同内径的特殊金属环安装在导板套筒内，就能够实现沿着同一方向和角度进行预备，扩孔至预定的深度。通过这种方式，所有位点都能完全按照之前的虚拟治疗计划进行备洞（图28~图30）。这时，就能通过导板上的套筒植入种植体，将种植体植在预备好的位置上，到达预定的深度（图31和图32）。检查种植体的稳定性，以确定是否可以进行即刻负荷。取下导板、安装愈合基台防止软组织长入。然后就可以将患者转给口腔修复医师了（图33~图35）。

图26
在安装固位钉前用手术定位记录正确就位手术导板。

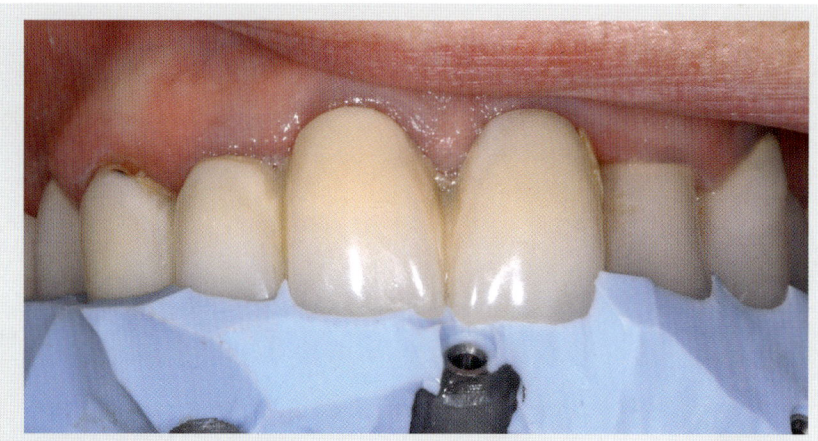

图27
可以通过导板使用特殊的环切刀在黏骨膜上做小切口,不用取下导板也能移除切下的组织。

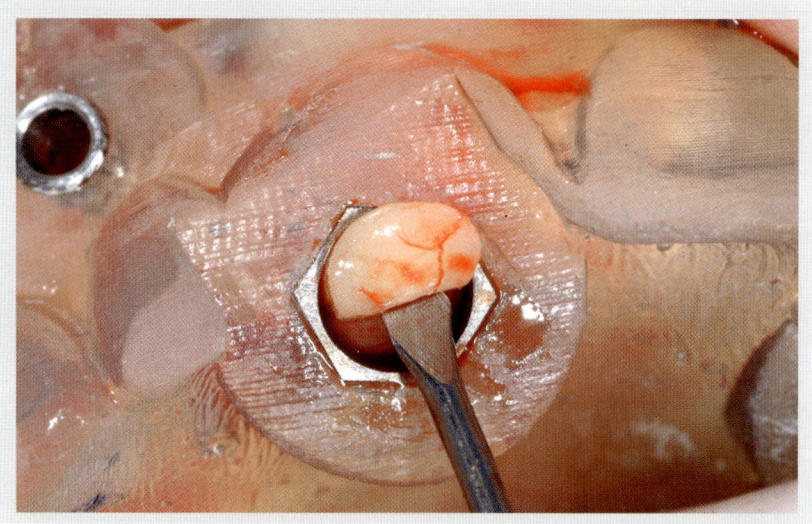

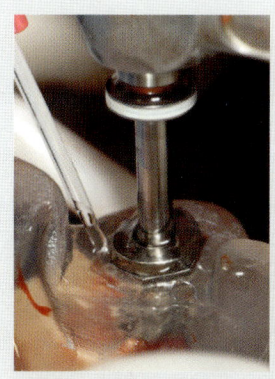 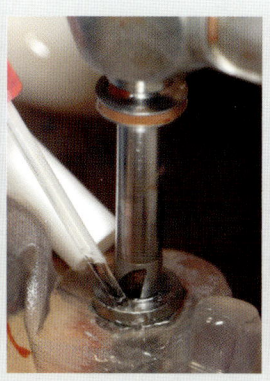 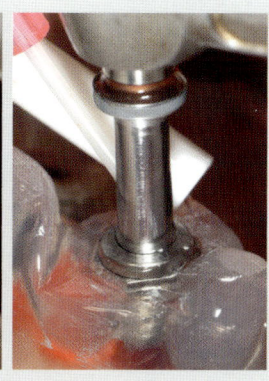 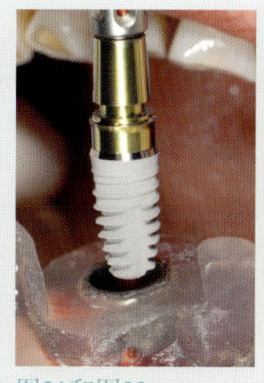 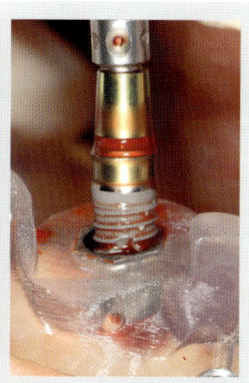

图28～图30
在外科手术导板套筒中通过使用不同钻针直径对应的引导环进行逐级备洞，这样就可准确地按照虚拟治疗计划预备种植窝洞。

图31和图32
种植体必须在导板引导下植入。某些种植系统植入的深度由特殊的止动装置确定，其他系统则由术者确定植入的深度。

修复阶段

影像学检查后，修复医生测量种植体的穿龈高度，检查种植体穿出方向。尽管在虚拟设计阶段已经计划了每颗种植体所用的基台型号，但修复医生检查实际情况后才会确定最后的基台。将基台直接安装到种植体上，就可以安装临时修复套筒和戴入修复体，这意味着义齿在手术后几个小时内就可以经过特殊处理后戴入（图36～图38）。

如今，虚拟设计系统是实现精确种植修复计划必不可少的设备[37]。接下来的几章概述了如何使用这些系统充分利用可用骨量，减少由于骨量不足进行骨再生和/或重建手术的几率。这些装置在促进不同专业医生讨论治疗过程方面也非常有效；同时也便于向患者有效地展示治疗计划，患者通过图像马上可以了解治疗的情况。

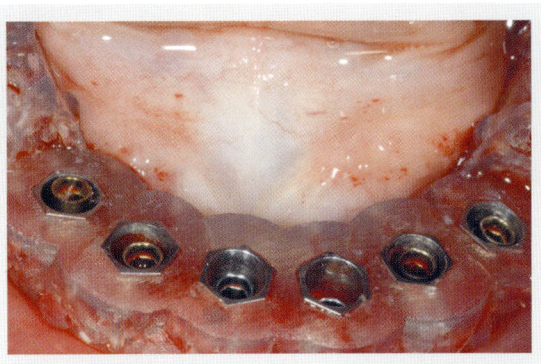
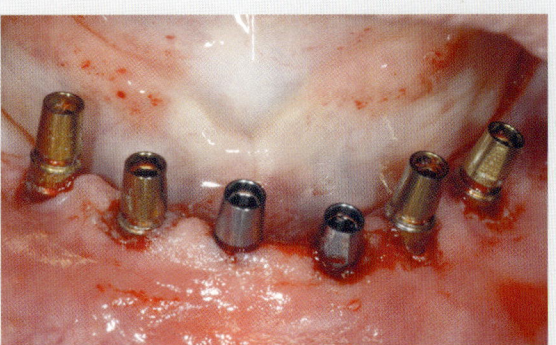
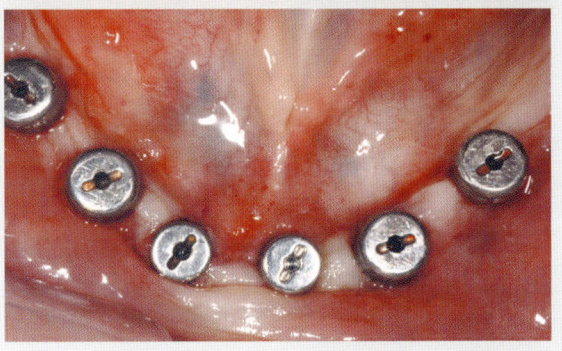

图33~图35

所有种植体都植入后，就可以取下导板，安装相应的愈合基台。如果要即刻负荷，可以立即转给修复医生。

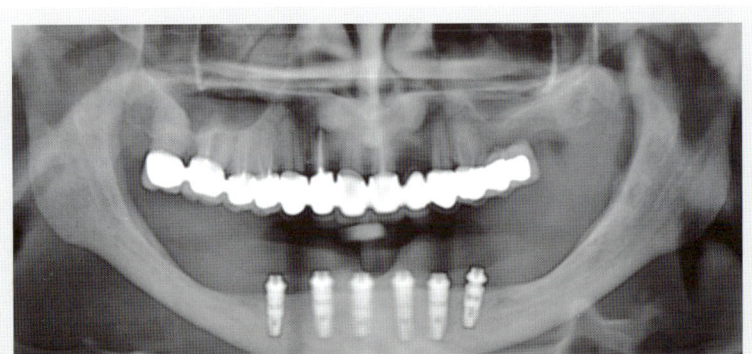
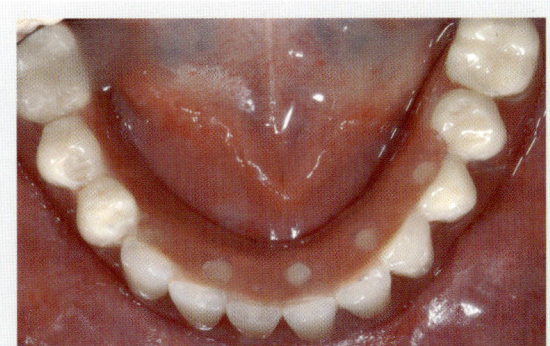
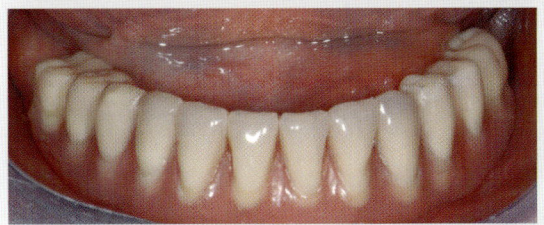

图36~图38

影像学检查后，对临时修复体进行必要的调改，可以在术后28~48小时内完成戴牙。

虽然并不是所有患者都适合这种从诊断途径到临床治疗的方法。在笔者的临床实践中，只有15%～20%的病例适合进行引导手术，而不需要对硬、软组织进行治疗干预。但是在遵守操作指令的前提下，引导手术对于简化治疗程序是一种极其有效的工具，其治疗结果与传统方法相当[38]。

这种方法的理想应用是采用不翻瓣技术治疗骨量充足的无牙颌病例[39-40]。采用这种技术意味着患者可以承受更少的手术创伤，因为手术可以快速有效地完成，同时可以根据可靠的、经过验证的即刻负荷的原理同期安装修复体。

由于引导手术方法可靠，大多数主要种植体制造商已经为他们自己的种植系统开发了专用软件。同时还开发了专门用于引导手术治疗的外科和修复工具盒。由于都是基于上述相同的原理，这些流程非常相似，后面将详细介绍这些临床流程的案例研究。

临床病例

病例1（图39~图54）

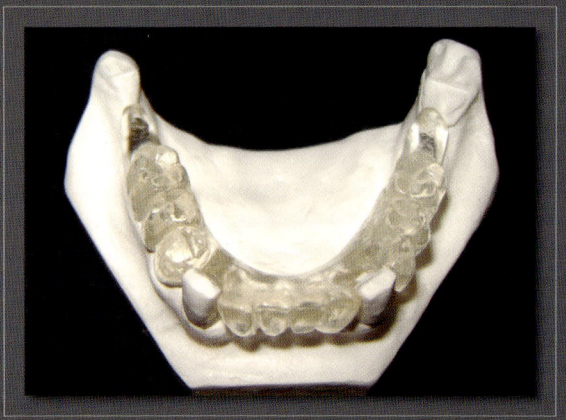
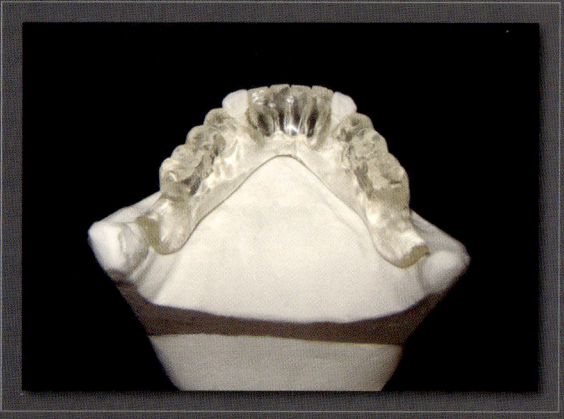

图39和图40
用放射导板分析下颌缺牙区域。治疗计划保留两颗尖牙，种植治疗计划要求将6颗种植体分别植入两侧侧切牙、第一前磨牙及第一磨牙的位点。

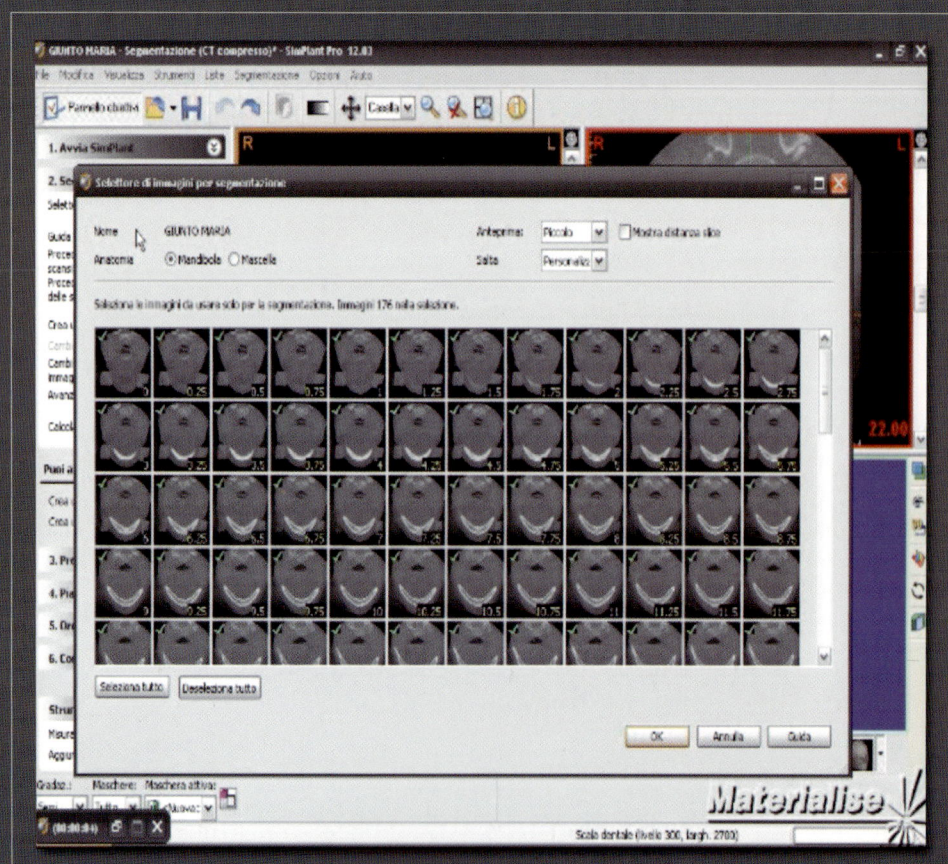

图41
将CT扫描后得到的DICOM数据导入到软件中，生成三维扫描图像，随后就可以开始设计虚拟治疗计划。

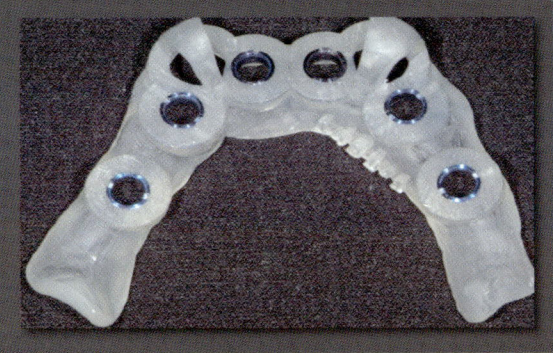 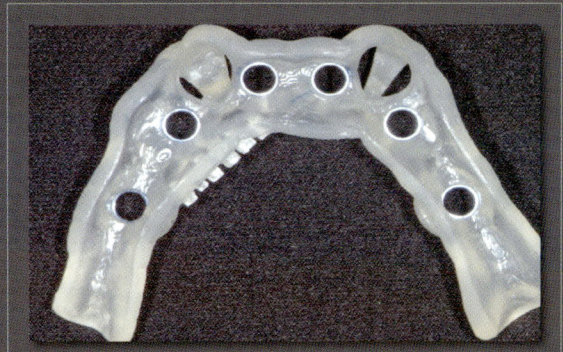

图42和图43
带有套筒的手术导板用来预备种植窝洞和植入种植体。

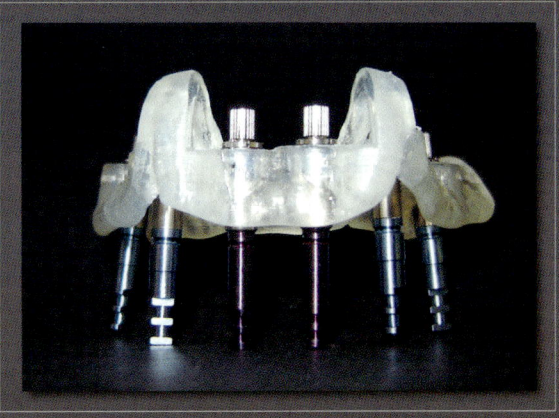 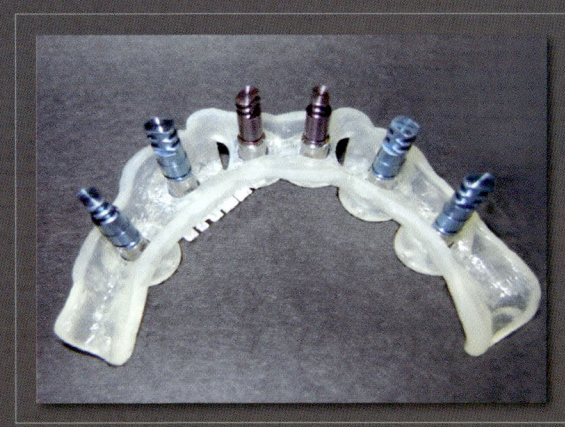

图44和图45
可在术前用手术导板制作临时修复体。将特制的种植体替代体连接在导板套筒开口处，灌制石膏模型，这样就复制了虚拟设计的种植体位置。

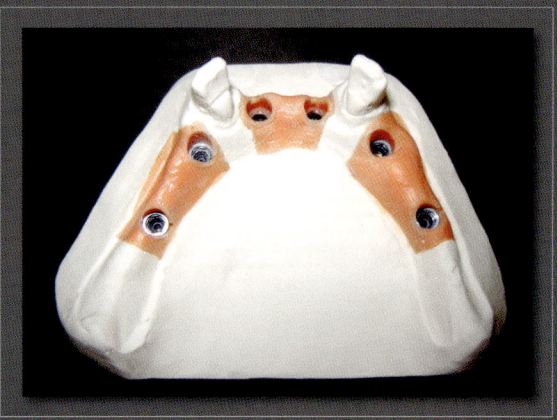 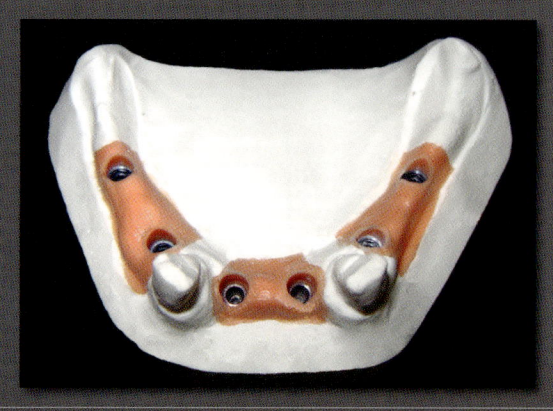

图46和图47
由手术导板翻制的石膏模型。

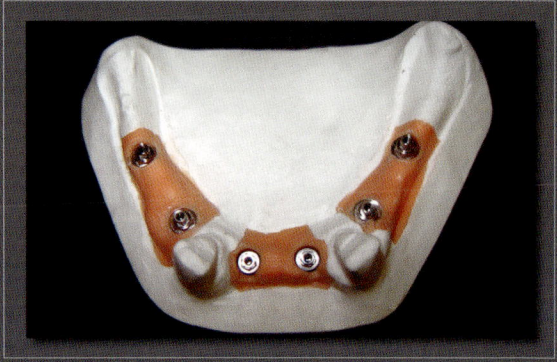 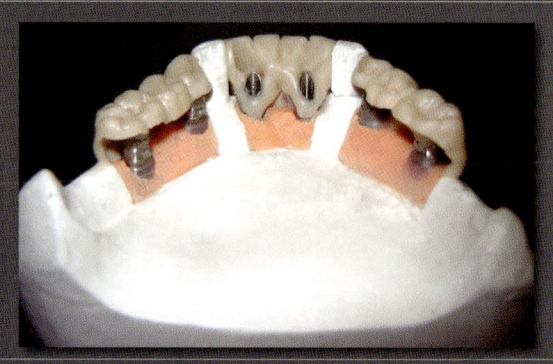

图48和图49
安装基台和制作临时修复体。

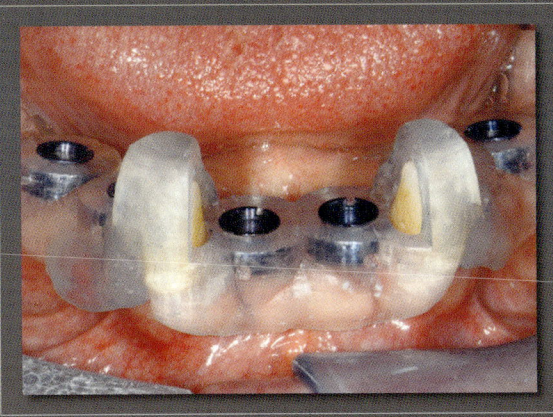 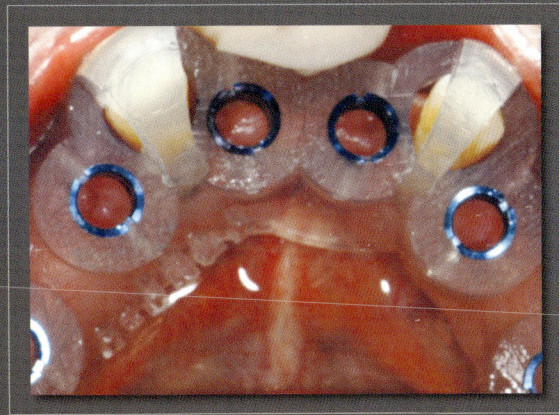

图50和图51
手术导板在患者口内正确就位。在导板覆盖余留牙的近远中位置留出开口,用来检查导板是否完全就位,这是另一个检查导板是否精确就位的方法。

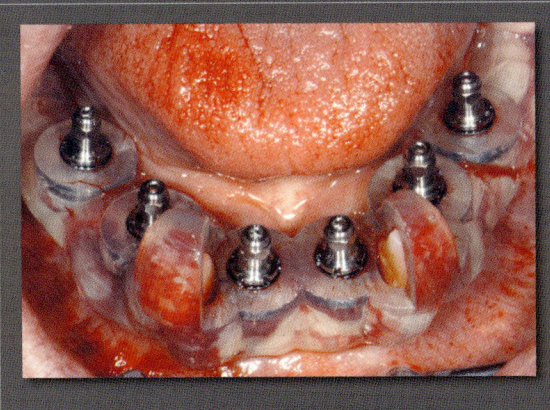

图52
6颗种植体植入后的术区。

图53和图54

手术结束后行影像学检查,然后安装临时修复体。

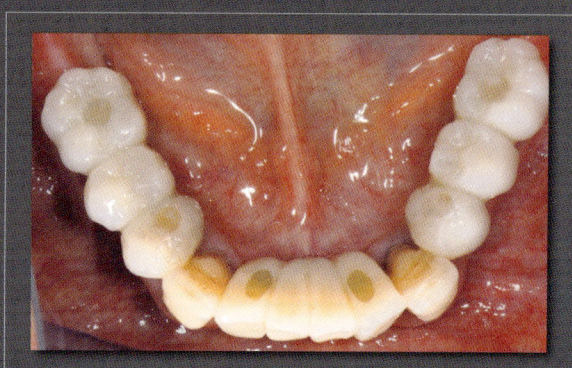

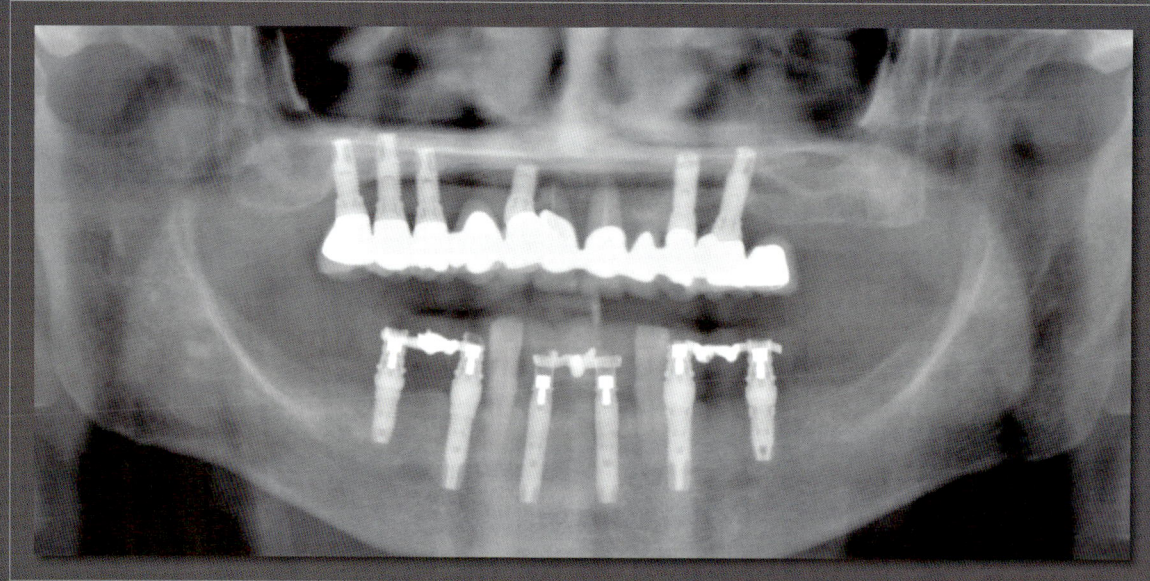

病例2（图55～图64）

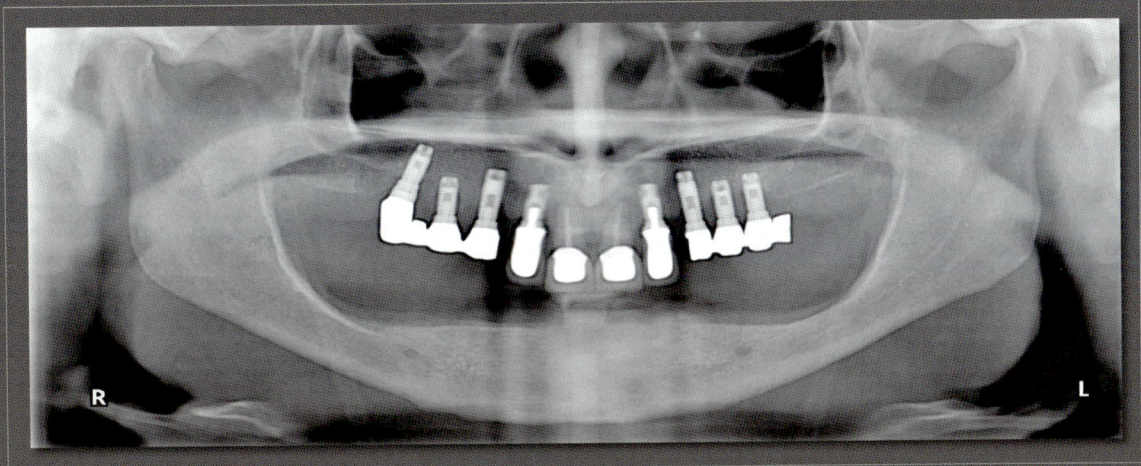

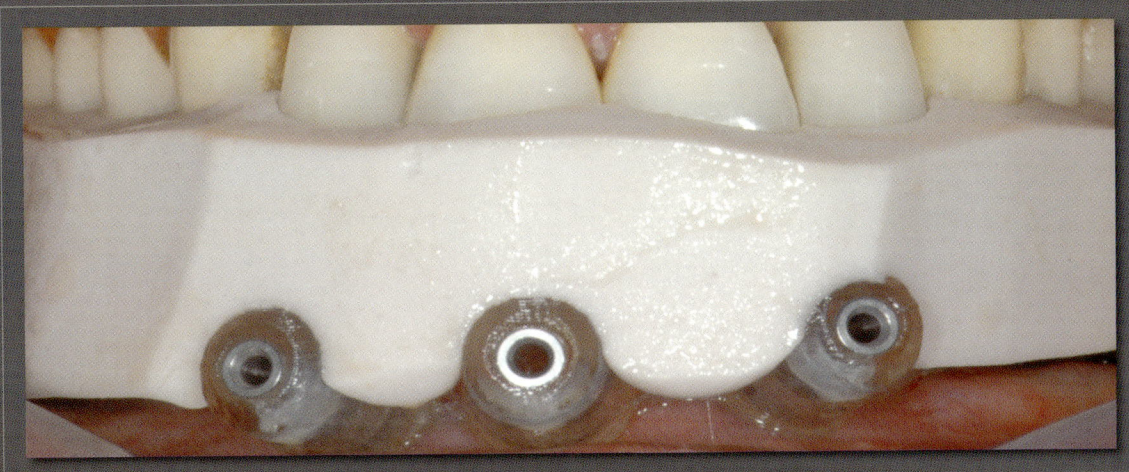

图55和图56
下颌无牙颌，后部严重萎缩。由于骨吸收严重，只能在两侧颏孔之间设计植入种植体。

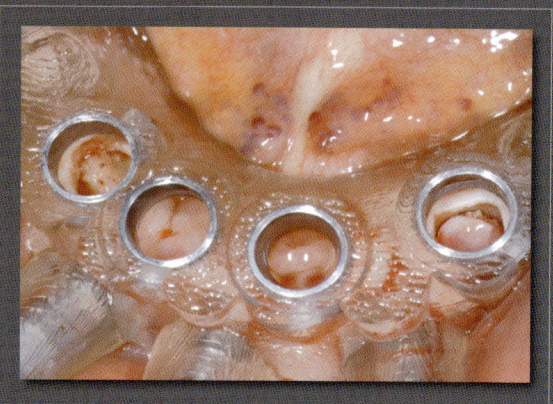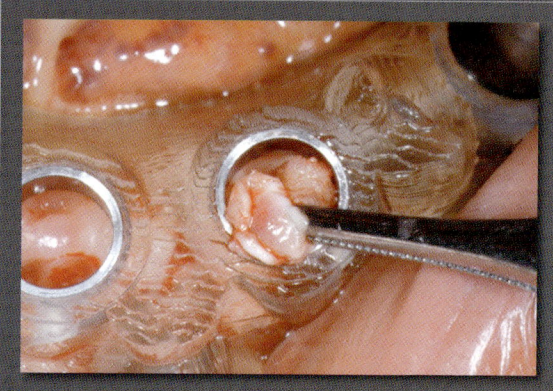

图57和图58
导板稳定固定于下颌骨后,通过导板套筒做环形切口,去除黏骨膜组织瓣后;获得了通往下方牙槽骨的手术入路。

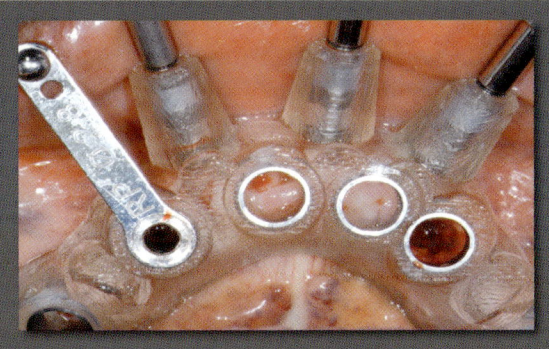

图59和图60
通过插入到导板套筒内的引导环进行逐级备洞。

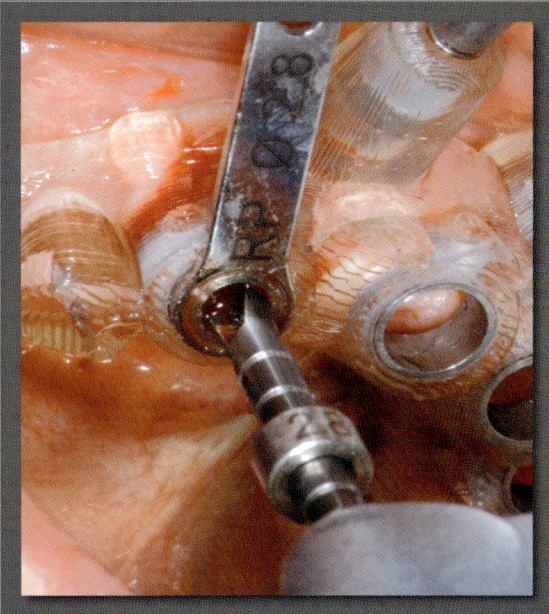

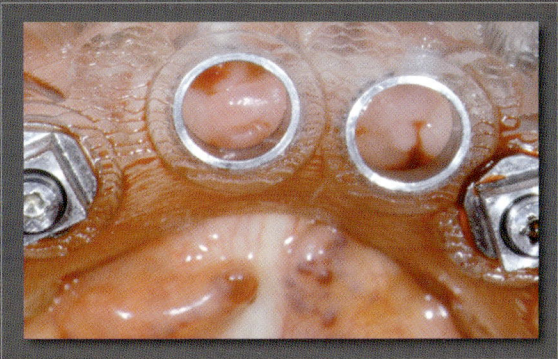

图61
前两颗种植体的交叉植入有助于稳定导板。

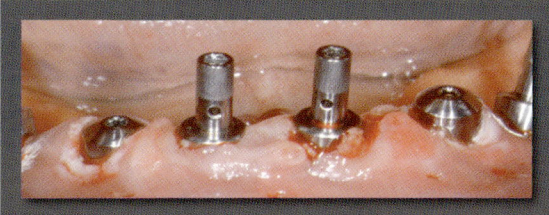

图62
种植体全部植入后的状况。

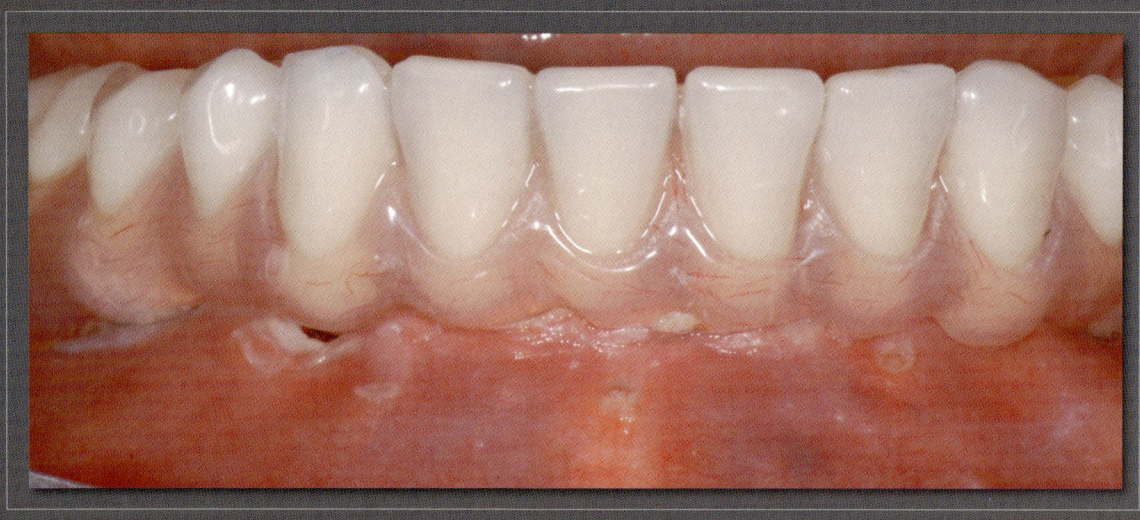

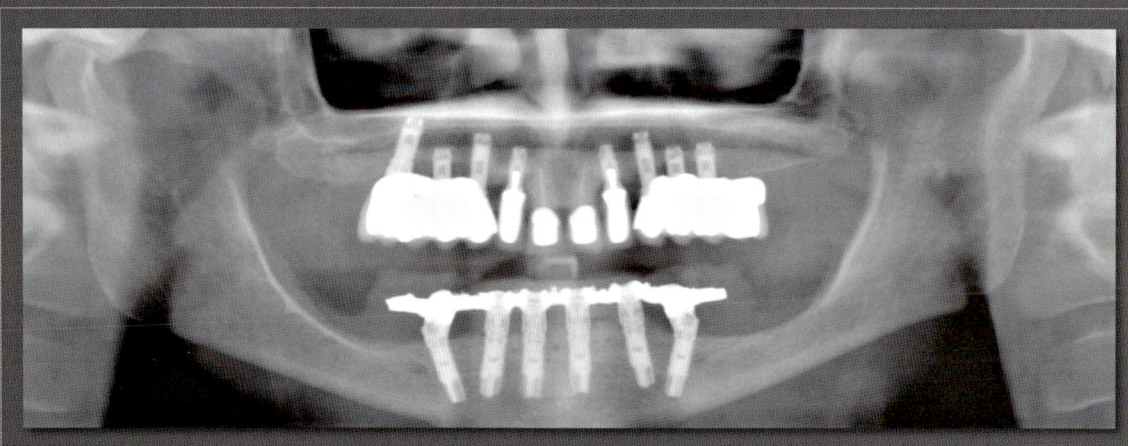

图63和图64
手术完成后完成临时修复,并进行影像学检查。

病例3（图65～图73）

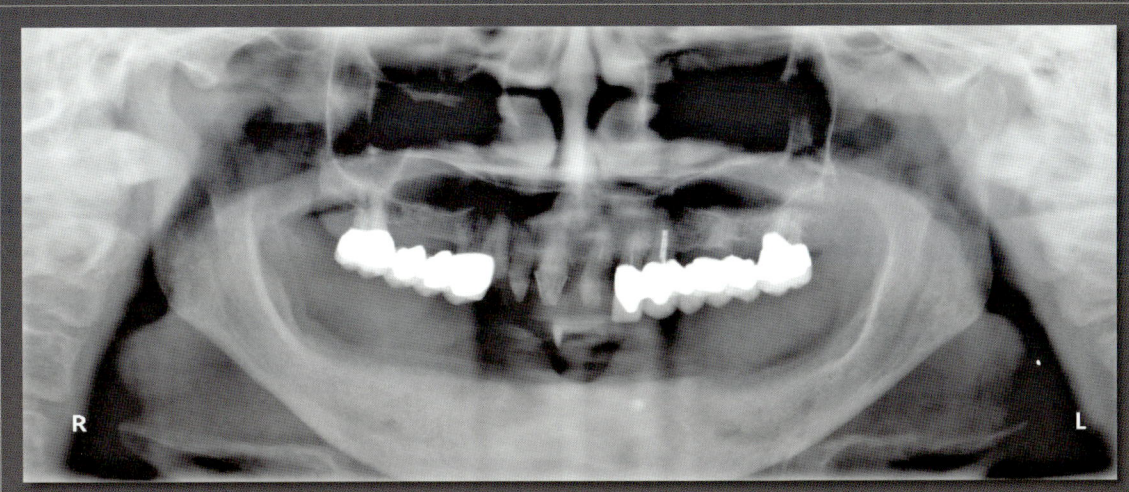

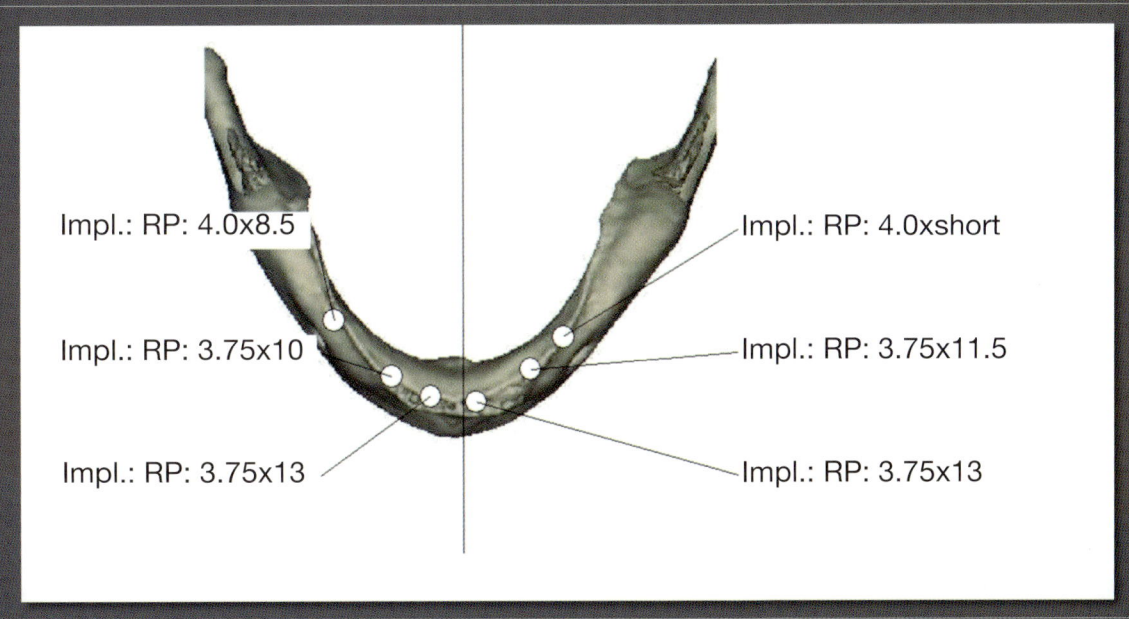

▶
图65和图66
下颌无牙颌。通过软件三维分析可以确定适合种植体植入的位置。此病例最佳的治疗方案是植入6颗种植体；4颗设计在两侧颏孔之间，2颗在下牙槽神经穿出位置的远端以减小悬臂梁。

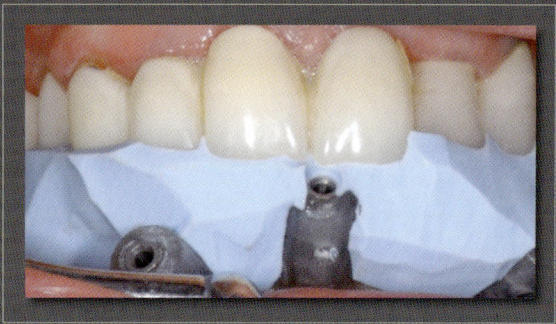
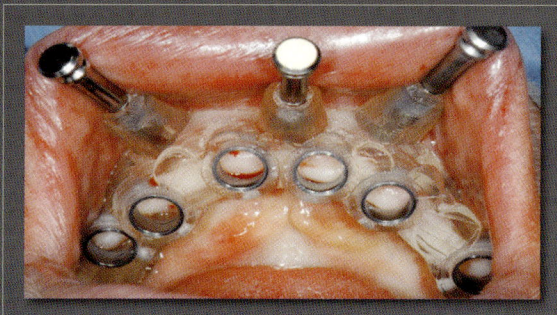

图67和图68

在口内借助手术定位记录正确就位导板。导板下方的黏膜受压后缺血发白也是确定导板是否精确就位的参考因素。

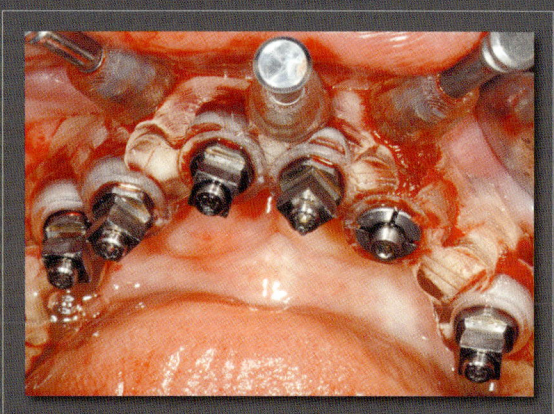

图69

植入种植体后的口内情况。

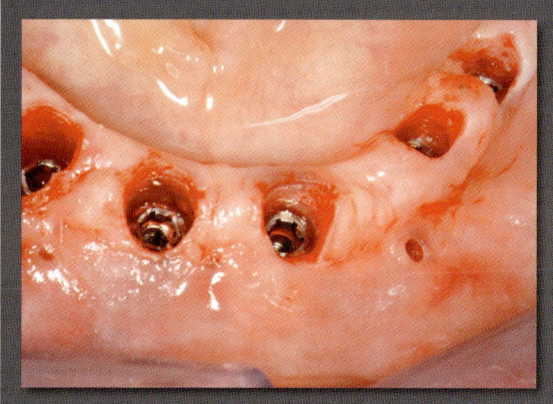

图70

术后牙龈组织的形态。

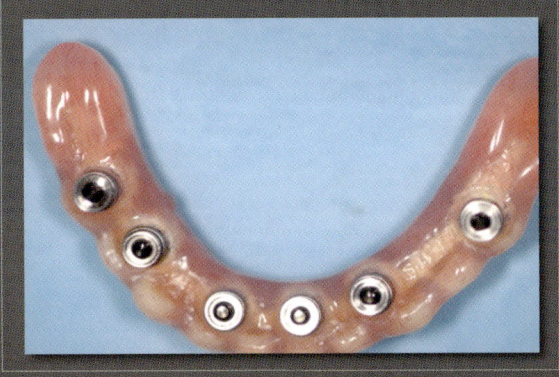
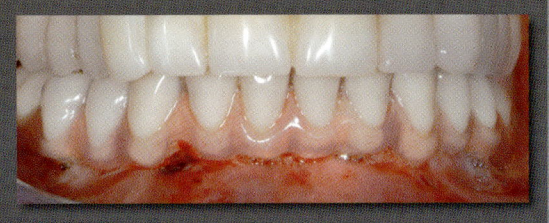

图71和图72
术后临时修复体就位并旋紧。

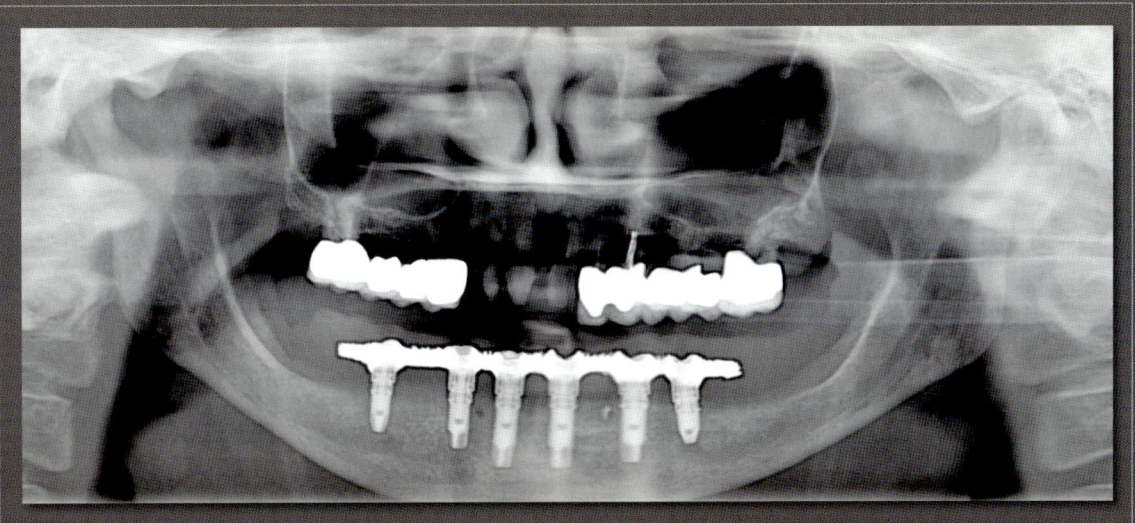

图73
影像学检查。

结论

计算机化的诊断工具通过流水线操作极大地减轻了外科医生和修复医生的工作强度，避免了过去需要花费3~6个月的周期、分几次才能完成的椅旁操作。相反，他们可把更多的时间用于信息获取、数据分析和治疗计划的制订[41]。

这些步骤必须由放射医生、外科医生、口腔修复医生以及技师合作完成，从各个角度分析临床病例，并考虑厂商所能提供的各种手术和修复方案。在设计阶段，这种团队工作仍然是该方法中主要和最需要谨慎处理的部分，即便在引入计算机辅助技术后，也是如此，这个阶段是无法忽视与跳过的。

计算机和自动化系统并不能完全取代人进行复杂的外科手术和修复治疗，制作出的修复体也无法与技工大师的作品相媲美。但口腔数字技术正在迅速发展，彻底改变了该学科所有人的工作模式[42]。我们治疗患者的方式已经受到了深刻影响，很快就会在医患沟通和操作方式上出现技术革新。

[1] Sclar AG. Guidelines for flapless surgery. J Oral Maxillofac Surg 2007;65(7 suppl 1):20–32.

[2] Cannizzaro G, Leone M, Consolo U, Ferri V, Esposito M. Immediate functional loading of implants placed with flapless surgery versus conventional implants in partially edentulous patients: A 3-year randomized controlled clinical trial. Int J Oral Maxillofac Implants 2008;23:867–875.

[3] Azari A, Nikzad S. Computer-assisted implantology: Historical background and potential outcomes—A review. Int J Med Robot 2008;4:95–104.

[4] Valente F, Schiroli G, Sbrenna A. Accuracy of computer-aided oral implant surgery: A clinical and radiographic study. Int J Oral Maxillofac Implants 2009;24:234–244.

[5] Van Steenberghe D, Glauser R, Blombäck U, et al. A computed tomographic scan-derived customized surgical template and fixed prosthesis for flapless surgery and immediate loading of implants in fully edentulous maxillae: A prospective multicenter study. Clin Implant Dent Relat Res 2005;(7 suppl 1):S111–S120.

[6] Malò P, de Araujo Nobre M, Lopes A. The use of computer-guided flapless implant surgery and four implants placed in immediate function to support a fixed denture: Preliminary results after a mean follow-up period of thirteen months. J Prosthet Dent 2007;97(6 suppl):S26–S34.

[7] Sanna AM, Molly L, van Steenberghe D. Immediately loaded CAD-CAM manufactured fixed complete dentures using flapless implant placement procedures: A cohort study of consecutive patients. J Prosthet Dent 2007;97:331–339.

[8] Merli M, Bernardelli F, Esposito M. Computer-guided flapless placement of immediately loaded dental implants in the edentulous maxilla: A pilot prospective case series. Eur J Oral Implantol 2008;1:61–69.

[9] Yong LT, Moy PK. Complications of computer-aided-design/computer-aided-machining-guided (NobelGuide) surgical implant placement: An evaluation of early clinical results. Clin Implant Dent Relat Res 2008;10:123–127.

[10] Komiyama A, Klinge B, Hultin M. Treatment outcome of immediately loaded implants installed in edentulous jaws following computer-assisted virtual treatment planning

and flapless surgery. Clin Oral Implants Res 2008;19:677–685.

[11] Johansson B, Friberg B, Nilson H. Digitally planned, immediately loaded dental implants with prefabricated prostheses in the reconstruction of edentulous maxillae: A 1-year prospective, multicenter study. Clin Implant Dent Relat Res 2009;11:194–200.

[12] D'haese J, Van De Velde T, Komiyama A, Hultin M, De Bruyn H. Accuracy and complications using computer-designed stereolithographic surgical guides for oral rehabilitation by means of dental implants: A review of the literature. Clin Implant Dent Relat Res 2012;14:321–335.

[13] Schneider D, Marquardt P, Zwahlen M, Jung RE. A systematic review on the accuracy and the clinical outcome of computer-guided template-based implant dentistry. Clin Oral Implants Res 2009;(20 suppl 4):73–86.

[14] Vasak C, Watzak G, Gahleitner A, Strbac G, Schemper M, Zechner W. Computed tomography-based evaluation of template (Nobel Guide™)-guided implant positions: A prospective radiological study. Clin Oral Implants Res 2011;22:1157–1163.

[15] Block MS, Chandler C. Computed tomography-guided surgery: Complications associated with scanning, processing, surgery, and prosthetics. J Oral Maxillofac Surg 2009;67(11 suppl):13–22.

[16] Vrielinck L, Politis C, Schepers S, Pauwels M, Naert I. Image-based planning and clinical validation of zygoma and pterygoid implant placement in patients with severe bone atrophy using customized drill guides. Preliminary results from a prospective clinical follow-up study. Int J Oral Maxillofac Surg 2003;32:7–14.

[17] Di Giacomo GA, Cury PR, de Araujo NS, Sendyk WR, Sendyk CL. Clinical application of stereolithographic surgical guides for implant placement: Preliminary results. J Periodontol 2005;76:503–507.

[18] Van Assche N, van Steenberghe D, Guerrero ME, et al. Accuracy of implant placement based on pre-surgical planning of three-dimensional cone beam images: A pilot study. J Clin Periodontol 2007;34:816–821.

[19] Pettersson A, Kero T, Gillot L, et al. Accuracy of CAD/CAM-guided surgical template implant surgery on human cadavers: Part I. J Prosthet Dent 2010;103:334–342.

[20] Veyre-Goulet S, Fortin T, Thierry A.

Accuracy of linear measurement provided by cone beam computed tomography to assess bone quantity in the posterior maxilla: A human cadaver study. Clin Implant Dent Relat Res 2008;10:226–230.

[21] Kobayashi K, Shimoda S, Nakagawa Y, Yamamoto A. Accuracy in measurement of distance using limited cone-beam computed tomography. Int J Oral Maxillofac Implants 2004;19:228–231.

[22] Van Steenberghe D, Naert I, Andersson M, Brajnovic I, Van Cleynenbreugel J, Suetens P. A custom template and definitive prosthesis allowing immediate implant loading in the maxilla: A clinical report. Int J Oral Maxillofac Implants 2002;17:663–670.

[23] Lal K, White GS, Morea DN, Wright RF. Use of stereolithographic templates for surgical and prosthodontic implant planning and placement. Part I. The concept. J Prosthodont 2006;15:51–58.

[24] Takeshita F, Tokoshima T, Suetsugu T. A stent for presurgical evaluation of implant placement. J Prosthet Dent 1997;77:36–38.

[25] Borrow JW, Smith JP. Stent marker materials for computerized tomograph-assisted implant planning. Int J Periodontics Restorative Dent 1996;16:60–67.

[26] Spin-Neto R, Marcantonio E Jr, Gotfredsen E, Wenzel A. Exploring CBCT-based DICOM files. A systematic review on the properties of images used to evaluate maxillofacial bone grafts. J Digit Imaging 2011;24:959–966.

[27] Bornstein MM, Scarfe WC, Vaughn VM, Jacobs R. Cone beam computed tomography in implant dentistry: A systematic review focusing on guidelines, indications, and radiation dose risks. Int J Oral Maxillofac Implants 2014;(29 suppl):55–77.

[28] Swennen GR, Mommaerts MY, Abeloos J, et al. A cone-beam CT based technique to augment the 3D virtual skull model with a detailed dental surface. Int J Oral Maxillofac Surg 2009;38:48–57.

[29] Chen SK. Integration of the digital imaging and communications in medicine standard into an oral and maxillofacial image management and communication system. Oral Surg Oral Med Oral Pathol Oral Radiol Endod 2001;91:235–238.

[30] Loubele M, Maes F, Schutyser F, Marchal G, Jacobs R, Suetens P. Assessment of bone segmentation quality of cone-beam CT versus multislice spiral CT: A pilot study. Oral Surg

Oral Med Oral Pathol Oral Radiol Endod 2006;102:225–234.

[31] Vercruyssen M, Fortin T, Widmann G, Jacobs R, Quirynen M. Different techniques of static/dynamic guided implant surgery: Modalities and indications. Periodontol 2000 2014;66:214–227.

[32] D'haese J, Van De Velde T, Elaut L, De Bruyn H. A prospective study on the accuracy of mucosally supported stereolithographic surgical guides. Clin Implant Dent Relat Res 2012;14:293–303.

[33] Kang SH, Lee JW, Lim SH, Kim YH, Kim MK. Validation of mandibular genioplasty using a stereolithographic surgical guide: In vitro comparison with a manual measurement method based on preoperative surgical simulation. J Oral Maxillofac Surg 2014;72:2032–2042.

[34] Kang SH, Lee JW, Lim SH, Kim YH, Kim MK. Verification of the usability of a navigation method in dental implant surgery: In vitro comparison with the stereolithographic surgical guide template method. J Craniomaxillofac Surg 2014;42:1530–1535.

[35] Scolozzi P, Herzog G. Total mandibular subapical osteotomy and Le Fort I osteotomy using piezosurgery and computer-aided designed and manufactured surgical splints: A favorable combination of three techniques in the management of severe mouth asymmetry in Parry-Romberg syndrome. J Oral Maxillofac Surg 2014;72:991–999.

[36] Doan NV, Du Z, Reher P, Xiao Y. Flapless dental implant surgery: A retrospective study of 1,241 consecutive implants. Int J Oral Maxillofac Implants 2014;29:650–658.

[37] Vercruyssen M, Hultin M, Van Assche N, Svensson K, Naert I, Quirynen M. Guided surgery: Accuracy and efficacy. Periodontol 2000 2014;66:228–246.

[38] Tsoukaki M, Kalpidis CD, Sakellari D, Tsalikis L, Mikrogiorgis G, Konstantinidis A. Clinical, radiographic, microbiological, and immunological outcomes of flapped vs. flapless dental implants: A prospective randomized controlled clinical trial. Clin Oral Implants Res 2013;24:969–976.

[39] Nocini PF, Castellani R, Zanotti G, Bertossi D, Luciano U, De Santis D. The use of computer-guided flapless dental implant surgery (NobelGuide) and immediate function to support a fixed full-arch prosthesis in

fresh-frozen homologous patients with bone grafts. J Craniofac Surg 2013;24:e551–e558.

[40] Cannizzaro G, Felice P, Soardi E, et al. Immediate loading of 2 (all-on-2) versus 4 (all-on-4) implants placed with a flapless technique supporting mandibular cross-arch fixed prostheses: 1-year results from a pilot randomised controlled trial. Eur J Oral Implantol 2013;6:121–131.

[41] Hultin M, Svensson KG, Trulsson M. Clinical advantages of computer-guided implant placement: A systematic review. Clin Oral Implants Res 2012;23(suppl 6):124–135.

[42] Sicilia A, Botticelli D. Working Group 3. Computer-guided implant therapy and soft- and hard-tissue aspects. The Third EAO Consensus Conference 2012. Clin Oral Implants Res 2012;23(suppl 6):157–161.

第 5 章

无牙颌患者的引导手术治疗

流行病学

世界卫生组织（WHO）[1]认为牙列缺失是一种不利于健康的状态，其严重影响了人类的进食、语言这两大必要功能，对人们的咀嚼功能和生活质量都有极大的影响。随着口腔预防医学和口腔修复学的不断发展，近年来，牙列缺失的患病率有所下降，但在老年人口中仍然是影响公共健康的最大问题之一[1-2]。

牙列缺失和牙列缺损的患病率与发病率在世界范围内缺少充足的统计数据，不同国家之间甚至同一个国家不同地区之间都存在着很大差异。此外，不同地区的教育水平、社会经济条件、生活习惯、口腔保健和口腔护理的条件等存在差异，很难对不同国家之间的样本进行直接比较[3]。

成人缺牙与很多因素相关，牙列缺失致病因素中口腔疾病占比明显高于社会经济因素[3]。目前，学界普遍认为牙周病失牙占所有牙齿缺失的35%，而龋失牙则超过50%[4]。在所有牙齿拔除的原因中（如所有牙齿全部拔除），龋病是主要原因[5]。龋病的发生与菌斑的数量、质量，摄取可酵解糖的频数、频率，患者的局部、系统免疫应答，唾液的性质以及牙体硬组织的形态结构密切相关。老年人手部灵活性降低，刷牙的难度较大，因而牙菌斑更易累积，龋齿和牙周疾病风险相应增加[6]。健康状况、生活习惯、全身健康状况的退化以及特定的系统性疾病都与成人牙列缺失的风险因素相关[7]。在生活习惯中，除去药物使用之外，吸烟无疑是与牙列缺失最为相关的危险因素。吸烟者牙齿脱落的概率几乎是不吸烟者的两倍[8]。

Mojon等[9]学者发现在长期实施口腔预防计划的国家，如斯堪的纳维亚国家，牙列缺失的发病率已经下降。这一结果与全球大多数地区的趋势并不相似，尤其是在人口较稠密的发展中国家，如印度和中国，其成年人口中牙列缺失患者比率非常之高[9]。而美国的牙列缺失患者数也相对较高，约有900万。

60岁以上人群中牙列缺失的患病率为25%[10]。据统计数据预测，未来10年，在1.5亿名成年人中将新增近1000万名无牙颌患者[11]。美国成年人口中，需要全口义齿的人数将从1991年的3360万人增加到2020年的3790万人[12]。

尽管牙齿缺失的患病率正在逐渐下降，但由于人口总量和寿命的增加，加之西方生活方式与高糖饮食的作用，全世界无牙颌患者的数量基本保持稳定[5,10,12]。2010年无牙颌患者人数达到加拿大60~79岁人口总数的21.7%，不同区域之间患病率不同：魁北克的患病率为14%，而水氟化和吸烟者较少的东北地区为5%[3,10]。很多研究表明，牙列缺失与社会经济条件有紧密的联系，其在穷人和妇女中更为普遍[3,13]。

综上，无牙颌的治疗是一项重要的公共卫生事业。绝大多数无牙颌患者可通过全口义齿来修复。众所周知，该修复方式仅能恢复部分咀嚼功能，并与一系列临床并发症和症状有关，如创伤性溃疡、口炎、黏膜增生、味觉改变、角状唇炎和灼口综合征等[14-18]。第三次国家健康和营养检查调查（NHANES Ⅲ）纳入17000名患者样本，其结果显示全口义齿相关病变占所有口内病变的9%左右[19]。全口义齿也可能与口腔运动障碍有关。口腔运动障碍是一种异常的、非自主的和典型的口腔颌面部症状，可能是由牙齿本体感觉丧失后咬合接触的敏感性降低引起，这可能增加患者的不适感[20-21]。随着时间的推移，颌骨不断吸收，尤其是下颌骨，骨吸收可显著影响义齿的固位与稳定，极大地影响义齿功能。

牙齿缺失的主要后果包括咀嚼效率降低。患者满意的咀嚼功能（通过研磨食物的能力评估）和有效的咀嚼能力（患者自述）至少需要20颗牙齿（包括前牙在内的9~10对有咬合接触的上下颌牙齿）[22]。全口义齿的咀嚼力仅为天然牙的1/4[23]。研磨同样的食物，全口义齿相较于天然牙需要多咀嚼7次[24]。无牙颌患者咀嚼功能降低的明显表征是咬肌萎缩[25]。咀嚼功能降低对无牙颌患者的饮食有明显影响，根本性地改变了患者对食物的选择[10,26-28]。20世纪90年代，Locker[29]报道39%的老年无牙颌患者无法吃他们想吃的食物，29%的患者表明进食的乐趣受到影响，14%的人甚至避免在别人面前进食。

无牙颌患者饮食结构的改变导致水果、蔬菜和富含维生素和纤维的食物如面包等的摄取急剧减少，相反富含胆固醇和饱和脂肪的食物摄取增加[28,30-32]。这些进食选择增加了无牙颌患者肥胖、胃炎、消化性溃疡和十二指肠溃疡的风险，提高了2型糖尿病的风险，可诱发循环系统疾病，如高血压、主动脉瓣狭窄、心脏病和卒中等[33-40]。

牙列缺失与慢性系统疾病之间的相关性导致慢性病患者预期寿命减少。据Shimazaki等学者的研究，牙列缺失的慢性病患者，其死亡率显著高于口内存留20颗或更多颗牙齿的慢性病患者，牙列缺失也与缺血性心脏病、卒中和胃肠道癌症的死亡率呈正相关[41]。学者推测，70岁以上的老年人口腔中存留的每一颗牙齿，都可在7年后降低4%的死亡率[42]。

牙列缺失不仅影响咀嚼功能，对患者的社会生活和人际关系也有很大的影响，可导致患者生活质量下降。口腔健康相关的生活质量（OHQoL）这一概念正日益普及，许多学者证明牙列缺失与OHQoL的减少密切相关，无牙颌患者社会生活和日常活动严重受阻，自尊和心理健康逐渐缺失[43-48]。佩戴不合适义齿的无牙颌患者常常避免参加社交活动，因为他们担心自己的外表，无法正常地在别人面前说话、大笑和进食。极端情况下，可导致患者彻底与社会隔离[49-51]。因此，应用活动义齿治疗牙列缺失并不能完全解决无牙颌患者面临的所有问题。

为了克服与牙列缺失相关的诸多问题，20世纪70年代，学者首次提出使用固定于骨内的种植体以实现固定修复的治疗方案[52-53]。该方案治疗多牙缺失和单牙缺失已被证实有良好的效果与预后，如不考虑费用问题，该方案将是治疗牙列缺失的首选方案。

大量研究表明，种植义齿相较于传统义齿能更大程度地改善咀嚼功能，提高了患者的生活质量（QoL）[54-58]。该治疗方式的另一优点是种植体植入骨内可预防牙列缺失造成的渐进性骨吸收。某些情况下，种植体支持式固定修复甚至可以增加无牙颌患者下颌后外区的骨量[59]。

大量研究显示，原先使用全口义齿的患者经种植治疗后，QoL显著增加[60-62]。患者不再有咀嚼疼痛，得以正常进食，并且患者自觉有种植体固定在骨内，提高了患者社交中的安全感和自尊。

治疗牙列缺失时，骨结合种植体相较于就位在黏膜上的义齿存在诸多优点，然而很多因素限制了其大范围的使用。其中，费用问题占很大比重，种植治疗的技术敏感性、发病率和较长的治疗周期也限制了其大范围的使用。

随着即刻负荷技术的不断发展，种植手术和种植体支持式修复方案推陈出新，不断地验证其可行性，也逐步推广其应用。近年来，在引导手术的引入和逐渐普及之下，即刻负荷技术变得更为简单直接。

一项较新的多中心研究对30例患者进行3年随访，结果表明：从种植成功率上看，计算机辅助的不翻瓣全口种植手术和预成义齿即刻负荷，是治疗上、下颌牙列缺失的一种有效且预后良好的方法，从口腔健康状况影响的生活质量这一概念上看，该方法极大地提升了无牙颌患者的生活质量[63]。

下颌引导手术

下颌骨由于其解剖特征和较理想的骨质，尤其在颏前区，下颌骨的结构最适合进行引导手术并即刻负荷。下颌骨前部通常不存在骨量上的障碍，且其骨密度往往属于Lekholm-Zarb[64]分类法中的Ⅰ型或Ⅱ型，或Misch[65]分类法中的D1或D2类。

众所周知，D1类骨微观结构的特点在于骨质非常紧密、血管化不良，营养主要依赖于骨膜。因此，它可提供良好的种植体初期稳定性，但其再生能力劣于松质骨。

D2类骨的特征为，外围有充足的骨皮质，内部有充足的骨髓。这种结构既具有骨皮质提供的较强的生物力学性能，又有高度血管化的骨髓成分提供的优异的再生潜力，二者达到了正确的平衡。下颌骨因具备这两种特征，是种植体即刻负荷的理想位置。

共振频率分析显示植入在这两类骨中的种植体稳定性（ISQ）与时间无明显关联[66-67]。观察结果表明，虽然从再生潜能的角度上看，下颌骨骨质紧密、血管化较少，不利于骨再生。但其紧密的骨质可以与种植体表面形成锁合，愈合过程中仅有少量编织骨介入，可从机械学的初期稳定性逐渐过渡到生物学的中期稳定性，整个过程中种植体与骨之间的稳定性无明显变化[68-70]。

下颌种植手术时，尤其是进行引导手术时，精细的外科操作对保护骨的活力和随后的愈合过程非常重要。

下颌骨的高密度增加了过热骨坏死的风险，特别在引导手术中，钻头穿过手术导板进行冲洗和冷却，降温比翻黏骨膜瓣的常规手术困难。研究表明，温度升高超过47℃即可导致骨坏死，可造成种植体纤维愈合和种植失败[71-72]。不冲洗冷却的钻头几秒内可产生超过100℃的温度，术区几毫米外部位的温度也可超过47℃[73]。实验证实，增加钻头对骨面的压力也会增加摩擦力，从而导致术区温度显著升高。相反，提高钻头转速和降低压力可显著降低过热骨坏死的风险[74]。因此，在引导手术中制备种植窝洞，尤其在下颌区，应使用较少磨损的钻头进行操作。总而言之，采用计算机辅助技术时，下颌种植手术应尽可能无创。

钻头与骨必须是间歇性接触，操作间停顿3~4秒，以便冷生理盐水充分冷却窝洞。骨的强度越大、密度越大，术者在骨上施加的压力越大，就越需要增加钻头转速。操作过程中时常顺着钻头的纵向沟槽以及在制备的窝洞中去除多余骨屑，可保持钻头的切割能力，避免对窝洞侧壁产生不必要的压力。

即刻负荷时，为达到最佳的种植体初期稳定性，往往使用比种植体直径小一号的钻头来进行窝洞的最后扩孔。此方法可获得较高的植入扭矩，一般可转化为较高的初期稳定性。绝大多数文献报道，在32~40Ncm甚至更高的扭矩时，种植体有较高的成功率[75,76]。然而，值得注意的是，迄今为止没有随机对照研究确定用于即刻负荷的正确扭矩，研究显示即使扭矩较低（15Ncm）的种植体也能实现骨结合[77]。下颌区一般不需要刻意追求较大的植入扭矩。下颌骨尤其是颏前区，良好的骨质加之种植体的夹板作用，通常可以获得良好的初期稳定性。

引导手术应避免过高的植入扭矩，因其可能造成种植入路的偏差、外科导板的错位、种植体螺纹和基台连接部的损坏，进而影响整体治疗效果。对骨密度较高的种植区域应进行部分或全程攻丝，条件允许时，应适当缩短种植窝洞攻丝长度，使种植体以适当的扭力进入预定深度（图1和图2）。

出于同样的原因，在选择种植体外形时，选择流线型种植体以便于植入是非常必要的。适用于Ⅳ型骨的颈部膨大形态的种植体可能很难在下颌植入，这类种植体在植入阶段可能会完全锁死，并同样难以移除。

无牙颌虚拟手术设计的另一个重要考量是剩余骨量。下颌牙列缺失后牙槽骨不断吸收，吸收模式遵循一定规律，可以预估[78]。首先是颊舌向的骨吸收，接着骨高度不断降低，一些极端情况下，下颌只剩下基底骨，下牙槽神经管逐渐浮于骨面，直至从颏孔穿出下行。在下颌骨显著萎缩的病例中，由于牙槽嵴的不断吸收，下颌骨出现外向型骨吸收，与有牙列牙槽嵴相比，种植可用的余留骨较之基底骨位于更偏向颊侧的位置（图3和图4）[79]。

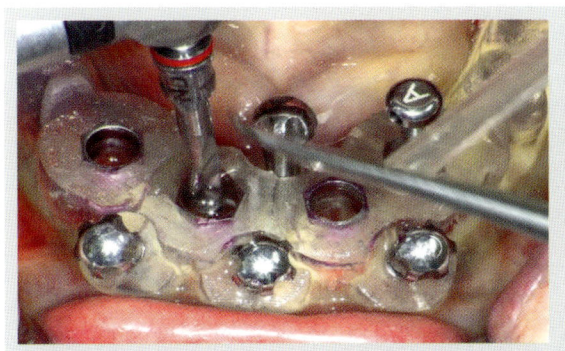 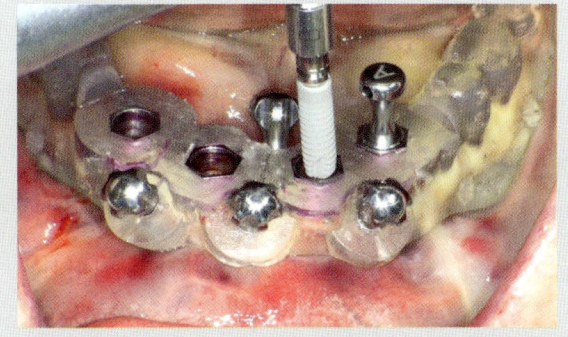

图1和图2
骨密度很高的区域，过量预备或者攻丝是非常必要的。

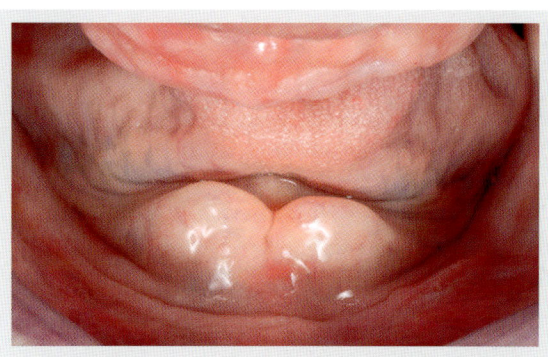
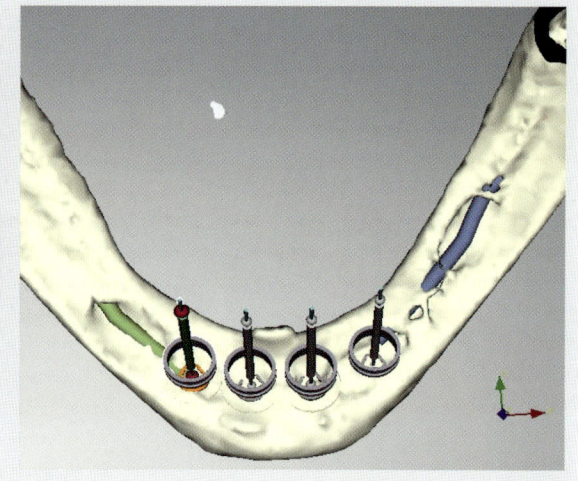

图3和图4
下颌骨重度吸收,下牙槽神经管浮于骨面。

此外,由于咬肌和翼内肌牵拉,下颌角后下方骨吸收造成下颌角角度增加,下颌骨垂直高度丧失加之肌肉牵拉造成下颌骨逆时针旋转。极端情况下,上、下颌骨同时吸收,可彻底打乱上、下颌的三维位置关系[80]。

下颌骨吸收模式存在个体差异,与调节骨代谢的全身因素有关,这些因素包括:降钙素和甲状旁腺激素,全身性疾病如:骨质疏松症和骨软化症,系统用药如:抗惊厥药和皮质类固醇。此外,遗传因素、不同的面部形态、拔牙、手术创伤、不合适的义齿均可加重骨吸收[12,80]。

三维重建的虚拟诊断和种植方案设计是迄今为止分析下颌骨的形态和骨量最精确的诊疗手段。它有助于规避手术对解剖结构的损害,如下牙槽神经血管束或防止皮质骨穿孔,以极清晰的方式显示下颌后区的倒凹和下颌前区的沙漏形态(图5~图7)。

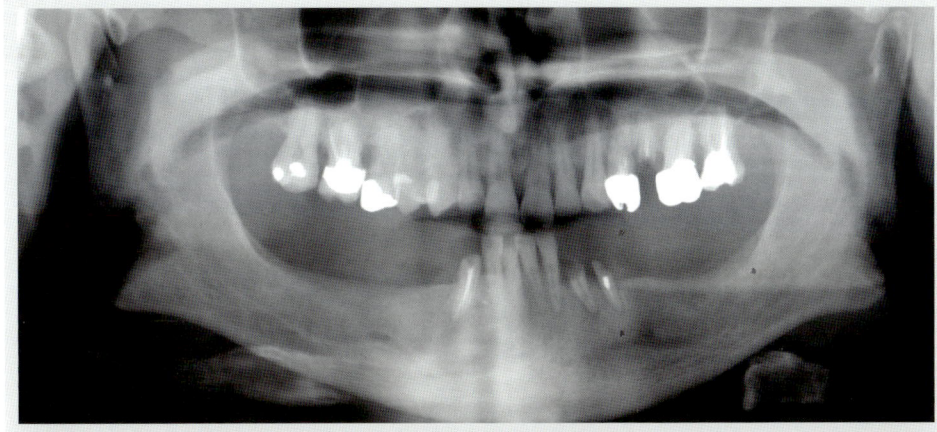

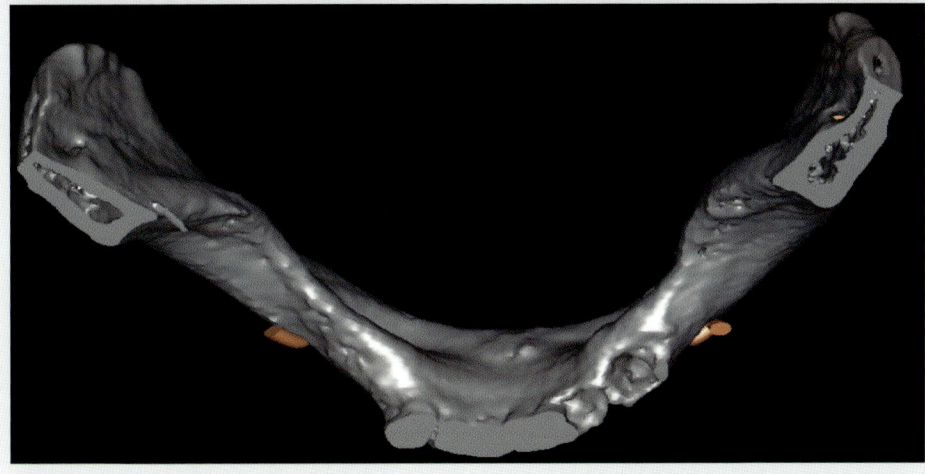

图5
下颌沙漏样骨吸收。该解剖形态形成的倒凹在二维的全景片上很难被发现。

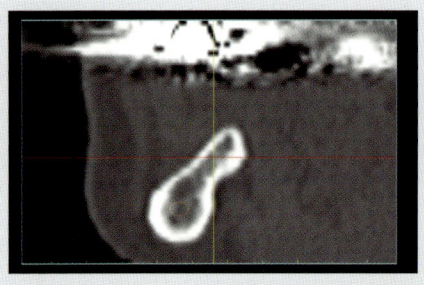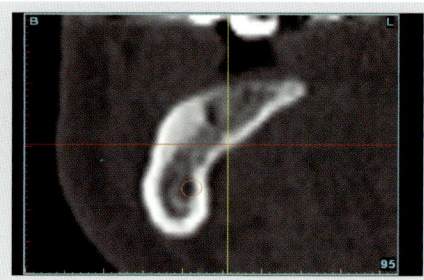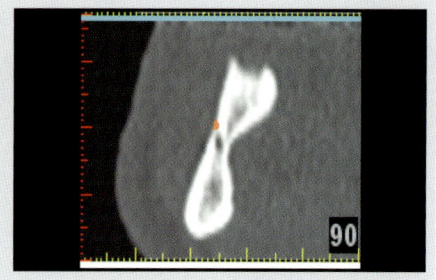

图6
下颌骨形态在CT扫描断面上的解剖变异。如果这些解剖变异术前未充分认识，术中则可能存在下颌骨舌侧皮质骨穿孔的风险。

引导手术为无牙颌种植带来的一个最显著的优点在于：某些极度骨吸收的下颌骨，颏孔完全移位至牙槽嵴顶，引导手术可避免损伤到这些结构。引导手术对解剖薄弱位置的精确分析，相较于传统方法；它可以更为精确地规划手术入路、制备种植窝洞；更准确地制作固定修复体，即使下颌后外区域极度萎缩也可最大限度地利用颏部骨量达到良好的治疗效果[65]。下颌前区常横穿重要血管，三维分析可清楚地显示这些解剖结构，以便在制订虚拟手术计划时将其规避（图8和图9）。

当下颌骨重度吸收至出现上文所描述的形态时，进行翻瓣手术需谨慎。翻瓣手术相较于不翻瓣手术可较好地保留角化龈，同时能更好地观察解剖结构，但它破坏下牙槽神经或穿透舌侧黏膜的风险更大，这可能导致口底出血和潜在的致命并发症[81-82]。舌侧黏膜穿孔可损伤舌骨上区的舌下动脉分支（舌动脉的分支），或者较为少见的是舌骨下区的下颌下动脉（面动脉的分支），导致舌底、舌或下颌下窝出血和出血性梗死。甚至进一步导致喉腔阻塞和随后的上气道阻塞（图10）[81-82]。

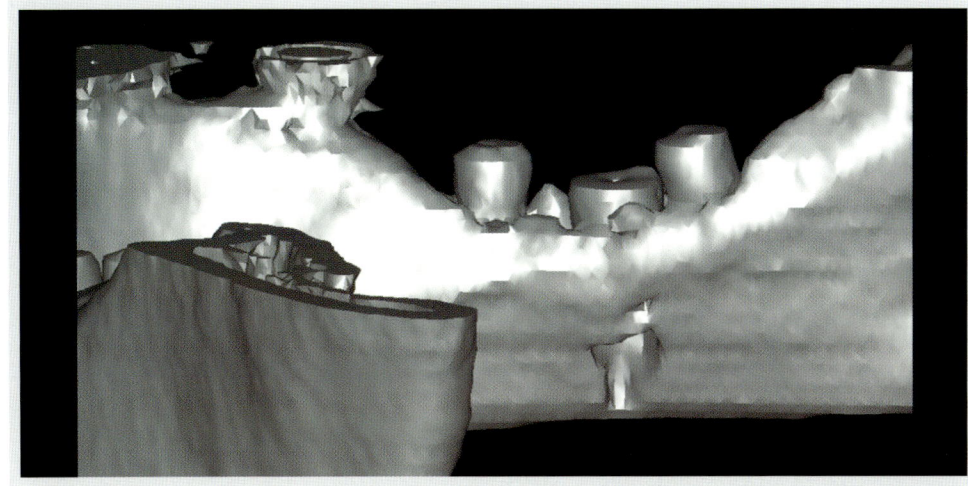
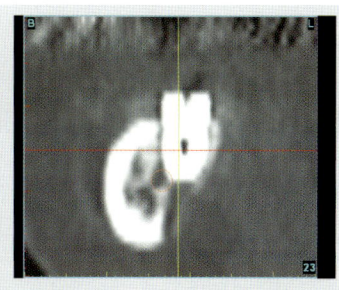

图7
仅依据二维影像进行手术造成的舌侧皮质骨穿孔。该穿孔可引起严重的并发症。

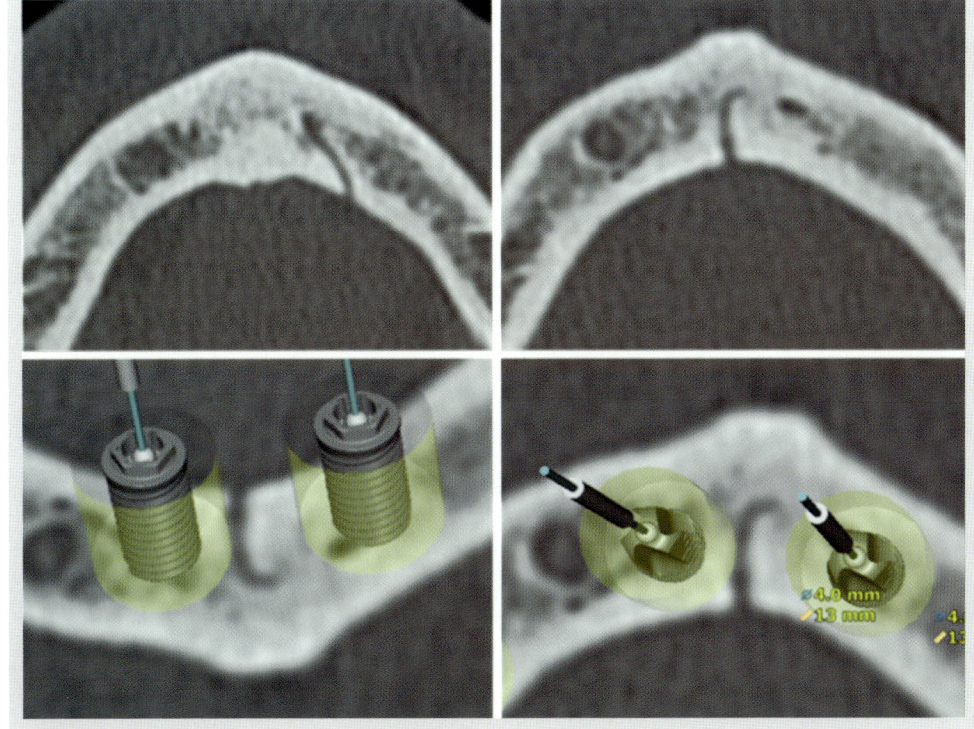

图8
CT非常清楚地显示血管穿过正中联合和联合旁区,并形成相互吻合。虚拟手术设计可使种植体避开这些解剖结构,与血管神经保持安全距离。

图9
矢状面观察到虚拟设计的植入位置与两条正中联合和联合旁区血管吻合保持适当的安全距离。同时也要确保种植体与舌侧骨皮质间存有适当的安全距离。这一水平的血管损伤可导致难以控制的舌骨下窝出血。

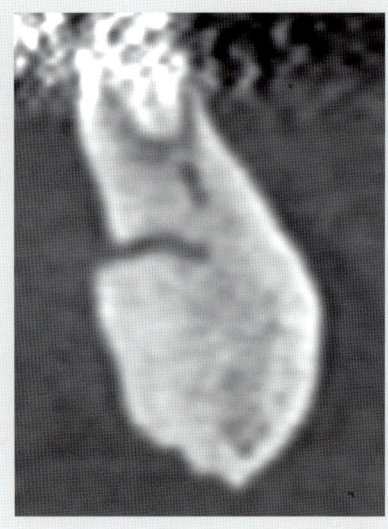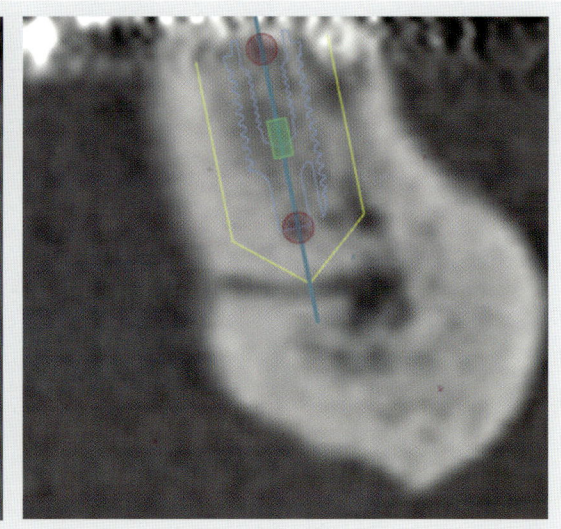

图10
附着龈较少的患者拔牙后采用计算机引导手术。该病例中，建议翻开黏骨膜瓣后放置外科导板，以免损失附着龈。取下导板后，可在种植邻近部位的正中联合区看到具有明显管腔的血管分支。虚拟手术设计使医生在术前充分了解解剖结构。

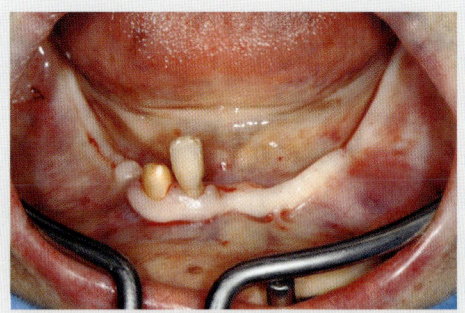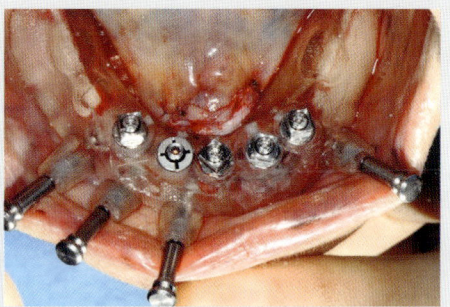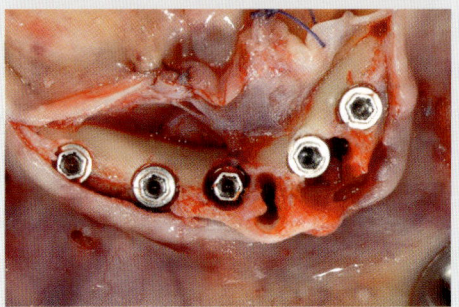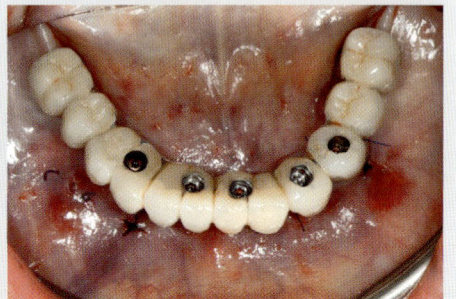

下颌牙列缺失不同于牙列缺损，其引导手术的难点在于，外科导板很难达到符合手术要求的稳定性。因此，整个治疗设计过程应先制作精确的放射导板。尤其在准备做不翻瓣手术时，放射导板应该有充足的厚度，以保持其强度（至少4mm）；边缘应充分伸展，一方面便于获得足够的支撑，另一方面可提供固位钉充足的位点。即使义齿已经重衬过，也不应使用患者原先的全口义齿作为放射导板。因为全口义齿制作时制取的是功能印模，为了取得良好的固位和稳定，义齿边缘终止于肌肉附着之上，如果修复体边缘过度伸展，将会导致疼痛和移位，对稳定和固位产生不利影响。

放射导板的制作与全口义齿完全不同；放射导板通过计算机辅助设计/计算机辅助制造（CAD/CAM）技术转换成外科导板，它的颊舌侧边缘应充分伸展，超过肌肉附着，该设计的目的在于增加导板的术中稳定性。制作流程首先从制作个别托盘开始，托盘边缘应在颊舌向充分伸展。对托盘进行加高时也应尽可能地将边缘过度延伸，舌侧也需要过度延伸，尤其是在下颌骨中部的舌下封闭区。

在这个区域一般需要设置1～2个舌侧固位钉，从而抵抗外科导板术中的摆动和下沉。在使用精确印模材料取模时，患者应在一个相对放松的体位，以便于托盘就位和材料尽可能接触到组织的根方。此时应格外注意：患者突然的肌肉运动可以使托盘移位，影响形态信息的获取（图11）。

图11

（a）患者口内情况：牙槽骨吸收、松软牙槽嵴、高位系带和肌肉附着。（b）肌肉和系带附着限制了托盘边缘的延伸。（c和d）将肌肉向下牵拉，原本贴合的托盘边缘可以进一步扩大和伸展。（E和F）口内使用丙烯酸树脂加高托盘颊舌侧，以增加放射导板的支撑面积，进而扩大外科导板的支撑面。

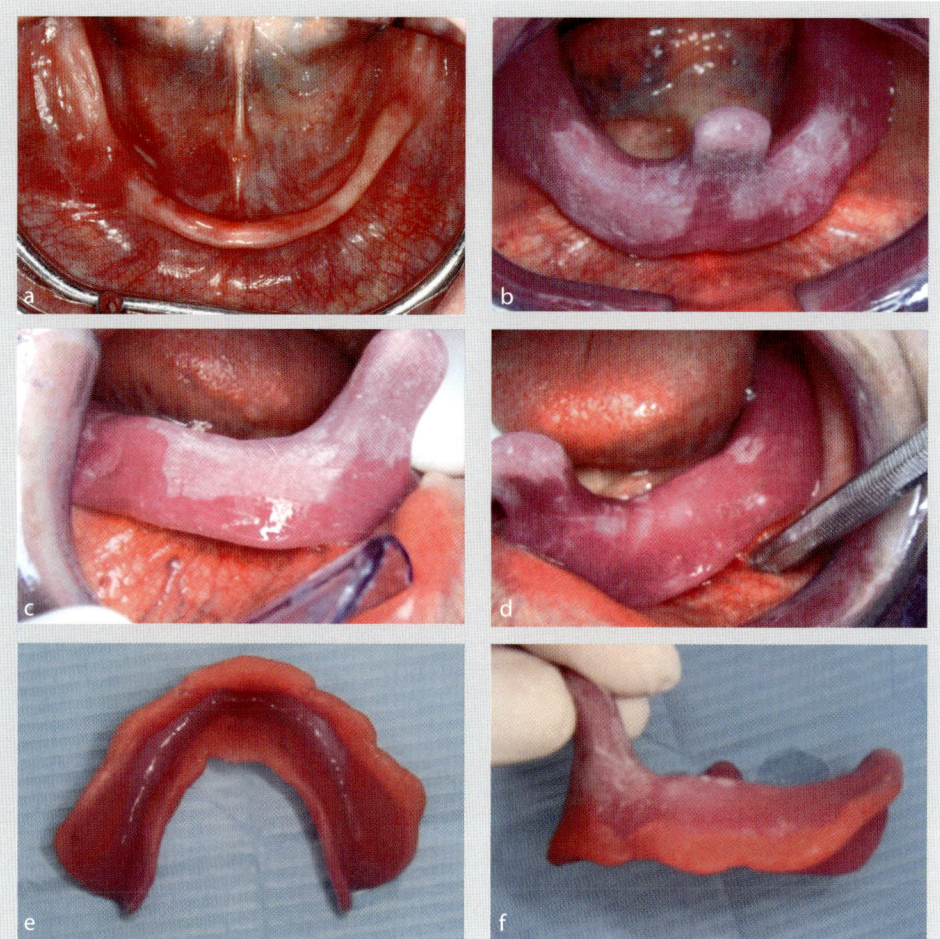

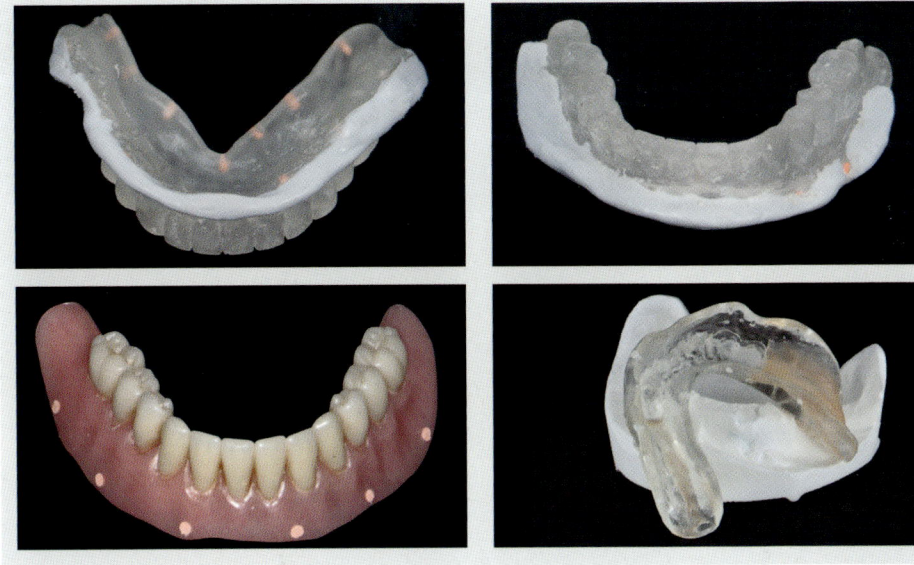

图12
放射导板上正确的阻射标记点位置,有时放射导板可能是患者的义齿。

按上述方法取模、灌注模型之后,制作放射模板,其中放置6~8个阻射标记点(图12)。

口内试戴阶段,作为印模托盘延伸的可替代方法,放射导板可以直接使用热塑性糊剂延长导板边缘。放射导板扫描之前,必须使用压力指示剂在口内测试导板,找出压力过大的区域,并对其进行调磨;当放射导板不能很好地与患者口内贴合时,必须添加材料。必要时可直接在口内重衬,使用Flexacry Soft(Lang Dental)(图13)等软树脂进行重衬。该材料可以精确描记倒凹(图14)。由于软树脂容易改性和变形,使用这种材料在口内进行重衬后应即刻进行CT扫描。一旦放射导板完全贴合,就可以获得扫描数据。

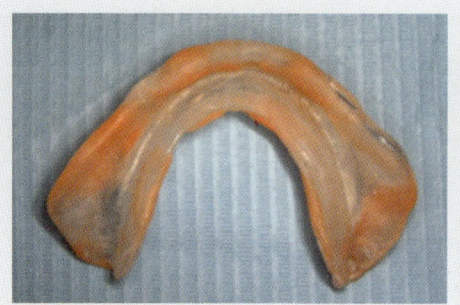
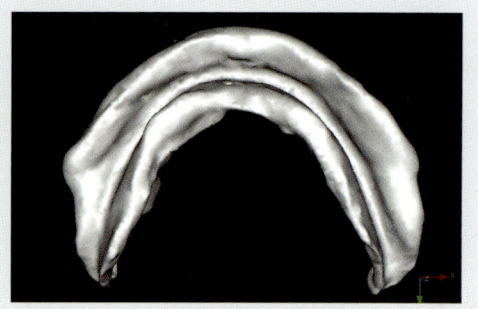

图13（左）
放射导板口内重衬后。

图14（右）
导板重衬后的扫描图像。

扫描定位记录（scan index）由硬硅橡胶制成，可以用两种不同的方法制作：技师上𬌗架制作，或者直接使用透射硅橡胶，口内制作，患者戴入放射导板，闭口咬透射硅橡胶。待硅橡胶固化后，直接进行扫描时，硅橡胶定位记录可以指引放射导板再次准确就位（图15）。

患者现在可以进行CT扫描。目前学术界倾向用双扫描法进行引导手术的术前信息采集。过程包括，使用扫描定位记录将放射导板稳定就位在患者口内。扫描过程中，患者应该保持舒适姿势，嘱其不要晃动或张嘴。随后，仅对放射导板进行第二次扫描。扫描参数与患者的计算机断层扫描（CT）或锥形束CT（CBCT）时的参数相同。导板必须以第一次口内扫描时相同的方向和位置固定在透射支架（如聚乙烯和聚氨酯海绵）上以避免伪影。

获得医学数字化成像传输（DICOM）格式的两个扫描文件后，将其导入设计软件中，将这两套数据集配准后进行三维重建，就可以在该软件上进行虚拟手术设计了。

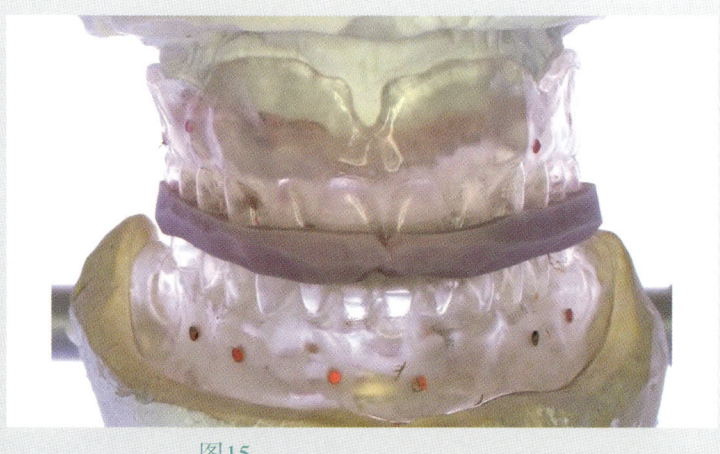

图15
硬质硅橡胶定位记录用于分开上下牙弓，CT扫描时对放射导板进行正确的口内定位。

根据下颌后区不同的骨量，下颌牙列缺失时的虚拟手术设计有着截然不同的方案。如果下颌后区的骨量充足（至少10~12mm），可以在双侧侧切牙、第一前磨牙和第一磨牙处平行植入6颗种植体。如果该区域骨量不足，则可减少种植体数目，如在颏孔前区植入4颗种植体。同时可适当地倾斜远中种植体，使其在第二前磨牙和第一磨牙之间穿出，从而减少修复体的悬臂梁。无论种植方案如何设计，每个植入部位都必须有足够的骨量，种植体之间、种植体和周围解剖结构之间必须保持足够的安全距离（图16）。

我们应该牢记的是，即使是传统的翻瓣手术，也应在种植体与下颌神经管和颏孔间留有至少2mm的安全距离[83-86]。引导手术中，考虑到虚拟设计与实际操作时的误差，安全距离应扩大到3mm，尤其是新手更应注意安全距离的保持。引导手术中，种植体垂直向的定位错误，尤其是下颌后区，较为常见（图17）[87]。

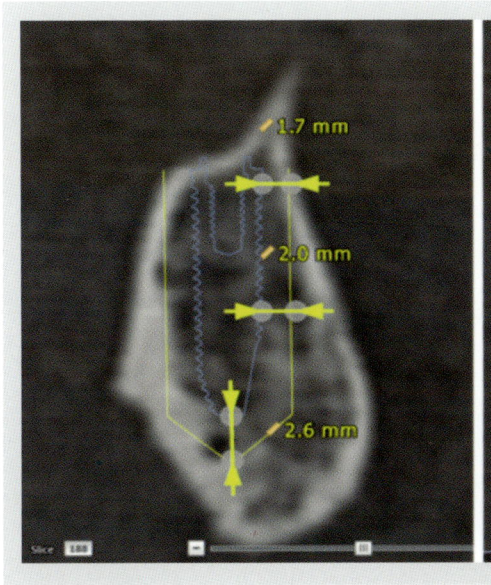 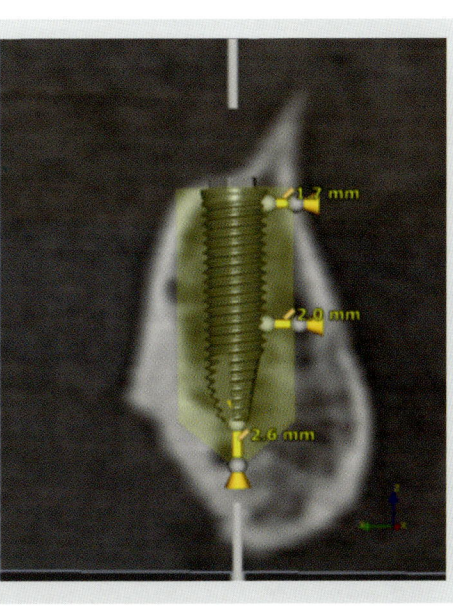

图16
虚拟种植体与下颌骨皮质之间应设计安全区域，以抵消实际定位与虚拟规划之间的偏差。通常至少在冠方留有1.5mm，颊舌向2mm，根方2.5mm的安全距离。

图17

虚拟设计时，种植体与颏孔要留出足够的安全距离。引导手术的虚拟设计时种植体尖端和神经管之间保留的间隙最好大于3mm。引导手术中最为常见的错误是黏膜弹性造成的导板下沉，继而造成冠根向定位偏差。黏膜的厚度越大，导板下沉的可能性越大。颊舌向的角度偏差也与种植体长度呈正相关，这意味着使用长种植体时同样应加大安全距离。

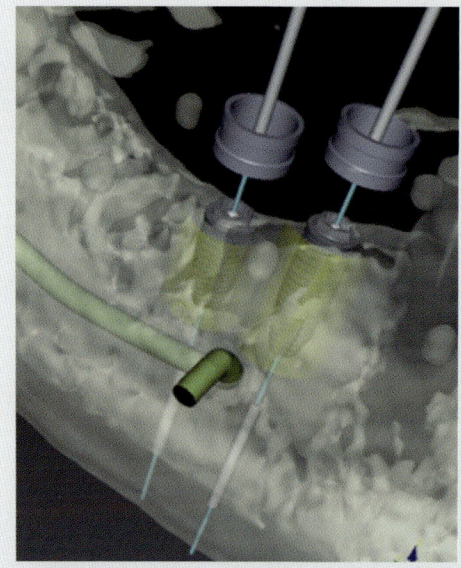
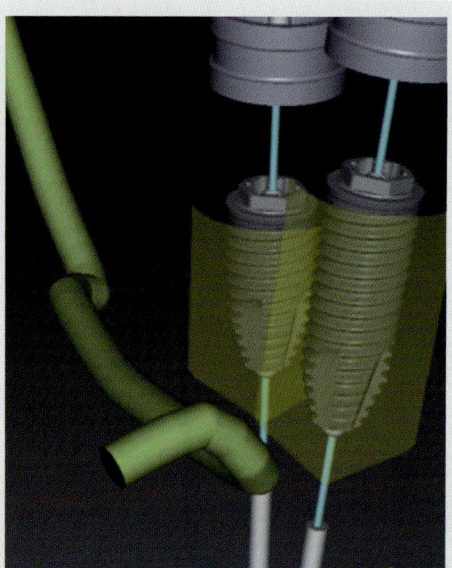
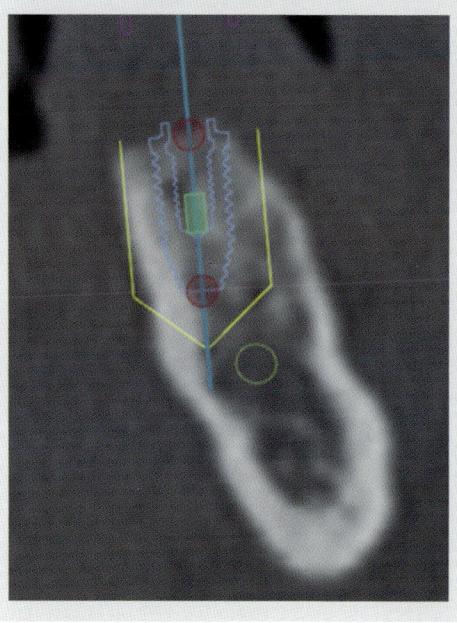
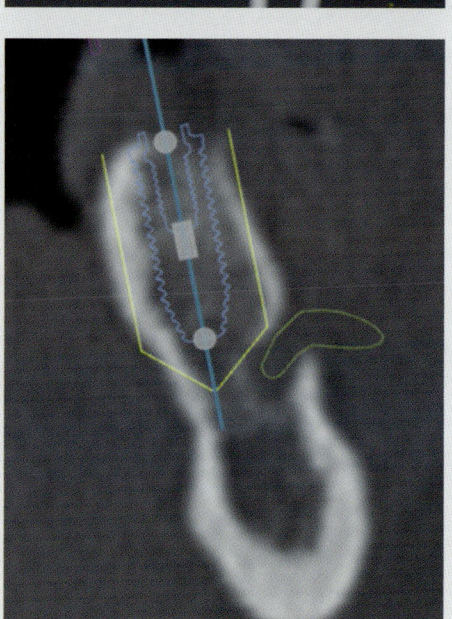

除了引导手术外，其他引起下牙槽神经和颏孔损伤的因素也要特别关注。诸多文献报道，下牙槽神经的血管神经结构损伤可造成下唇永久性的感觉受损[83-86]。下牙槽神经可在术中制备种植窝洞时直接因钻头穿孔而受损。这大多是由于操作错误或未能认识到解剖变异而引起。也可因种植体位于神经管或颏孔附近，形成的血肿压迫神经所致[85,88]。大多数情况下，对下牙槽神经的损伤是由操笔者缺乏经验和使用二维诊断方法采集术前信息造成的。为此，一些美国医生建议将种植体与下颌神经管的安全距离提高到至少4mm，以降低神经损伤风险[83,85]。

通常来说，CT或近年来出现的锥形束CT（CBCT）是目前最准确的检查方式，CBCT的辐射剂量较低。欧洲骨结合学会（EAO）推荐其用于颏孔周围和下牙槽神经管附近种植手术的术前检查[89]。

简单的二维影像学检查，如全景片，不够敏锐，难以清楚地描记下牙槽神经管的位置、神经管的变异、下牙槽神经管从颏孔穿出的前袢。据估计，大约15%的全景片不能显示下牙槽神经管，而高达62%的全景片不能显示尸体解剖中可见的颏神经前袢[85,90]。也有研究显示，全景片对颏神经前袢病例的检出率为28%，而CT的检出率为34%[91]。另一项研究表明，在CT影像上，颏神经前袢的发现率为48%，虽然在95%的情况下，颏神经前袢的长度 < 3mm，但还是无法确保准确的安全边界。因此，在没有CT扫描的情况下，最好在颏孔边缘和颏孔周围种植体之间留有6mm的安全距离[92]。

学者们对下牙槽神经管、颏神经前袢和切牙管的长度与直径进行了大量的测量，结果显示它们的位置和大小存在巨大的个体差异[93]。在这些区域进行引导手术时，无法划出绝对的安全区。

但是，使用软件处理三维断层扫描数据可准确地定位种植体与神经结构的关系，仍然是目前在该位置开展种植手术最安全的方法。下颌骨的尸检结果表明，使用CT影像测量时，下牙槽神经管穿孔的发生率相比使用二维成像技术时显著降低[94]。基于CT数据的虚拟设计也可以标记出具有一定大小的切牙管，并规避其损伤造成的慢性疼痛[95]。

生物力学考量

从生物力学角度看，治疗下颌牙列缺失的理想方案是将6颗种植体平行植入。该设计规避了修复体折断的主要风险，即过长的悬臂梁。当解剖条件欠佳，无法选择该方案时，将4颗种植体植入颏孔前区也是较好的设计方案。该情况下，远端种植体的定位必须考虑到增加修复体悬臂梁的可能性，必须要遵循下颌骨的形状，考虑最前部和最远端种植体之间的距离[96-99]。远端种植体的位置必须与颏孔和颏神经前袢保持足够的安全距离（至少2～3mm）[86]。结合解剖限制因素和生物力学因素的综合考量，意味着在下颌骨极度萎缩的情况下，修复体无法延伸超过第一前磨牙部位。

患者下颌骨骨量不足时，倾斜种植体可以缩短修复体悬臂梁，保护下牙槽神经，增加种植体长度，有利于修复体的固位稳定（图18）。计算机辅助设计种植体位置，可从最远端种植体的位置开始，首先设计出满足修复需求且不干扰2颗直立种植体的最大倾斜角度。计算机辅助设计的最大优势在于可以提前设计出最合理种植体的倾斜角度，同时可以预先选择角度基台以获得修复体的共同就位道。下颌牙列缺失，尤其是伴有可见的骨吸收但美学影响较小时，为便于患者自洁，即使在前牙区也建议选择穿龈较高的基台（图19）。软件测量修复体边缘到骨边缘的距离以获得穿龈距离（图20）。

经过详尽的解剖和修复检查，最终确定种植体和固位钉的位置。对于下颌牙列缺失的引导手术来说，最复杂的一步至此已经完成。外科导板不稳定是种植体定位错误的主要原因。因此，设计充足数量的固位钉是非常有必要的，应对称安放固位钉，条件允许时，应尽量颊舌双侧放置。一般3～4颗颊侧固位钉和至少1～2颗舌侧固位钉即可满足导板的固位稳定。这些固位钉应精确定位，利用两颗种植体之间的空间，避免固位钉之间或固位钉和种植体之间出现擦碰（图21）。

固位钉设计完成后，计算机上可显示与虚拟治疗计划完全一致的外科导板（图22）。必须确保固位钉有足够的骨内深度以确保其稳定，它们的倾斜角度应与颊穹隆深度一致，避免唇颊软组织的术中干扰（图23）。

最终检查结束后，外科导板可以在几秒钟内直接通过设计软件下订单。接收到

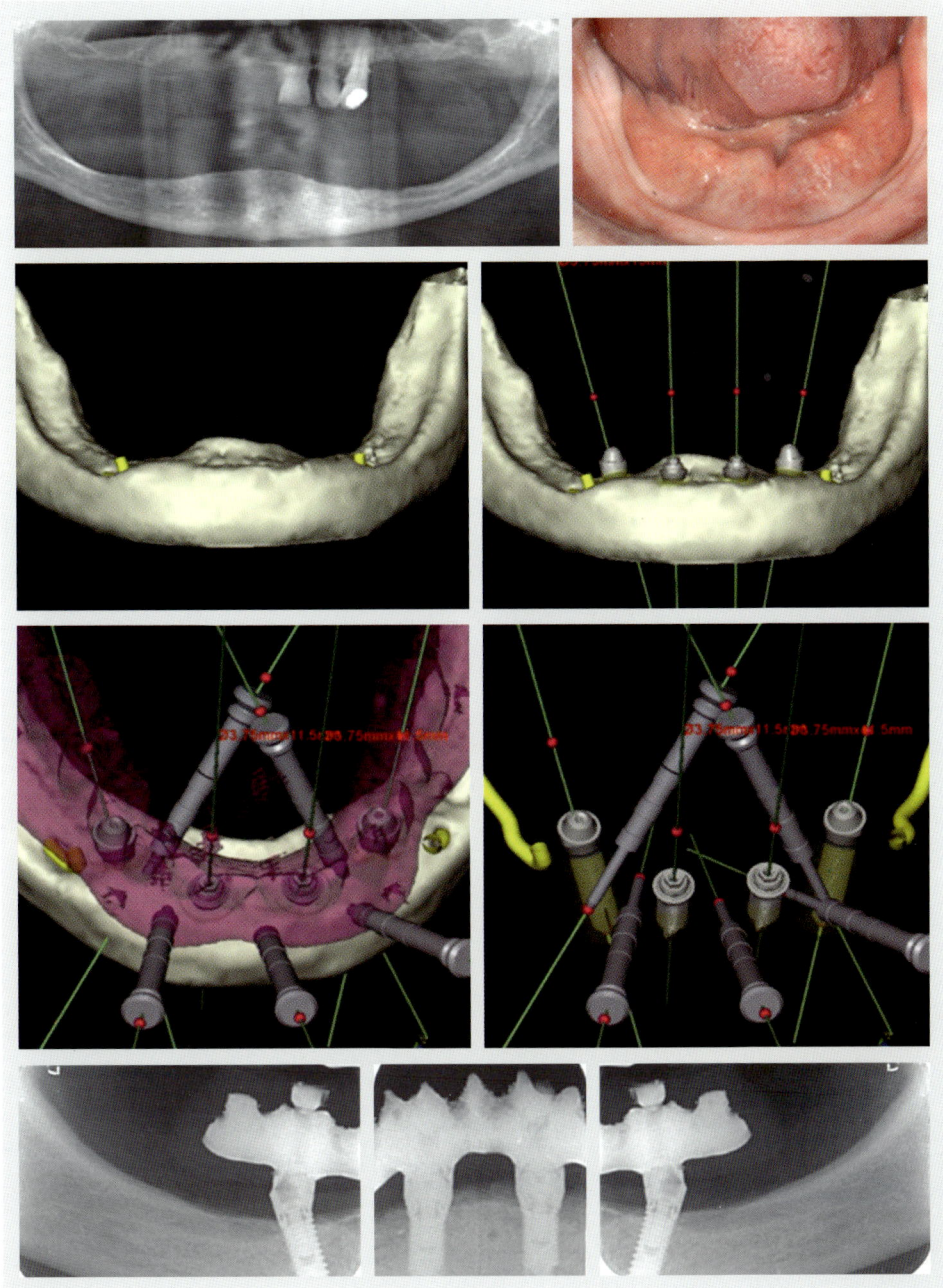

图18
下颌骨重度吸收,下牙槽神经管浮于骨面,颏孔位于牙槽嵴顶。虚拟手术设计需对剩余骨量进行合理规划,将4颗种植体植入颏孔前区,因剩余骨多为基底骨,可为种植体的即刻负荷提供良好的基础。设计一定数量的固位钉可以防止外科导板术中的不稳定。

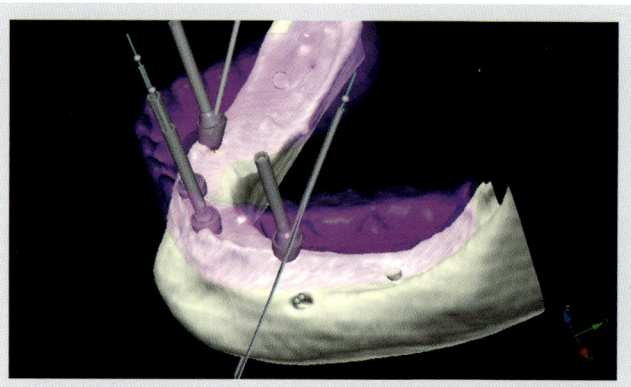

图19
使用穿龈较高的修复基台便于患者自洁。

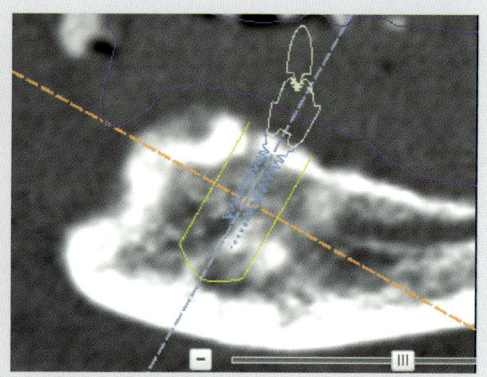

图20
虚拟设计以修复为导向的最佳穿龈路径。

图21
下颌牙列缺失All-on-4外科导板上颊舌侧固位钉的分布。

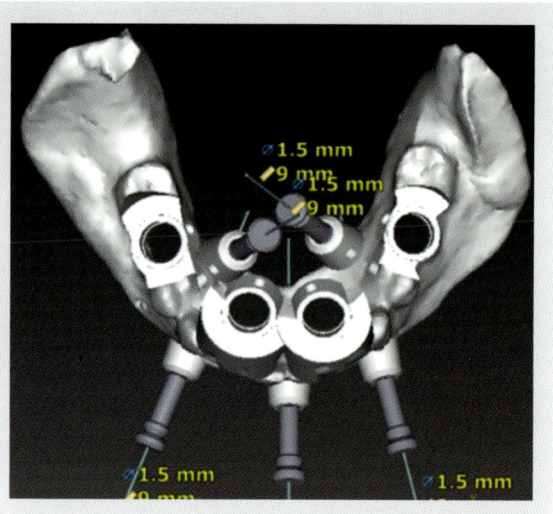

导板后，应在模型和患者口内进行试戴，任何与快速成型制作过程中相关的干扰都必须在其生成的工作数据中被清除（图24）。

手术和修复过程

外科手术常规局部麻醉，缓慢注射少量麻药，以防产生局部肿块干扰外科导板

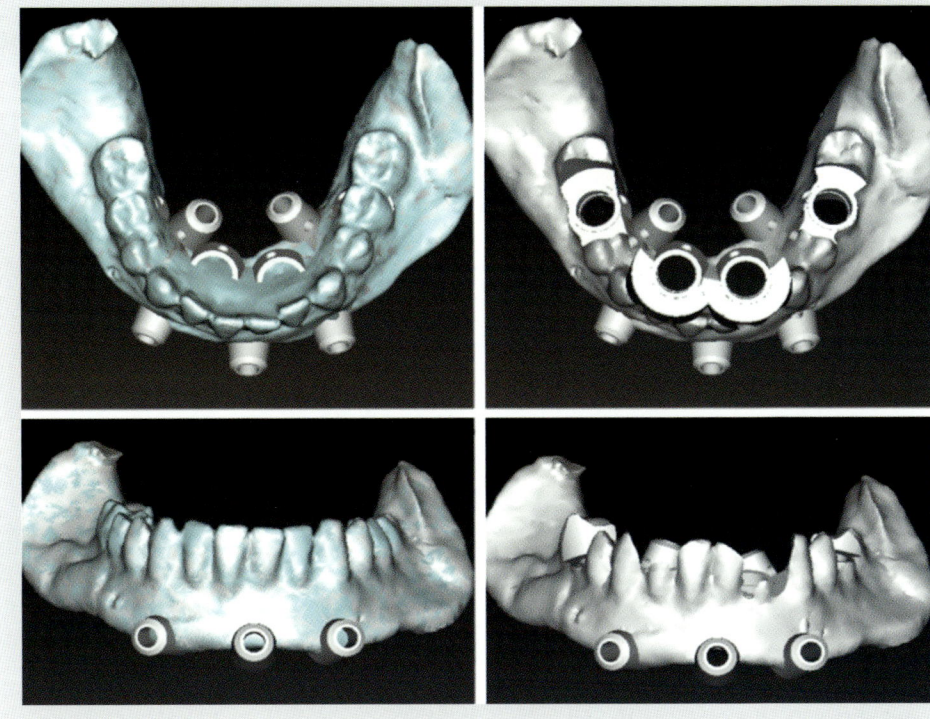

图22
虚拟外科导板在颊舌侧具有不同的孔洞以放置固位钉。

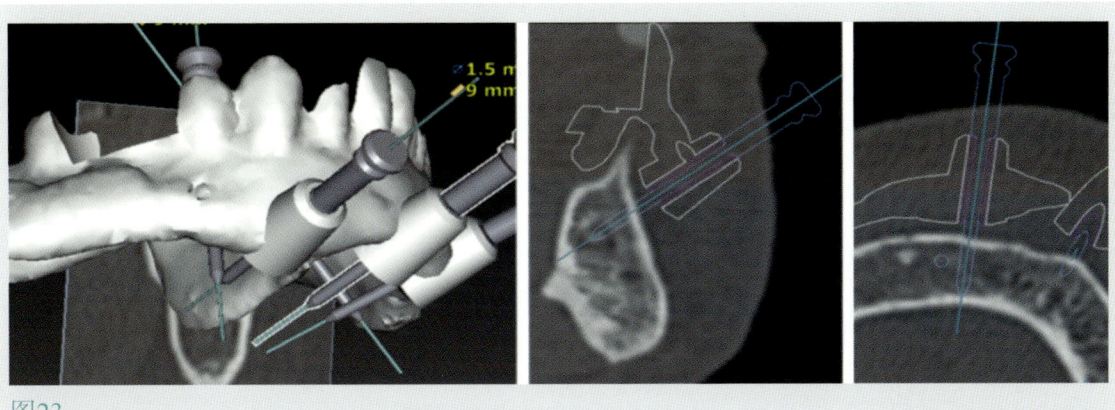

图23
检查外科导板固位钉的位置:在制作外科导板前,应仔细检查固位钉的角度是否与唇舌等软组织相干扰。骨缺损越大,固位钉的角度必须越向上。应检查所有固位钉的插入深度,以确保外科导板在术中稳定。

图24

(a~d) 利用快速成型技术生产的外科导板，由于种植体和固位钉的位置设计较深，支撑树脂易形成干扰。(b和d) 将导板在模型上试戴初步去除干扰。(e和f) 用轻体硅橡胶对导板进行口内试戴，进一步去除干扰。

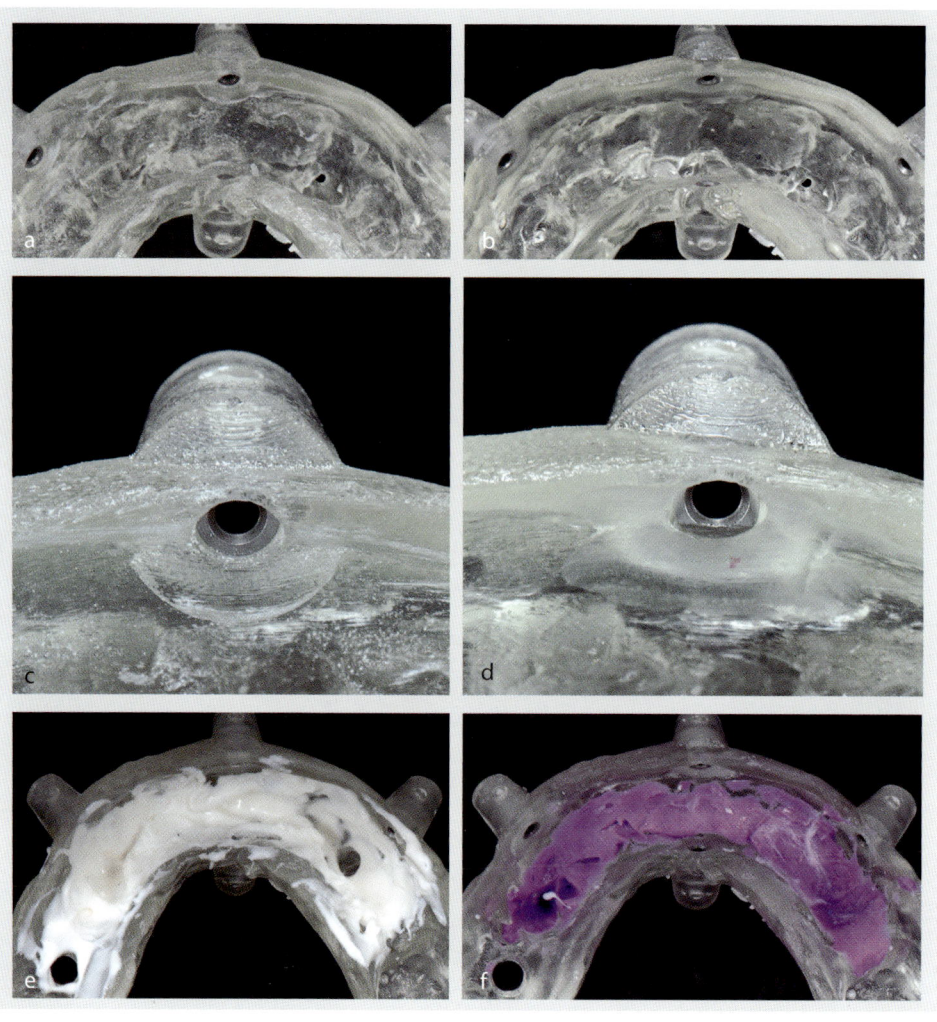

的就位。在颏前区植入种植体时，一般在颏孔内施用麻醉剂即可满足手术要求。在下颌后部植入种植体时，有时需要使用神经阻滞麻醉。

麻醉生效后，应使用导板手术定位记录辅助固位钉以固定手术导板。固定导板时应严格遵循患者闭口的原则。第一步植入所有的颊侧固位钉，达到预定深度后，撤除手术定位记录，制备舌侧固位钉的窝洞。制备之前，应确保导板组织面和舌侧面之间不夹杂其他口内组织。这种情况比较常见，仅仅由患者简单吞咽动作就可能

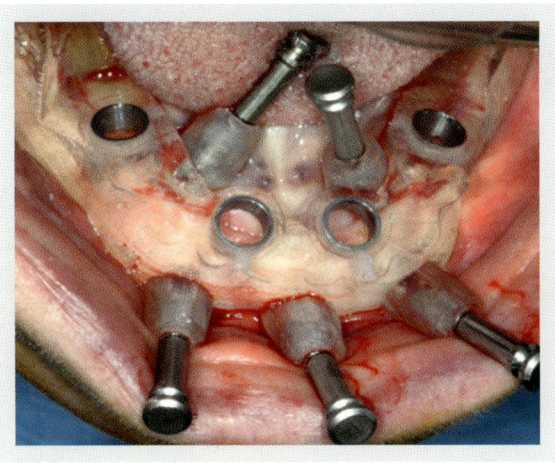

图25
外科导板的口内固定。3个颊侧固位钉连同两个相对的舌侧固位钉提供了外科导板的口内稳定。可以通过检查导板下面的黏膜缺血是否均匀来检查导板与口内组织的密合性。

导致。这些组织的穿孔将造成出血,但此时导板已经稳固地固定在下颌骨上,不易处理出血。在舌侧固定钉的窝洞制备和插入过程中,应在手术导板的远端部分施加压力以防导板翘起,翘起则会造成定位错误。导板稳定后,可通过观察导板下方产生的黏膜缺血是否均匀来检查其精确度(图25)。

导板妥善固定后,使用种植手机上的黏膜环钻在黏膜上打孔,并使用专用钻头去除黏膜瓣(图26)。检查黏膜切口是否完全切透,以防止黏膜瓣术中被卷入种植窝洞内。根据附着龈充足与否决定能否进行不翻瓣手术,不翻瓣手术不可避免要损失一部分附着龈,在附着龈较少的情况下,可以在固定导板之前在种植部位翻牙槽嵴顶微型瓣(图27)。下颌牙列缺失相较于上颌牙列缺失更易出现附着龈不足的情况。

尽管文献中对维持种植体周围健康所需角化龈的量存在着争议,但还没有任何科学证据证明哪种方法能最有效地重建种植体周围的附着龈[102]。虽然一些研究表明,缺乏附着龈不影响种植远期成功率,但是充足的附着龈仍然有助于获得良好的修复和美学效果[103-107]。此外,附着龈有利于患者自洁,降低种植体周围炎的风险[109]。

不翻瓣的引导手术可造成显著的组织损失。Van de Velde[110]等学者表示,不翻瓣手术种植体周围角化黏膜损失比传统种植术多,这是因为不翻瓣手术使用环钻后去

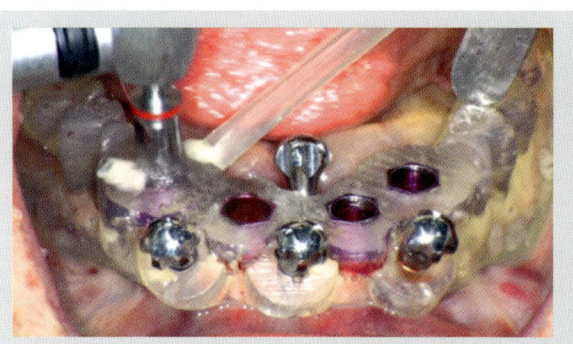

图26
通过手术导板使用环钻进行黏膜打孔。

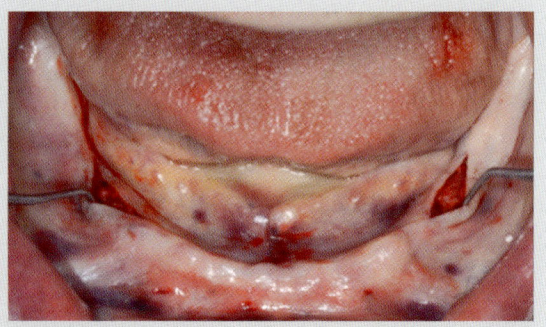

图27
外科引导术前翻牙槽嵴顶微型瓣以防止黏膜环钻去除角化龈。

除黏骨膜瓣,而传统手术是翻黏骨膜瓣。笔者认为,不翻瓣术适用于附着龈较多、手术切除造成的组织损失可忽略不计的情况(直径4mm的种植体,附着龈宽度至少为6mm)。当存有中等量的角质龈组织的情况下,可使用混合法,在放置手术导板之前翻微型黏骨膜瓣以保留附着龈,从而避免黏膜打孔损失角化龈。

手术后,应用细的可吸收线严密缝合以保证种植体周围的黏膜封闭,保证附着龈的量和完整性,不会显著增加手术的创伤。采用混合法时,可提前将微型切口的位置告知技师,以便技师选择性地从组织面去除部分树脂以消除微型瓣对导板就位的干扰。

Peñarrocha等[111]早在2012年就证明了以上步骤的合理性及其在组织保存方面的益处。近年来,Maló等[112]对计算机辅助的不翻瓣术治疗下颌牙列缺失的初步研究表明,该方法中短期内对减少种植体软组织并发症具有积极作用。本研究将39例患者分为3组:第1组为角化龈<6mm,采用改良翻瓣法保存黏膜,第2组为角化龈≥6mm,第3组为角化龈<6mm。第2组和第3组的患者进行不翻瓣手术,没有进行任何改良翻瓣的操作。这项初步研究涉及156颗种植体,观察其植入1年后的情况,结果显示:角化黏膜不足与种植体周围软组织的临床附着丧失、开裂显著相关。因此,在没有角化龈存在的极端情况下,在建议

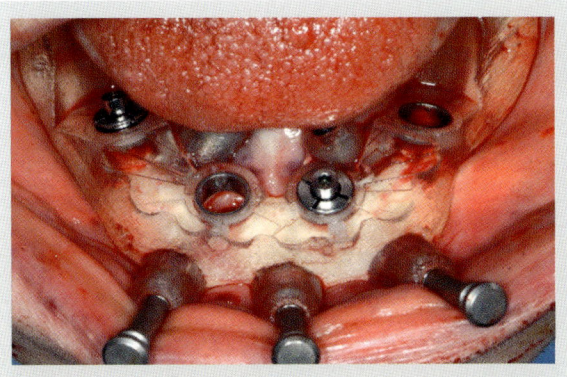

图28
交叉植入一颗远端种植体和一颗对侧近中种植体以平衡导板受到的单侧位移力。然后通过应用基台导板将水平面上已经有固位钉的手术导板进一步与已经植入的种植体直接固定。

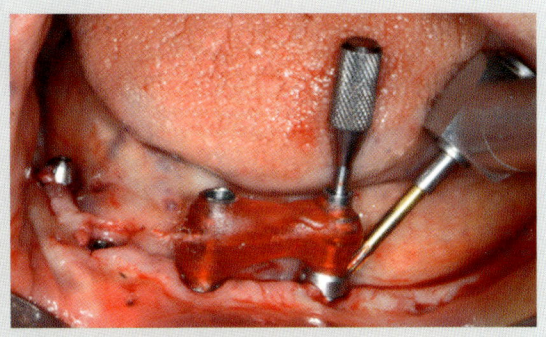

图29
经典All-on-4手术，口内放置30°角度基台。

患者进行计算机辅助不翻瓣手术前，通过适当的手术操作重建一定数量的附着龈是非常重要的。

手术入路建立后，进行种植窝洞的制备。如前所述，下颌骨骨质致密，外科医生必须谨慎行事，使用间歇制备，以免骨组织过热坏死。逐级备洞，根据骨密度决定是否攻丝。一旦种植窝洞预备完毕，操笔者必须轻柔地植入种植体，避免产生过大的扭矩，并注意不要使导板变形。

种植体植入顺序根据操笔者的经验和种植体的数量而变化。许多临床医生喜欢先植入较为近中的种植体，其次是远端种植体。有些医生倾向于先植入两侧较为远端的种植体，然后向近中方向移动。也有人从一侧远端到近中顺序植入，接着在对侧顺序植入。一部分人更喜欢交叉植入模式（即首先植入一侧远端种植体，然后是对侧近中种植体）（图28）。这些方式很难说哪一种更优，它们的最终目标都是植入所有种植体而不改变导板的位置。然而，所有这些顺序中，远端种植体应在一开始植入，这样可更好地利用患者的张口度，而张口度可能随着时间的推移而减少。

种植体植入完成后，松开固位装置，

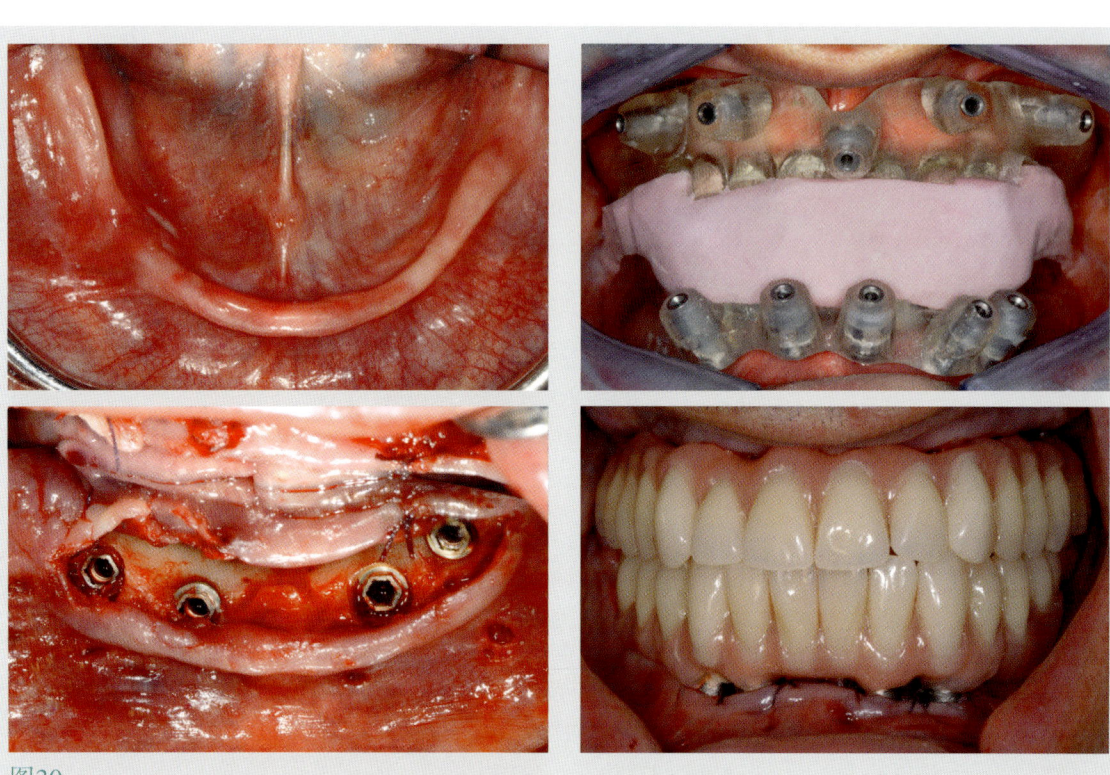

图30

一例下颌附着龈较少的病例。此病例中翻微型黏骨膜瓣代替黏膜打孔法,分离下颌骨前部舌侧骨膜保留颊侧骨膜。放置导板,植入种植体,固定修复体,在修复基台周围缝合创口。

移除导板，放置愈合基台以防止黏膜回缩。修复医生安装基台，基台高度是预先确定的。直基台的放置通常非常简单。倾斜基台则需要使用特殊的树脂钥匙（图29）。如果术中做了小切口，必须缝合（图30）。必要时，缝合前可从腭部和/或上颌结节取结缔组织瓣进行软组织增量。这些移植物可以插入微型瓣的底部，有助于增加黏膜厚度[113-115]。

根据术者的经验和偏好，此时可以进行多种修复操作。手术后，可常规进行即刻负荷，对种植体进行快速取模，并记录新的颌位关系，必要时使用放射导板制取新的工作模型。技师在新的模型上制作临时丙烯酸树脂或金属支架修复体，在术后48小时内戴牙。由于术后取模不涉及虚拟设计，而是记录种植体在术后的实际位置，这种方法无疑是最可靠的。临时修复体可以在修复体的虚拟模型上预先设计并快速制作，术后在口内重衬后戴入。

根据医生的偏好和经验，可以用预留基台孔道的树脂临时固定修复体进行修复。手术结束时，将临时套筒放在基台上，并将修复体在口内固定到基台上，以抵消种植体植入时的误差。如果医生喜欢种植体彼此刚性连接，他们可以选择制造金属支架，然后口内粘接，以弥补误差，同时使修复体被动就位。几个小时内，技师就可以在支架上制作树脂上部结构（图31）。

也可直接将有金属支架的树脂临时修复体粘接在口内临时基台上，这样可以在手术结束时直接戴牙（图32）。无论使用哪种方法，都必须遵守即刻负荷的基本原则：种植体之间的刚性连接和修复体的被动就位。

愈合期结束，种植体达到良好的骨结合后，可采用钛支架的最终修复体进行修复。

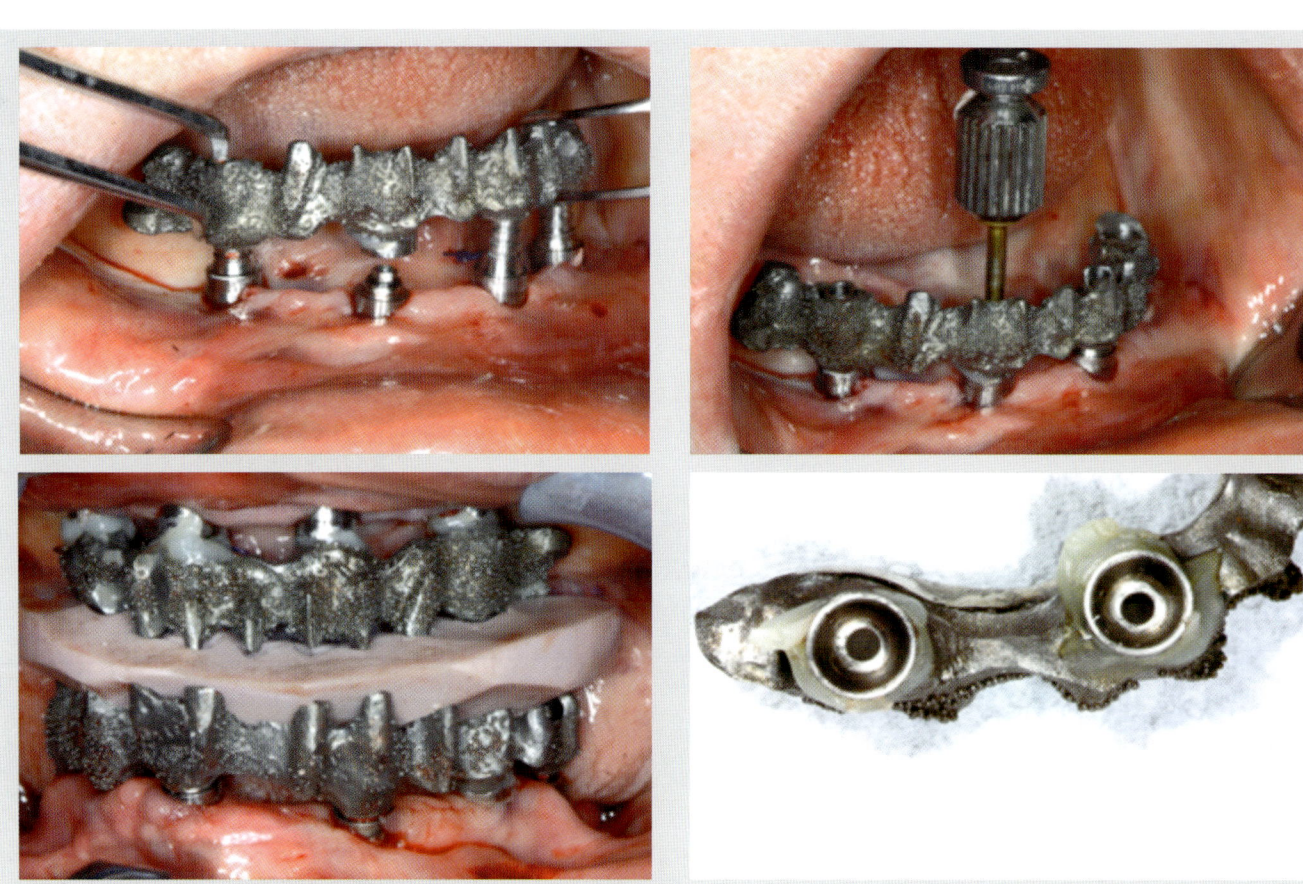

图31

基于虚拟模型预制的金属支架进行口内粘接,从而抵消种植体的植入偏差,同时也使上部支架能够被动就位。在技工间中除去多余的粘接剂,添加树脂完成修复体制作。

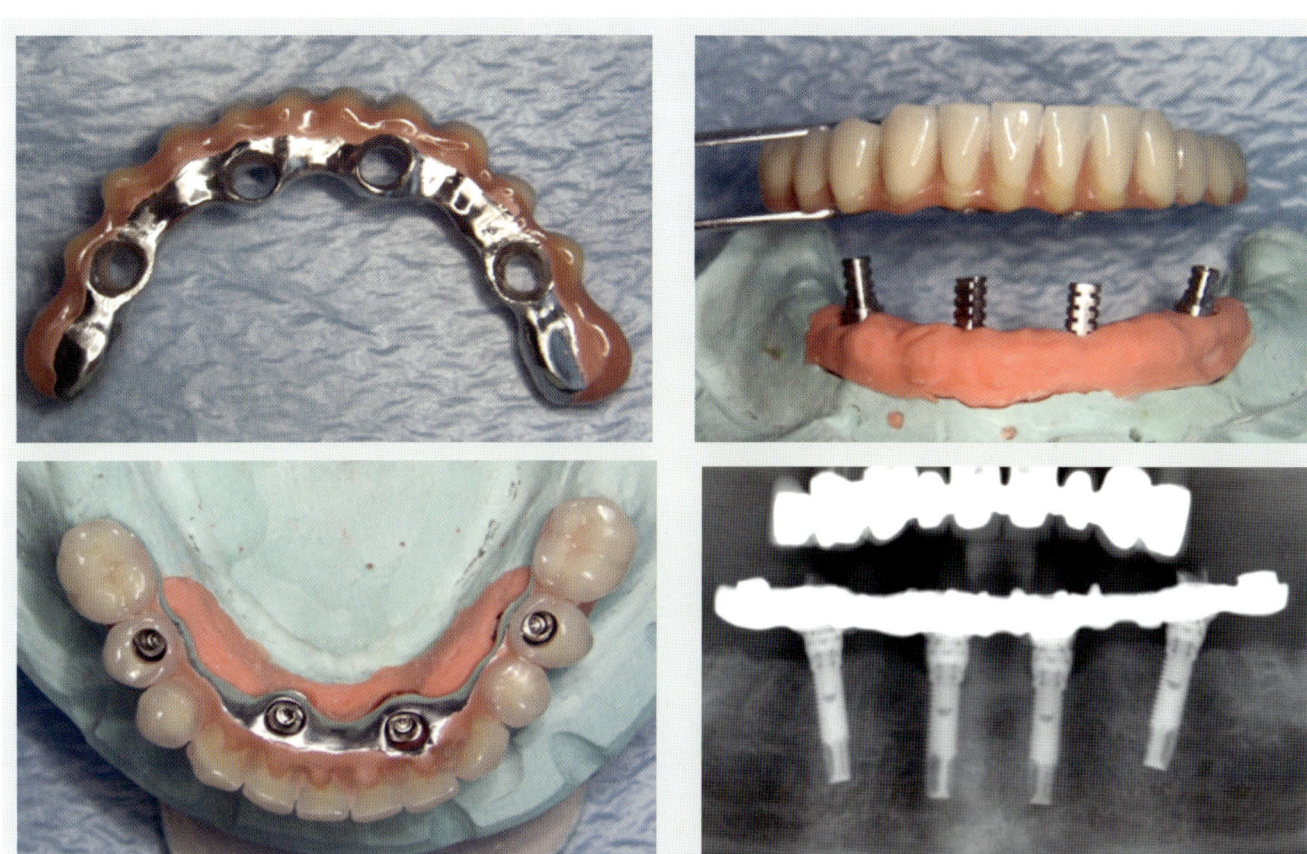

图32
预留临时基台孔道的金属支架树脂临时修复体,口内粘接到基台上,放射线检查其就位情况。

临床病例

病例1（图33~图102）

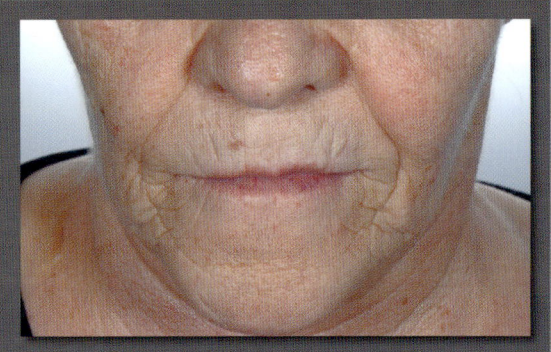
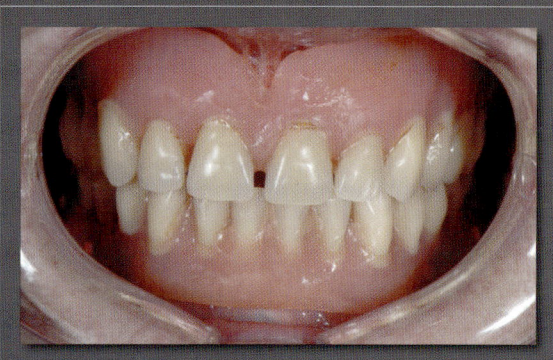
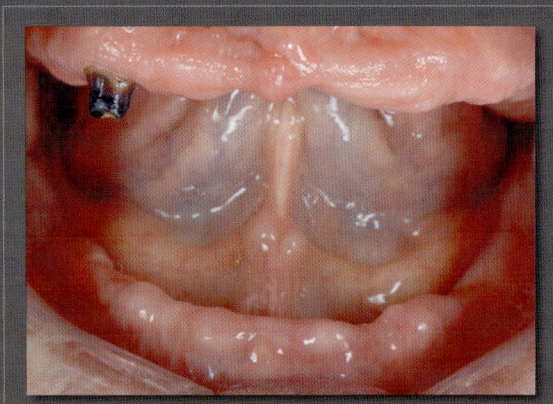
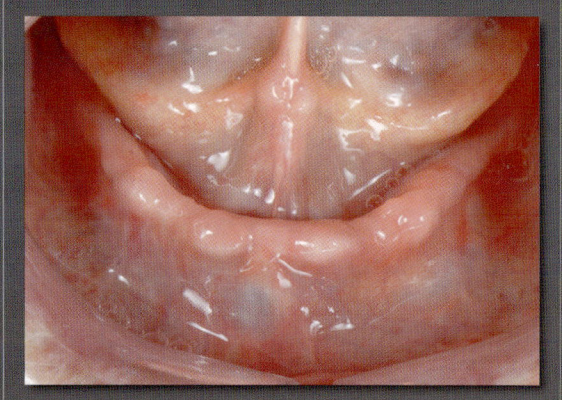
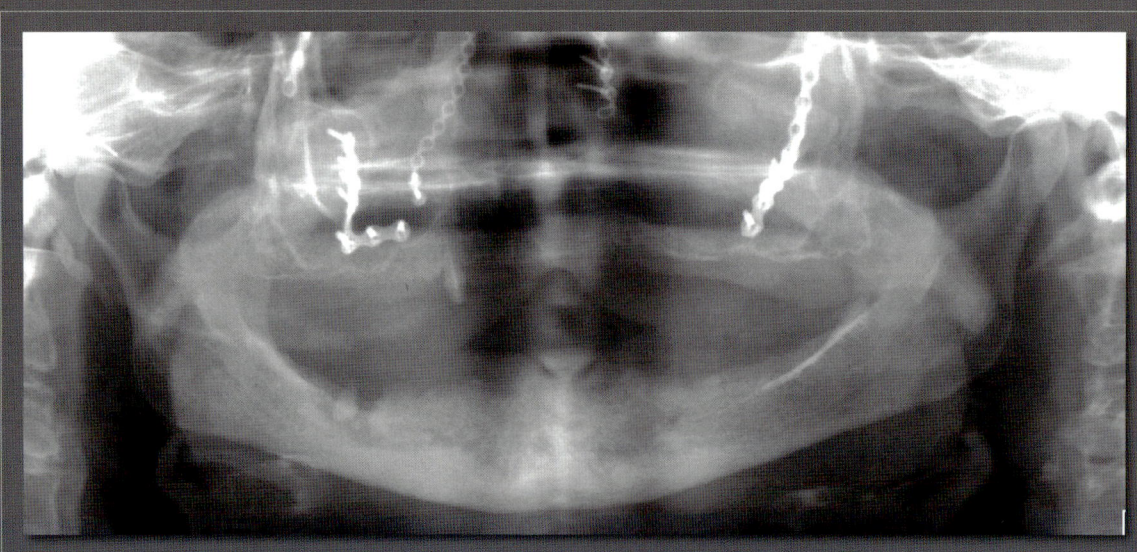

图33~图37
外伤手术后无牙颌患者的临床和影像学表现。

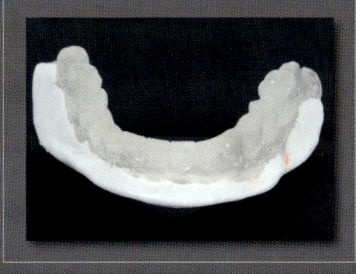 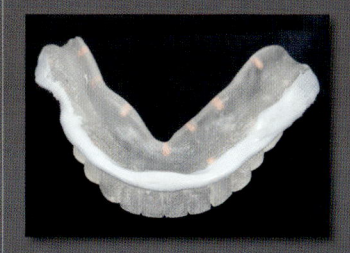 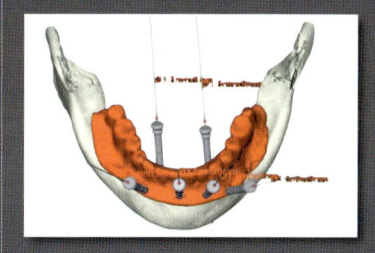

图38 ~ 图40
基托带有热塑糊剂的放射导板。在萎缩的下颌骨，这种方法制作出的外科导板具有恰当的形态，利于插入固位钉。

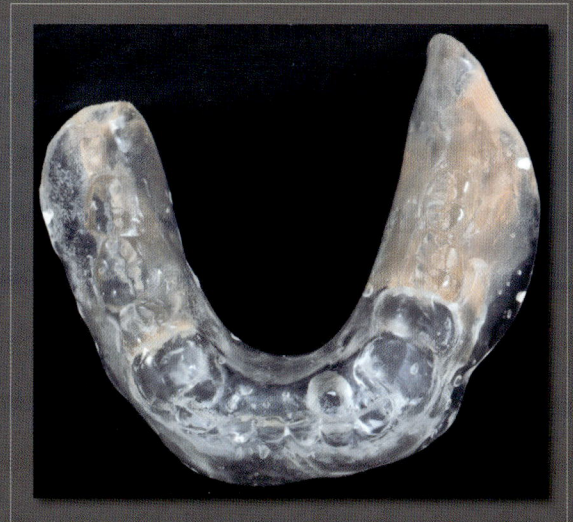 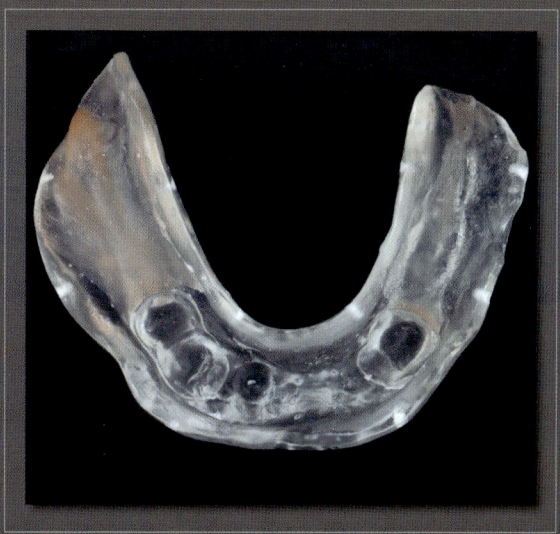

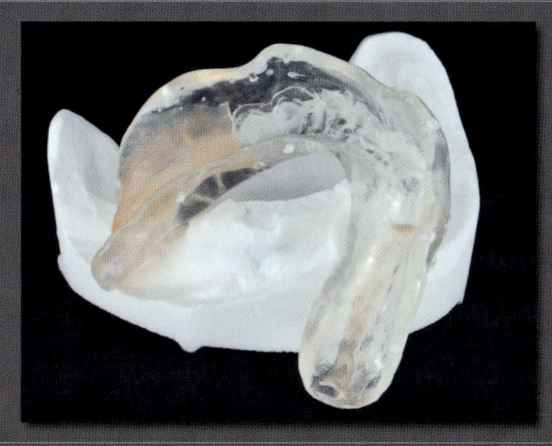

图41 ~ 图43
在CT检查前，可以使用软树脂对放射导板进行重衬，使导板和患者软、硬组织更加贴合。

第5章 ▶ 无牙颌患者的引导手术治疗

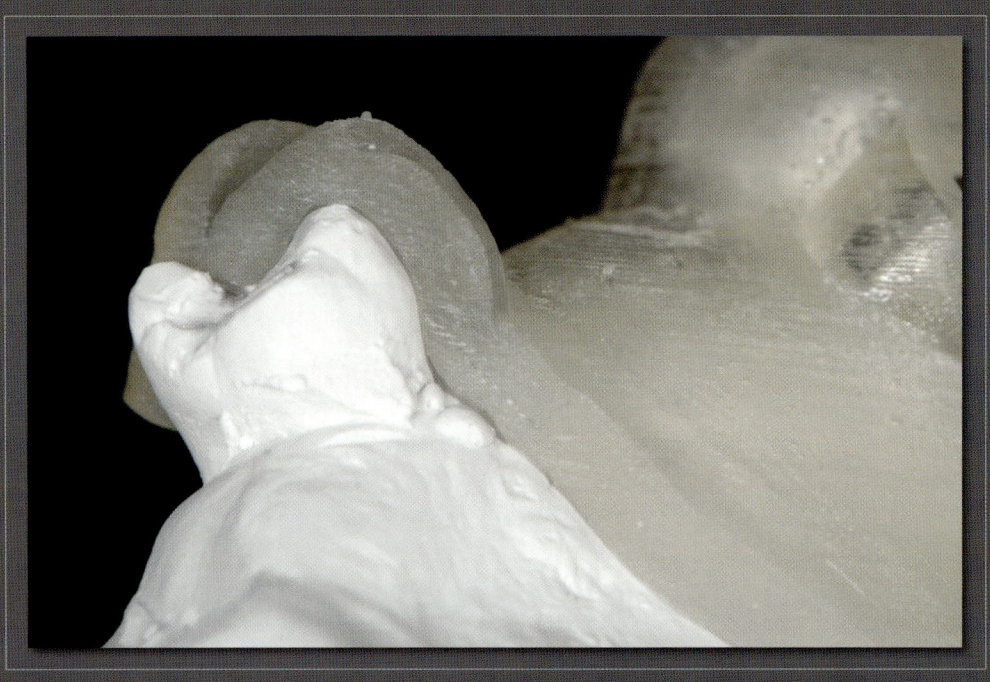

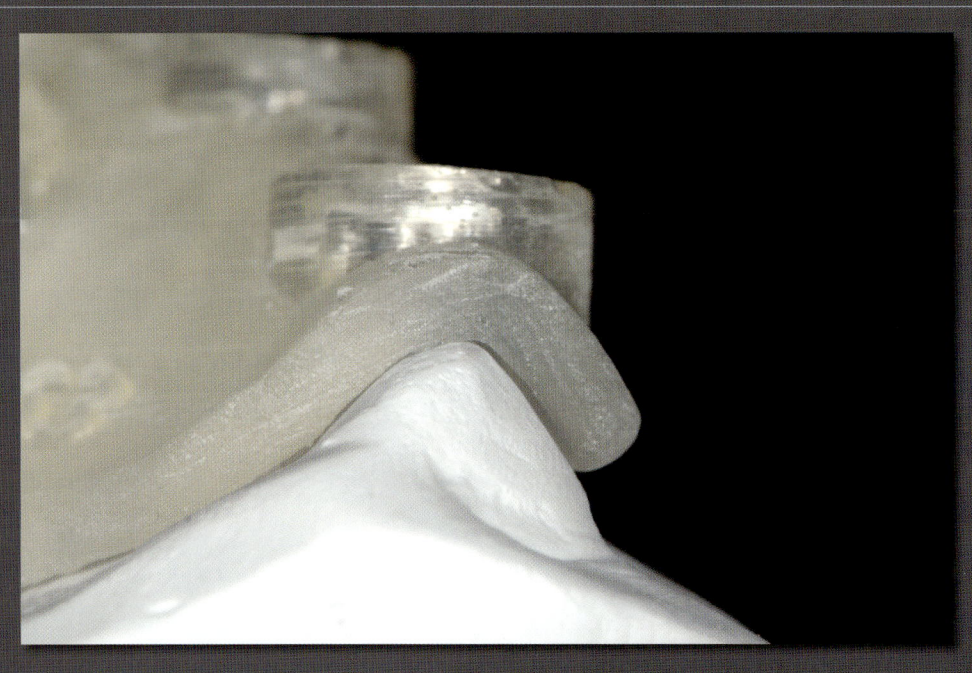

图44和图45
使用软树脂提升放射导板的贴合性，最终提高了使用CAD/CAM技术制作的外科导板的精确性。正如石膏模型上所检验的那样，外科导板完美地贴合了患者的软、硬组织。自始至终的精确性是满足精确外科手术的基本要素。

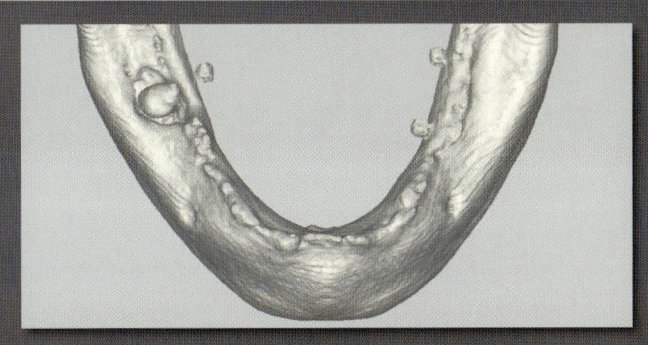
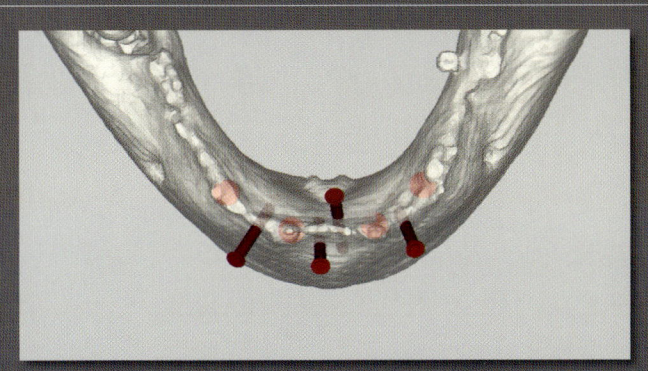

图46～图49
使用ExpertEase软件（Dentsply）三维重建下颌骨的殆面观和正面观。

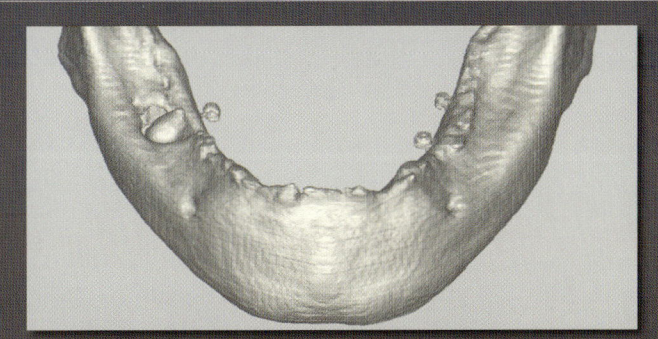
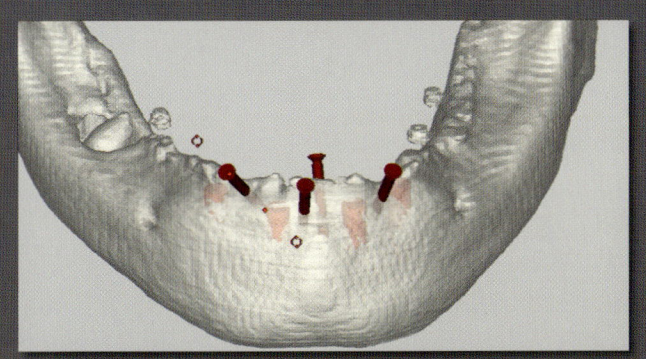

第5章 ▶ 无牙颌患者的引导手术治疗

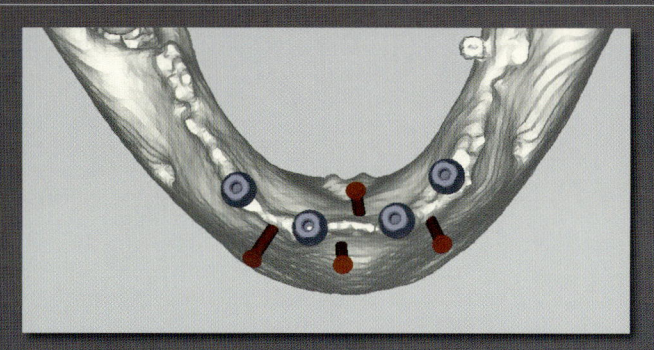
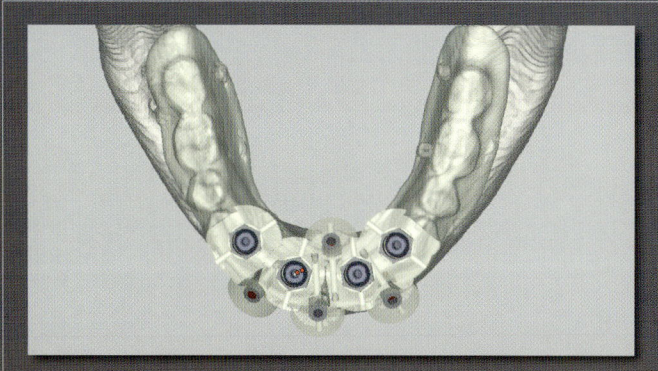
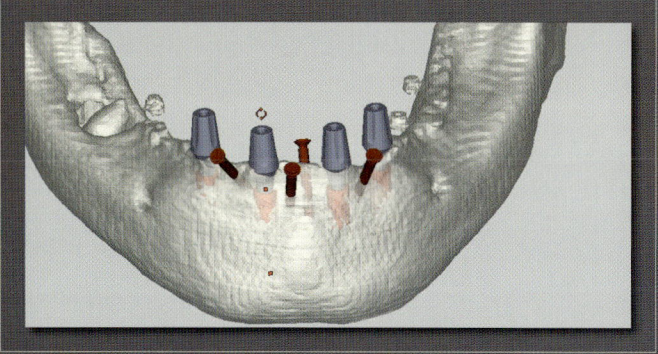
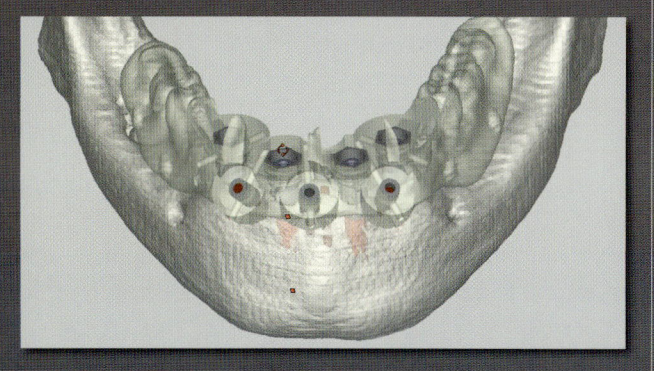

图50 ~ 图53
数字化设计种植体位置、选择修复基台并在计算机上显示外科导板。

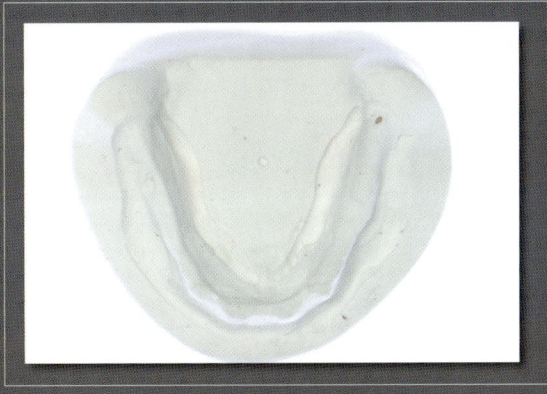 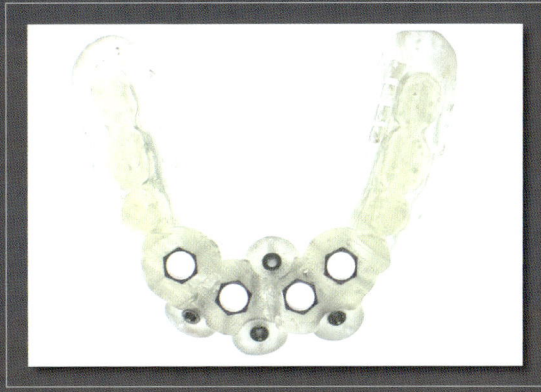

图54和图55
当获得三维打印快速成型导板后,制作最终修复体的技工间阶段就可以开始了。虚拟的工作模型来自患者义齿和导板的石膏模型。

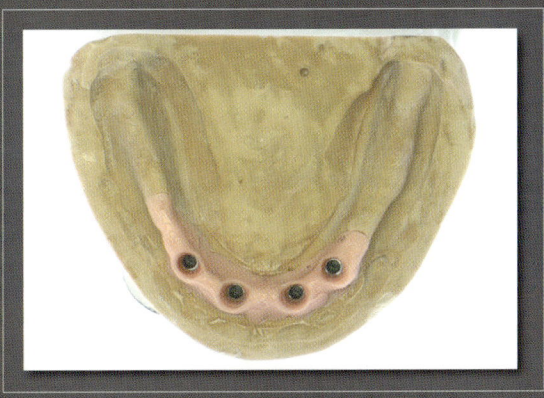 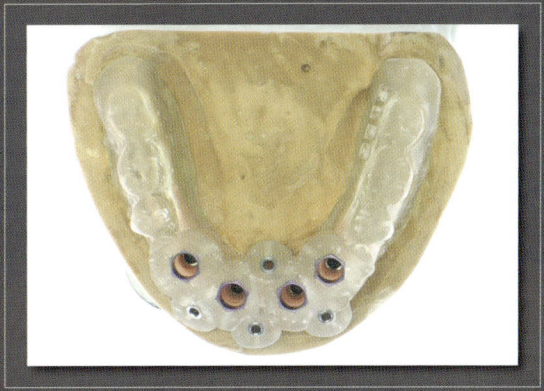

图56和图57
在这一阶段,借助导板转移替代体的精确位置至模型上。

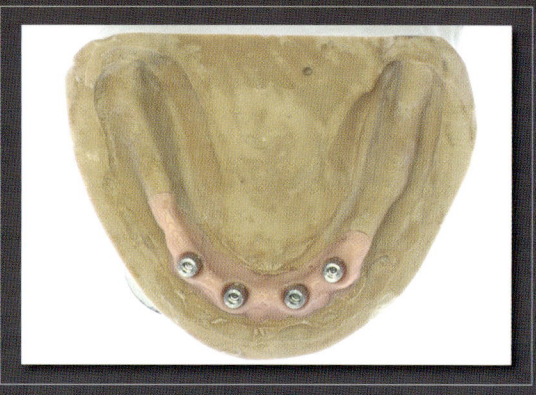 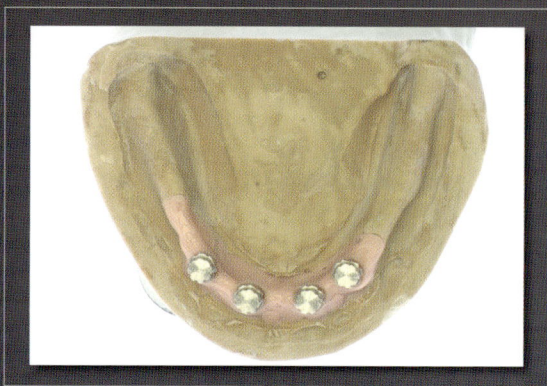

图58和图59
在模拟工作模型上放置最终永久基台和SynCone金内冠（Dentsply），这些金内冠将在外科手术阶段进行粘接。

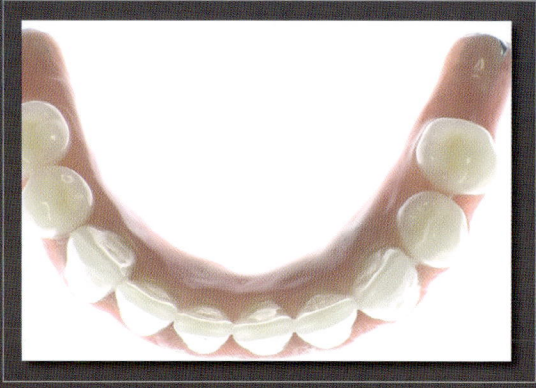 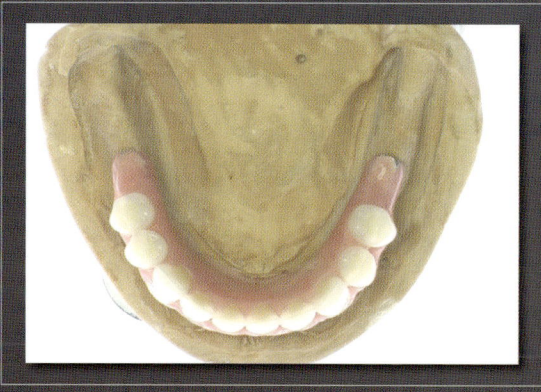

图60~图62
最终，上殆架制作临时修复体。临时修复体不制作远中游离端，远中悬臂梁将在骨结合完成后制作，这样能够在最初的即刻负荷阶段限制悬臂梁的力量。

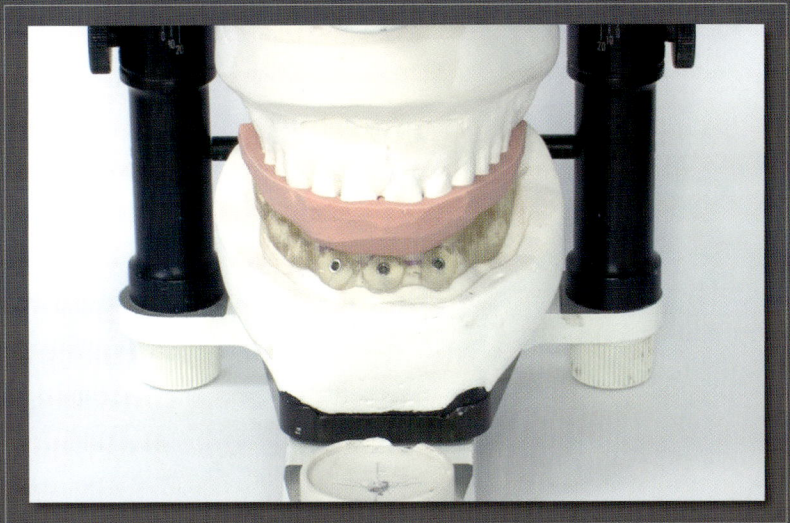

▶ 图63
在外科手术前，患者的义齿或放射导板必须用放射定位记录在殆架上固定，并且在患者进行CT扫描时佩戴该记录和放射导板。当这一位置被记录后，三维打印导板就可以安放于殆架并以此制作硅橡胶外科定位记录。

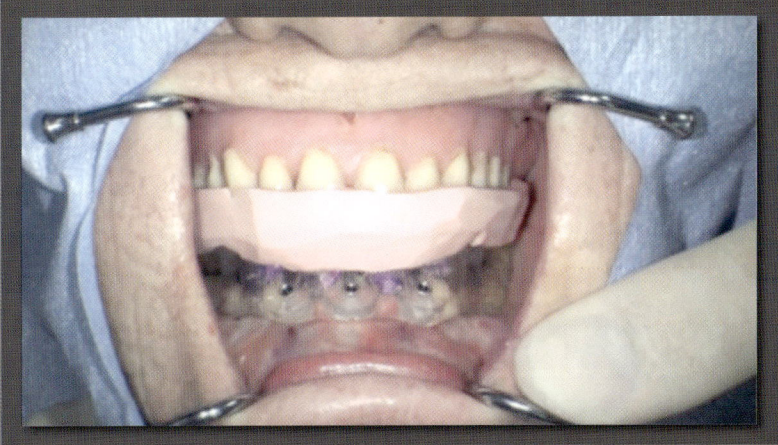

▶ 图64和图65
外科定位记录引导外科导板就位于口内正确的位置（即与放射导板相同的位置）。此时，医生可将手放置于患者颏部以抵抗钻针旋转产生的力量，这个力量会使患者张口，使导板向前滑动。外科定位记录对导板就位、分散力量和限制微小移动非常有用。

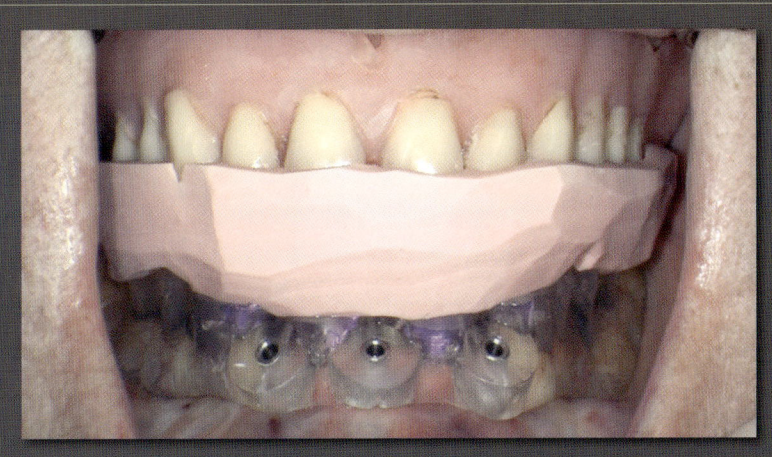

第5章 ▶ 无牙颌患者的引导手术治疗 153

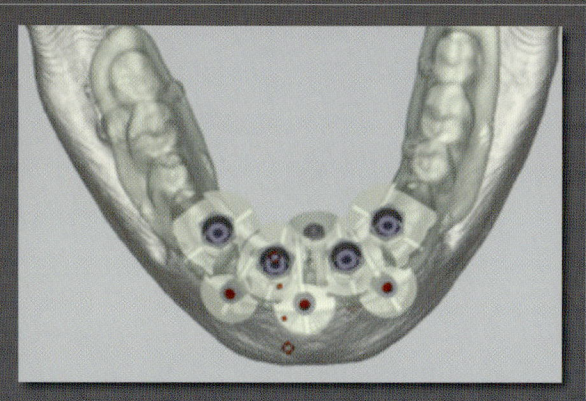
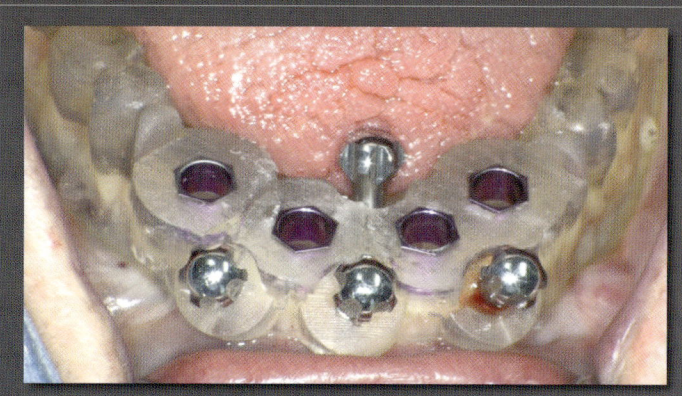
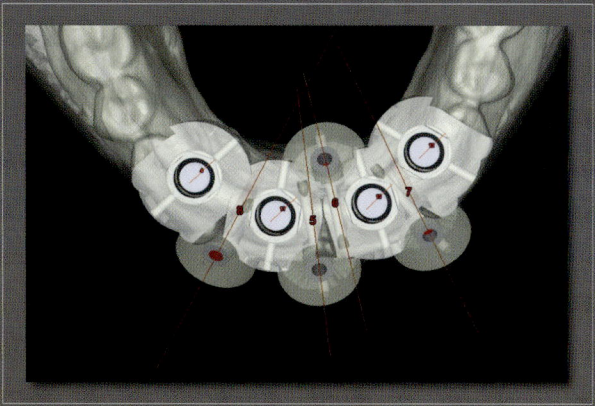
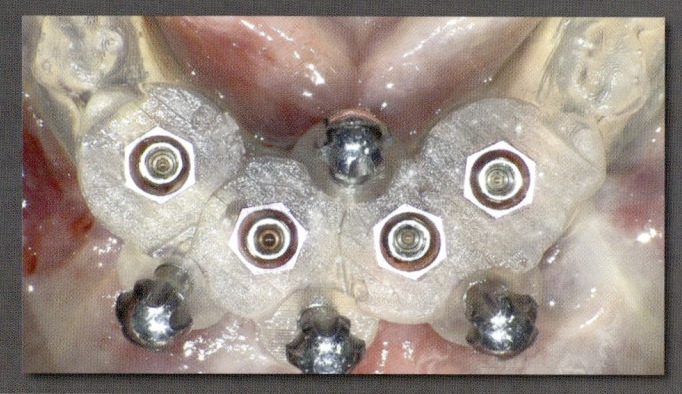

▶ 图66~图70
固位钉就位后导板在水平方向上获得稳定。当种植体植入后垂直方向上将获得稳定。在重度骨吸收的病例中，牙槽骨垂直向严重吸收同时高度皮质化，导板可能会与固位钉一起向前滑动。

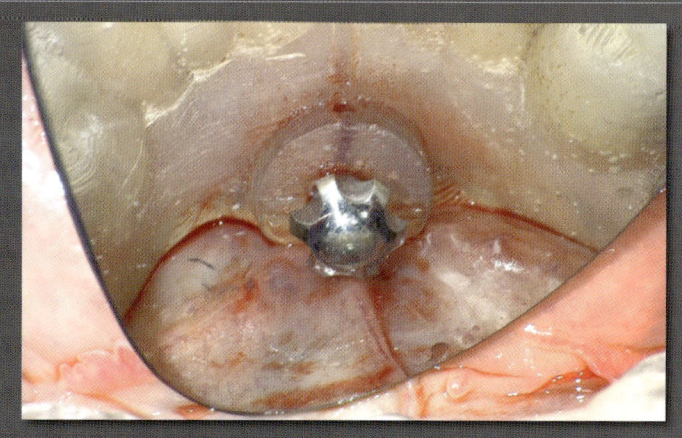

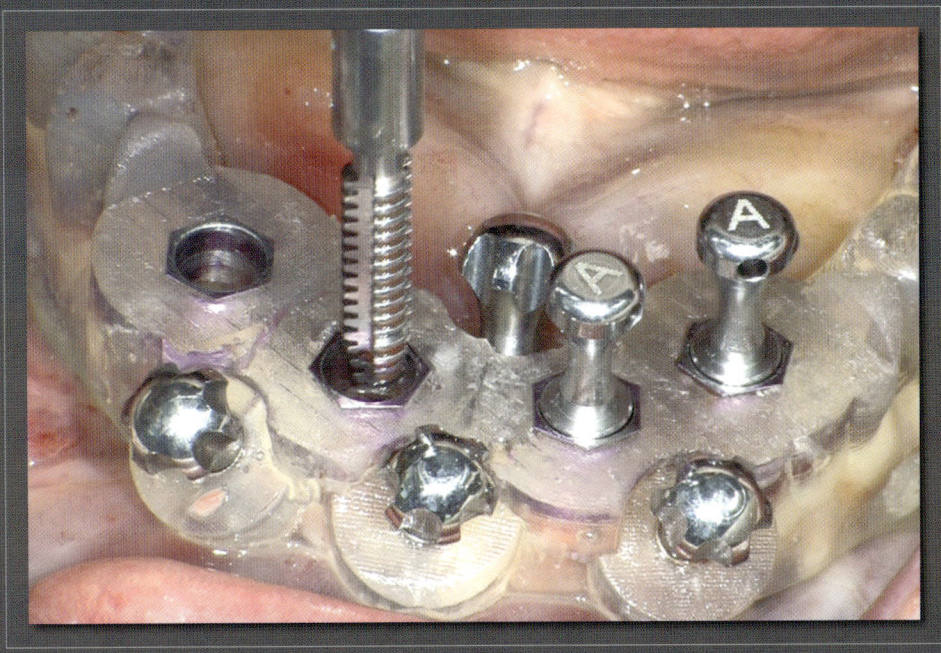

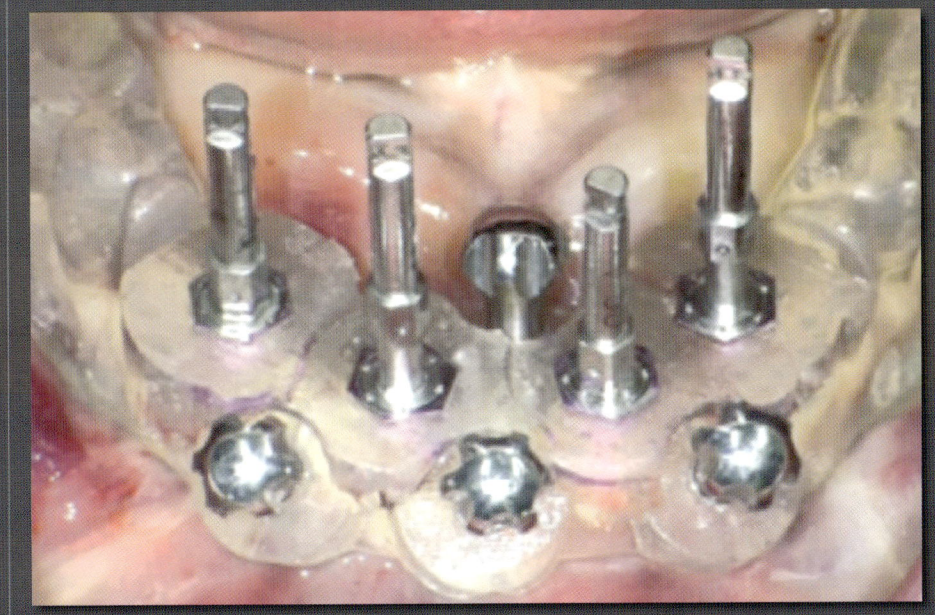

图71和图72

通过种植体就位，导板获得了垂直向的稳定性。正确的外科操作对提高精准度非常重要。由于下颌骨是高度皮质化骨，钻针穿入时会产生巨大的阻力和摩擦力。这会在窝洞预备和种植体植入时使导板产生水平方向的偏差。这种偏差会对导板位置产生影响。不要强行旋入钻针，而要使钻针上下提拉，同时使用大量生理盐水冲洗钻针和种植窝洞以清除骨屑。极差备洞必须被限制用于保证种植体获得不低于30Ncm植入扭矩的初期稳定性。种植体越是大扭矩植入，不受控制的偏差越大。最后，所有种植体位点必须进行攻丝，直到攻丝钻末端完全进入。当攻丝钻没入后，应反向旋转完成攻丝。这个步骤在种植体植入时必须完成。

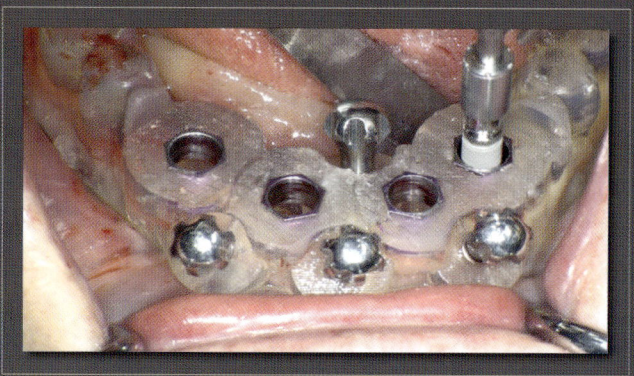 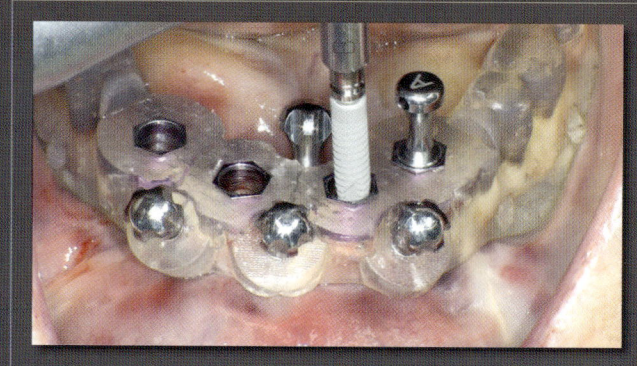

图73和图74
如果可能，最好以与数字化设计和导板相同的轴向植入种植体。这可以使种植体完美地相互平行排列，能够获得最高的精确度。当所有种植体按照以上建议完成了窝洞预备，下一步就是攻丝和植入第一颗植体。植入的第一颗种植体必须是最远中的位点。这种高度精准的导板可以防止种植体在植入时对导板的套筒施加压力，消除了ExpertEase导板垂直方向位置改变的风险。最终位置绝不能只通过导板套筒对种植体携带器的机械引导，而必须经过外科医生的视觉检查确认。

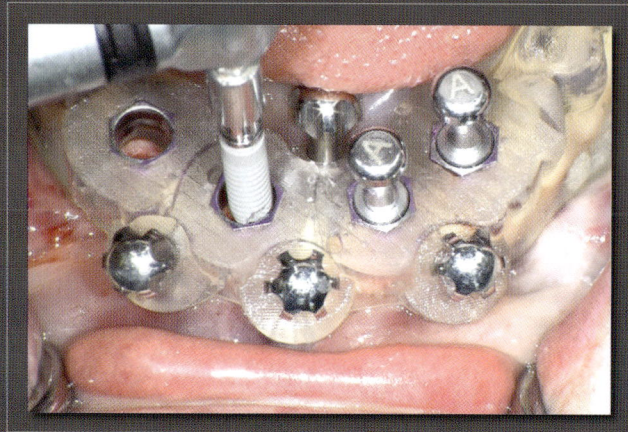 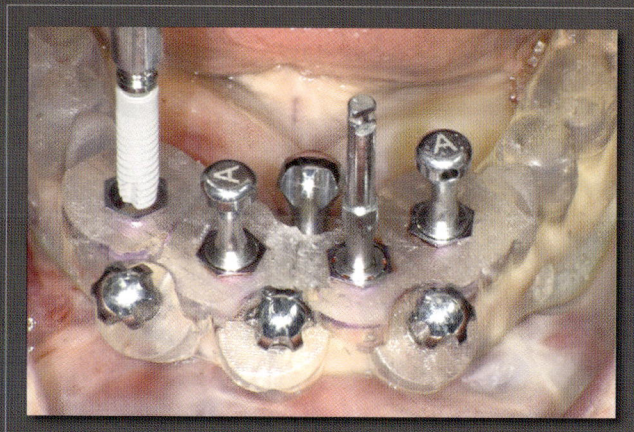

图75和图76
当第一颗种植体被植入并且固定装置就位后（仅在垂直平面），第二处窝洞进行攻丝并植入第二颗种植体。以此类推直到所有窝洞完成攻丝预备及所有种植体植入。这种外科程序最大程度减少了导板的侧方误差，进而最大限度地减少了Ankylos种植体的侧方误差。

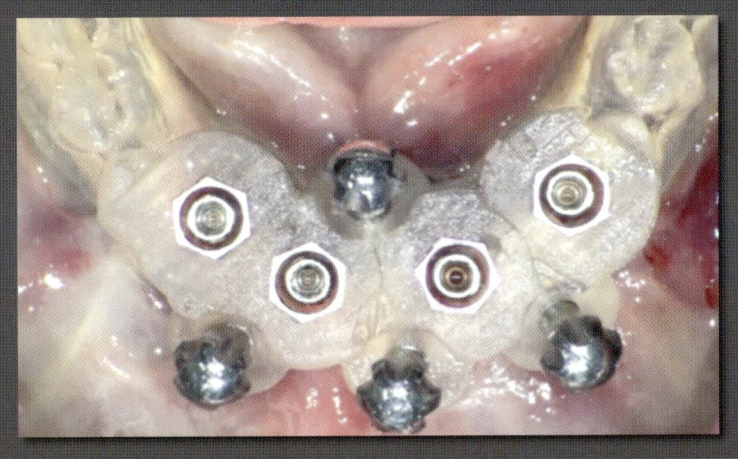

▶ 图77
术后拆除种植体携带器后的外科导板殆面观。可以看到种植体颈部与导板套筒的相对位置关系。这提示种植体几乎没有偏差。

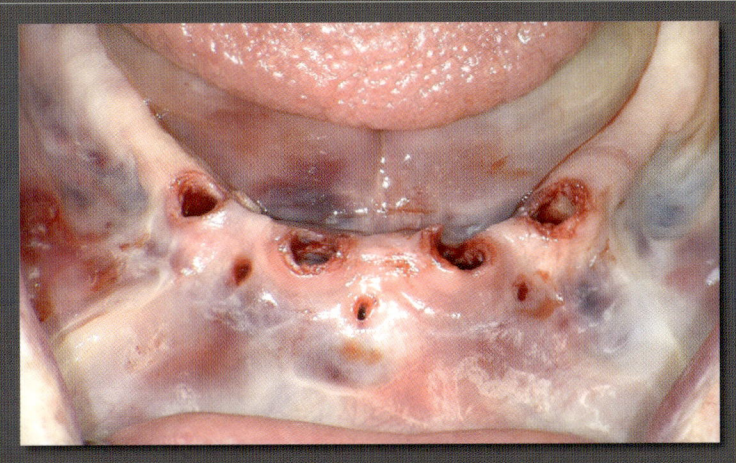

▶ 图78和图79
移除外科导板后软组织的正面与殆面观。可以看到无明显的术后出血。

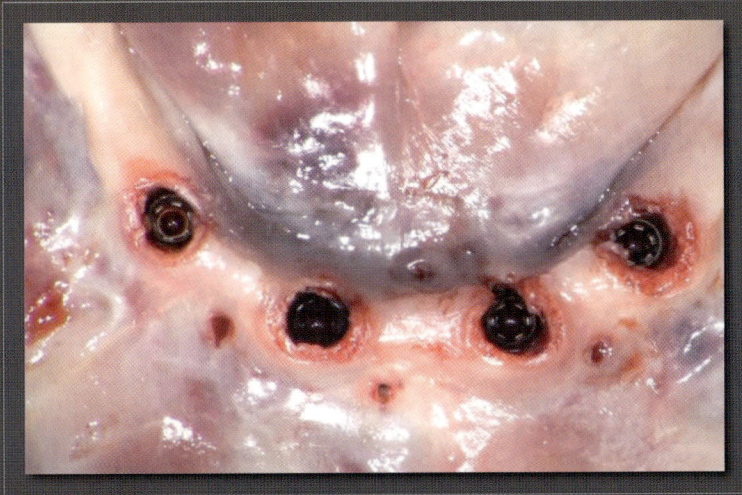

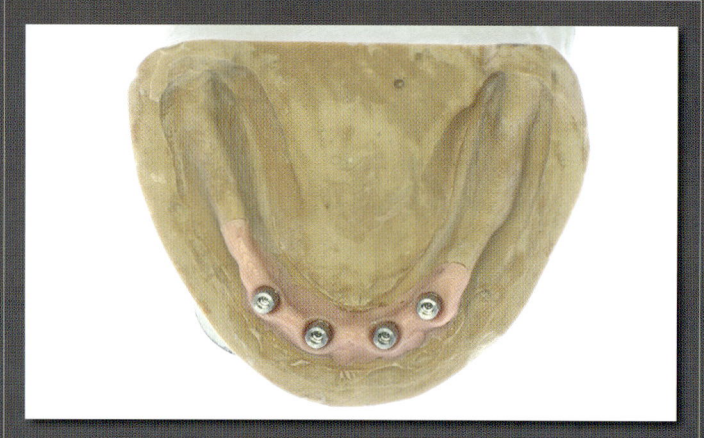

图80
带基台的工作模型,基台的选择依照修复体的穿龈及其口内相应内冠的位置。

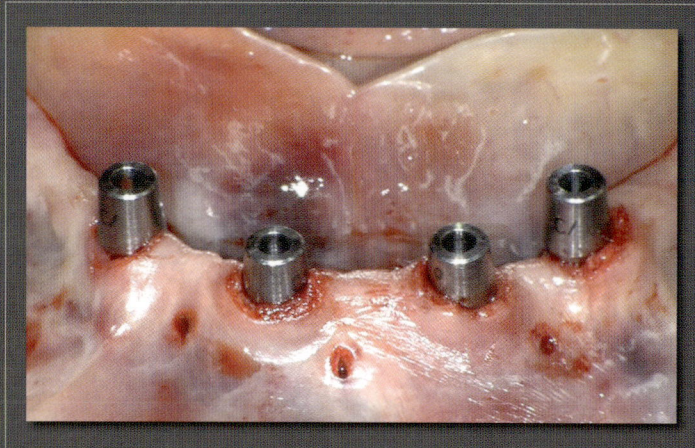

图81和图82
放置SynCone 4°基台和配套的金内冠。当应用金内冠时应使用较大的压力以保证金属与金属间的回弹应力在粘接后转移至修复体。

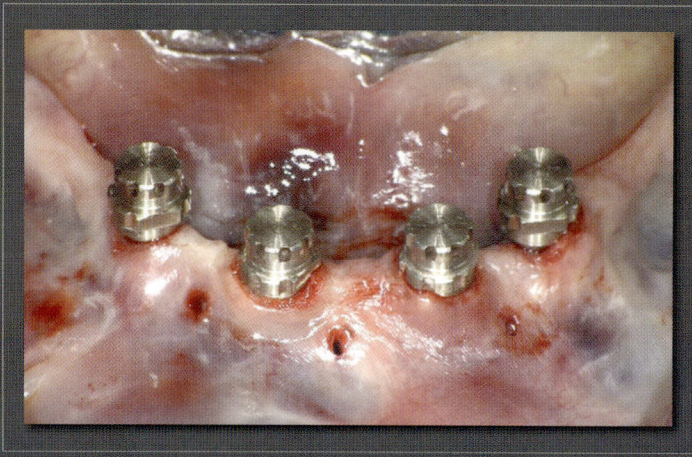

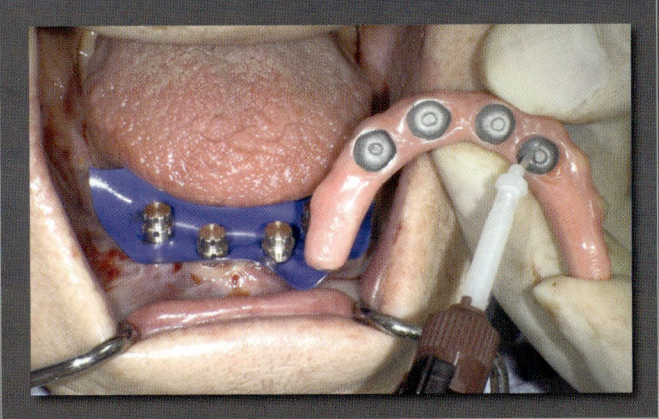
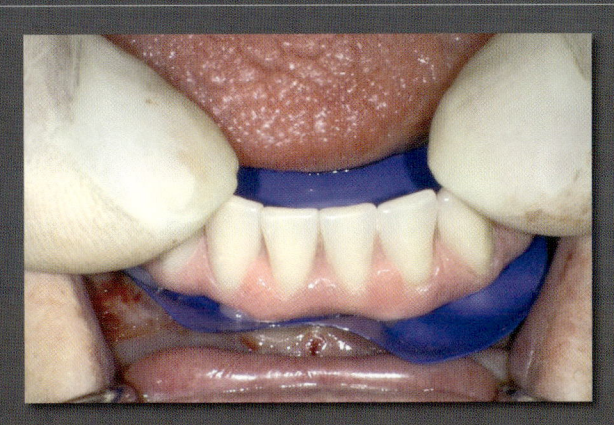
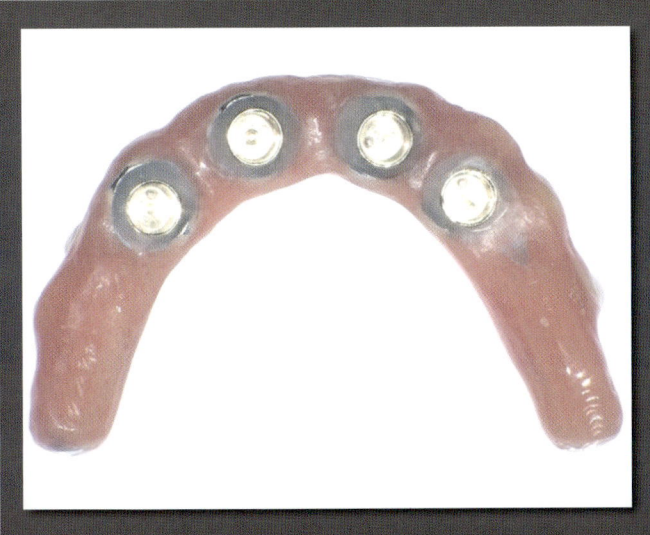

图83～图85
在橡皮障隔离下粘接金内冠。

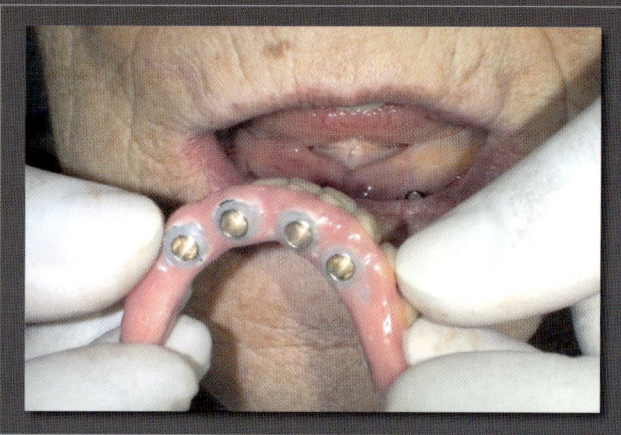 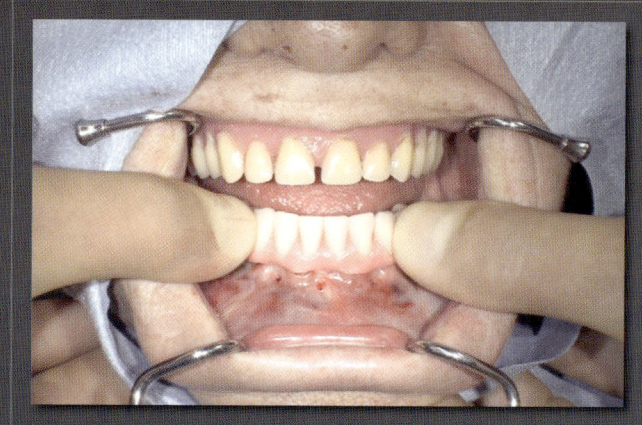

图86和图87
在修复体上粘接SynCone金内冠。必须小心,避免患者任何软组织产生干扰从而影响其功能。

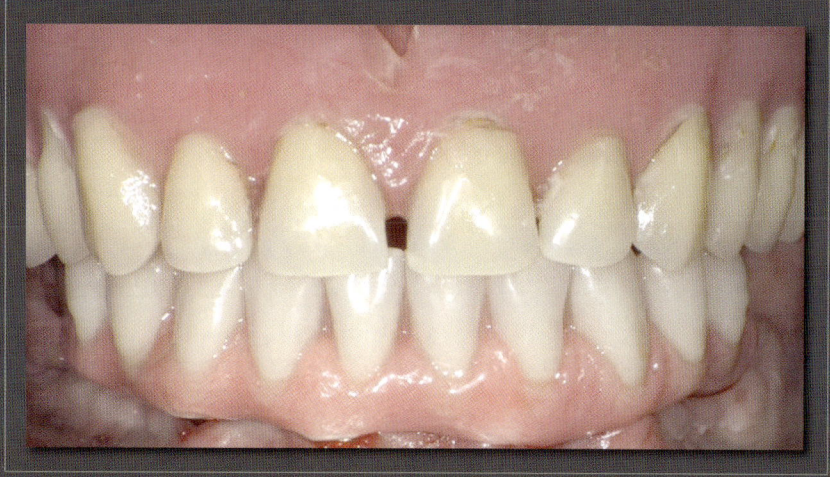

图88
最终修复体的咬合位置。叮嘱患者在第1个月避免对修复体进行摘戴,防止干扰种植体的骨结合过程。

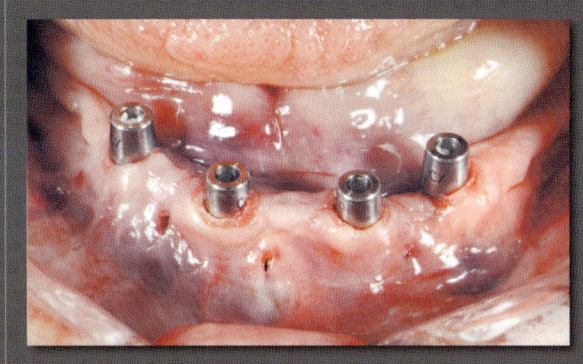
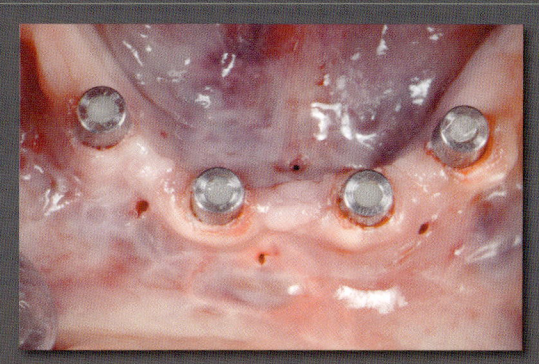
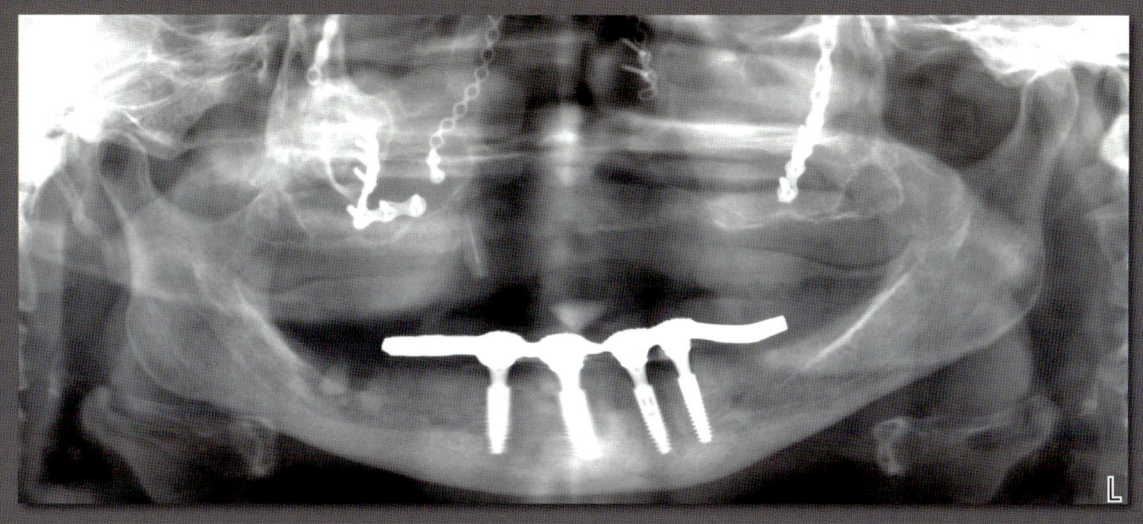

图89~图91
术后的正面和殆面观以及放射学检查。

第5章 ▶ 无牙颌患者的引导手术治疗 161

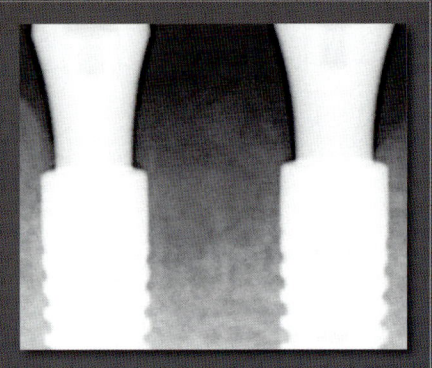 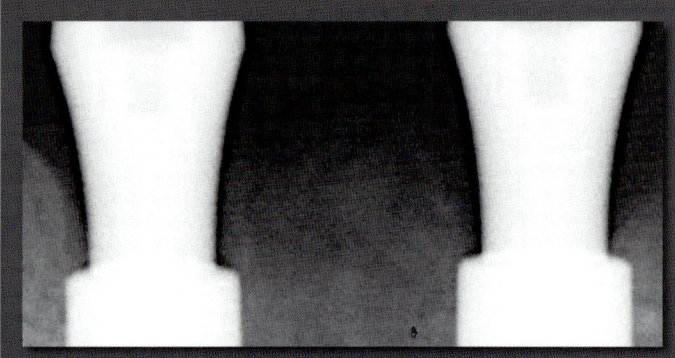

图92和图93

口内X线片的细节,显示种植体在牙槽嵴下的正确位置。

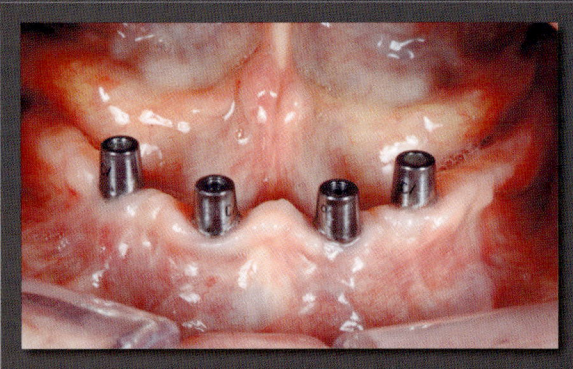 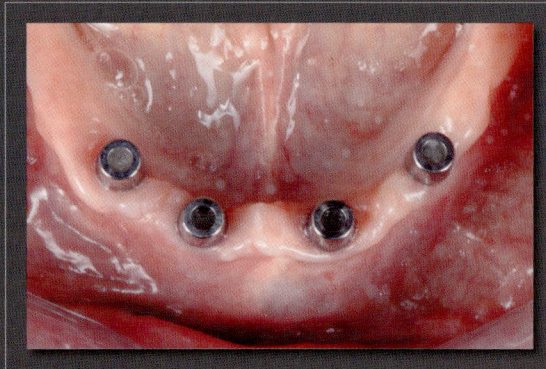

图94和图95

术后1年的情况。

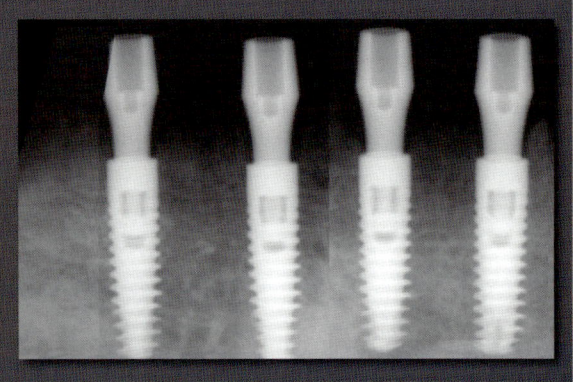 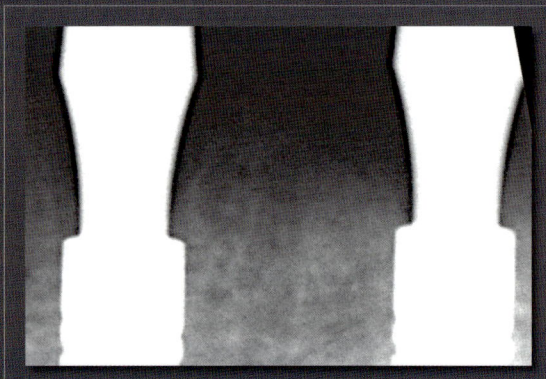

图96和图97

术后1年的X线片。锥形连接和平台转移显示了种植体–基台界面维持了良好的边缘骨高度。

病例2（图98～图139）

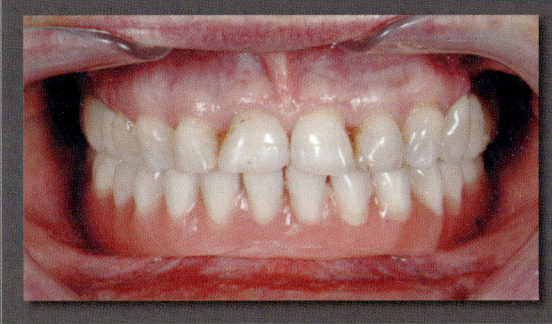
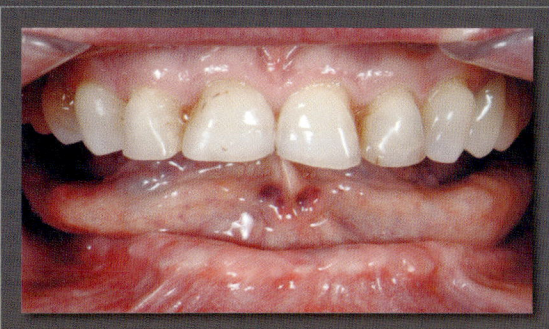
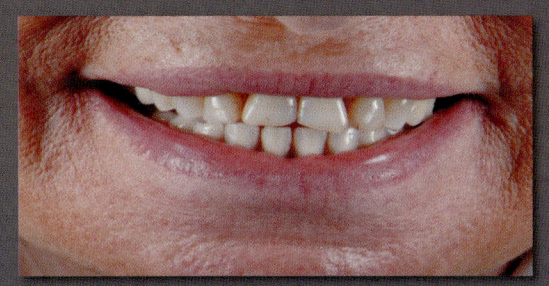
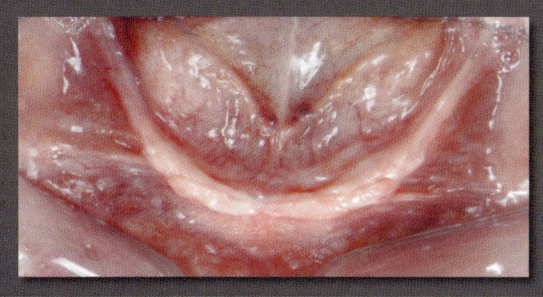
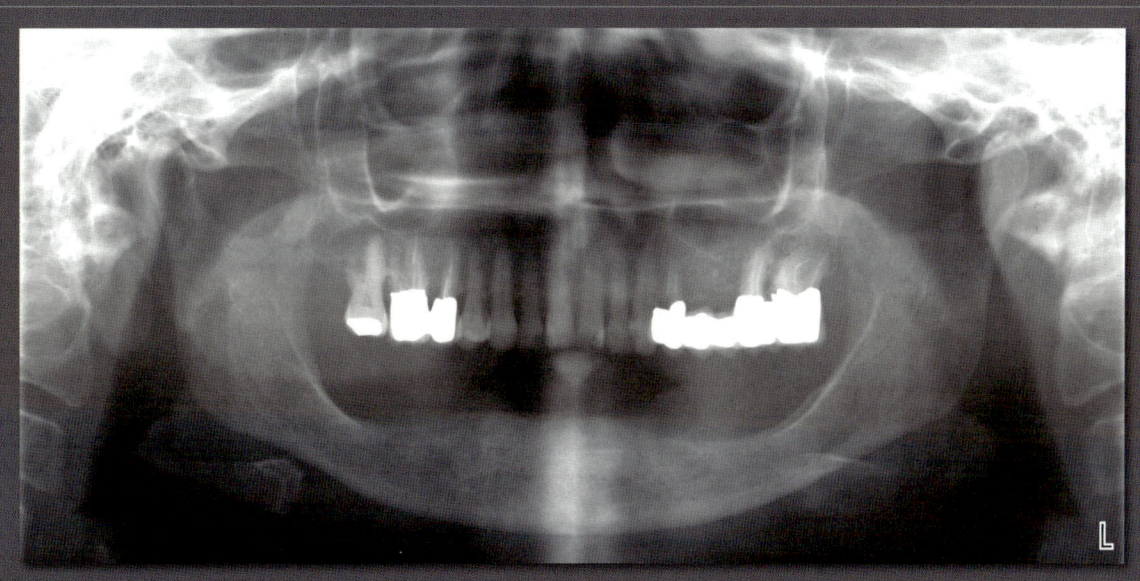

图98～图102
下颌牙列缺失伴随后牙区颌骨的明显萎缩。

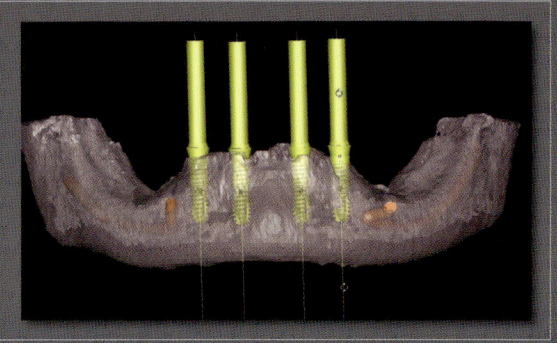 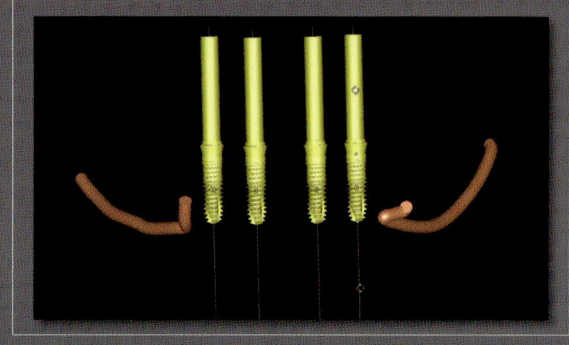

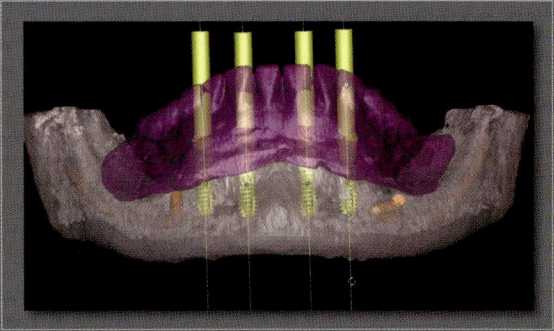

图103～图105
使用前面所述方法对修复体进行CBCT双扫描。仔细使用软衬材料（Flexacry Soft）重衬修复体，形成足够的颊侧延伸，正如修复体剖面图所展示的那样。使用计算机三维重建下颌骨并识别双侧颏孔间区域，将4颗种植体植入这个区域。

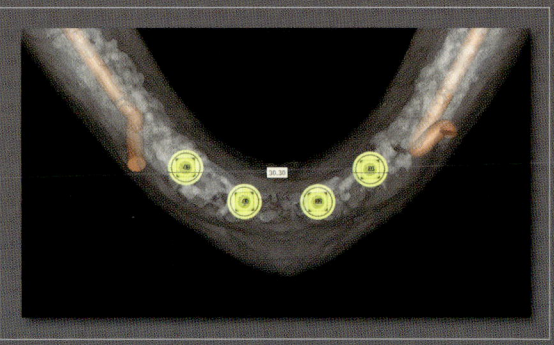 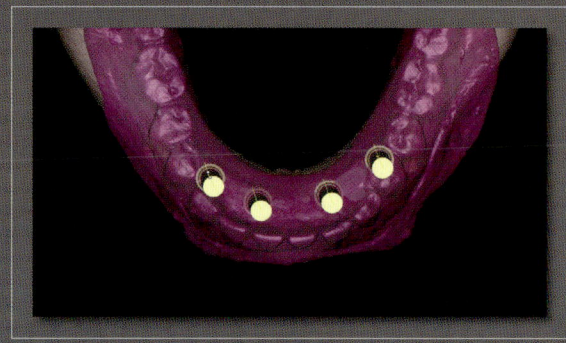

图106和图107
治疗方案计划植入4颗穿龈XiVE TG种植体（Dentsply），设计中已经为螺丝固位修复体安放了基台。因此，规划好种植体未来的螺丝孔穿出位置非常重要，避免在修复体的颊侧形成螺丝通道。最终将4颗种植体放置于颏孔前区，这些种植体能够有效支持延伸至第一磨牙的修复体。

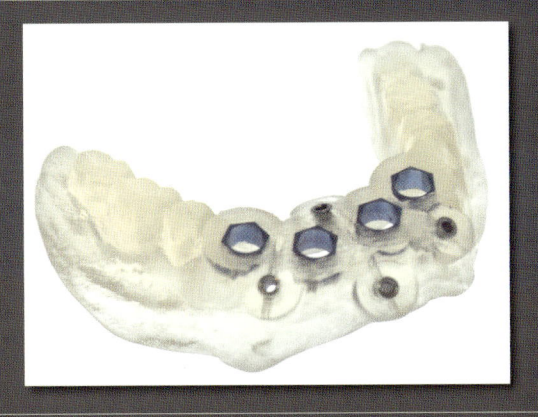 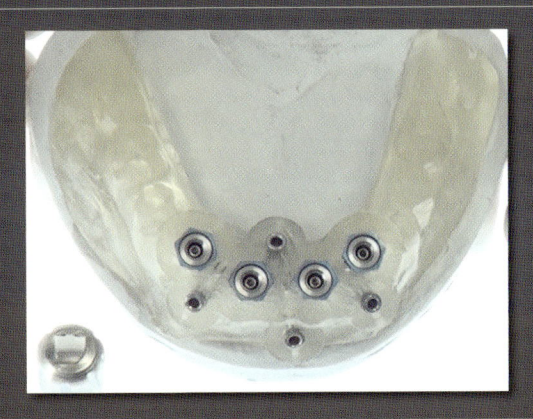

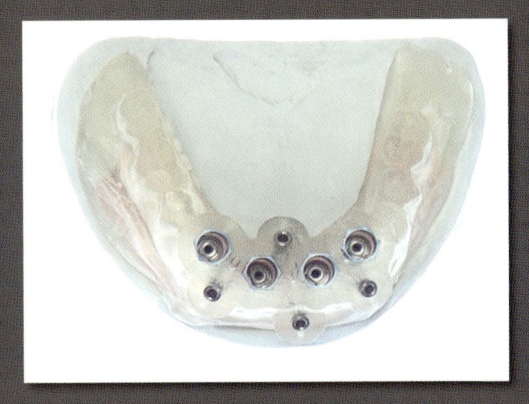 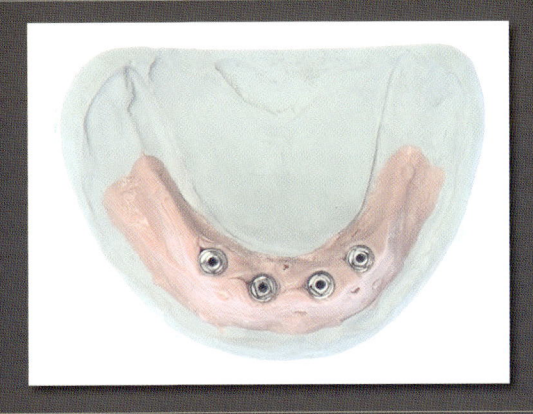

图108～图111
通过虚拟设计制作的外科导板，使用它作为生成石膏模型的参照。

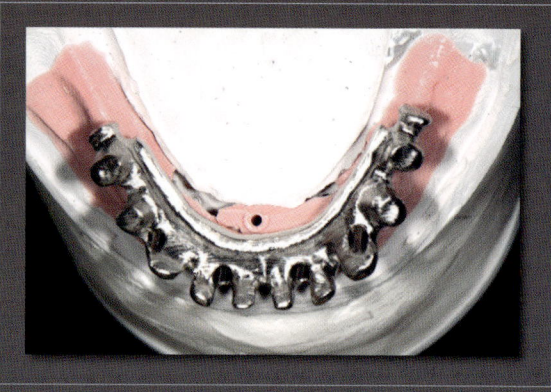
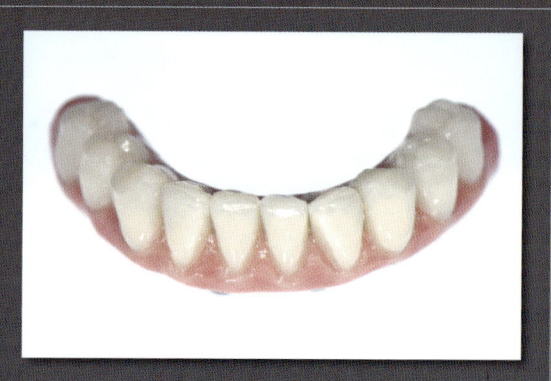
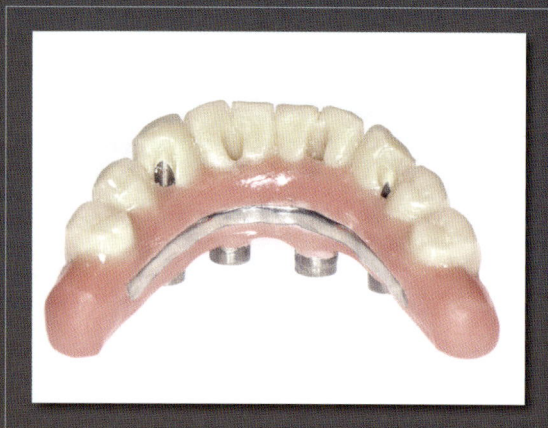
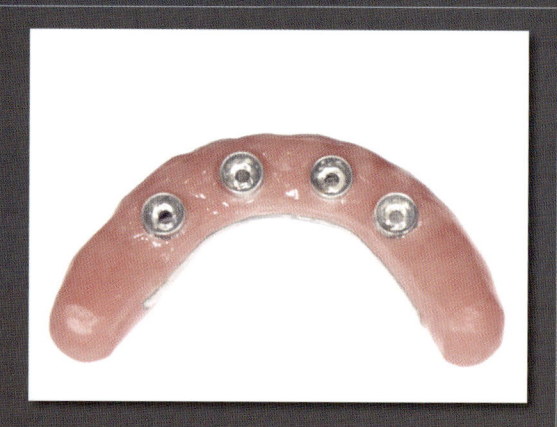

图112～图115
具有充足的牙龈和牙槽骨，患者可接受的美学效果，使我们可以选择ATLANTIS ISUS（Dentsply）CAD/CAM技术制作即刻纯钛支架树脂修复体。平行的种植体设计、适宜的外科技术确保了修复体的完全就位。

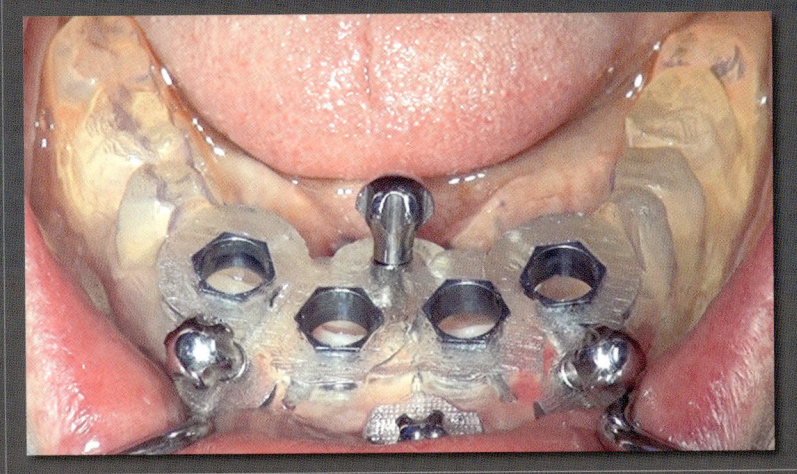

▶ 图116和图117

使用舌侧和颊侧固位钉固定导板，制备种植窝洞后植入第一颗远中种植体。

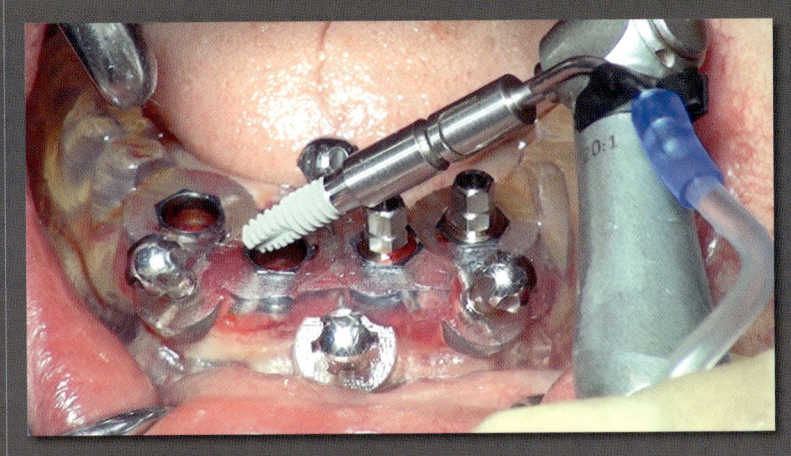

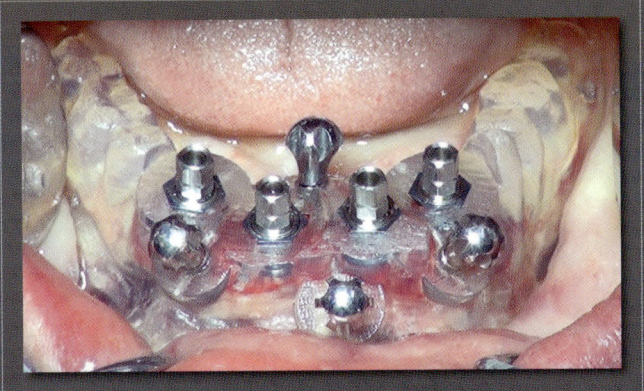
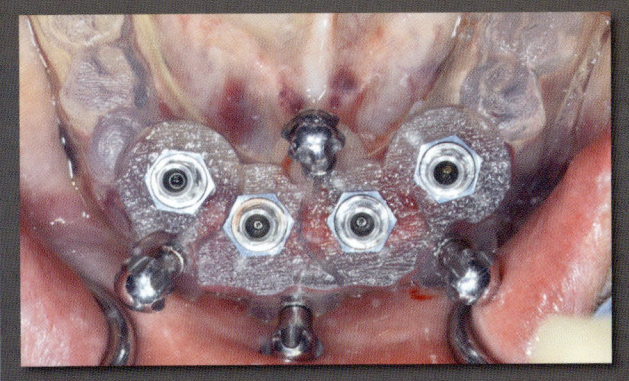

▶ 图118和图119

当种植体植入后，需要肉眼检查确认种植体的位置正确，在冠根向进行任何必要的调整以保证所有种植体处在相同的高度。

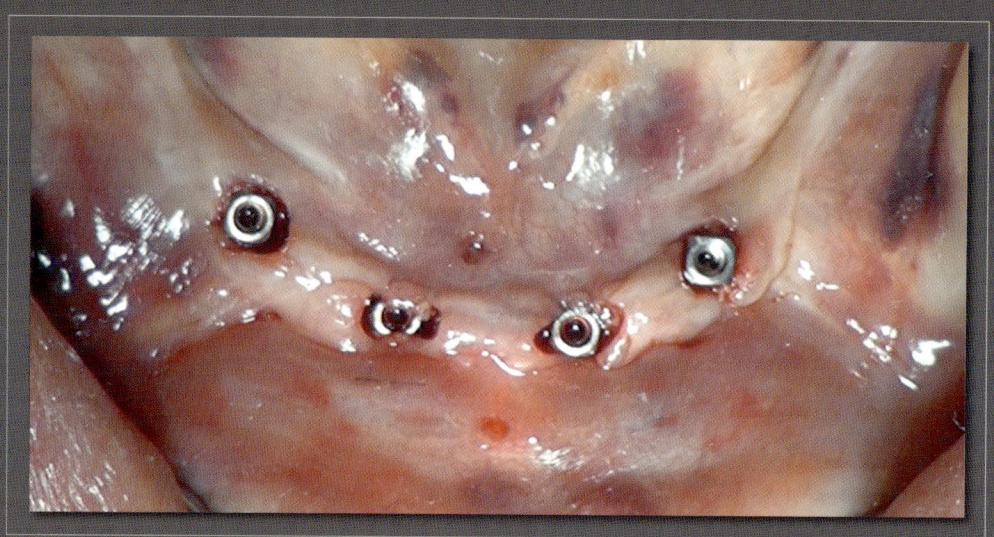

图120
移除外科导板后的殆面观。

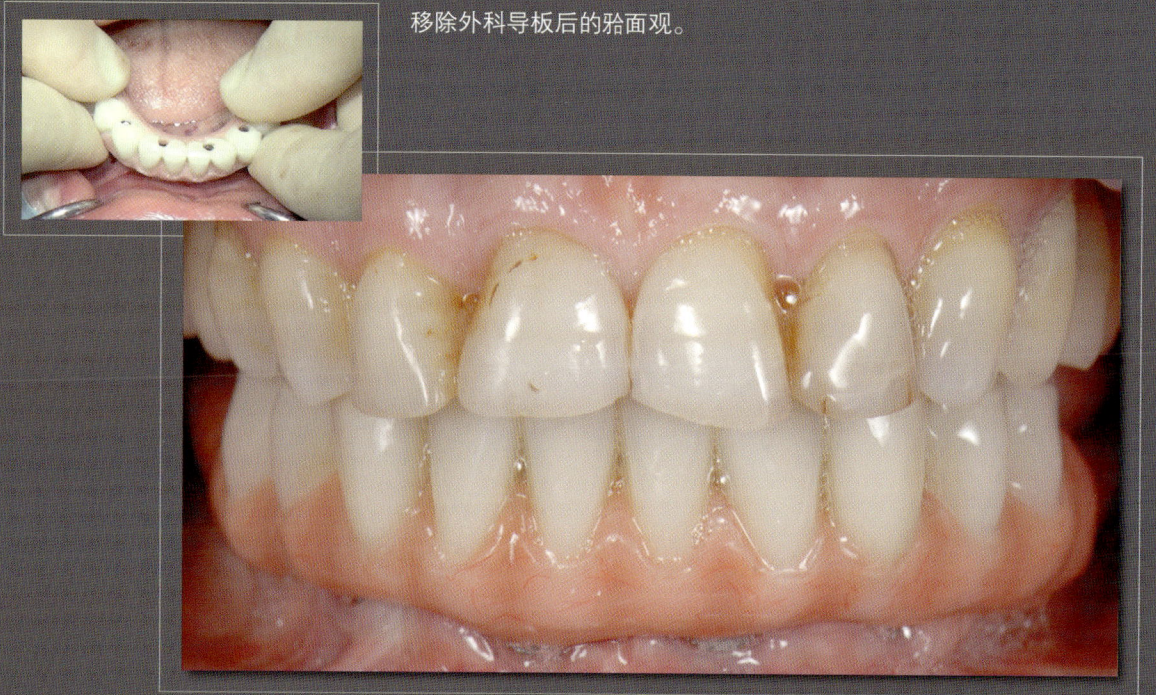

图121和图122
戴入螺丝固位临时修复体并进行咬合检查，临时修复体要避免悬臂梁，防止种植体过度负荷。当骨结合完成时，重新制作最终的修复体。

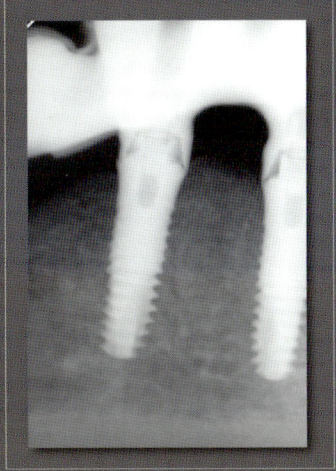
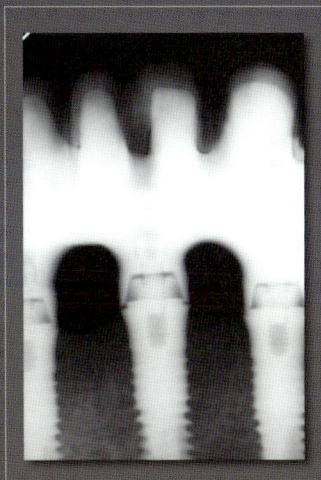
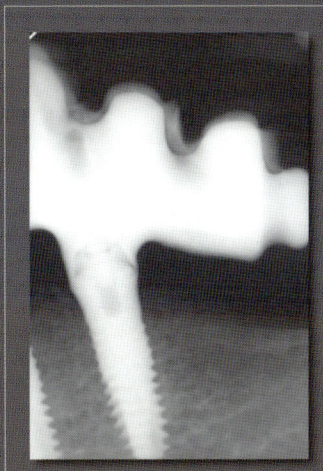

图123～图126
术后即刻X线片检查。

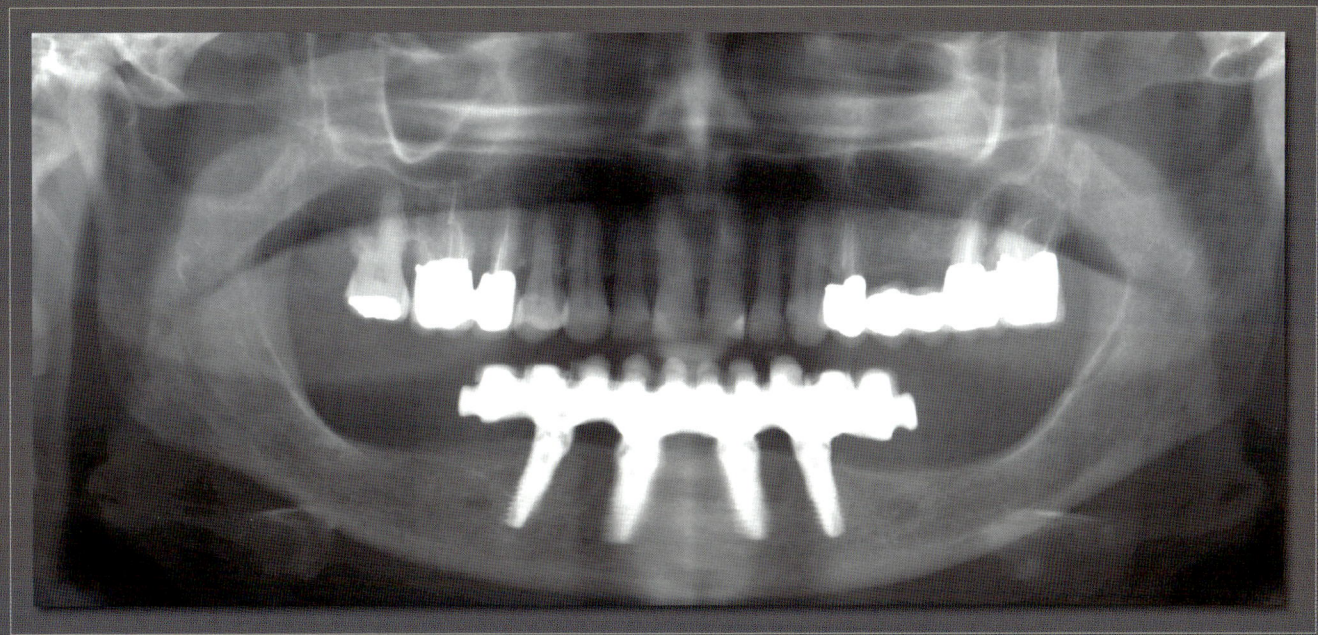

第5章 ▶ 无牙颌患者的引导手术治疗　169

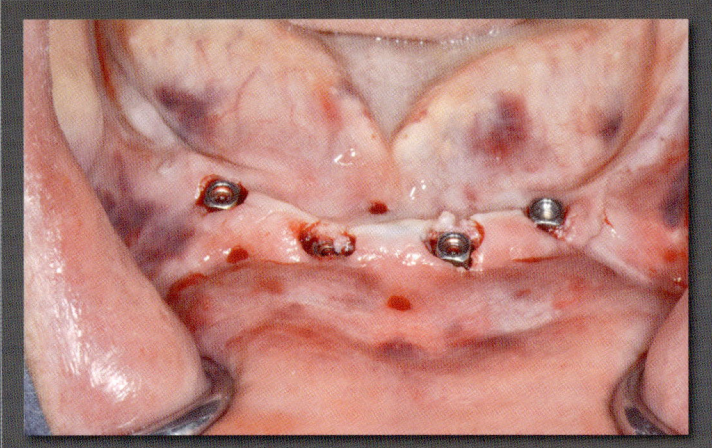

图127
戴入修复体前的口内情况和正面观。

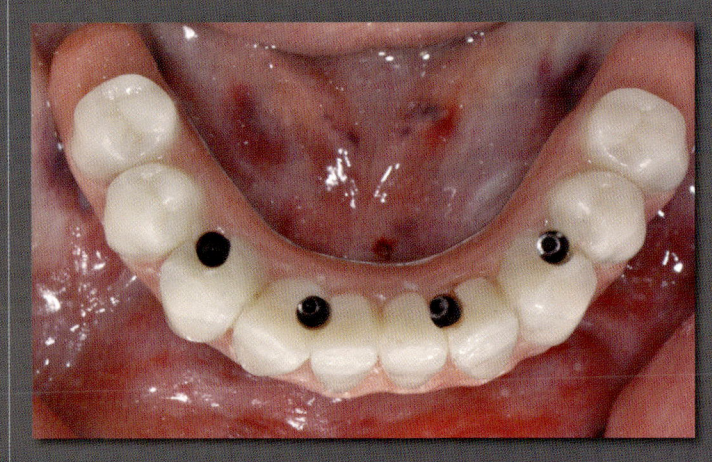

图128
临时修复体就位后的𬌗面观。

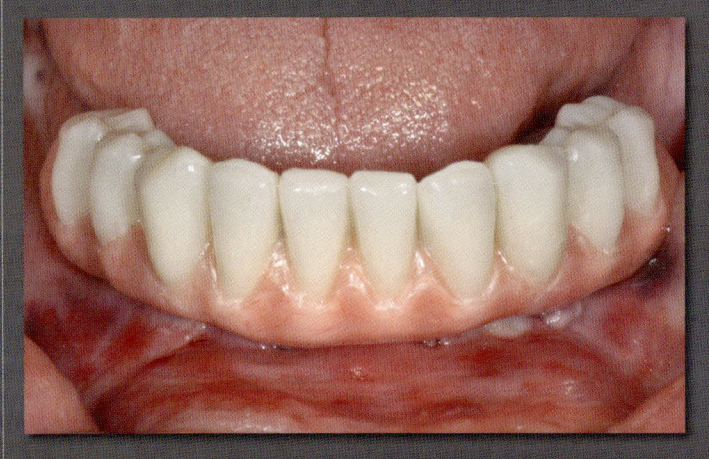

图129
术后戴入螺丝固位临时修复体。

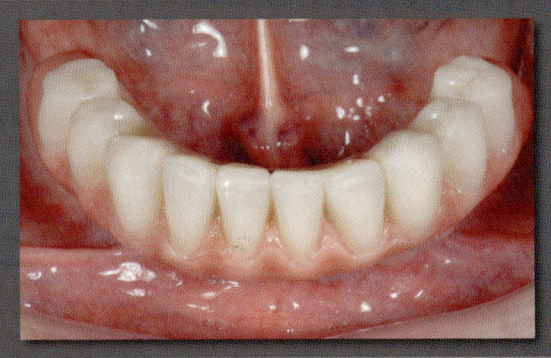

图130和图131
1年后正面和殆面观。可以观察到良好的组织反应。

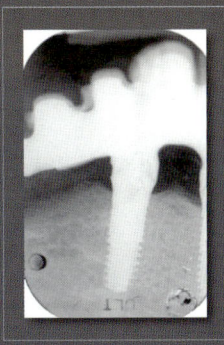 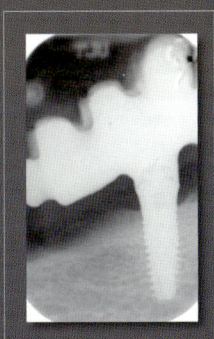 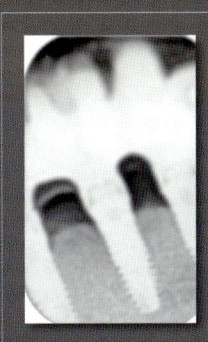

图132~图134
1年后的X线片检查；所有种植体骨结合良好。

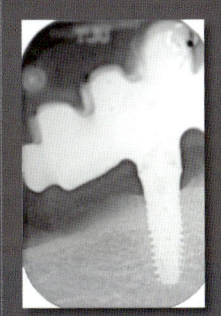 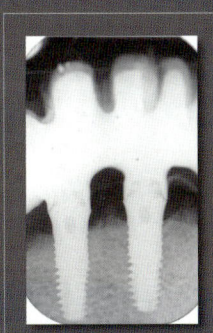 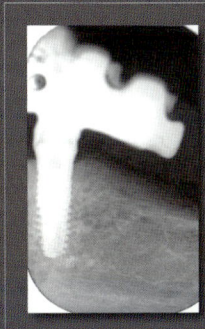

图135~图139
1年后复查功能与美学效果稳定。

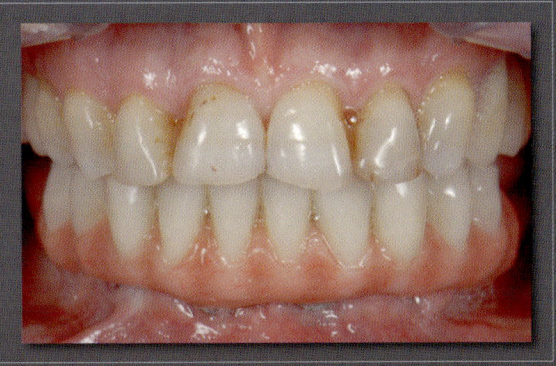 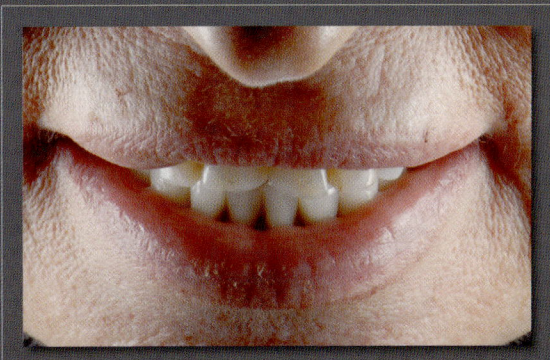

病例3（图140～图186）

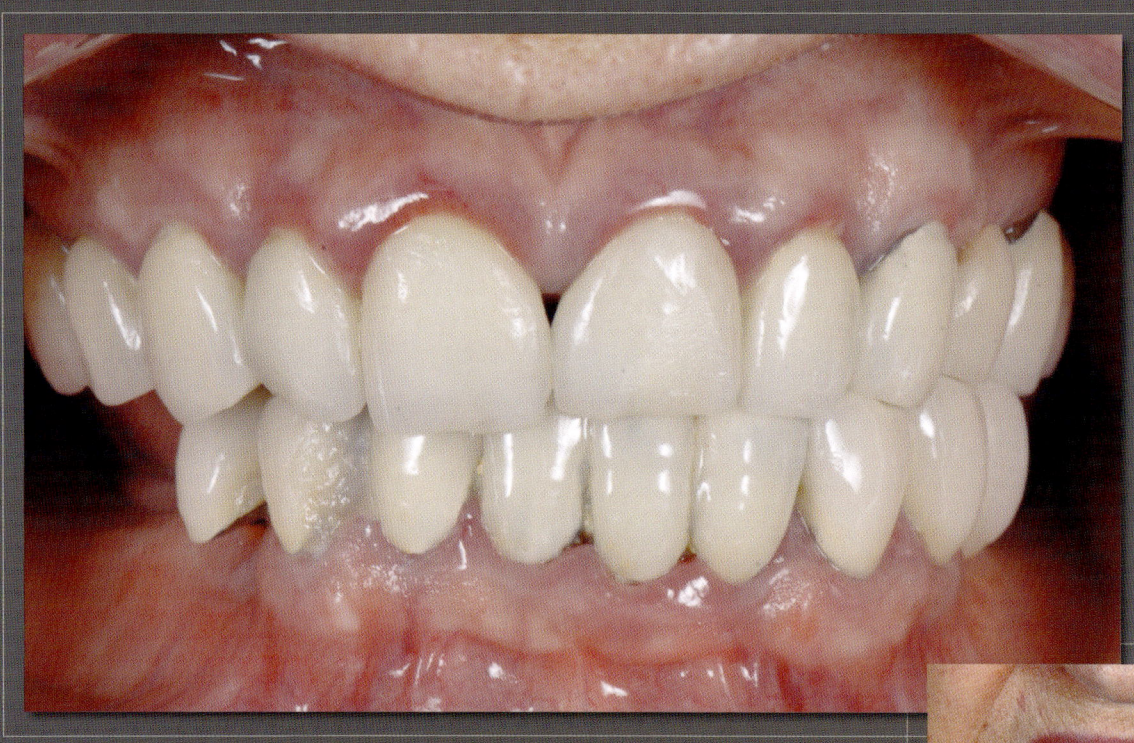

图140和图141
下颌牙列缺损的正面观，剩余天然牙预后差。

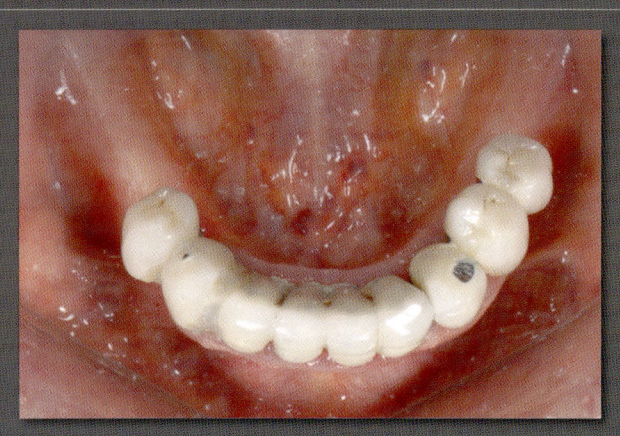

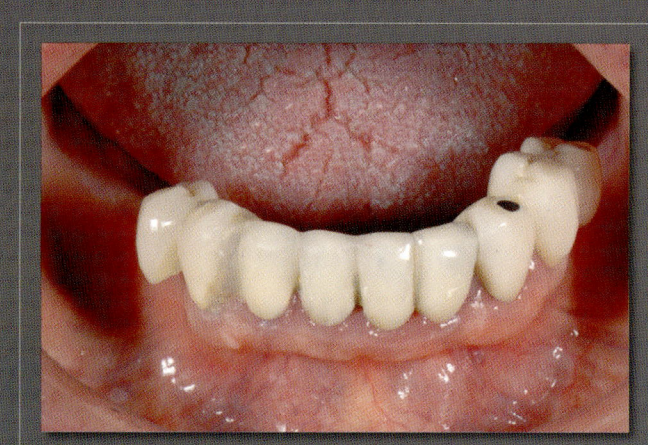

图142和图143
同一患者的殆面观。

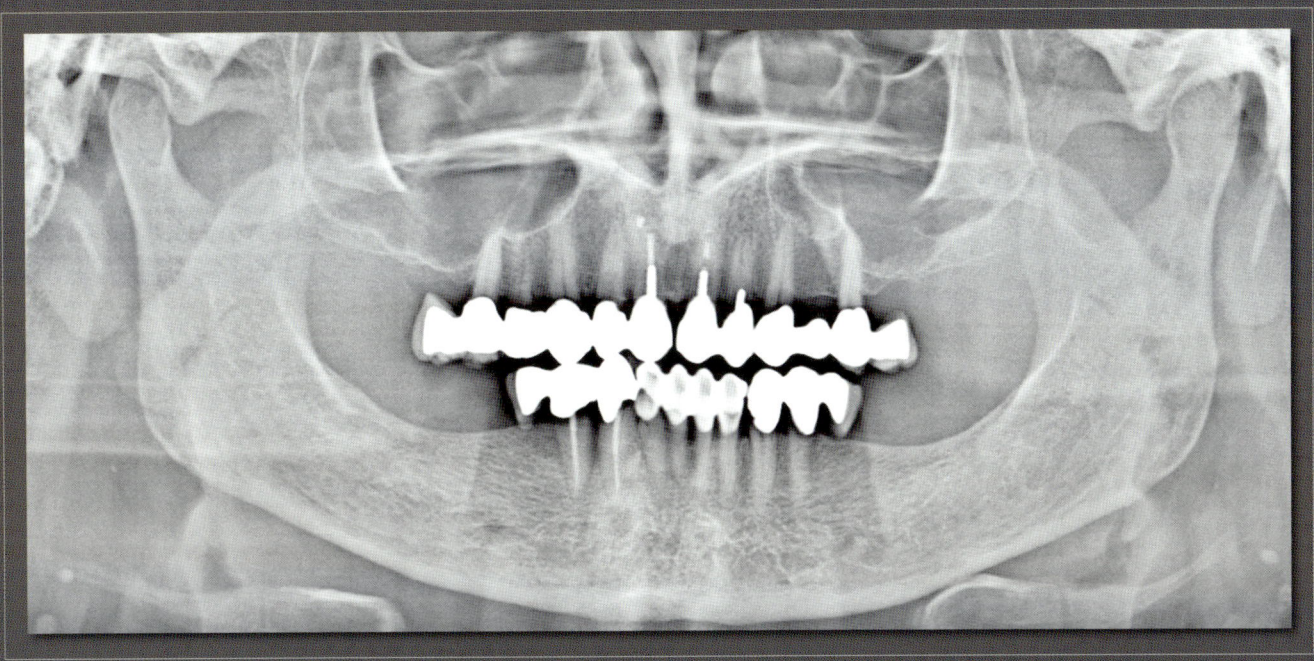

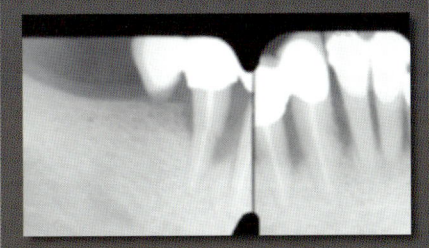
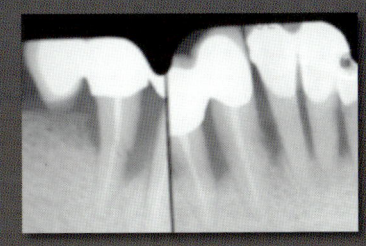
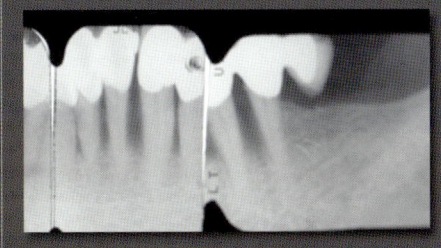

图144～图147
放射学检查证实所有下颌剩余天然牙极差的预后,无法保留。

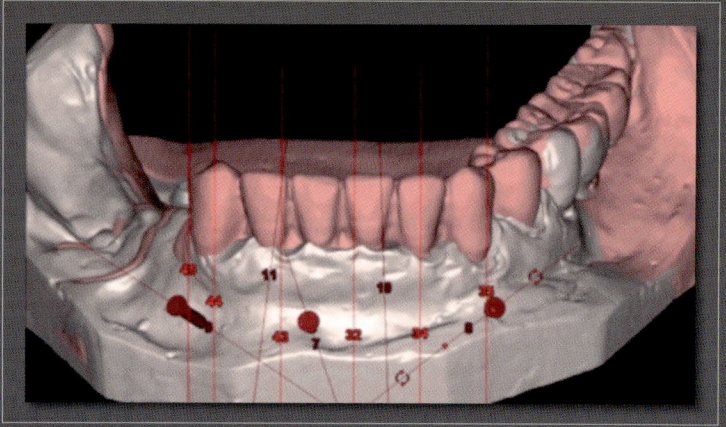

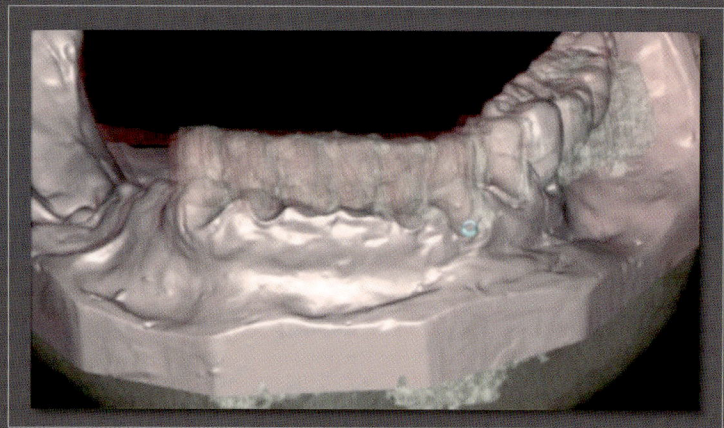

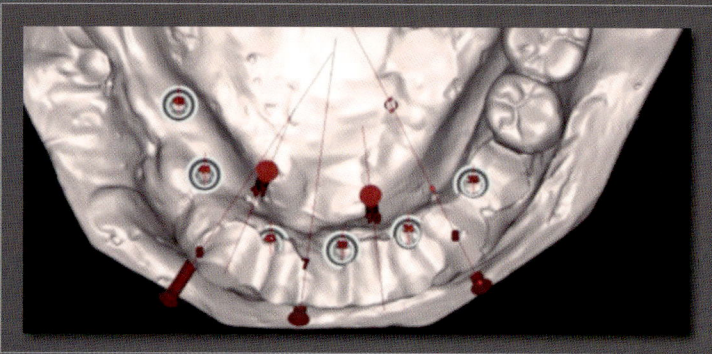

图148 ~ 图150

CBCT双扫描检查评估了拔除下颌剩余牙的可能性，同时放置足够数量的种植体以支持下颌的固定修复体。来源于石膏模型的扫描信息与放射学检查的信息相匹配。这项技术可使用石膏模型扫描制作外科导板，也可显示牙槽突和牙齿的解剖形态。由于可显示软、硬组织的解剖结构，虚拟种植体放置的位置可以被非常精确地评估。

▶ 图151和图152
这是一个拔牙后病例，使用在第7章描述的双导板技术进行治疗。三维打印快速成型技术制作第一个外科导板辅助种植体植入缺牙区域的牙槽嵴中。

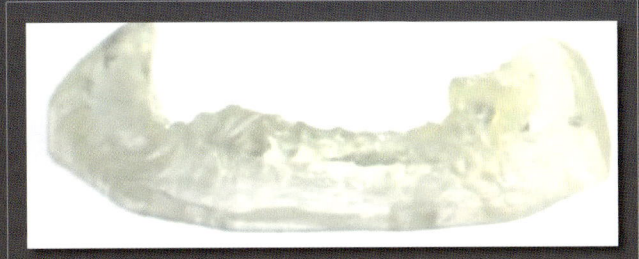
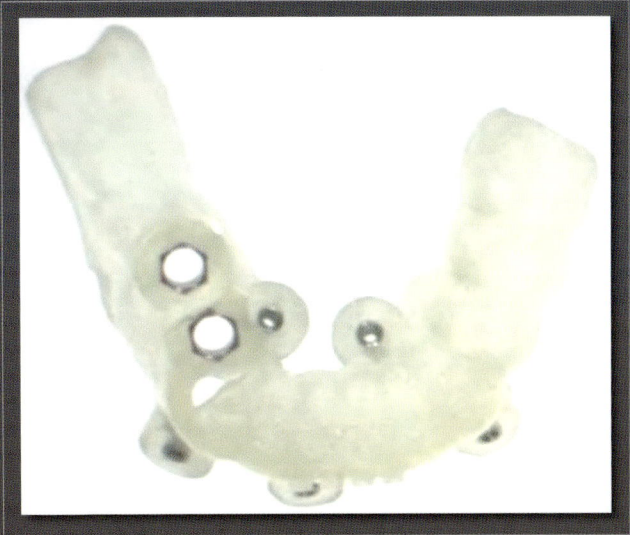

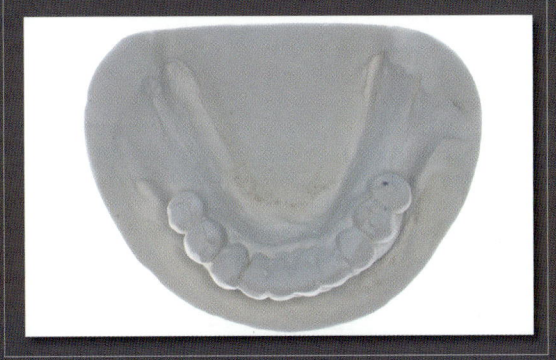
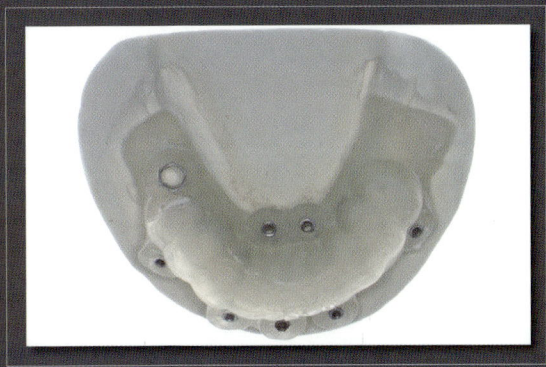

▶ 图153和图154
扫描石膏模型制作最初的牙支持式快速成型导板。从技术角度来讲，这是最精确和稳定的导板，它可以用来记录患者CT扫描检查时的位置，可以辅助在缺牙区域定位一个或多个种植位点的固位钉。

第5章 ▶ 无牙颌患者的引导手术治疗

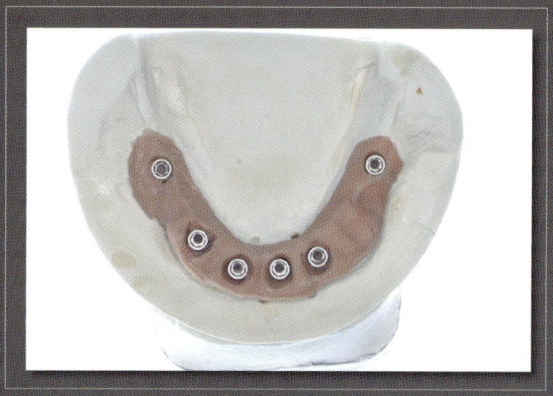 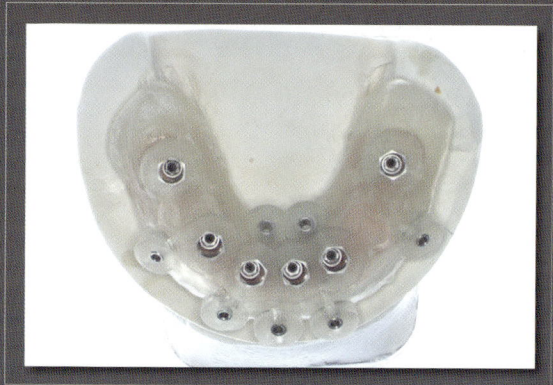

图155和图156
磨除石膏模型上的天然牙,放射导板就位并使用硅胶替代牙齿。第二副黏膜支持导板使用与第一个导板相同的计划获得;由于第一副导板已经引导种植体植入了牙槽嵴已愈合的缺牙区域,第二副导板可以使用第一副导板相同位置的固位钉。

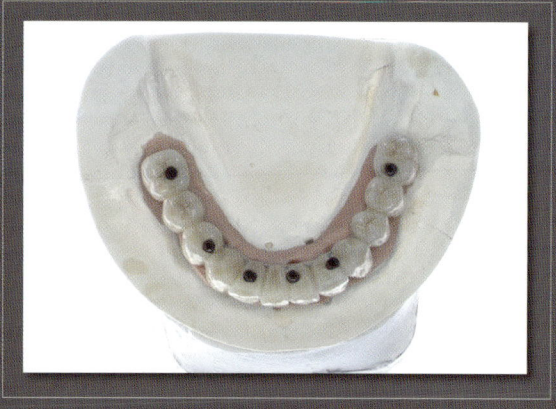 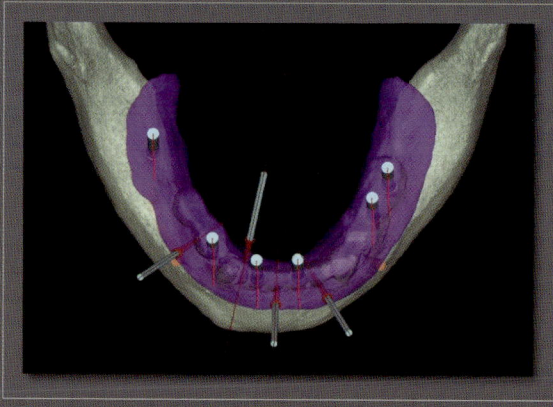

图157和图158
如果条件允许,正如这个病例,虚拟工作模型可以在术前设计和制造ATLANTIS ISUS永久金属钴铬支架。数字化设计对确定以修复为导向的种植体位置有很大帮助,种植体可以相互平行排列并兼顾到任何的延伸范围。

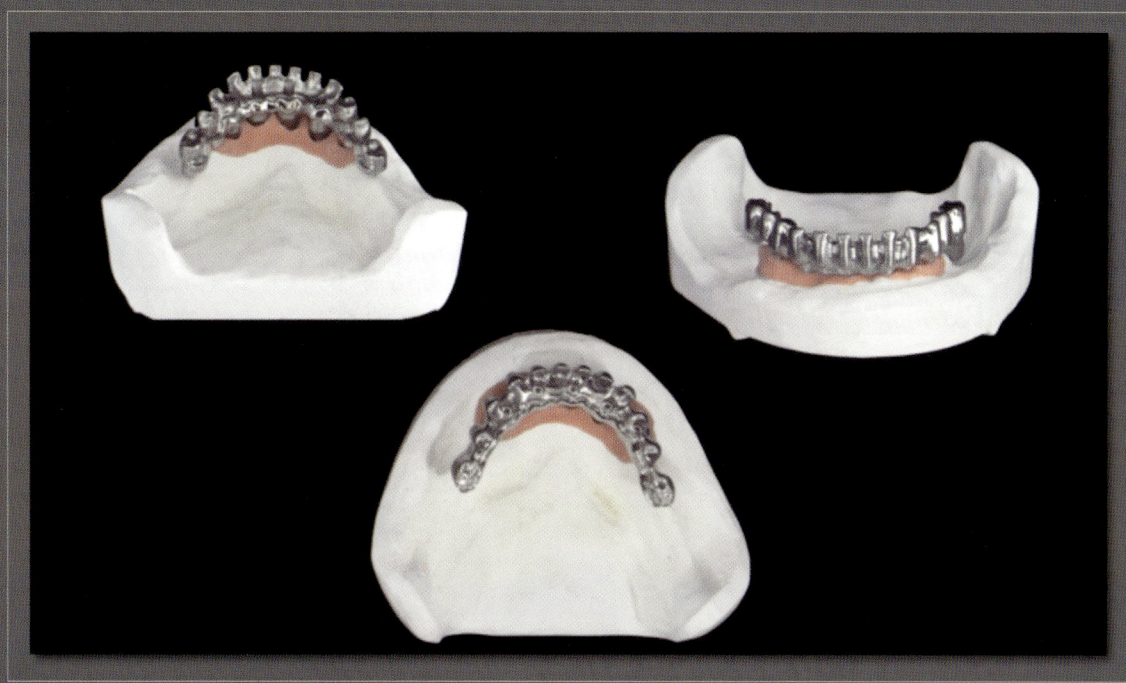

图159

在计算机数字化模型上设计修复体后,技工间寄送所有模型至ISUS制造中心,在那里计算机将切割出一个永久支架。

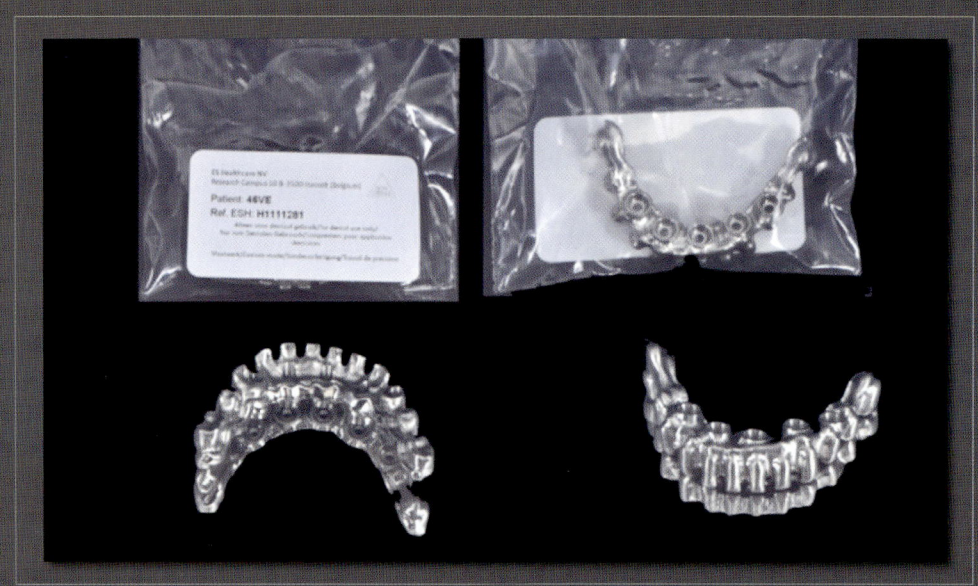

图160
几天后，技工间会收到最终修复体的上部支架。

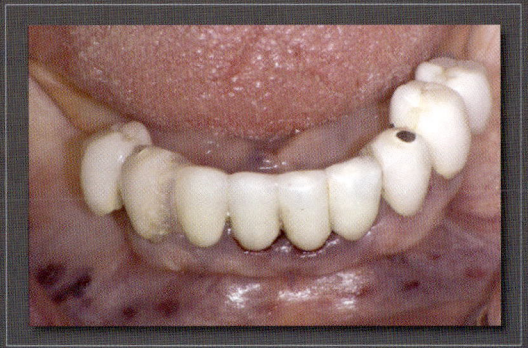
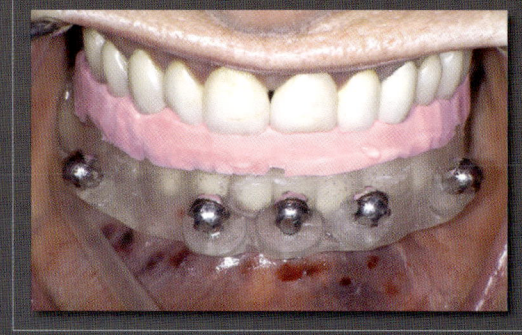
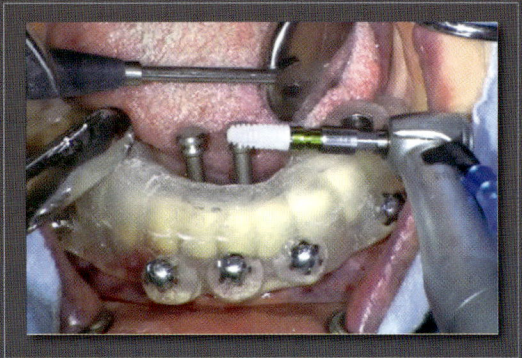
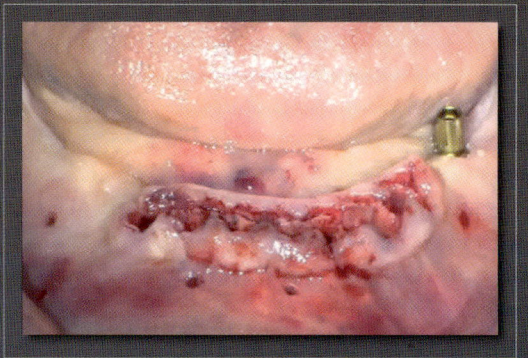

图161～图164
通过使用手术定位记录和固位钉，牙支持式导板被固定后植入第一颗种植体。接下来在不损坏剩余牙槽骨解剖结构的情况下小心地拔除剩余牙。

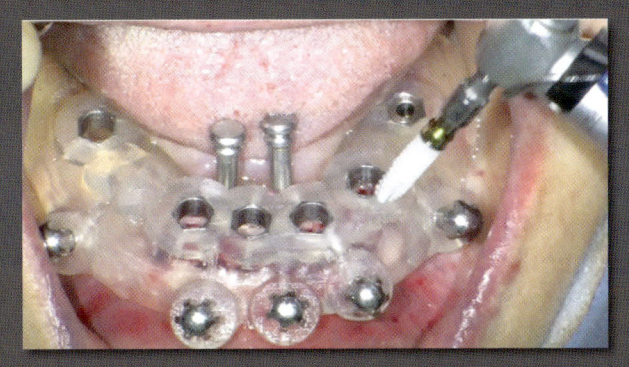
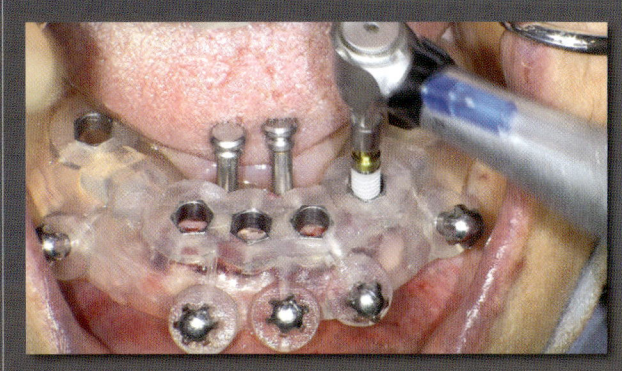
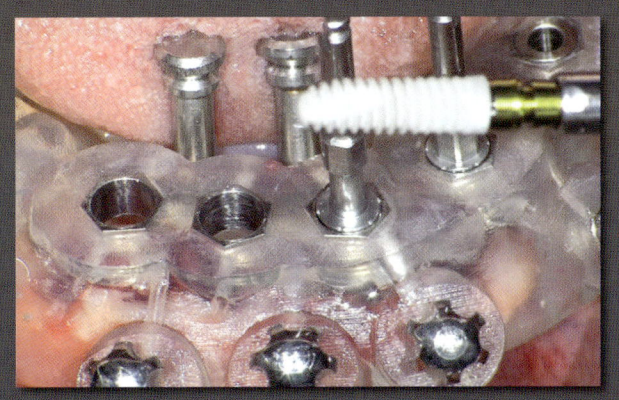
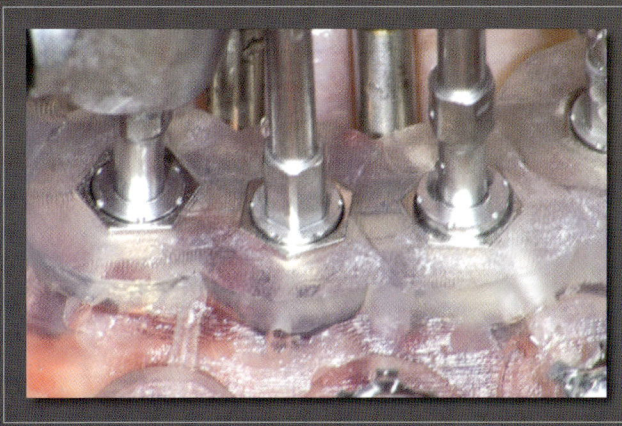

图165 ~ 图168
第二副导板就位。这副导板仅由黏膜支持。我们可以确定这副导板和第一副导板在同一位置，因为所有的固位钉位于同一个位置且种植体携带器也放置于最初植入的种植体上。

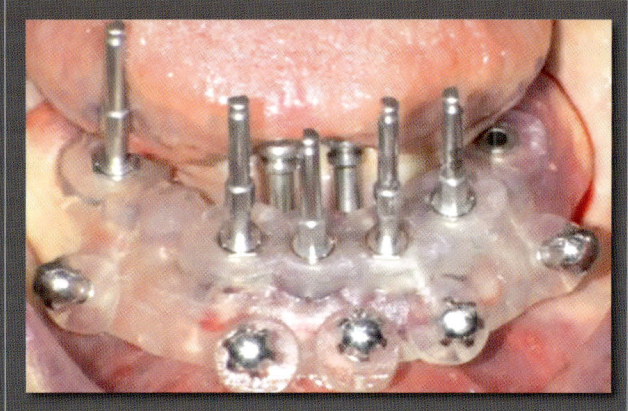
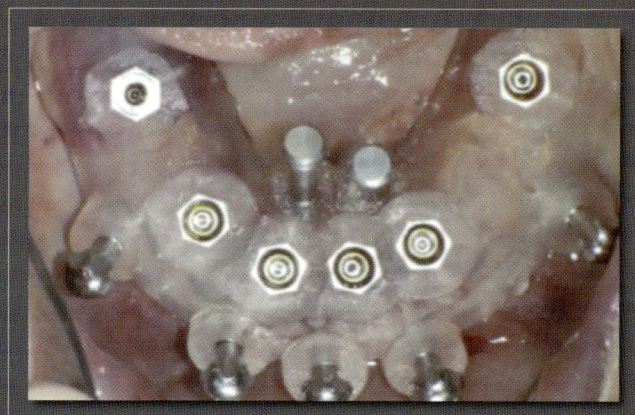
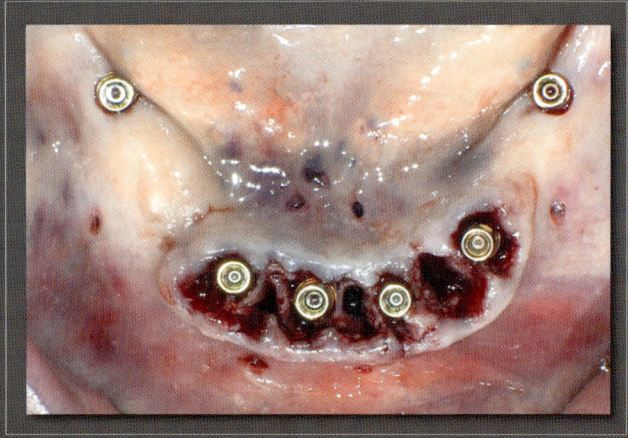
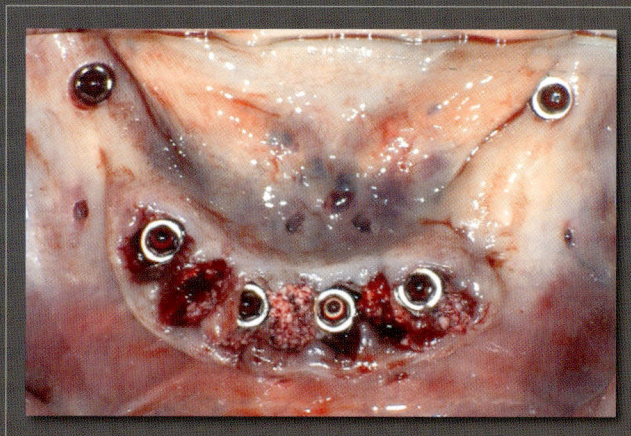

图169 ~ 图172

随后种植体从前一副导板所植入的位点开始被依次植入。每一个位点在植入前都应进行攻丝，初始逆时针方向运动至初次与骨接触，然后调整为顺时针方向预备至全长。在种植体植入时重复相同的步骤。这项技术在种植全程可以限制水平向的偏差。当种植体植入完成，则可移除导板和种植体携带器并检查和去除任何干扰种植体基台就位的剩余牙槽嵴。

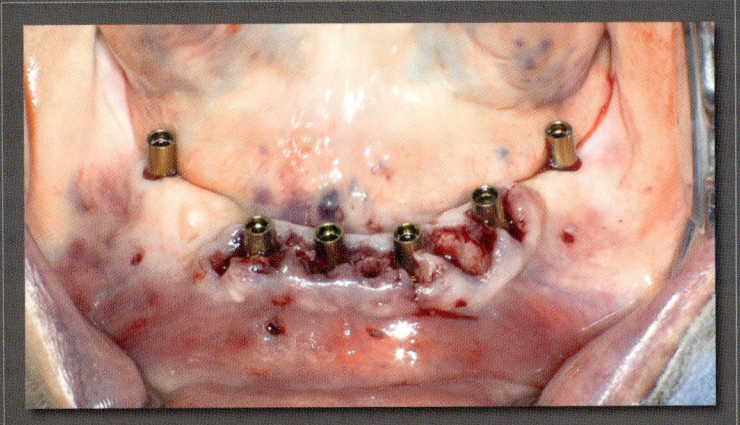

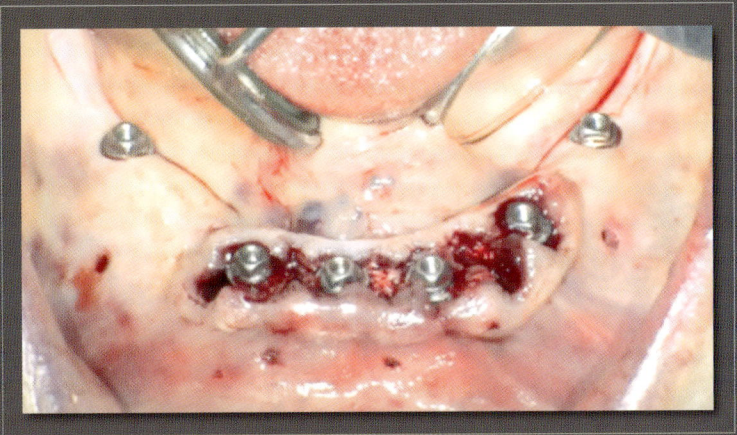

图173和图174 ▶
放置提前选好的基台。当选择基台时,种植体深度、拔牙后牙槽窝的解剖条件及缺牙区域软组织的厚度都应考虑在内。

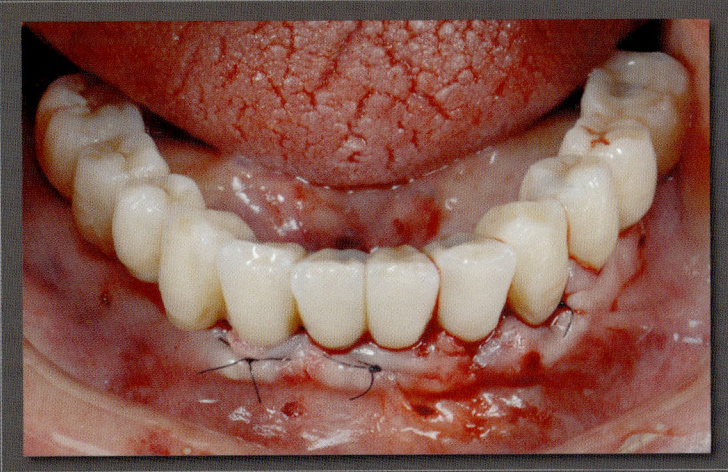

图175 ▶
术后戴入临时修复体。

第5章 ▶ 无牙颌患者的引导手术治疗 181

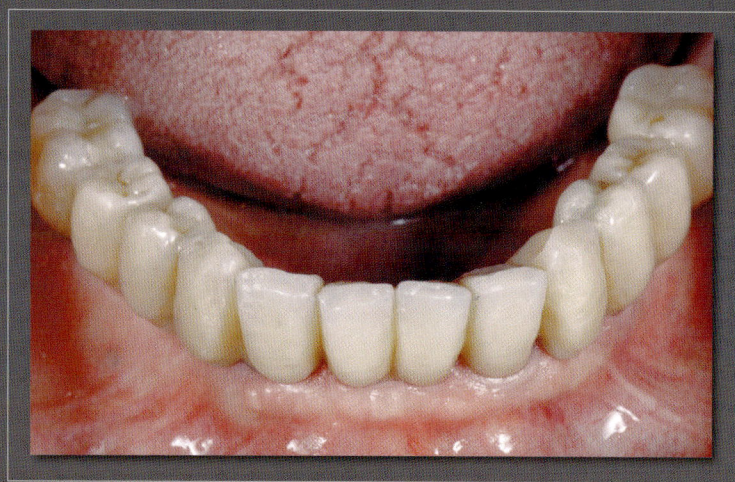

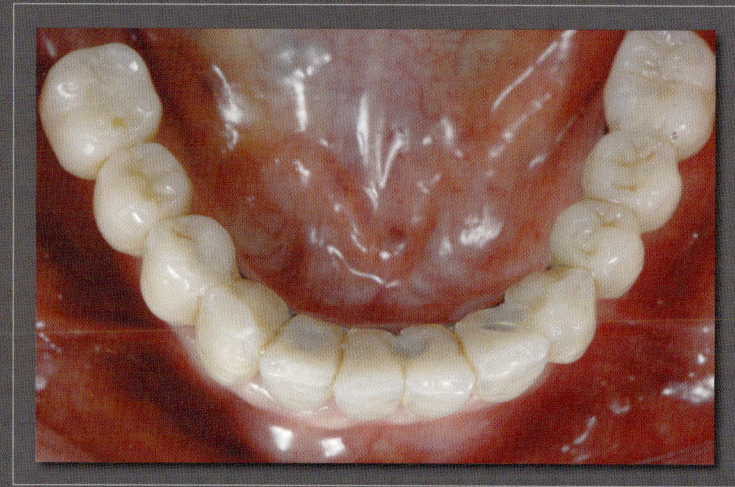

图176和图177 ▶
术后6个月正面与𬌗面观显示组织经过诱导后良好地适应了修复体的外形。

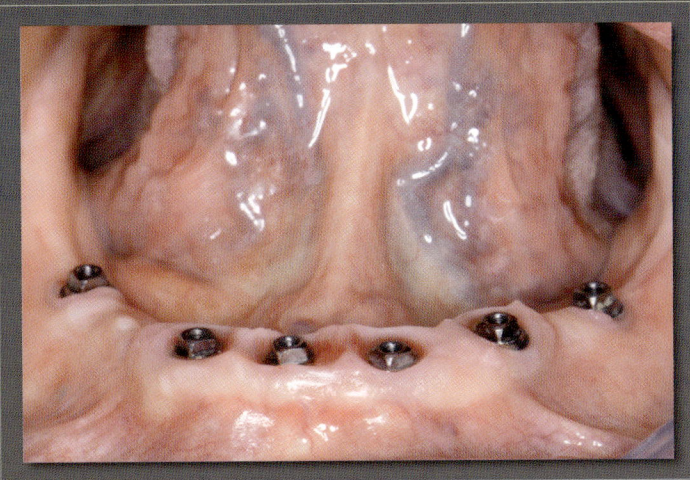

图178和图179 ▶

术后6个月的殆面和正面观。去除修复体后,种植体周围组织的健康状态令人满意。

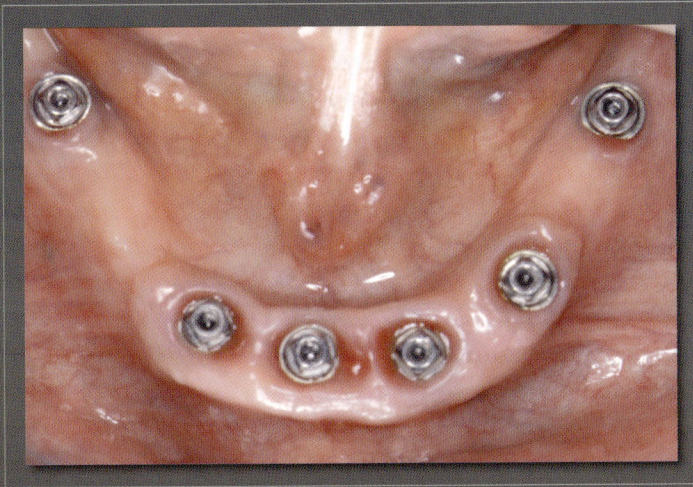

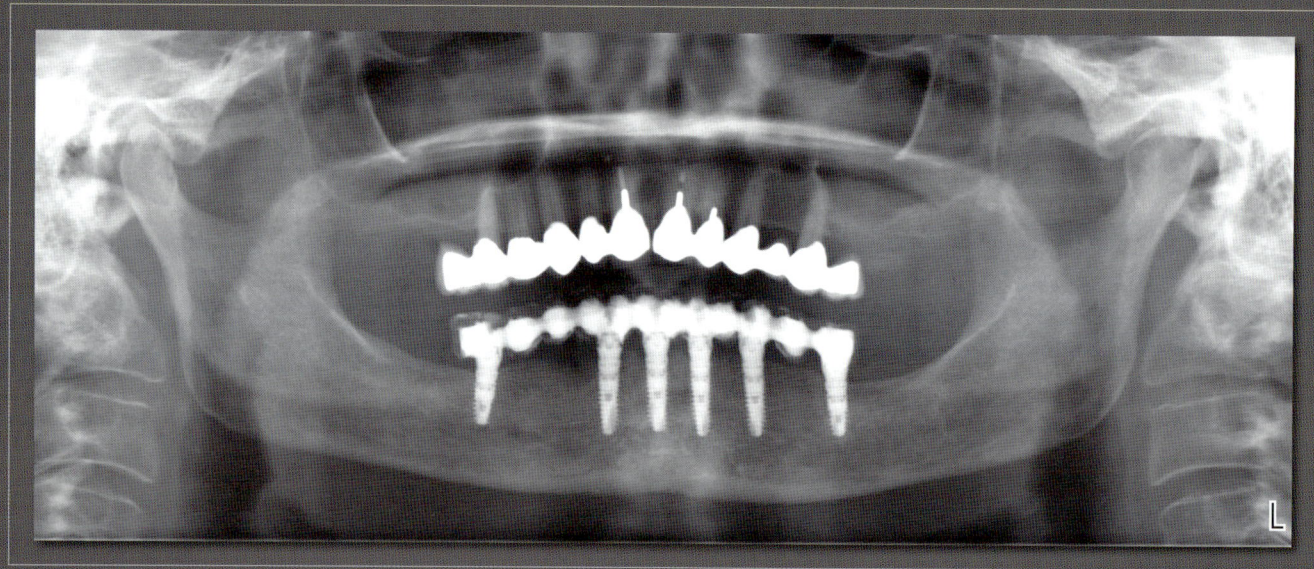

图180
术后1年的曲面断层片。

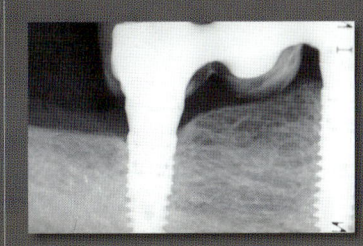 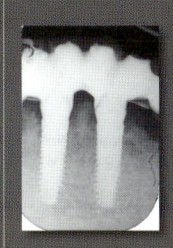 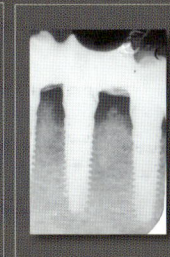 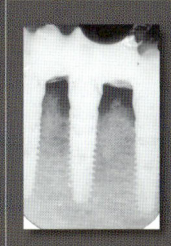 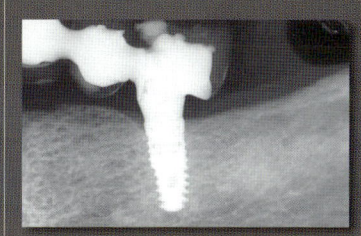

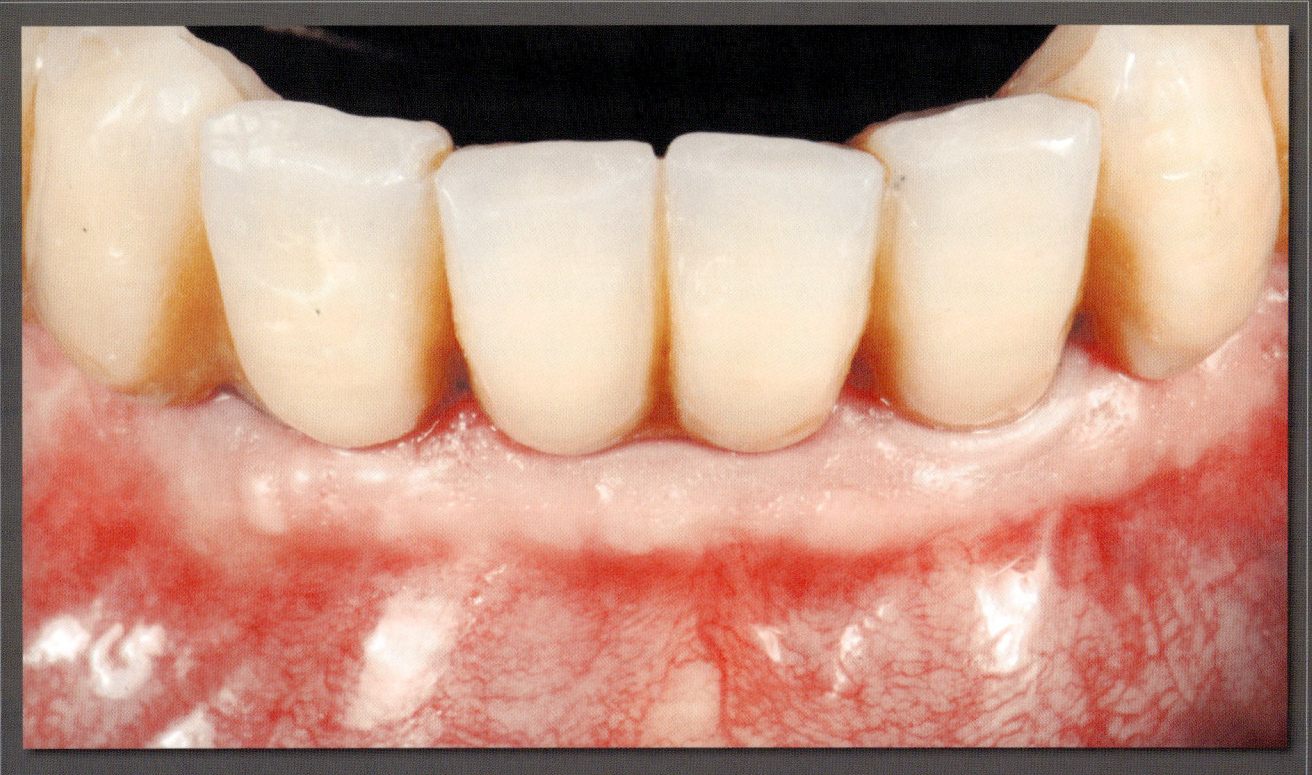

图181～图186

术后1年的影像学和临床细节检查证实了软组织和骨结合的稳定性,特别是在种植体–基台的交界处。

[1] WHO. International Classification of Functioning, Disability and Health. Geneva, Switzerland, 2001.

[2] Müller F, Naharro M, Carlsson GE. What are the prevalence and incidence of tooth loss in the adult and elderly population in Europe? Clin Oral Implants Res 2007;18(suppl 3):2–14.

[3] Millar WJ, Locker D. Edentulism and denture use. Health Rep 2005;17:55–58.

[4] Thorstensson H, Johansson B. Why do some people lose teeth across their lifespan whereas others retain a functional dentition into very old age? Gerodontology 2010;27:19–25.

[5] Lindhe J, Karring T, Lang NP. Clinical Periodontology and Implant Dentistry, ed 4. Oxford: Blackwell Munksgaard, 2003.

[6] Strohmenger L. Epidemiologia della salute orale nell'anziano ed interventi di salute pubblica. G Gerontol 2006;54:110–114.

[7] Tramini P, Montal S, Valcarcel J. Tooth loss and associated factors in long-term institutionalised elderly patients. Gerodontology 2007;24:196–203.

[8] Millar WJ, Locker D. Smoking and oral health status. J Can Dent Assoc 2007;73:155.

[9] Mojon P, Thomason JM, Walls AW. The impact of falling rates of edentulism. Int J Prosthodont 2004;17:434–440.

[10] Emami E, de Souza RF, Kabawat M, Feine JS. The impact of edentulism on oral and general health. Int J Dent 2013;2013:498305.

[11] Cooper LF. The current and future treatment of edentulism. J Prosthodont 2009;18:116–122.

[12] Douglass CW, Shih A, Ostry L. Will there be a need for complete dentures in the United States in 2020? Prosthet Dent 2002;87:5–8.

[13] Bedos C, Brodeur JM, Boucheron L, et al. The dental care pathway of welfare recipients in Quebec. Soc Sci Med 2003;57:2089–2099.

[14] Jainkittivong A, Aneksuk V, Langlais RP. Oral mucosal conditions in elderly dental patients. Oral Dis 2002;8:218–223.

[15] Macedo Firoozmand L, Dias Almeida J, Guimarães Cabral LA. Study of denture-induced fibrous hyperplasia cases diagnosed from 1979 to 2001. Quintessence Int 2005;36:825–829.

[16] Freitas JB, Gomez RS, De Abreu MH, Ferreira E. Relationship between the use of full dentures and mucosal alterations among elderly Brazilians. J Oral Rehabil 2008;35:370–374.

[17] Mujica V, Rivera H, Carrero M. Prevalence of oral soft tissue lesions in an elderly Venezuelan population. Med Oral Patol Oral Cir Bucal 2008;13:E270–E274.

[18] Davies AN, Brailsford SR, Beighton D. Oral candidosis in patients with advanced cancer. Oral Oncol 2006;42:698–702.

[19] Shulman JD, Beach MM, Rivera-Hidalgo F. The prevalence of oral mucosal lesions in U.S. adults: Data from the Third National Health and Nutrition Examination Survey, 1988–1994. J Am Dent Assoc 2004;135:1279–1286.

[20] Blanchet PJ, Rompré PH, Lavigne GJ, Lamarche C. Oral dyskinesia: A clinical

overview. Int J Prosthodont 2005;18:10–19.

[21] Clark GT, Ram S. Four oral motor disorders: Bruxism, dystonia, dyskinesia and drug-induced dystonic extrapyramidal reactions. Dent Clin North Am 2007;51:225–243.

[22] Gotfredsen K, Walls AW. What dentition assures oral function? Clin Oral Implants Res 2007;18(suppl 3):34–45.

[23] Michael CG, Javid NS, Colaizzi FA, Gibbs CH. Biting strength and chewing forces in complete denture wearers. J Prosthet Dent 1990;63:549–553.

[24] Van Kampen FM, van der Bilt A, Cune MS, Fontijn-Tekamp FA, Bosman F. Masticatory function with implant-supported overdentures. J Dent Res 2004;83:708–711.

[25] Bhoyar PS, Godbole SR, Thombare RU, Pakhan AJ. Effect of complete edentulism on masseter muscle thickness and changes after complete denture rehabilitation: An ultrasonographic study. J Investig Clin Dent 2012;3:45–50.

[26] Feine JS, Lund JP. Measuring chewing ability in randomized controlled trials with edentulous populations wearing implant prostheses. J Oral Rehabil 2006;33:301–308.

[27] Walls AW, Steele JG, Sheiham A, Marcenes W, Moynihan PJ. Oral health and nutrition in older people. J Public Health Dent 2000;60:304–307.

[28] Tsakos G, Herrick K, Sheiham A, Watt RG. Edentulism and fruit and vegetable intake in low-income adults. J Dent Res 2010;89:462–467.

[29] Locker D. The burden of oral disorders in a population of older adults. Community Dent Health 1992;9:109–124.

[30] Walls AW, Steele JG. The relationship between oral health and nutrition in older people. Mech Ageing Dev 2004;125:853–857.

[31] Sheiham A, Steele JG, Marcenes W, et al. The relationship among dental status, nutrient intake, and nutritional status in older people. J Dent Res 2001;80:408–413.

[32] De Marchi RJ, Hugo FN, Padilha DM, et al. Edentulism, use of dentures and consumption of fruit and vegetables in south Brazilian community-dwelling elderly. J Oral Rehabil 2011;38:533–540.

[33] Abnet CC, Qiao YL, Dawsey SM, Dong ZW, Taylor PR, Mark SD. Tooth loss is associated with increased risk of total death and death from upper gastrointestinal cancer, heart disease, and stroke in a Chinese population-based cohort. Int J Epidemiol 2005;34:467–474.

[34] Sierpinska T, Golebiewska M, Dlugosz J, Kemona A, Laszewicz W. Connection between masticatory efficiency and pathomorphologic changes in gastric mucosa. Quintessence Int 2007;38:31–37.

[35] Stolzenberg-Solomon RZ, Dodd KW, Blaser MJ, Virtamo J, Taylor PR, Albanes D. Tooth loss, pancreatic cancer, and Helicobacter pylori. Am J Clin Nutr 2003;78:176–181.

[36] Cleary TJ, Hutton JE. An assessment of the association between functional edentulism,

obesity, and NIDDM. Diabetes Care 1995;18:1007–1009.

[37] Medina-Solís CE, Pérez-Núñez R, Maupomé G, Casanova-Rosado JF. Edentulism among Mexican adults aged 35 years and older and associated factors. Am J Public Health 2006;96:1578–1581.

[38] Völzke H, Schwahn C, Hummel A, et al. Tooth loss is independently associated with the risk of acquired aortic valve sclerosis. Am Heart J 2005;150:1198–1203.

[39] Takata Y, Ansai T, Matsumura K, et al. Relationship between tooth loss and electrocardiographic abnormalities in octogenarians. J Dent Res 2001;80:1648–1652.

[40] Okoro CA, Balluz LS, Eke PI, et al. Tooth loss and heart disease: Findings from the Behavioral Risk Factor Surveillance System. Am J Prev Med 2005;29(5 suppl 1):50–56.

[41] Shimazaki Y, Soh I, Saito T, et al. Influence of dentition status on physical disability, mental impairment, and mortality in institutionalized elderly people. J Dent Res 2001;80:340–345.

[42] Osterberg T, Carlsson GE, Sundh V, Mellström D. Number of teeth: A predictor of mortality in 70-year-old subjects. Community Dent Oral Epidemiol 2008;36:258–268.

[43] Heydecke G, Tedesco LA, Kowalski C, Inglehart MR. Complete dentures and oral health-related quality of life: Do coping styles matter? Community Dent Oral Epidemiol 2004;32:297–306.

[44] Locker D, Quiñonez C. To what extent do oral disorders compromise the quality of life? Community Dent Oral Epidemiol 2011;39:3–11.

[45] Brennan DS, Spencer AJ. Dimensions of oral health related quality of life measured by EQ-5D+ and OHIP-14. Health Qual Life Outcomes 2004;13:35.

[46] Hugo FN, Hilgert JB, de Sousa Mda L, Cury JA. Oral status and its association with general quality of life in older independent-living south-Brazilians. Community Dent Oral Epidemiol 2009;37:231–240.

[47] Nitschke I, Müller F. The impact of oral health on the quality of life in the elderly. Oral Health Prev Dent 2004;2(suppl 1):271–275.

[48] Heydecke G, Thomason JM, Lund JP, Feine JS. The impact of conventional and implant supported prostheses on social and sexual activities in edentulous adults Results from a randomized trial 2 months after treatment. Dent 2005;33:649–657.

[49] Rodrigues SM, Oliveira AC, Vargas AM, Moreira AN, E Ferreira EF. Implications of edentulism on quality of life among elderly. Int J Environ Res Public Health 2012;9:100–109.

[50] Fiske J, Davis DM, Frances C, Gelbier S. The emotional effects of tooth loss in edentulous people. Br Dent J 1998;184:90–93.

[51] Allen PF, McMillan AS. A review of the functional and psychosocial outcomes of edentulousness treated with complete replacement dentures. J Can Dent Assoc 2003;69:662.

[52] Brånemark PI, Adell R, Breine U, Hanson BO, Linstrom J, Ohisson A. Intra-osseous anchorage of dental prostheses. I. Experimental studies. Scand J Plast Reconst Surg 1969;3:81–100.

[53] Brånemark PI, Hanson BO, Adell R et al. Osseointegrated implants in treatment of edentulous jaw. Experience of a 10-year period. Scand J Plast Reconst Surg 1977;16(suppl):1–132.

[54] Feine JS, de Grandmont P, Boudrias P, et al. Within-subject comparisons of implant-supported mandibular prostheses: Choice of prosthesis. J Dent Res 1994;73:1105–1111.

[55] De Grandmont P, Feine JS, Taché R, et al. Within-subject comparisons of implant-supported mandibular prostheses: Psychometric evaluation. J Dent Res 1994;73:1096–1104.

[56] Awad MA, Feine JS. Measuring patient satisfaction with mandibular prostheses. Community Dent Oral Epidemiol 1998;26:400–405.

[57] Wismeijer D, Van Waas MA, Vermeeren JI, Mulder J, Kalk W. Patient satisfaction with implant-supported mandibular overdentures. A comparison of three treatment strategies with ITI-dental implants. Int J Oral Maxillofac Surg 1997;26:263–267.

[58] Cune M, van Kampen F, van der Bilt A, Bosman F. Patient satisfaction and preference with magnet, bar-clip, and ball-socket retained mandibular implant overdentures: A cross-over clinical trial. Int J Prosthodont 2005;18:99–105.

[59] Davis WH, Lam PS, Marshall MW, Dorchester W, Hochwald DA, Kaminishi RM. Using restorations borne totally by anterior implants to preserve the edentulous mandible. J Am Dent Assoc 1999;130:1183–1189.

[60] John MT, Slade GD, Szentpétery A, Setz JM. Oral health-related quality of life in patients treated with fixed, removable, and complete dentures 1 month and 6 to 12 months after treatment. Int J Prosthodont 2004;17:503–511.

[61] Strassburger C, Kerschbaum T, Heydecke G. Influence of implant and conventional prostheses on satisfaction and quality of life: A literature review. Part 2: Qualitative analysis and evaluation of the studies. Int J Prosthodont 2006;19:339–338.

[62] Zani SR, Rivaldo EG, Frasca LC, Caye LF. Oral health impact profile and prosthetic condition in edentulous patients rehabilitated with implant-supported overdentures and fixed prostheses. J Oral Sci 2009;51:535–543.

[63] Marra R, Acocella A, Rispoli A, Sacco R, Ganz SD, Blasi A. Full-mouth rehabilitation with immediate loading of implants inserted with computer-guided flap-less surgery: A 3-year multicenter clinical evaluation with oral health impact profile. Implant Dent 2013;22:444–452.

[64] Lekholm U, Zarb GA. Patient selection and preparation. In: Brånemark PI, Zarb GA, Alberktsson T, eds. Tissue Integrated Prostheses: Osseointegration in Clinical

Dentistry. Chicago: Quintessence, 1985. 199–209.

[65] Misch CE. Bone classification, training keys to implant success. Dent Today 1989;8(4):39–44.

[66] Friberg B, Sennerby L, Linden B, Gröndahl K, Lekholm U. Stability measurements of one-stage Brånemark implants during healing in mandibles. A clinical resonance frequency analysis study. Int J Oral Maxillofac Surg 1999;28:266–272.

[67] O'Sullivan D, Sennerby L, Meredith N. Measurements comparing the initial stability of five designs of dental implants: A human cadaver study. Clin Implant Dent Relat Res 2000;2:85–92.

[68] Roberts WE, Turley PK, Brezniak N, Fielder PJ. Implants: Bone physiology and metabolism. CDA J 1987;15(10):54–61.

[69] Roberts WE. Fundamental principles of bone physiology, metabolism and loading. In: Naert, I, van Steenberghe, D, Worthington, P, eds. Osseointegration and oral rehabilitation. An introductory textbook. London: Quintessence, 1993. 175–170.

[70] Schenk R, Hunziker EB. Histologic and ultrastructural features of fracture healing. In: Brighton CT, Friedlander G, Lane JM, eds. Bone formation and repair. Rosemont: American Academy of Orthopaedic Surgeons, 1994. 117–146.

[71] Eriksson AR, Albrektsson T. Temperature threshold levels for heat-induced bone tissue injury: A vital-microscopic study in the rabbit. J Prosthet Dent 1983;50:101–107.

[72] Satomi K, Akagawa Y, Nikai H, Tsuru H. Bone-implant interface structures after nontapping and tapping insertion of screw-type titanium alloy endosseous implants. Prosthet Dent 1988;59:339–342.

[73] Yacker MJ, Klein M. The effect of irrigation on osteotomy depth and bur diameter. Int J Oral Maxillofac Implants 1996;11:634–638.

[74] Brisman DL. The effect of speed, pressure, and time on bone temperature during the drilling of implant sites. Int J Oral Maxillofac Implants 1996;11:35–37.

[75] Lorenzoni M, Pertl C, Zhang K, Wimmer G, Wegscheider WA. Immediate loading of single-tooth implants in the anterior maxilla. Preliminary results after one year. Clin Oral Implants Res 2003;14:180–187.

[76] Wöhrle PS. Single-tooth replacement in the aesthetic zone with immediate provisionalization: Fourteen consecutive case reports. Pract Periodontics Aesthet Dent 1998;10:1107–1114.

[77] Calandriello R, Tomatis M, Rangert B. Immediate functional loading of Branemark System implants with enhanced initial stability: A prospective 1- to 2-year clinical and radiographic study. Clin Implant Dent Relat Res 2003;5(suppl 1):10–21.

[78] Cawood JI, Howell RA. A classification of the edentulous jaws. Int J Oral Maxillofac Surg 1988;17:232–236.

[79] Tallgren A. The continuing reduction of the residual alveolar ridges in complete denture

wearers: A mixed-longitudinal study covering 25 years. J Prosthet Dent 1972;27:120–132.

[80] Atwood DA. Reduction of residual ridges: A major oral disease entity. J Prosthet Dent 1971;26:266–279.

[81] Kalpidis CD, Setayesh RM. Hemorrhaging associated with endosseous implant placement in the anterior mandible: A review of the literature. J Periodontol 2004;75:631–645.

[82] Mardinger O, Manor Y, Mijiritsky E, Hirshberg A. Lingual perimandibular vessels associated with life-threatening bleeding: An anatomic study. Int J Oral Maxillofac Implants 2007;22:127–131.

[83] Greenstein G, Tarnow D. The mental foramen and nerve: Clinical and anatomical factors related to dental implant placement: A literature review. J Periodontol 2006;77:1933–1943.

[84] Hegedus F, Diecidue RJ. Trigeminal nerve injuries after mandibular implant placement: Practical knowledge for clinicians. Int J Oral Maxillofac Implants 2006;21:111–116.

[85] Renton T. Prevention of iatrogenic inferior alveolar nerve injuries in relation to dental proccdures. Dent Update 2010;37:350–352.

[86] Walton JN. Altered sensation associated with implants in the anterior mandible: A prospective study. J Prosthet Dent 2000;83:443–449.

[87] Vasak C, Watzak G, Gahleitner A, Strbac G, Schemper M, Zechner W. Computed tomography-based evaluation of template (NobelGuideTM)-guided implant positions: A prospective radiological study. Clin Oral Implants Res 2011;22:1157–1163.

[88] Alhassani AA, AlGhamdi AS. Inferior alveolar nerve injury in implant dentistry: Diagnosis, causes, prevention, and management. J Oral Implantol 2010;36:401–407.

[89] Harris D, Buser D, Dula K, et al. EAO guidelines for the use of diagnostic imaging in implant dentistry. A consensus workshop organized by the European Association for Osseointegration in Trinity College Dublin. Clin Oral Implants Res 2002;13:566–570.

[90] Kuzmanovic DV, Payne AG, Kieser JA, Dias GJ. Anterior loop of the mental nerve: A morphological and radiographic study. Clin Oral Implants Res 2003;14:464–471.

[91] Kaya Y, Sencimen M, Sahin S, Okcu KM, Dogan N, Bahcecitapar M. Retrospective radiographic evaluation of the anterior loop of the mental nerve: Comparison between panoramic radiography and spiral computerized tomography. Int J Oral Maxillofac Implants 2008;23:919–925.

[92] Apostolakis D, Brown JE. The anterior loop of the inferior alveolar nerve:Prevalence, measurement of its length and a recommendation for interforaminal implant installation based on cone beam CT imaging. Clin Oral Implants Res 2012;23:1022–1030.

[93] Rosa MB, Sotto-Maior BS, Machado Vde C, Francischone CE. Retrospective study of the anterior loop of the inferior alveolar nerve and

the incisive canal using cone beam computed tomography. Int J Oral Maxillofac Implants 2013;28:388–392.

[94] Murat S, Kamburoglu K, Kilic C, Ozen T, Gurbuz A. Nerve damage assessment following implant placement in human cadaver jaws: An ex vivo comparative study. J Oral Implantol 2014;40:76–83.

[95] Kütük N, Demirbaş AE, Gönen ZB, et al. Anterior mandibular zone safe for implants. J Craniofac Surg 2013;24:e405–e408.

[96] Aglietta M, Siciliano VI, Zwahlen M, et al. A systematic review of the survival and complication rates of implant supported fixed dental prostheses with cantilever extensions after an observation period of at least 5 years. Clin Oral Implants Res 2009;20:441–451.

[97] Salvi GE, Brägger U. Mechanical and technical risks in implant therapy. Int J Oral Maxillofac Implants 2009;24(suppl):69–85.

[98] Malhotra AO, Padmanabhan TV, Mohamed K, Natarajan S, Elavia U. Load transfer in tilted implants with varying cantilever lengths in an all-on-four situation. Aust Dent J 2012;57:440–445.

[99] Gallucci GO, Doughtie CB, Hwang JW, Fiorellini JP, Weber HP. Five-year results of fixed implant-supported rehabilitations with distal cantilevers for the edentulous mandible. Clin Oral Implants Res 2009;20:601–607.

[100] Schneider D, Marquardt P, Zwahlen M, Jung RE. A systematic review on the accuracy and the clinical outcome of computerguided template-based implant dentistry. Clin Oral Implants Res 2009; 20(suppl 4):73–86.

[101] D'haese J, Van De Velde T, Komiyama A, Hultin M, De Bruyn H. Accuracy and complications using computer-designed stereolithographic surgical guides for oral rehabilitation by means of dental implants: A review of the literature. Clin Implant Dent Relat Res 2012;14:321–335.

[102] Esposito M, Maghaireh H, Grusovin MG, Ziounas I, Worthington HV. Soft tissue management for dental implants: What are the most effective techniques? A Cochrane systematic review. Eur J Oral Implantol 2012;5:221–238.

[103] Adell R, Lekholm U, Rockler B, et al. Marginal tissue reactions at osseointegrated titanium fixtures (I). A 3-year longitudinal prospective study. Int J Oral Maxillofac Surg 1986;15:39–52.

[104] Lekholm U, Adell R, Lindhe J, et al. Marginal tissue reactions at osseointegrated titanium fixtures. (II) A cross-sectional retrospective study. Int J Oral Maxillofac Surg 1986;15:53–61.

[105] Schou S, Holmstrup P, Hjorting-Hansen E, Lang NP. Plaque-induced marginal tissue reactions of osseointegrated oral implants: A review of the literature. Clin Oral Implants Res 1992;3:149–161.

[106] Block MS, Kent JN. Factors associated with softand hard-tissue compromise of endosseous implants. J Oral Maxillofac Surg 1990;48:1153–1160.

[107] Buser D, Weber HP, Lang NP. Tissue

integration of non-submerged implants. 1-year results of a prospective study with 100 ITI hollow-cylinder and hollow-screw implants. Clin Oral Implants Res 1990;1:33–40.

[108] Albrektsson T, Zarb G, Worthington P, Eriksson AR. The long-term efficacy of currently used dental implants: a review and proposed criteria of success. Int J Oral Maxillofac Implants 1986;1:11–25.

[109] Warrer K, Buser D, Lang NP, Karring T. Plaque-induced peri-implantitis in the presence or absence of keratinized mucosa. An experimental study in monkeys. Clin Oral Implants Res 1995;6:131–138.

[110] Van de Velde T, Sennerby L, De Bruyn H. The clinical and radiographic outcome of implants placed in the posterior maxilla with a guided flapless approach and immediately restored with a provisional rehabilitation: A randomized clinical trial. Clin Oral Implants Res 2010;21:1223–1233.

[111] Peñarrocha M, Viña J, Maestre L, Peñarrocha D, Balaguer J. Guided implant surgery with modification of the technique involving the raising of a semicircular miniflap: A preliminary study. Med Oral Patol Oral Cir Bucal 2012;17:e775–e780.

[112] Maló P, Rigolizzo M, Nobre Md, Lopes A, Agliardi E. Clinical outcomes in the presence and absence of keratinized mucosa in mandibular guided implant surgeries: A pilot study with a proposal for the modification of the technique. Quintessence Int 2013;44:149–157.

[113] Kan JY, Rungcharassaeng K, Lozada JL. Bilaminar subepithelial connective tissue grafts for immediate implant placement and provisionalization in the esthetic zone. J Calif Dent Assoc 2005;33:865–871.

[114] Price RB, Price DE. Esthetic restoration of a single-tooth dental implant using a subepithelial connective tissue graft: A case report with 3-year follow-up. Int J Periodontics Restorative Dent 1999;19:92–101.

[115] Tsuda H, Rungcharassaeng K, Kan JY, Roe P, Lozada JL, Zimmerman G. Peri-implant tissue response following connective tissue and bone grafting in conjunction with immediate single-tooth replacement in the esthetic zone: A case series. Int J Oral Maxillofac Implants 2011;26:427–436.

第 6 章 上颌引导手术

对很多医生来说，骨结合种植体支持的上颌无牙颌修复重建是最有挑战性的一项临床工作。上颌前牙位于美学区，对患者的社交活动意义重大，因此，上颌修复重建不仅需恢复患者咀嚼功能，同时还要达到令人满意的美学效果。上颌牙齿缺失后，局部尤其是颊侧牙槽骨常常出现吸收，与下颌牙槽骨吸收方向相反，上颌牙槽骨常常表现为向心性吸收。因此，对于上下颌均为无牙颌的患者而言，由于上下颌骨相反的骨吸收方向，上下颌位关系可出现倒转，表现为骨性安氏Ⅲ类错殆畸形，让患者表现出更加苍老的面容。无牙颌患者还常伴有面部肌张力下降，进而引起口角下垂，面容显得悲伤和沮丧。

医生在对一个上颌无牙颌患者制订治疗计划时，必须谨慎考虑所有相关的外科及修复因素，并对解剖、修复、功能及美学这四方面进行全面评估。只有对所有相关因素进行全面考虑，并进行综合诊断后，才有可能获得一个短期及长期均能成功的修复效果。

跟下颌一样，限制上颌治疗效果和预后的主要解剖因素是剩余牙槽骨的质和量。上颌牙槽骨主要为3类骨和4类骨，上颌后牙区的牙槽骨则主要为4类骨，骨密度较低，这也是上颌后牙区种植失败率更高的原因之一[1-2]。随着上颌牙齿的缺失，鼻腔和上颌窦腔会不断气化，剩余可用牙槽骨的量逐渐减少，对上颌种植修复产生重大的负面影响。

特别需要指出的是，上颌无牙颌患者每个位点剩余可用牙槽骨的质和量都是不同的，我们无法采用统一的标准对其进行归类，所以，对于上颌的植入位点，尤其是需要即刻负荷的位点，每一个我们都需要对其进行认真仔细的评估。

确定治疗方案及就诊次数时，同样需考虑患者的心理因素。牙列缺失多年，已经行活动义齿修复的上颌无牙颌患者更易接受分步手术的治疗方案，这样医生就会有充足的时间去考虑和调整治疗方案。而其他的尤其是一些口内还有余留牙，但却需要全部拔除后修复的患者，则很难接受哪怕是只在很短的时间内佩戴活动义齿的治疗方案。对这类患者来说，目前最好的治疗方式是在条件允许下，拔牙后即刻种植即刻负荷，最大限度压缩患者的治疗程序，减少治疗时间。现在这类患者在临床中越来越常见，外科引导手术或成为其最佳选择。

现在的三维重建技术，让上颌无牙颌即刻负荷治疗方案的设计更加简单且更具可预期性。通过计算机断层扫描技术（CT）或者最新的锥形束CT（CBCT）获得患者的医学数字化图像和交流格式数据（DICOM），在专门的软件上对这些数据进行数字成像和整合，便可轻松完成治疗方案的设计。

虚拟方案制订过程中，可将患者颌骨形态与个性化的修复方式的信息整合起来。医生便可在软件上清晰地以修复为导向设计种植体的最佳植入位置（图1）。

这种现代化治疗计划的制订方式，最大限度地体现了以修复为导向的种植理念。此外，导板引导下的外科手术更加安全和微创，这使得数字化种植修复成为许多医生修复上颌无牙颌的首选[3-6]。而在同等临床条件下，非导板引导的种植手术常常更易导致术后种植体位置不佳，进而影响患者的咬合、面型及种植体的生物力学性能[7-10]。

图1

在计算机上对一个复杂的上颌无牙颌修复病例进行设计。软件显示了以修复为导向的种植设计的详细信息。虽然只有上颌骨前部的骨可以利用,但仍可实现6颗种植体的植入(两颗远中倾斜植入)。

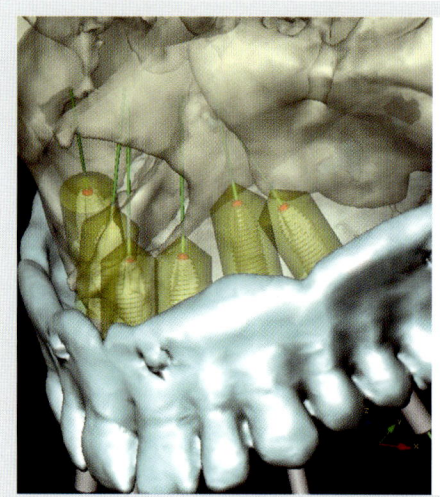
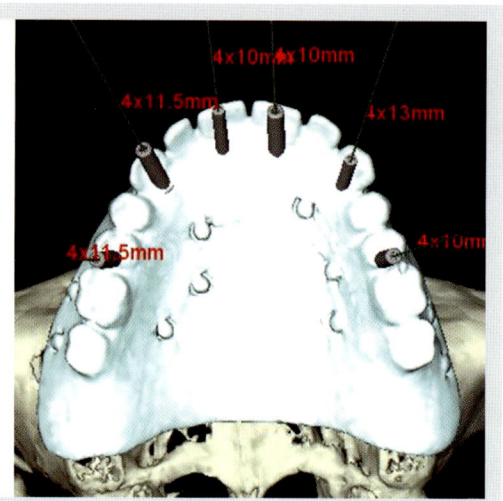

虚拟设计

相对于下颌而言,上颌无牙颌外科引导手术的种植设计更为简单。首先,上颌外科导板承托面积更大、更稳定[11]。在制作外科导板之前,我们需要制作放射导板,进行特殊数据的采集。但是,由于上颌黏膜较下颌黏膜更有弹性,在放置上颌外科导板以及在整个种植窝洞预备和种植体植入阶段(在套筒上持续施加根向压力),都有可能使导板出现垂直向的位置偏差[11-12]。

Vasak等[12]发现,上颌导板引导手术的种植体位置偏差与上颌黏膜的厚度成正比。在数据采集阶段,必须检查放射导板与上颌黏膜的密合性,以尽量减少误差。如果放射导板与黏膜不密合,在三维扫描重建影像上可清晰看到导板组织面和软组织之间的空气影像。这种情况下,我们必须在制订外科和修复计划之前,对放射导板进行调整并重新扫描。

上颌黏膜弹性更大，且不同位置黏膜弹性不同，这同样增加了就位及手术过程中导板折断的风险，所以，上颌导板的厚度要求至少为3～4mm[13-14]。定位记录是否准确，决定了放射导板和外科导板的就位是否准确。在CT扫描和外科手术前，必须检查定位记录是否能使上下颌牙弓处于稳定的牙尖交错位。这也是使整个治疗过程更加精准的另一个重要保障。相反，如果定位记录不能准确引导放射导板和外科导板的就位，将极大增加引导手术的误差，增加术中并发症发生的风险，即便没有出现严重的并发症，至少也会增加术后临时修复体戴入的难度。

正确采集扫描数据后，按照标准程序开始上颌无牙颌的虚拟设计。在设计软件中导入DICOM数据后，医生就可以在计算机上明确手术的解剖限制因素了（图2和图3）。

首先，根据患者的解剖条件，确定患者是否可行引导手术，如果可以，再根据其软、硬组织条件确定其是否可采用不翻瓣的手术方式。根据前面章节的阐述，存在软、硬组织缺损的病例并不是引导手术的适应证。4mm的骨宽度和12mm的骨高度是引导手术的最低要求，但是，熟练的操笔者可将适应证适当放宽[13,16-17]。

一旦纳入引导手术的适应证范围，下一步就是为患者选择一种最适合的种植修复方案：种植体支持的覆盖义齿还是种植体支持的固定义齿，这取决于患者的颌骨可以植入多少颗种植体。现在，上颌覆盖义齿至少需要4颗种植体支持这一观点已经达成共识，但针对上颌种植体支持的固定义齿或即刻负荷所需要的理想种植体数目，现在依然众说纷纭。目前大多数研究推荐使用更多数目的种植体（8～12颗）[18-22]，而Olsson等[23]通过对10位患者的研究发现，使用较少数量（6～8颗）的阳极氧化处理表面的种植体同样可获得较高成功率。这一结果也被其他学者证实[24-25]。

图2

CBCT图像。可显示患者各个断面（矢状面、冠状面）的解剖情况，并可对解剖数据进行三维重建。

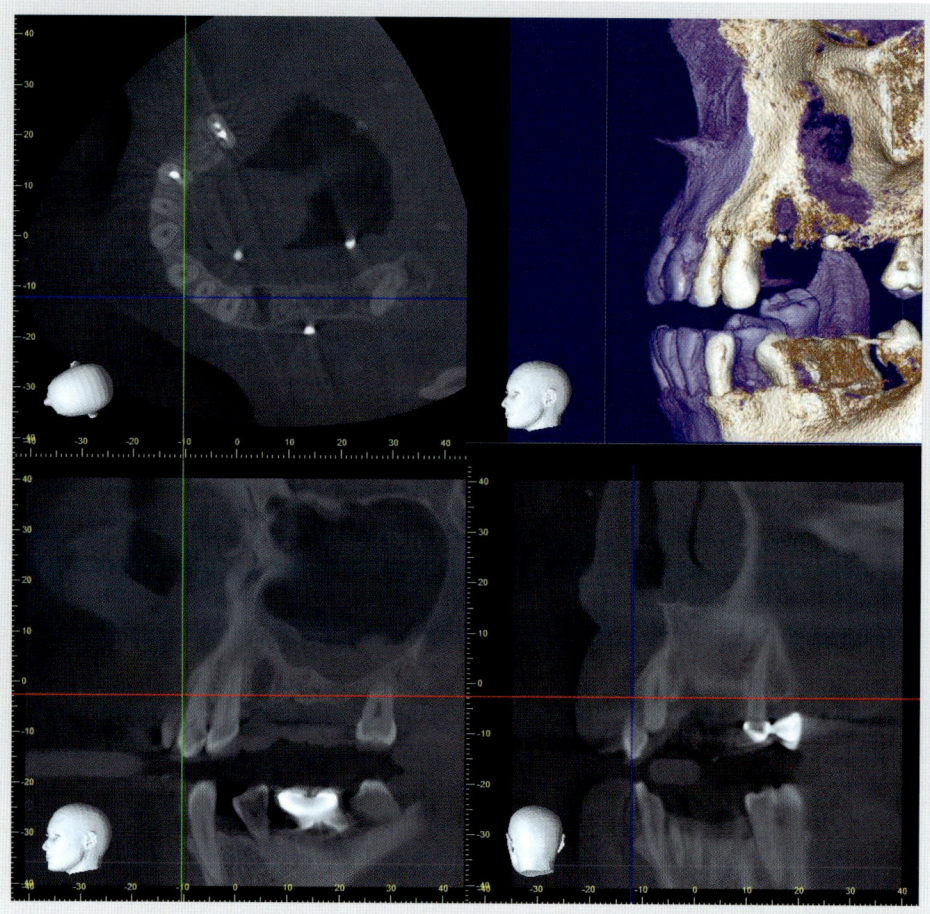

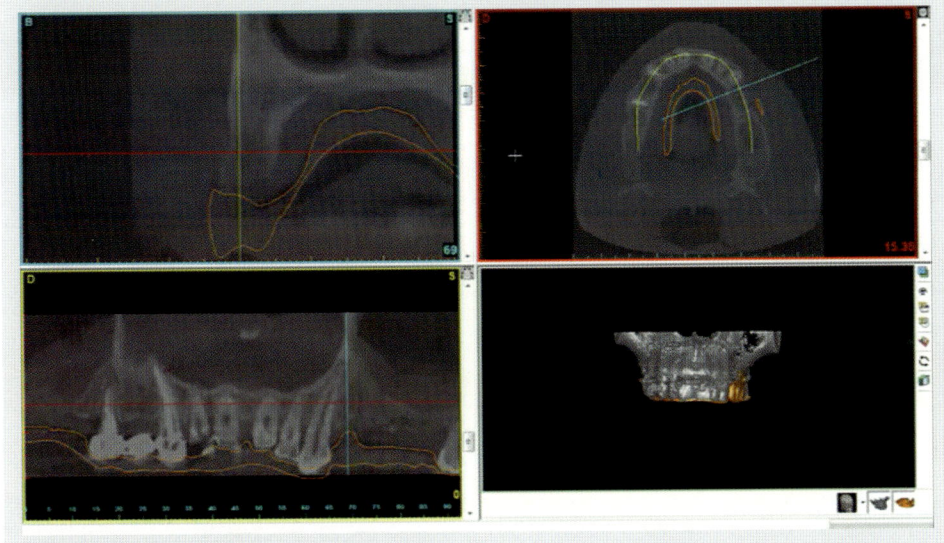

图3
导入并运行DICOM数据，以修复为导向设计放射导板。

Bergkvist等[26]通过对25位使用5~7颗种植体支持上颌无牙颌固定义齿的患者进行研究，得到相同的结论，种植体1~2年后的存留率达到98%。

Jaffin等[24]对34位上颌植入6~8颗种植体，临床条件更为复杂的患者的修复效果进行观察。1年后种植体总体存留率为92.2%，其中包括长度为8mm的短种植体和直径为3.3mm在内的窄直径种植体。笔者得出的结论显示，上颌6~8颗种植体已经足以进行即刻负荷。

最近一些文献的证据表明，利用4颗种植体也能成功对上颌无牙颌行种植体支持的固定义齿修复。这种需要特殊流程的名为All-on-4（Nobel Biocare）治疗方式，因其能减少治疗费用、缩短治疗时间，在医生中非常流行。Maló等[28]在2007年首先报道了这种手术方式，Agliardi等[27]对这种手术方式进行了前瞻性研究，对173位无牙颌患者通过这种方式植入的692颗种植体进行分析，上颌术后1年种植体存留率为98.36%，下颌术后1年种植体存留率为99.73%。2012年，Maló又对采用All-on-4技术的242位患者共计植入的968颗即刻负荷的种植体（Brånemark System TiUnite, Nobelspeedy, Nobel Biocare AB）5年的随访结果进行报道：总体种植体成功率为90%，修复成功率为100%，3年种植体周围骨吸收高度平均为1.5（标准差0.3），5年种植体周围骨吸收高度平均为1.95（标准差0.4）。

最近，Balshi等[30]的研究也证实了这一结论。他们对152位患者、200个无牙颌牙弓，采用All-on-4的治疗流程进行了修复，共植入800颗种植体，上颌种植体存留率为96.3%，下颌种植体存留率为97.8%。

现在数据显示，较少种植体也可以成功实现即刻负荷，但是要慎重选择有较高骨密度的区域进行种植，且需选择特殊外形的种植体，以保证即使是在较差的骨质条件和面临咬合负荷的情况下，种植体良好的初期稳定性。

虽然如此，现在上颌4颗种植体支持的即刻负荷这一修复方式仍缺乏长期的临床观察数据，需更多的时间来验证其临床效果。

在上颌，关于种植体支持固定义齿即刻负荷的临床研究较多，而关于种植体支持的覆盖义齿即刻负荷方面的临床研究则鲜有报道。所以，即使是采用引导手术的治疗流程，我们也应尽量选择种植体支持的固定义齿修复[31-32]。选择哪种修复方式同样还取决于局部解剖条件下可以植入种植体的数量。

Katsoulis等[33]对40位上颌无牙颌患者进行引导手术设计，研究进行不翻瓣种植的可能性，选择种植体支持的可摘义齿修复（4颗种植体支持的杆卡覆盖义齿）或种植体支持的固定义齿修复（至少6颗种植体）。若采用覆盖义齿修复，则有70%的患者（28位）可以采用不翻瓣的术式，15%的患者（6位）4颗种植体中只有2颗可以采用不翻瓣术式，剩下的15%患者可利用骨条件完全无法实现不翻瓣术式。123颗种植体中，有79%的种植体可实现不翻瓣手术，剩余的21%则需要行额外的骨增量手术。若采用种植体支持的固定义齿修复，只有30%的患者可以实现导板引导下的不翻瓣手术，超过50%的患者需要行额外的骨增量程序。这些数据显示，在常规的临床操作中，只有1/3的无牙颌患者可以采用这种导板引导下的不翻瓣手术，所以，严格准确的术前评估不可或缺。

Avrampou等[32]指出，在虚拟设计软件上进行准确的术前计划能有效地帮助医生判断一个病例是适宜采用覆盖义齿还是固定义齿。医生还可以通过软件将最适合的个性化修复方案以图像的形式发送给患者，进行医患交流。

在手术设计阶段，除了决定植入种植体的数量，医生还应该对种植体的长度和直径做出选择，种植体长度应尽可能长，种植体直径要与局部牙槽骨的宽度相适应。种植体周围应有足够的骨，并留有一定的安全距离，这样在实际临床操作和虚拟设计有一定偏差时，才不会出现种植体周围骨开窗或骨开裂的缺损。

制订治疗计划时还应考虑种植体的表面处理方式。现在文献更倾向于选择粗糙表面的种植体，因为其骨结合的速度更快。但对于即刻负荷的病例而言，需在种植体形成骨结合之前就进行负荷，所以能保证种植体的初期稳定性的外形设计比表面处理方式更为重要[34]。但是，对上颌即刻负荷所需要的种植体理想外形设计、表面处理、长度、直径和数量，现在仍没有定论[34-35]。

对于无法直接使用引导手术植入种植体的病例，可结合使用传统种植技术或引导骨再生手术，分期完成种植体的植入。针对较窄牙槽嵴，可采用一种名为"开放套筒"的手术方法（下颌更为常用）。首先口内就位外科导板，在导板的引导下按术前设计的方向完成第一钻的窝洞预备，然后移除外科导板、翻瓣，按照第一钻的方向，通过骨劈开或骨挤压的手术方式完成窝洞的制备（图4）。

另外一种方法是使用可以插入导板套筒而不需要移除导板的专用骨凿，在导板的引导下，完成轻度的牙槽嵴扩张或经牙槽嵴顶的上颌窦底提升[36-37]。对于需大量骨增量的病例，则必须首先分步地进行骨增量手术，当局部骨增量完成后，再完成种植体的植入（适宜的情况下可以使用引导手术的方式完成）[38]。

因为上颌骨的骨密度多为中等或偏低，种植体植入前并不需要过多的窝洞预备，所以上颌的引导手术操作起来更加简单、快捷。上颌骨由大量富含骨髓的骨松质组成，虽然这是获得即刻负荷所需初期稳定性的不利因素，但它却在某种意义上减少了预备过程中过热现象的产生。这也是上颌种植早期失败率低于下颌的原因之一[38]。

所以，我们要对可用骨进行准确的质和量的分析，来保证种植体有足够的初期稳定性。最新的虚拟设计软件可以对每个区域的牙槽骨质量进行分析，医生可利用这些软件分析后为无牙颌患者选择最佳的植入位点（图5）。

对于需要即刻负荷的病例，建议根据牙槽嵴的高度选择足够长度的种植体，利用种植体的尖端突入鼻底或上颌窦的皮质底部，获得双皮质固位。对于这个病例，锥形种植体比平行壁种植体更利于获得良好的种植体初期稳定性（图6）。

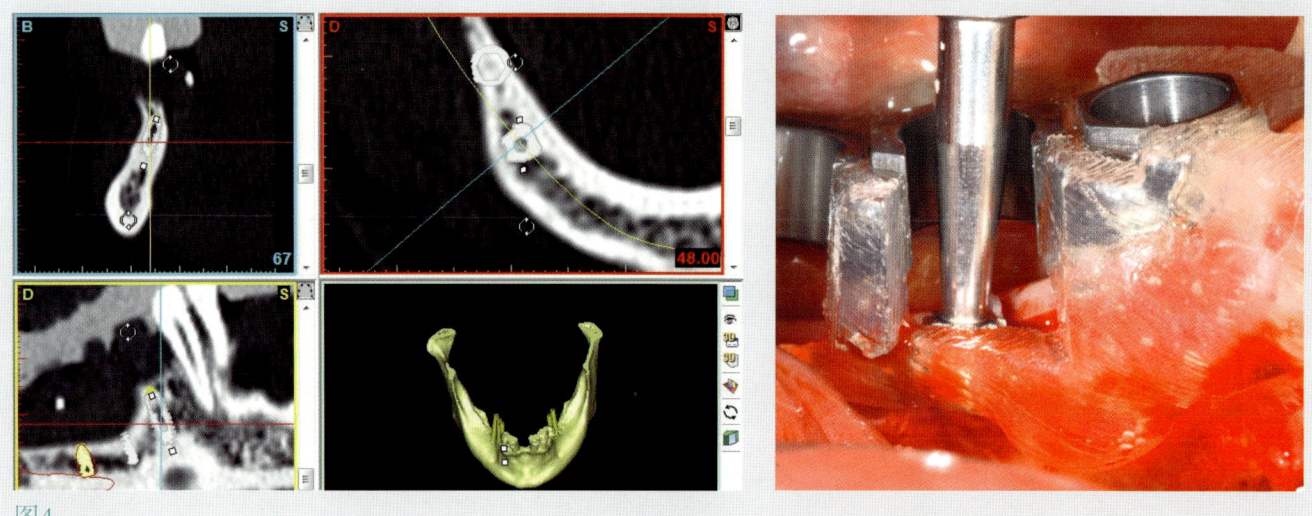

图4
开放套筒技术特别适合应用于较窄牙槽嵴。改良的导板可以在不丧失准确性的同时，结合引导手术，实现对种植位点的可视化操作。

在骨质条件允许植入6颗或6颗以上种植体的病例中，进行种植体位置设计时，最好在矢状面和冠状面调整种植体的角度至互相平行（图7）。但是受到解剖条件的限制，这种理想状况往往很难实现。很多情况下需改变种植体间的角度和平行度；然后在必要的情况下可以使用角度基台来纠正种植体间的角度差异。

通过软件往往可以实现对现有牙槽骨最大限度地利用，比如利用上颌窦的间隔植入种植体，这样可减少骨增量技术的使用[39-40]。在一些特殊情况下，如上颌窦过度气化，可在上颌窦前方和后方的两个区域植入两颗较长且非常稳定的种植体，这种情况下，自由手通常很难达到与引导手术相同的准确性（图8）。

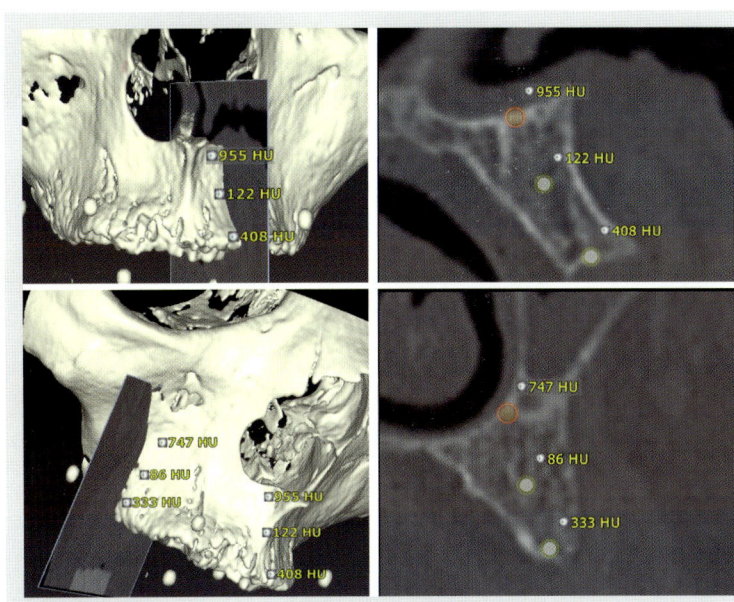

图5
虚拟测量上颌前牙区和后牙区的骨密度。在种植体植入路径上至少标记3个点，来测量不同区域的骨密度，进而设计窝洞预备时钻针与种植体直径之间的级差。值得注意的是，上颌骨骨密度最好的区域是骨皮质，特别是鼻底和上颌窦底的骨皮质，利用种植体尖端突入这些骨皮质区域可获得更好的初期稳定性。

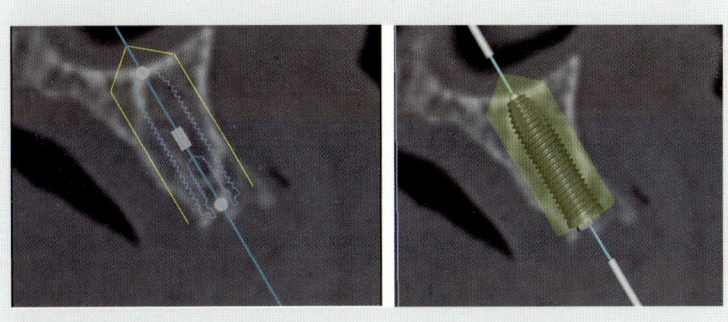

图6
矢状面设计图和三维重建的虚拟种植体：种植体尖端突入根方骨皮质，种植体周围骨量在安全范围（黄色区域），以避免手术过程中的偏差引起种植体周围的骨开窗。

第6章 ▶ 上颌引导手术

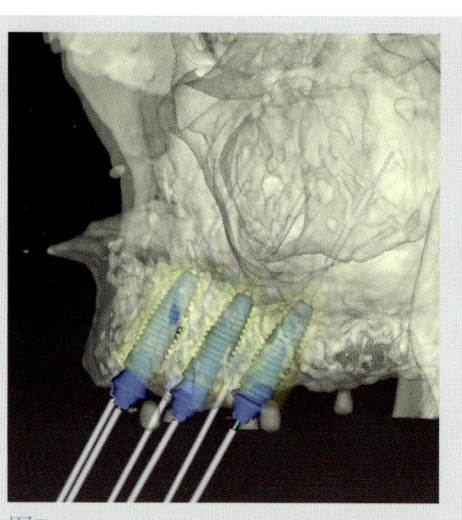
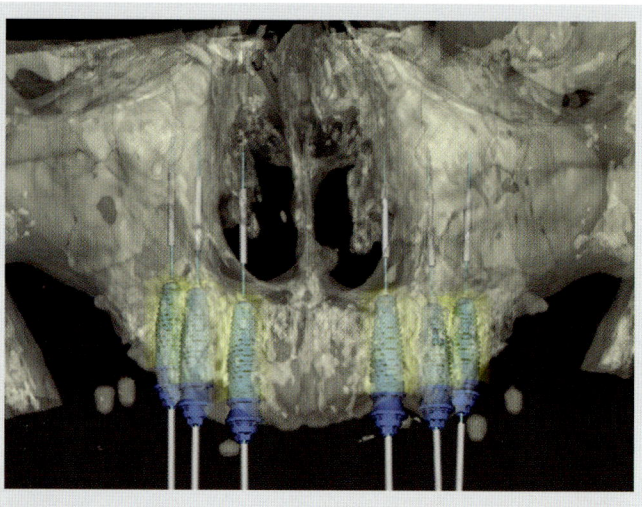

图7
上颌设计6颗平行植入种植体。理想状态下6颗种植体在冠状面及矢状面应平行，且植入深度一致，这样手术会更方便快捷，且术前制作的修复体更易戴入。

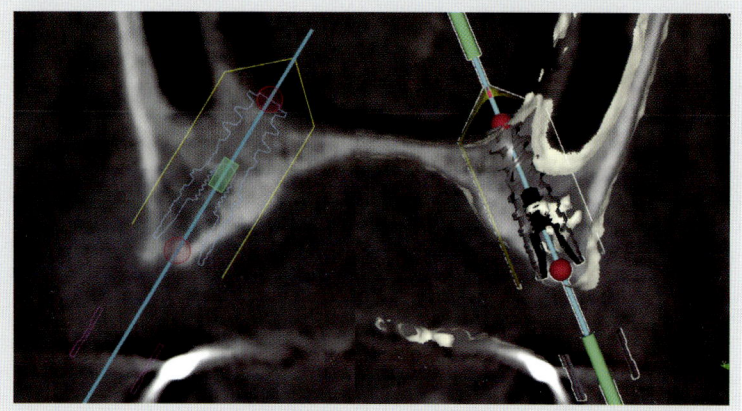

图8
第一磨牙区种植体偏腭侧虚拟设计以避开上颌窦。通过将种植体尖端锚定于上颌窦底或鼻底皮质骨的双皮质固位技术来增加种植体初期稳定性，偏腭侧植入的设计降低了上颌窦底提升的需求，这是传统影像分析技术无法做到的。

目前文献中关于倾斜种植体成功率的研究认为，倾斜植入种植体对种植体支持式义齿的成功率没有任何负面影响。如果第一磨牙区的骨量不足，则可以考虑将种植体尖端向近中方向倾斜植入（即种植体向远中方向倾斜植入）。倾斜种植体不仅可以延伸修复体近远中方向长度，而且有效缩短修复体悬臂梁。医生可以使用角度基台来弥补这种倾斜，修正角度，尽可能让修复螺丝通道位于义齿的殆面。因此，为了克服种植空间的不足，避免远端种植

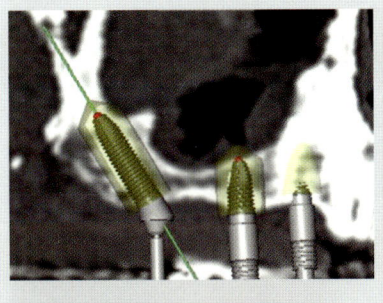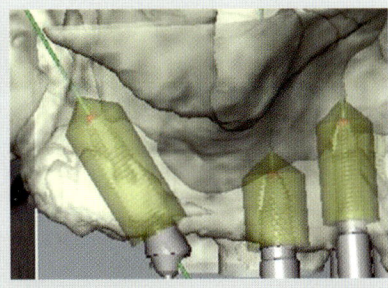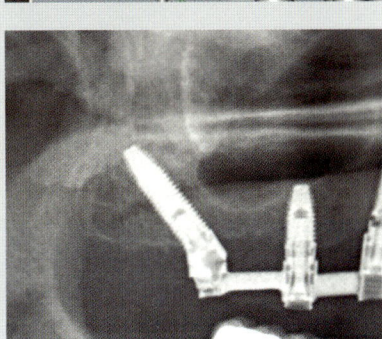

图9
窦黏骨膜增生是上颌窦植骨的禁忌证，在翼板区倾斜植入种植体，可以避免在上颌窦黏骨膜增厚时进行上颌窦底提升手术。在导板的引导下植入种植体既简单又安全，种植体的倾斜可以通过特殊的角度基台来修正。

体近中倾斜与萎缩牙槽骨的冲突，种植体数目必须减少至4颗。

为了避免更复杂的重建过程，可对外科重建手术进行最佳设计，我们可以将种植体定位于上颌结节和/或翼板区域[41-42]。这时，种植体角度和因此必须做的修正则需要通过角度基台来进行。即使是由于上颌窦、腭大动脉和翼腭窝的存在而难以植入的种植体，通过运用外科引导技术，也变得可以非常简单、快速和安全（图9）。

由于颊部和/或对颌牙弓的干扰，在上颌窦前、后区域倾斜植入种植体非常困难。在设计倾斜植入种植体时，必须提前评估患者开口度以及各种外科导板和器械组件的干扰（图10和图11）。

一旦种植体的位置确定，在制作导板前，医生必须重新仔细核查设计方案，检查种植体与骨皮质的关系及种植体之间的相互对应关系，这些都应与放射导板所反映的修复方案一致，在检查结束后规划固位钉的位置。

图10

上颌骨萎缩伴上颌窦气化的病例,上颌窦前、后的种植体（V-II-V）倾斜角度应为30°。这种方法可以放置6颗适当直径和长度的种植体,且避免了进行双侧上颌窦底提升植骨术。然后,使用30°的角度基台来调整种植体的角度。但是,这类病例必须仔细评估患者的张口度是否满足外科器械的操作要求。

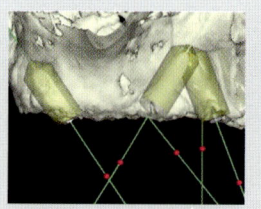
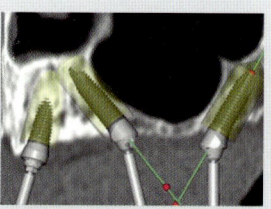
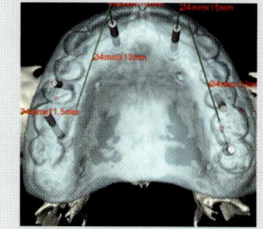
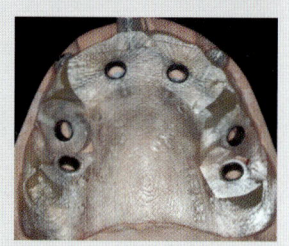

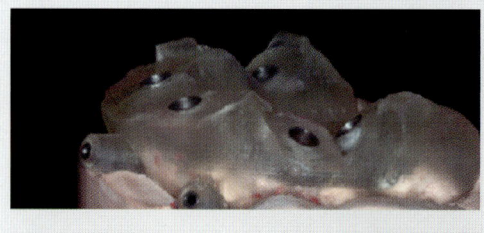
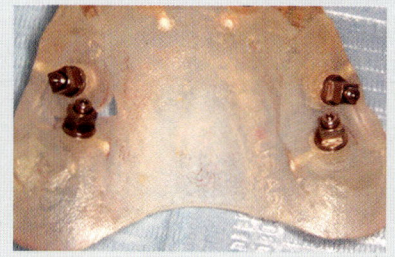
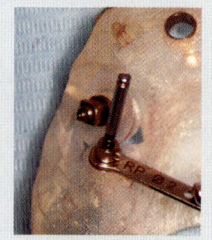
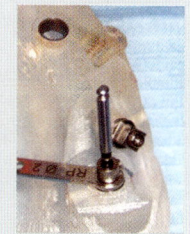
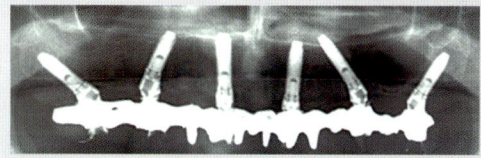
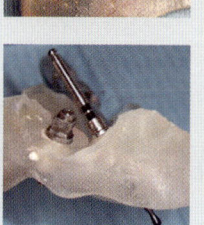
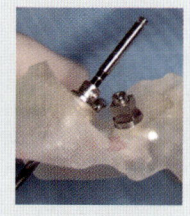

图11

必须密切注意上颌窦前、后的倾斜种植体的植入方向,因为窦前、后种植体植入方向可能会出现相互干扰。为了避免这种情况,窦前方种植体的植入方向应适当向颊侧偏移,以便固位钉和种植体更易就位。相反,窦后方种植体的植入方向应略朝向腭侧,不仅更容易操作,也避免干扰窦前方种植体。

与下颌骨相比，上颌无牙颌的外科导板更容易获得稳定，因此最初的方案只使用3个固位钉插入前牙区。随后，临床经验表明，仅用1个颊侧固定钉的上颌导板在手术期间可能发生朝向颊侧的整体移位[43]。这种有害偏移可能会导致穿孔，更严重会引起颊侧皮质骨的开裂和开窗。出于这方面的考虑，许多医生开始使用尽可能多的固位钉，并在空间中进行更合理的分配（图12）。

D'haese等[44]强调，在前牙区和后牙区分别需要设计至少2个固位钉，并且尽可能地设计在最远端种植体的远中，以防止导板的颊侧移位及左右摆动。同时，建议在导板腭侧增加1~2个固位钉。腭侧固位钉容易固定，并且可与硬腭结合，硬腭骨质致密，从而确保了更大的稳定性。如果仅使用1个固位钉，则最好将其放置在硬腭中间；如果计划使用2个固位钉，那么它们最好反向交叉倾斜插入。

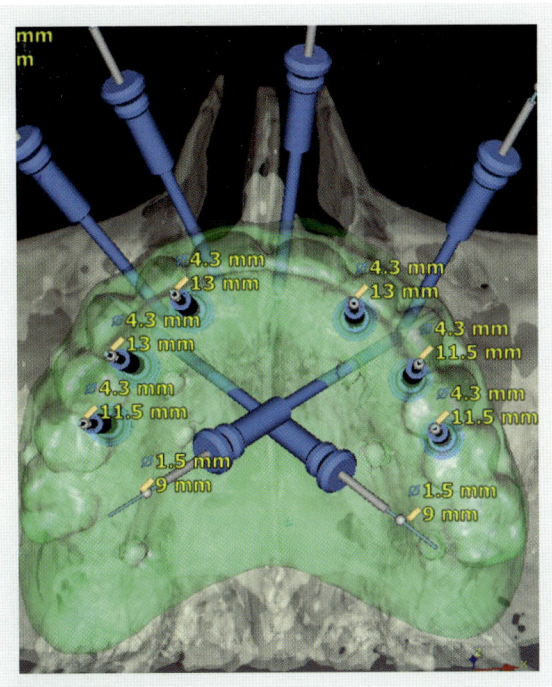

图12
固位钉的理想分布：4个颊侧钉和2个交叉相对的腭侧钉使外科导板在三维空间上的偏移最小化。

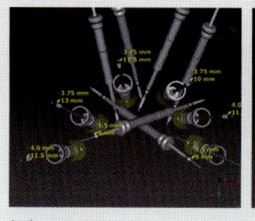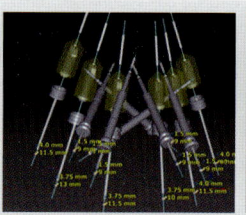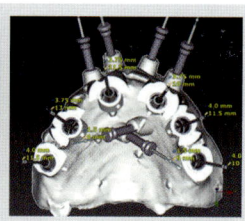

图13
用4个颊侧钉和2个腭侧钉交叉固定的上颌𬌗面和正面观。6颗种植体以正确的方式分布在导板上。隐藏放射导板和骨骼图像，可以评估固位钉和种植体之间是否存在任何冲突。

医生应评估固位钉和种植体之间是否存在潜在干扰，考虑到任何可能出现的偏差。最新的规划软件在发现两者存在冲突时，会立即提醒临床医生。将固位钉插入两颗种植体之间是一种好的策略，可以中断两颗种植体之间导板区域力量的传导，当种植体彼此间隔非常远时，还能防止导板在种植体之间发生弯曲（图13）。

腭侧固位钉的交叉排列，显著地降低了导板颊侧移位的可能性，在手术过程中平衡了导板三维方向上的旋转和摆动。由于固位钉仅能穿透几毫米的骨质，不能保证外科导板的足够稳定，因此，合理地设计固位钉位置以确保其能提供足够的骨内固位是极其重要的。同时，也应注意固位钉的位置和倾斜方向，避免其对口腔周围组织的潜在干扰。颊侧固位钉太高或固位钉骨外部分过于向上倾斜可能干扰颊部或上唇，手术过程中，颊部和上唇因此也常常妨碍甚至阻止固位钉的就位。

经过完善彻底的检查后，文件就可以发给制造商订购外科导板了，制作出的导板应与虚拟设计的一致。收到外科导板后，经典的外科导板方案应首先将替代体固定在导板上，借助种植导板获得工作模型，在工作模型上制作导板手术定位记录以及术后临时修复体。

虽然所得到的模型与虚拟设计一致，但它仍可能不准确。在虚拟设计与实际操作之间的许多步骤中存在发生误差的可能。在数据采集阶段之前可能出现误差[45-46]，在外科导板立体光固化成型生产过程和口内定位阶段也可能进一步偏离真实情况[13-14]。

一些医生提出了避免误差的一种方法。他们没有将石膏直接倒入立体光固化成型外科导板中，而是根据无牙颌的精确印模来灌注工作模型，这种方法能准确地

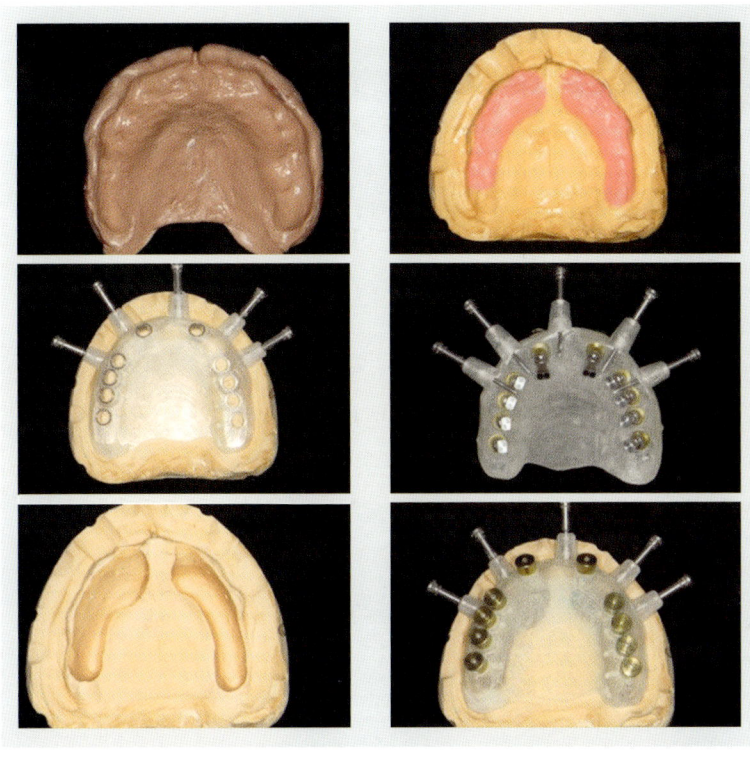

图14
制取精确印模，灌注工作模型。然后在模型上安放外科导板，去除外科导板上存在的树脂凸起，直到导板与模型完全贴合。紧接着，将种植体替代体固定在外科导板上，去除工作模型上种植体植入部位的石膏，将新的石膏灌入模型上种植体植入的部位，将带有种植体替代体的外科导板复位（外科手术期间运用固位钉固定），直到新灌注的石膏凝固。

反映口内真实情况。然后将模型上种植体植入部位的石膏去除，将替代体拧入导板，将新鲜石膏灌入形成的凹坑中，然后立刻将外科导板与工作模型配准，使替代体浸没于石膏中。此程序必须在去除导板树脂凸起的干扰后进行，这些树脂凸起会阻止外科导板与工作模型的配准。接下来，就可以选择合适的临时基台来制作术后的临时修复体了（图14~图17）。

导板制作过程中的误差，使得手术过程中难以获得预备种植窝洞的通道，而这种方法的另一优点，就是能发现并去除固位钉导环的树脂凸与黏膜之间的干扰。尽管在科学层面上没有充分的证据支持这种方法，但笔者发现，它对于纠正临床实践中的各类错误是十分有用的（图17~图25）。

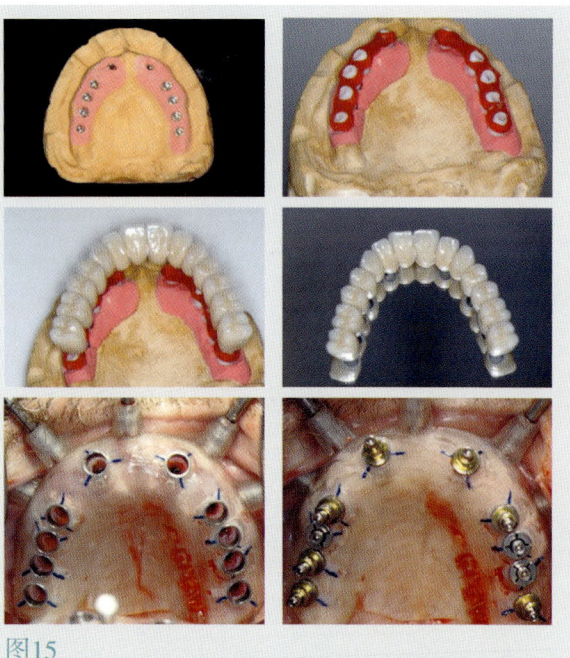

图15
所得到的工作模型能更加真实地反映实际情况。如果使用粘接固位修复体，则需选择基台并用树脂制成相应的定位器以进行正确的就位。手术后，将制作的临时修复体戴在这些基台上并进行必要的调整。

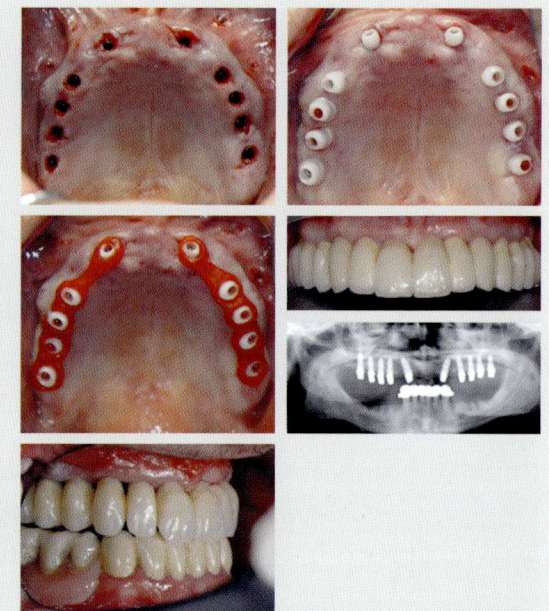

图16
手术完成后，使用树脂导板将氧化锆基台固定到位，并安装临时修复体。待完成骨结合后，重新取模制作最终的瓷修复体。

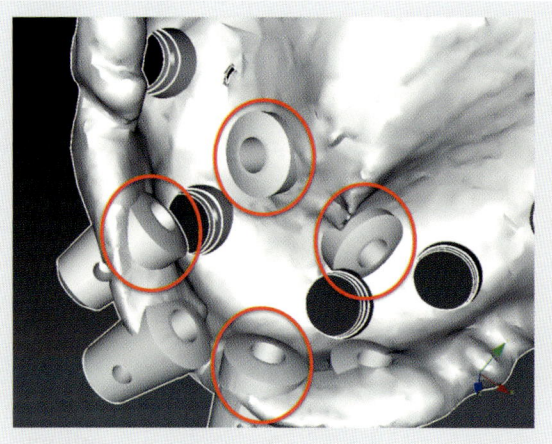

图17
固位钉导环在导板上设计得太深，其树脂凸起的部分会对导板就位产生干扰，使得导板无法正确就位于口内组织上。

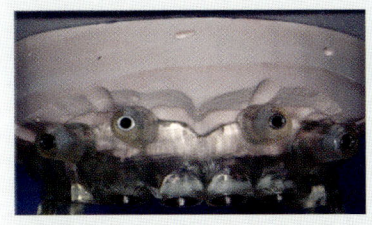 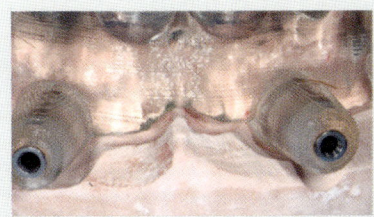 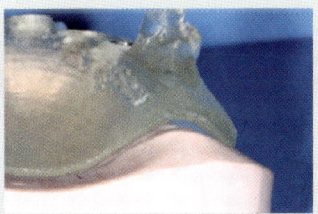

图18
口内印模所获得的工作模型与外科导板进行匹配：树脂凸起会阻碍导板与模型的准确贴合。

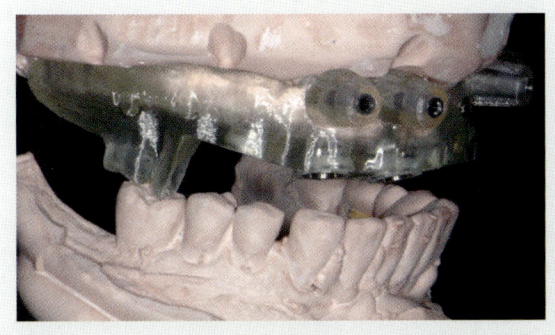 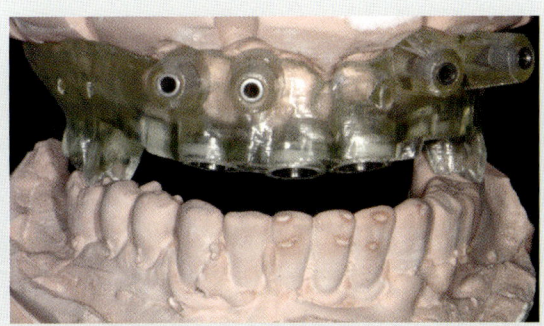

图19
除去所有树脂凸干扰后，外科导板与工作模型完美贴合。

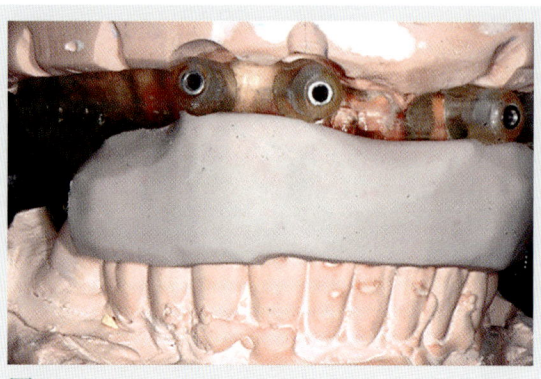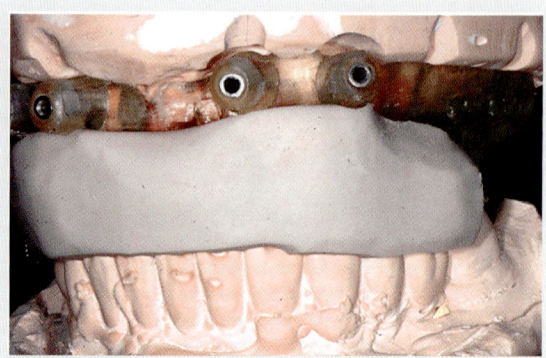

图20
去除树脂凸,实现导板和模型之间的完美贴合后,用硬质硅橡胶制作导板手术定位记录。

图21
去除植入位置处的石膏留出必要空间后,使用特殊的连接体将种植体替代体固定到导板上,从而反映出种植体在导板上的位置关系。

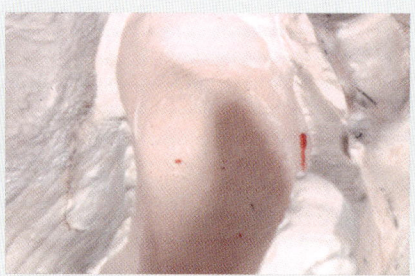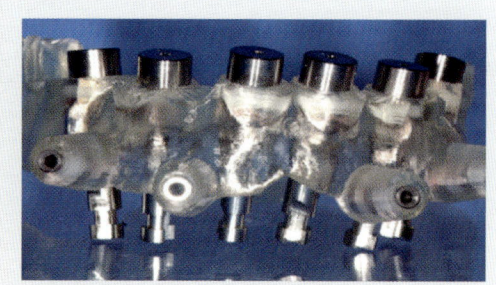

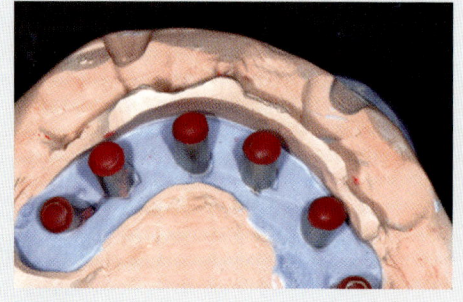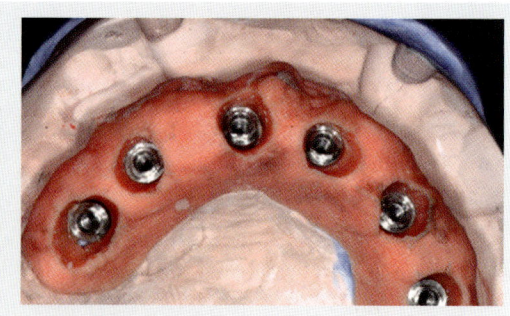

图22
将快凝石膏浇注到模型中后,将带有替代体的导板重新就位在模型上,新浇注的石膏浸没替代体,将导板用固位钉固定在模型上。当石膏凝固后,取下导板,软组织就得以重建了。这种方法可以得到非常精确的工作模型,它把从虚拟规划中获得的信息与口内实际情况相结合。

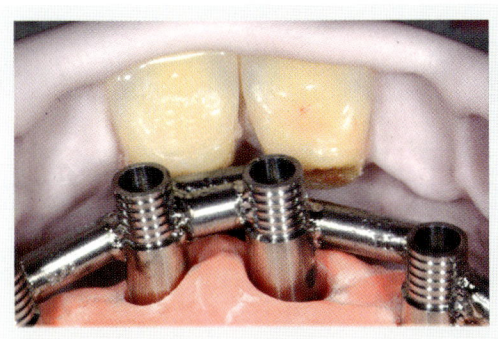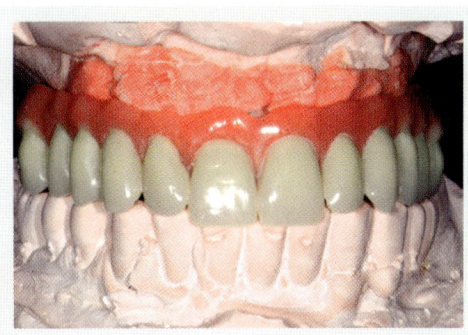

图23
完成金属支架的制作后,利用硅橡胶排牙模板与树脂、人工牙相结合完成临时修复体。

图24
从模型上取下人工牙龈后,可以详细检查修复体与替代体是否密合。

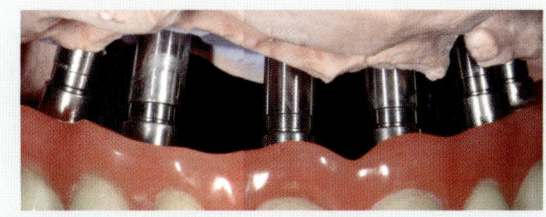

图25
完成手术后进行放射学检查,检查临时修复体与种植体是否密合。

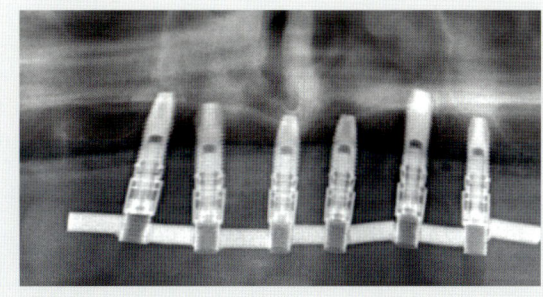

修复体必须在引导种植体植入后即刻戴入，它必须是有功能和足够坚固的，可用作中、长期的临时修复体，在种植体骨结合完成之前不能进行永久修复。

可以使用各种材料与加强方法来制作临时修复体。一些学者报道说，使用树脂或玻璃纤维增强材料制成的临时修复体，其种植成功率也是令人鼓舞的[47-48]。但无论如何，只有用刚性结构将种植体连接在一起，才能确保骨结合过程中所必需的稳定性。因此，建议使用金属支架，特别是上颌；因为种植体通常无法达到较高的初期稳定性[49]。然而，事先制作的刚性金属结构，手术后立即戴入时，可能存在不匹配的风险。

为了弥补实际位置和虚拟种植体计划之间不可避免的差异，有公司最初推出了一种解决方案，即提供由两个相互滑动部分组成的专用基台。这使我们可以预测和相对容易地应用完全预成的修复体结构（图26）。起初，这种补偿方案似乎表明，可以通过导板外科技术应用预成的最终修复体。甚至引入了一种名为"Teeth-in-an-Hour"的技术并获得专利。该方法使用这种特殊的可变形基台作为永久支撑。然而，随后的经验表明，这些基台的结构和施加在它们上的形变，会使它们暴露于大量积聚的菌斑中，且不易清洁。因此，在短期内，种植体周围炎的发生率高，尤其是更远端的牙齿。出于这个

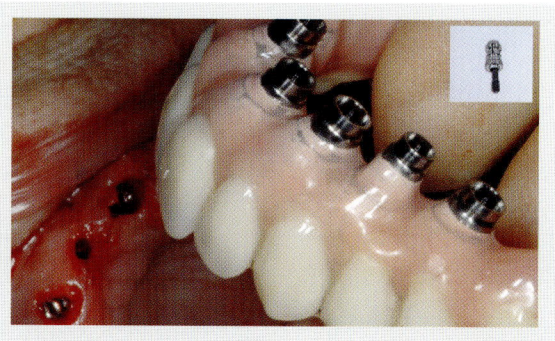

图26
特殊基台用于补偿虚拟位置与种植体实际位置之间不可避免的微小差异，从而解决随之而来的修复体不匹配。

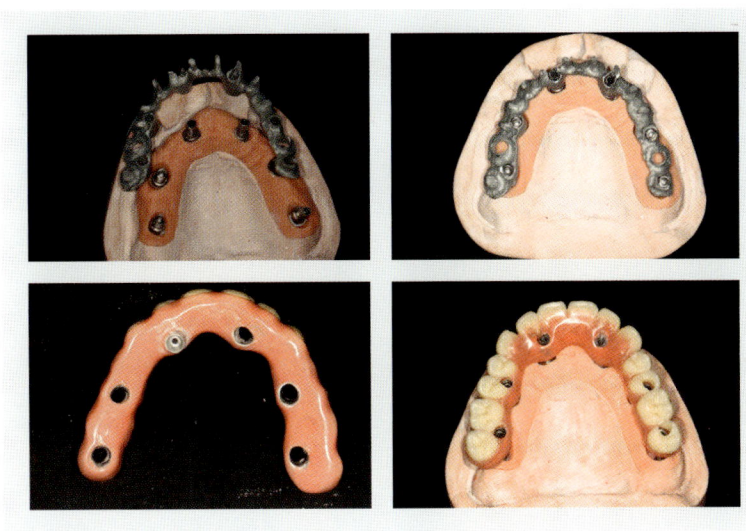

图27

示例展示了使用无上部结构、带有临时钛套筒的金属框架,来预制临时修复体的制备过程。将1个钛套筒先焊接到上部结构中以提供正确的垂直距离。其他钛套筒并未提前焊接,而是利用螺丝固定在种植体上;术后再粘接到临时修复体上。这是用于补偿预成修复体与实际种植体位置之间差异的方法之一。

原因,这种类型的基台被放弃使用,并且"Teeth-in-an-Hour"的理念也被暂时搁置了。临时修复体的加强可由不同的部分组成,并在手术后运用特殊装置组装在正确的位置(图27)。

手术和修复阶段

制造商提供的比较简单的方案,促使人们普遍地认为,引导手术非常容易(尤其是对于上颌骨而言),甚至可以由那些刚接触口腔种植的医生进行操作。实际上,为了得到理想的结果,这个过程涉及一个陡峭的学习曲线,建议操笔者在尝试引导手术之前,要在常规种植手术和即刻负荷临床程序中积累足够的经验[12]。

一旦制订了完整的虚拟计划,并有恰当的技工间程序,外科医生的任务可能看起来就非常简单了。所有人要做的就是确保导板的正确使用,在操作期间防止导板移位,逐步进行适当预备,并通过导板的种植体定位导向孔植入种植体,同时控制外科手术组件之间的误差。然而,这个过程并不简单,也不会自动落实到位,即使

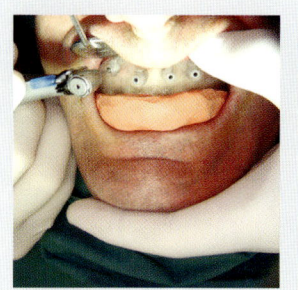 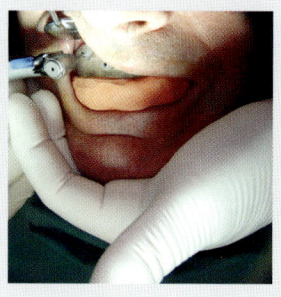 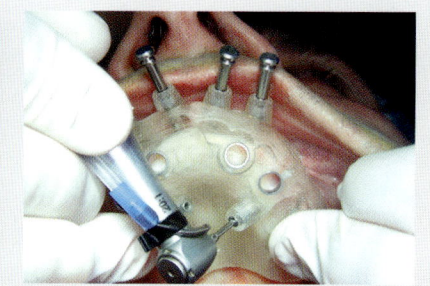 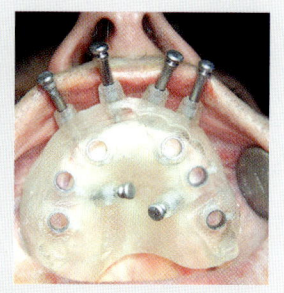

图28
术中必须非常小心，确保患者在插入固位钉之前准确地咬合在手术定位记录上。

图29
腭侧固位钉定位。当术者预备腭侧固位钉洞时，助手用手指在导板远端持续施加压力，防止导板移位。

对于具有丰富常规种植手术经验的操笔者也是如此。在这类外科手术可能犯的所有错误中，危害最大的往往与操笔者缺乏经验有关，所以，必须非常小心，并且应用一些微小但是重要的措施，以尽量减少与虚拟计划的偏差。

例如，如前所述，因为上颌黏膜非常厚，在进行局部浸润麻醉时必须非常注意：在手术操作区域周围用力的、大量的局部注射麻醉剂会导致局部肿胀，从而导致外科导板与黏膜不贴合。因此，建议非常缓慢地将麻醉剂注入黏膜转折处来进行颊侧麻醉，或者，更好的是利用长针从眶下孔附近注入麻药到上颌骨前部和后部的牙槽孔（即在远离牙槽嵴的区域中注射，避免引起局部肿胀）。建议对腭大孔和鼻腭管附近的腭侧黏膜进行缓慢的局部浸润麻醉，缓慢注射少量麻醉剂，并用纱布按摩注射区域，以帮助麻醉剂渗入周围组织。确保麻醉剂量和复合麻醉足以支持整个手术过程，这一点非常重要，当导板已经固定在口内，补充麻醉会比较复杂。注意，上颌种植体植入位置涉及鼻黏膜和上颌窦等结构，由于有密集的神经支配，因此这些地方会非常敏感。

经验丰富的医生能够在大约20分钟内完成种植体的植入，但手术通常会持续一个多小时。使患者在种植窝洞预备和种植体植入过程中感受不到任何疼痛是非常重要的，因为患者的任何突然的反射运动都可能导致导板位置的偏移。因此，通过静脉注射进行浅层镇静，可以有助于最小化患者的突然运动或疼痛感知。

建议同时放入外科导板与手术定位记录。在检查导板准确就位、手术定位记录与对颌牙对准之后，嘱患者咬牙，在患者咬合状态下插入固位钉。在操作过程中，助手需用手抵住患者下颌，以减少可能影响导板正确就位的开口运动（图28）。

必须快速插入钻头以完成固位钉洞的预备，预备到固位钉深度后，保持钻的最高速度，快速取出钻针。从而实现非常快速、精确的预备而不会引起过热，并降低钻头断裂的风险（由于钻头直径小，仅1.5mm，断裂并不罕见）。

一些外科导板手术系统要求使用固定移植骨块的骨固定螺钉，而不是固位钉。这种固定方法能提供类似的稳定性，但是使用和去除要复杂得多，而且，在用力拧紧螺钉时，它们还可能导致导板的有害运动。

一种较好的方法是从颊侧开始安放固位钉，从最远端开始在一侧插入固位钉后，在对侧插入相应的固位钉。颊侧固位钉都固定后，嘱患者张大嘴，移除硅橡胶定位记录，逐一进行腭侧预备。在准备和插入腭侧固位钉的过程中，助手最好是用两个手指固定导板远端，以确保它与黏膜贴合。插入颊侧固位钉后，导板可能会发生矢状平面上的转动，术者必须时刻检查导板腭后部是否翘起（图29）。

导板下方可见黏膜缺血，则表明导板与黏膜组织非常贴合。导板固定后进行检查，导板不会因为各方向上的手指压力而发生移动，就能确保导板是稳定的，可以开始实际的手术操作了。

在不翻瓣技术中，第一步是利用软组织环切刀，在所有种植位点上通过套筒切透黏膜，导板引导下切除黏膜组织瓣（图30）。如果需要翻瓣，则可以在导板引导下标记各种植位点后进行。

在获得骨组织通道后，可能需要使用特殊钻头（扩孔钻）去除皮质骨，以获得植入种植体所需的直径。尤其适用于上颌骨，因为其上颌骨横截面常为三角形，且嵴顶部对钻头和种植体进入通常有阻力（图31）。

图30

导板引导下切开圆形黏骨膜瓣,去除软组织。

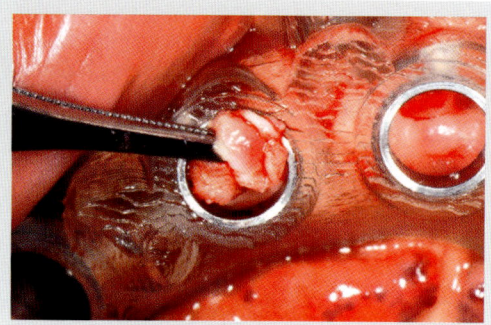
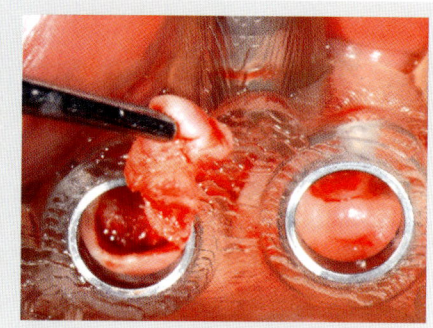

图31

扩孔钻预备种植位点骨皮质区域,使其更容易适应种植体的颈部。

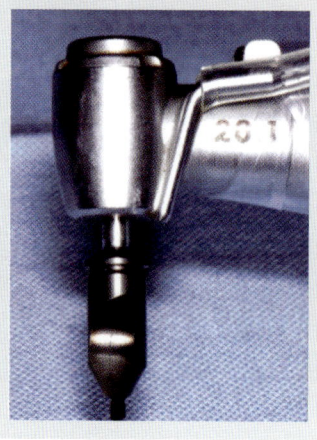
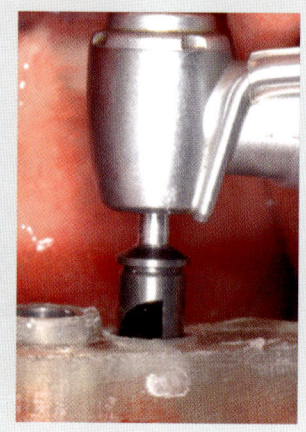
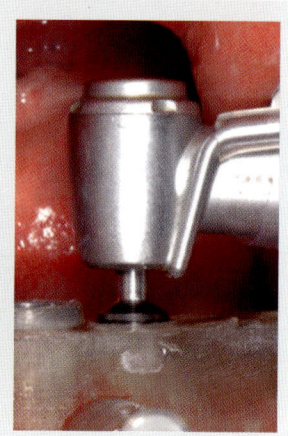

如果角化黏膜不厚或骨嵴很薄,显然应省略这类钻的预备。

下一步是从两侧最远端部位开始进行种植窝洞预备。这种方法有两大优势,一是通过种植体进一步稳定导板并使导板弯曲最小化;二是由于后部区域的操作空间较小,因此在手术的第一阶段,患者最配合的时候进行预备(图32)。

远端的种植体最容易发生偏离,原因有:骨质差,导板弯曲的可能性更大和患者张口困难。

有一种预备种植窝洞的好方法,即第一钻预备至计划工作长度下方约1mm处,以实现基底皮质骨的充分预备。在骨质非常致密的情况下,如果种植窝洞底部没有进行适当的预备,则种植体将倾向于止于皮质骨，存在自身旋转且无进一步达到所需深度的可能性。在这种情况下，继续尝试植入种植体可能产生旋转效应，导致预备的螺纹和随之的种植体稳定性完全丧失。

在这类手术中，最初的种植窝洞预备至关重要，并且必须使用切割能力非常好的钻头进行高速预备。只有通过这种方式，术者才能获得骨质量的准确反馈，并正确决定是否对该位点进行级差准备。在第一钻预备完成后，使用直径渐增的导板钻逐级备洞，这相对容易进行，预备至术者认为能提供种植体初期稳定性的直径。

当术者感觉种植窝洞已经达到适宜的预备水平之后，下一步是植入种植体，并用种植体来衡量种植窝洞的预备是否正

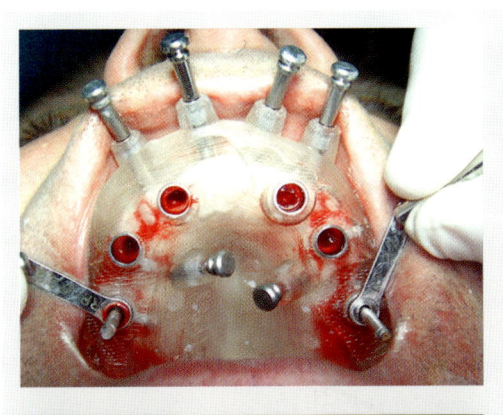
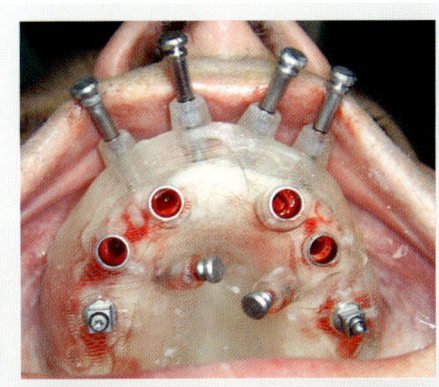

图32
上颌全牙弓种植修复案例中的种植体植入流程。先植入两颗远端种植体，平衡外科导板的弯曲。然后，手术操作从一侧到对侧有序进行。

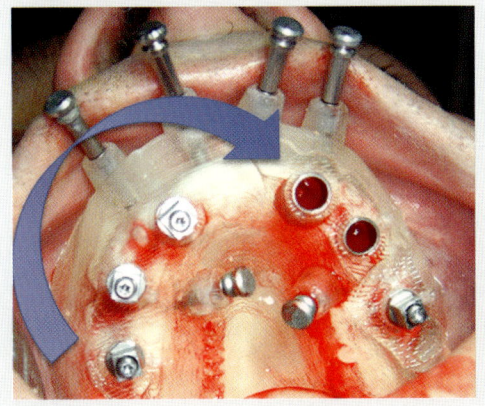
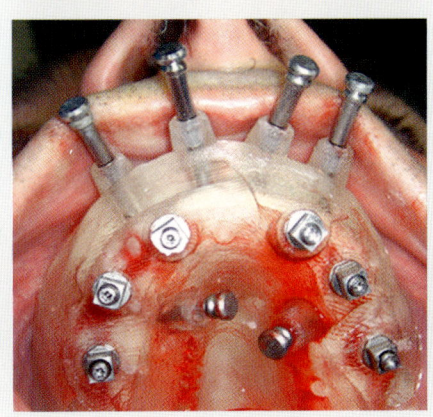

确。通常使用扭矩为32～35Ncm的植入驱动程序。理想的植入，可以在种植机马达工作的状态下，将种植体植入到预备深度的几毫米内。然后，术者换用手动扭矩扳手，该扳手可以施加更大的扭矩，直到种植体完全植入到预定深度。如果种植体携带器与导板套筒接触，则证明种植体正确就位。

在35～40Ncm的扭矩值下，种植体植入如果过早停止，则建议取出种植体并重新将种植窝洞预备至合适直径。继续施加更大的扭矩可能导致种植体在植入过程中偏离，并损坏基台连接部分和种植体携带器。

在上颌通常不需要攻丝，但是，在某些区域，特别是在上颌前牙区，至少在皮质骨部分攻丝是有帮助的。攻丝可以帮助种植体更准确地就位，特别是使用自攻性强的种植体时。

值得注意的是，钻头与套筒之间存在公差，并且对于相同的角度偏差，越长的种植体可能表现出更大的尖端偏差。为了实现更精确地种植体植入，另一个建议是马达反转开始种植体的植入（图33）。

在植入所有种植体之后，移除所有种植体携带器和固位钉，取下外科手术导板

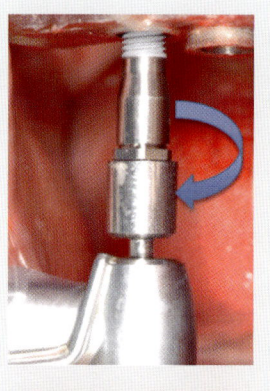
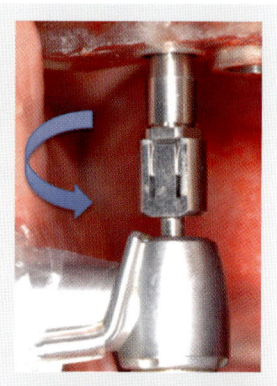
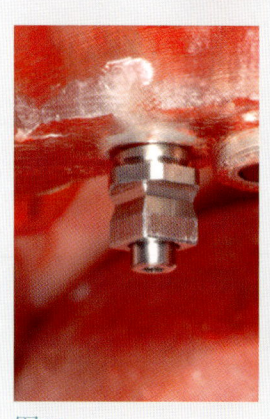
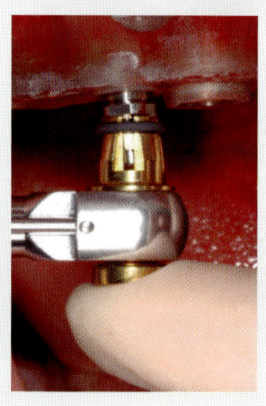

图33

马达反转开始种植体植入，可使种植体与预备的种植窝洞更贴合。这种操作有助于术者用种植体尖端去定位种植窝洞。术者一旦感觉种植体接触种植窝洞，则立刻改变旋转方向来植入种植体。该措施可确保种植体遵循钻头或攻丝形成的路径进行植入。建议避免种植体携带器与导板金属套筒完全接触，特别是在前两颗种植体植入时，建议使用手动扭矩扳手完成植入。

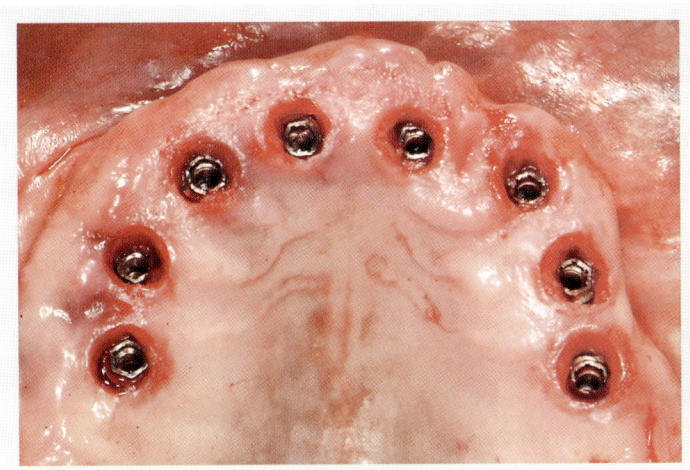
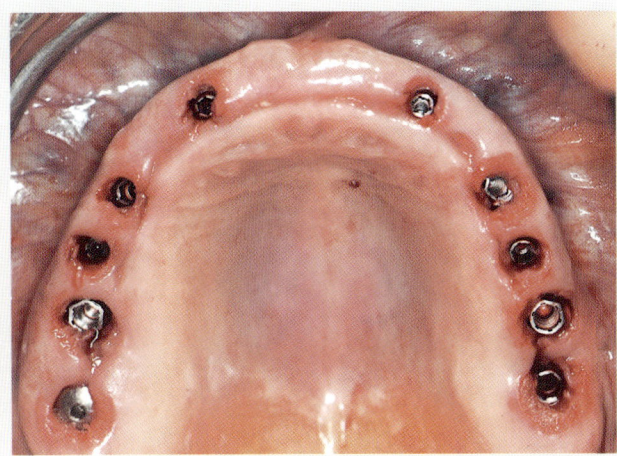

图34
手术结束后取下外科导板后的临床情况。

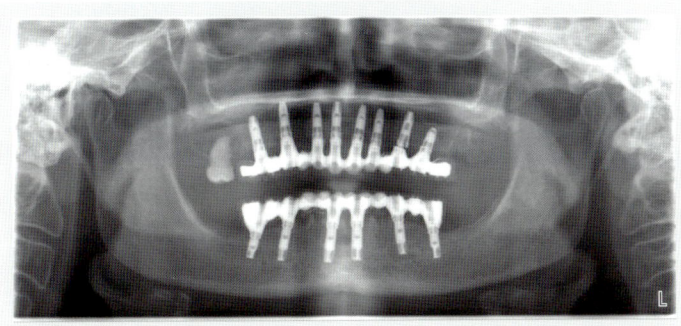

图35
术后立即拍摄的曲面断层片显示：预成修复体与植入的种植体不匹配。这可能是因为骨突阻碍了基台与种植体的完全贴合。

（图34）。为防止黏膜闭合，可以在安装相应的愈合基台之后戴入修复体。

建议在引导手术中使用螺丝固位的临时修复体。在旋紧所有螺丝之前，必须进行放射检查以确保修复体与基台完全密合。然后使用手动扭矩扳手，按照厂家推荐的扭矩值适当地旋紧修复体，以确保种植修复体尽可能稳定。在旋紧修复体之前，建议在足够的放大倍数下进行临床检查，以确保种植体顶端没有骨粒或黏膜，因为它们可能夹入种植体与基台之间，阻碍修复体的正确就位。尽管如此，为了确保完美贴合，最终仍应通过放射检查进行确认（图35）。

临床病例

病例1（图36～图77）

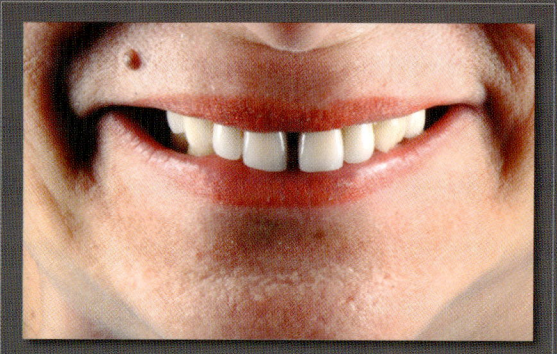
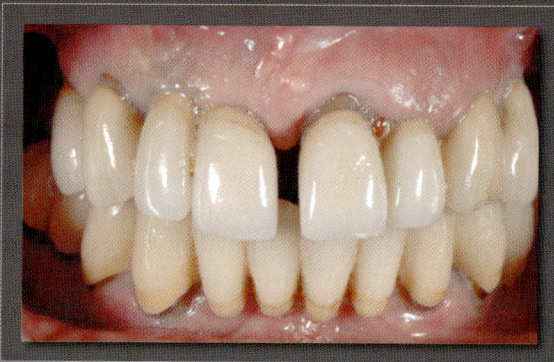
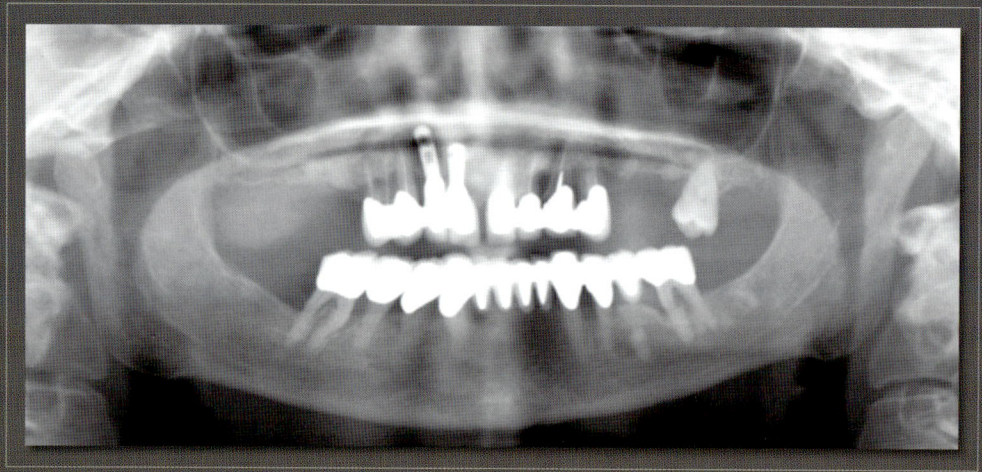
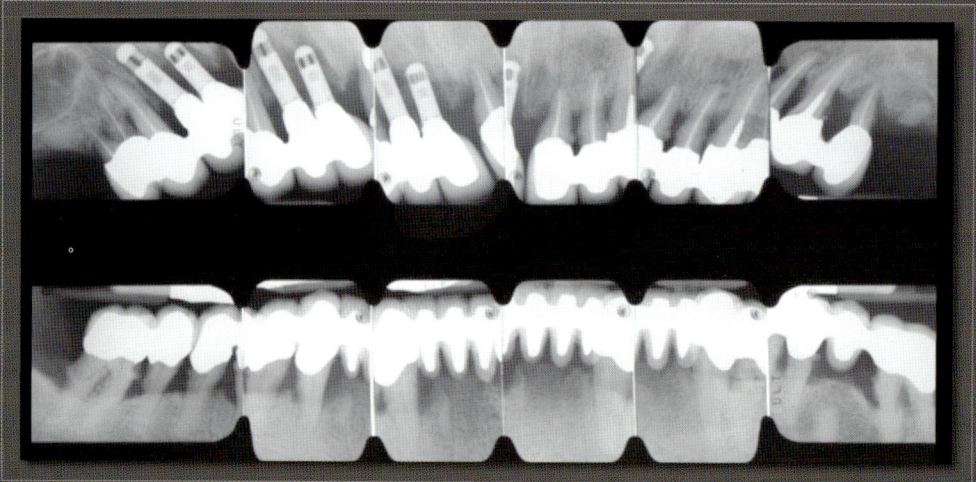

图36～图39
多处天然牙和种植体周围骨缺损；决定拔掉所有剩余牙和上颌的种植体。

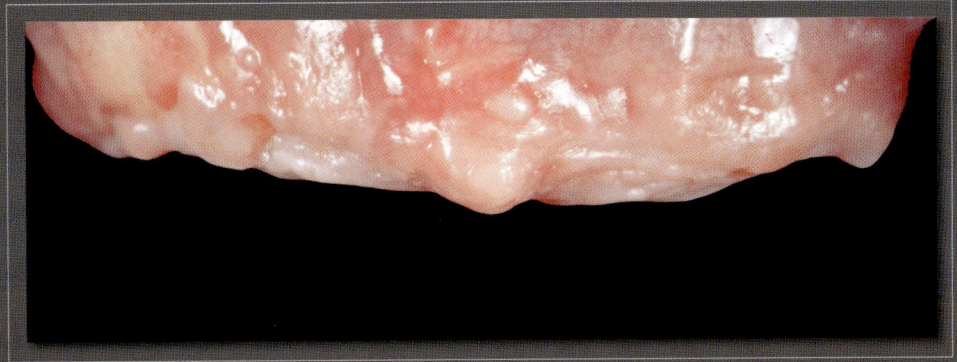
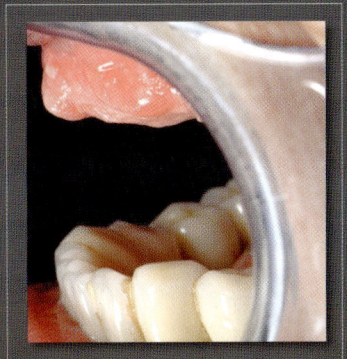
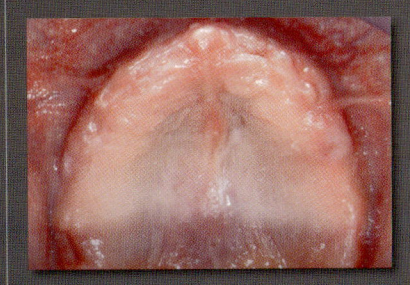
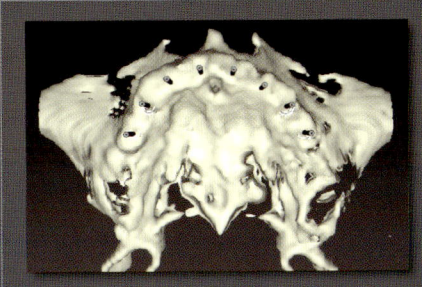
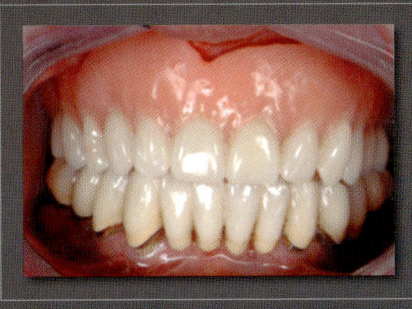
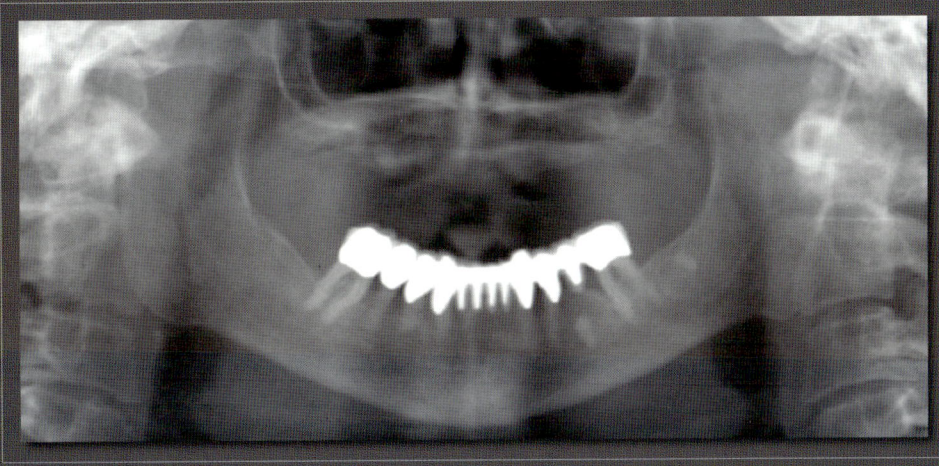

图40~图45
拔牙后3个月的临床与影像学检查情况。

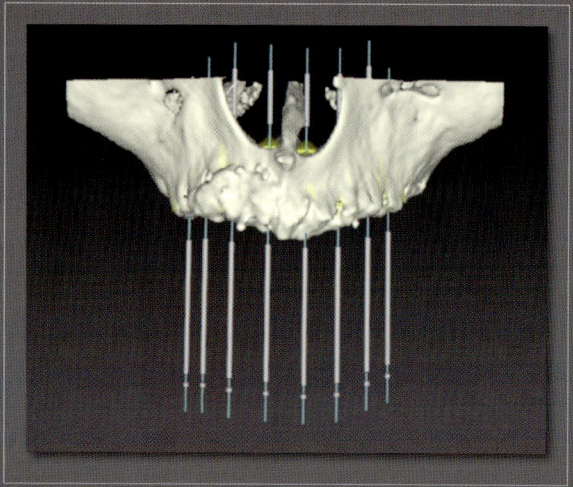
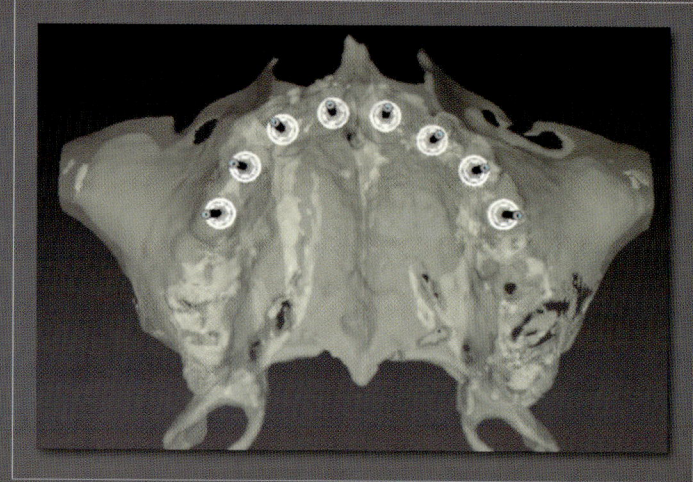
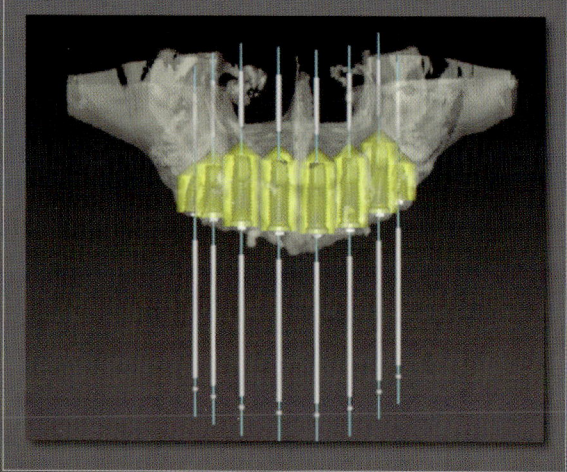
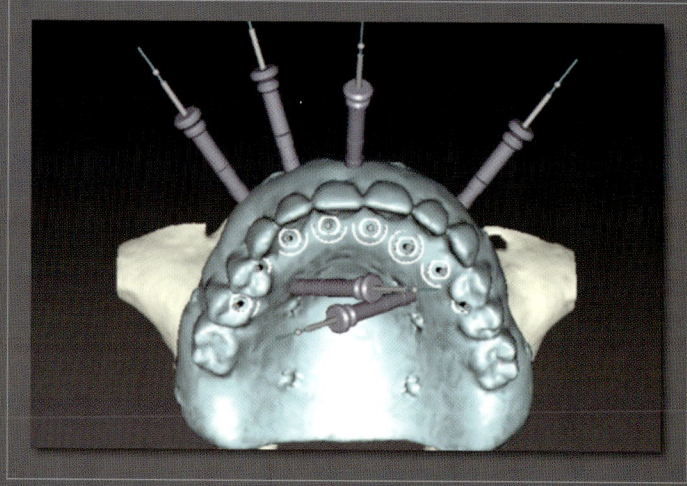
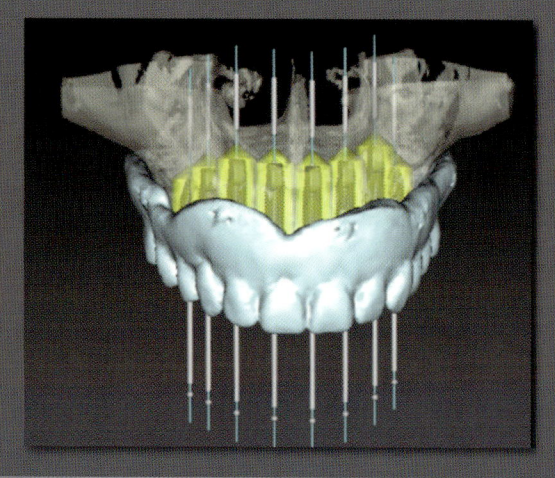
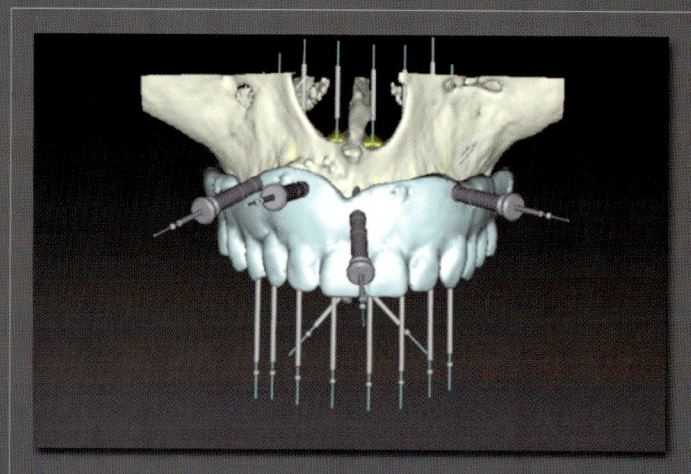

图46 ~ 图51
虚拟设计流程的不同阶段。双扫描程序可以将种植体的位置（平行）与适宜的修复体穿龈轮廓相匹配。

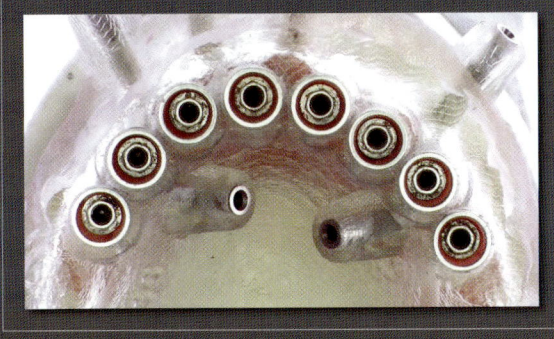
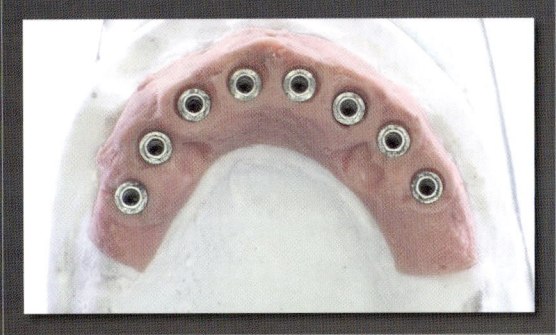
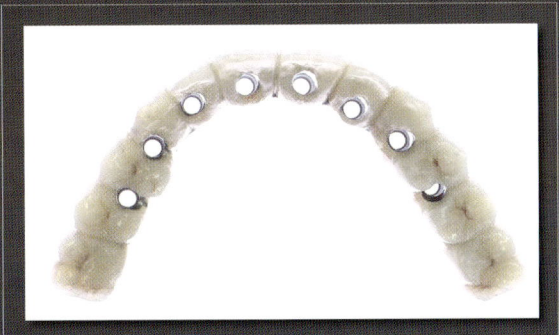
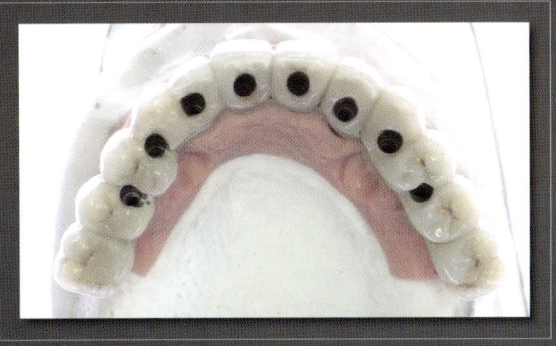
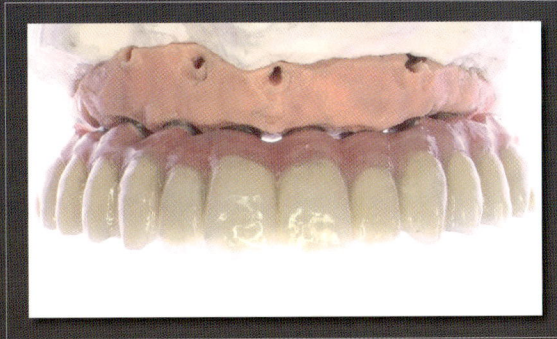

▶ 图52 ~ 图56
从立体光固化成型手术导板反推制作的临时修复体。

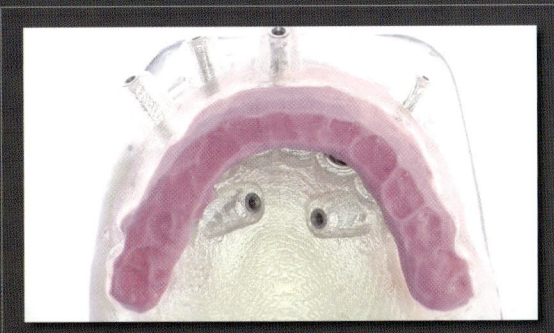

▶ 图57
制作手术定位记录准确定位导板位置。

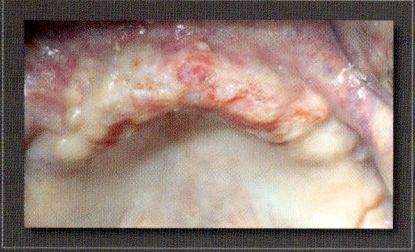
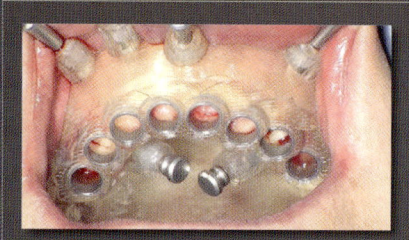
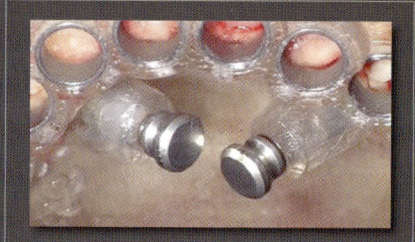
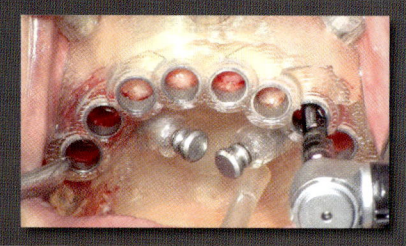
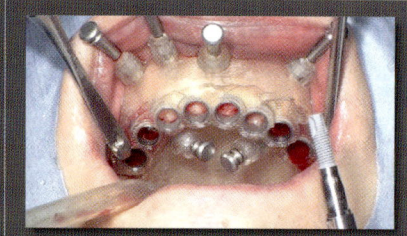
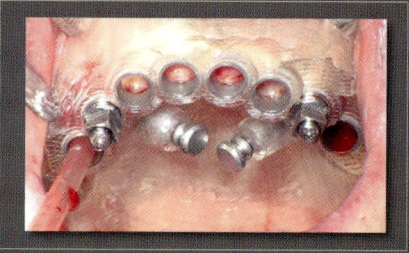
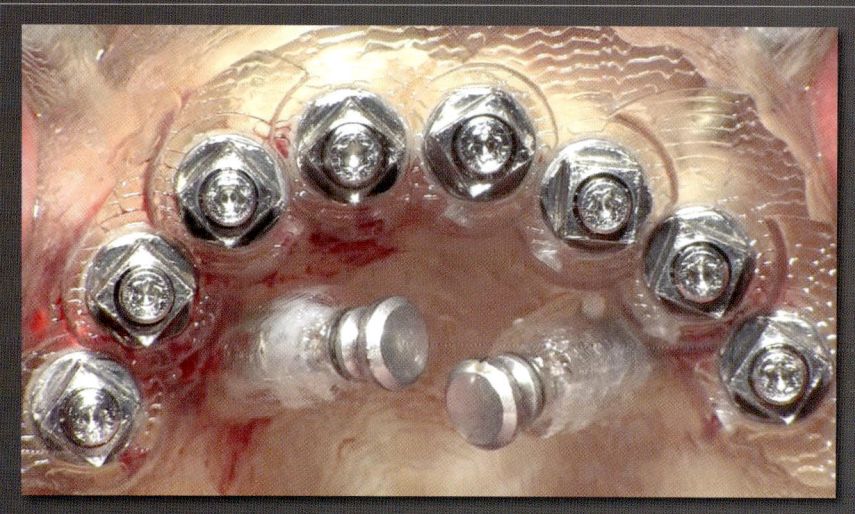

图58～图64
完成种植体植入。

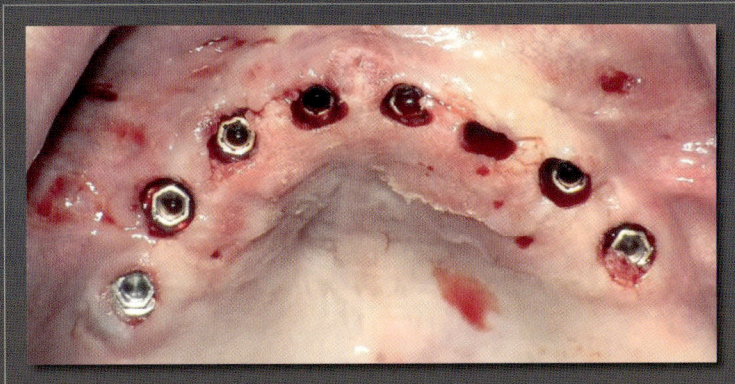

图65
取下手术导板后的口内组织情况。

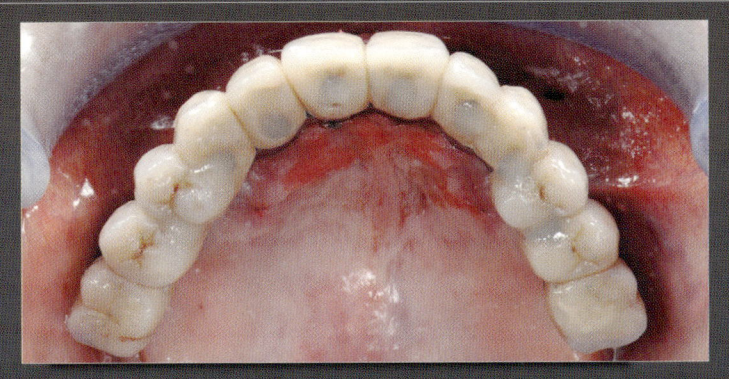
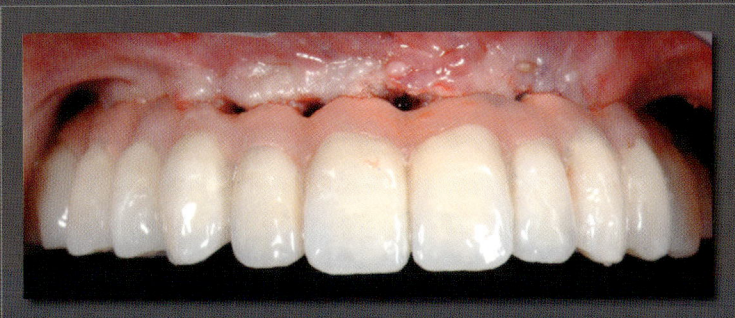
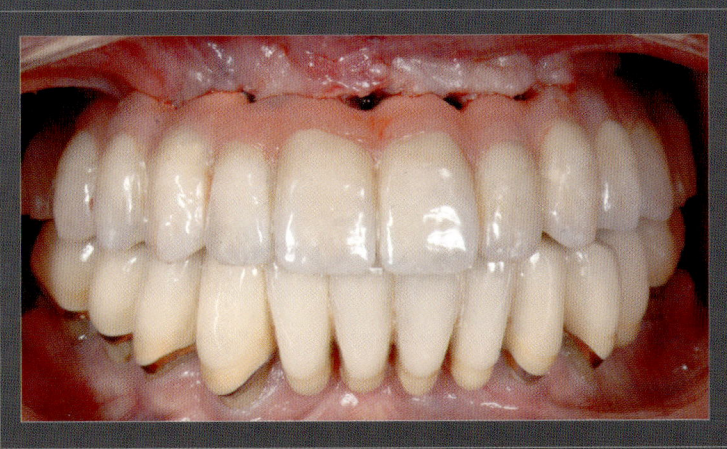

图66 ~ 图68
手术后即刻戴入临时修复体。

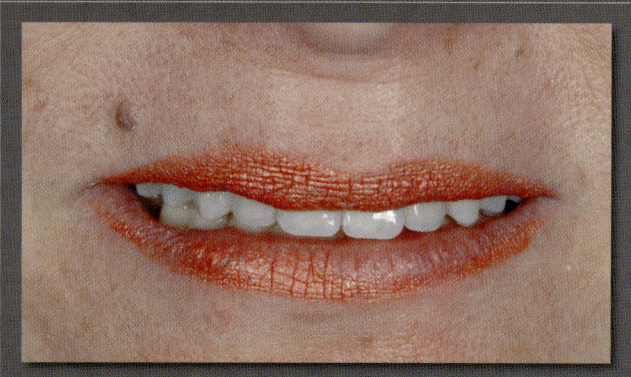 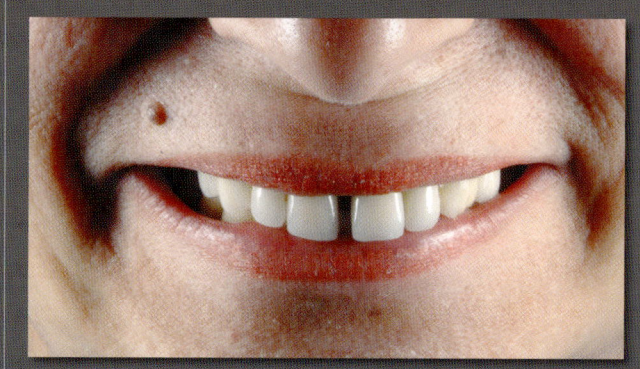

图69和图70

患者治疗结束后与最初就诊时的笑容对比。

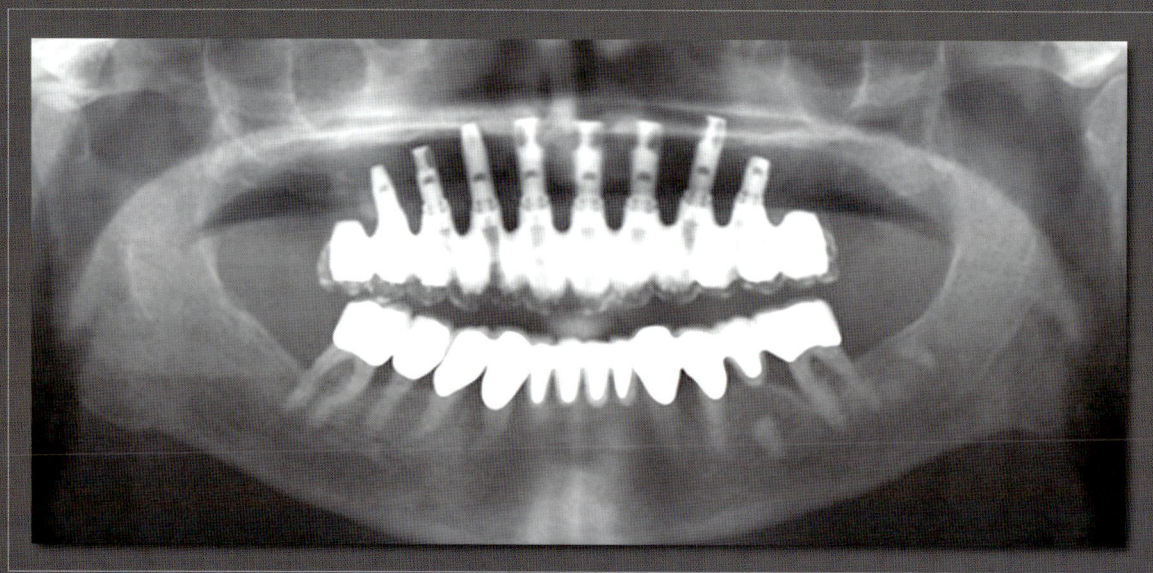

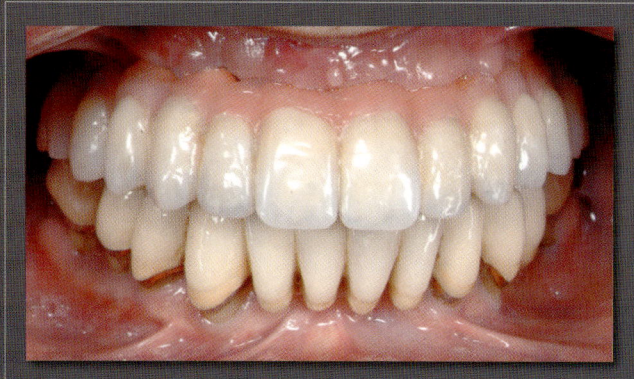 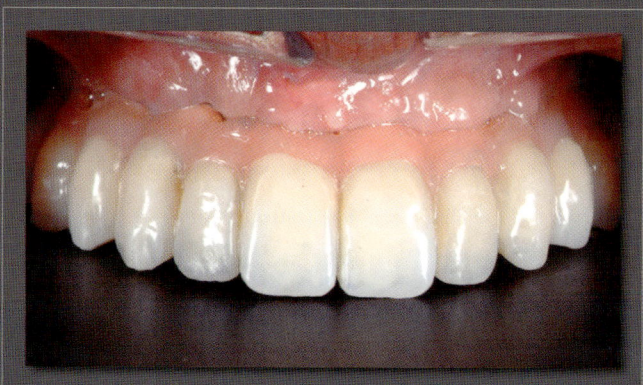

图71~图73

术后6个月的最终修复体和影像学随访。

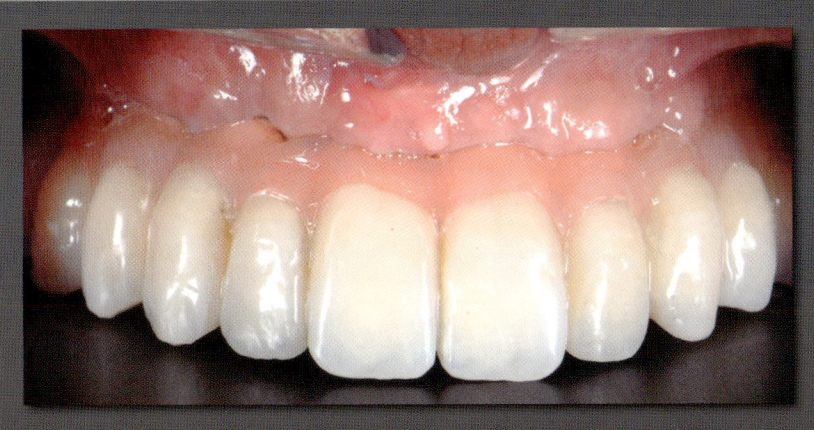

图74和图75
术后3年的临床和影像学随访。

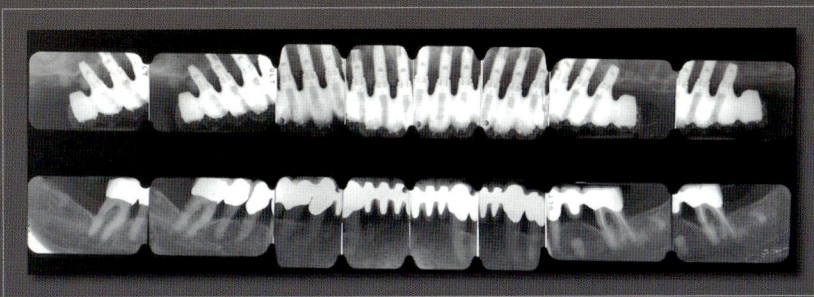

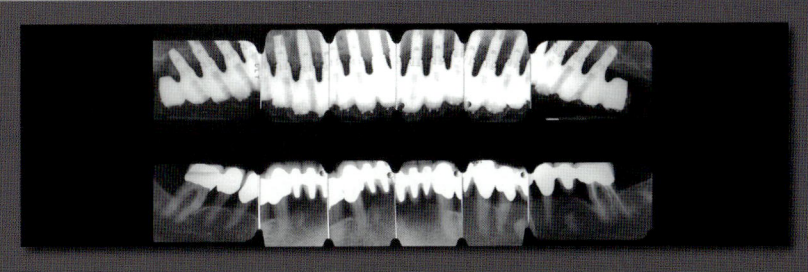

图76和图77
术后5年的临床和影像学随访。

第6章 ▶ 上颌引导手术

病例2（图78～图115）

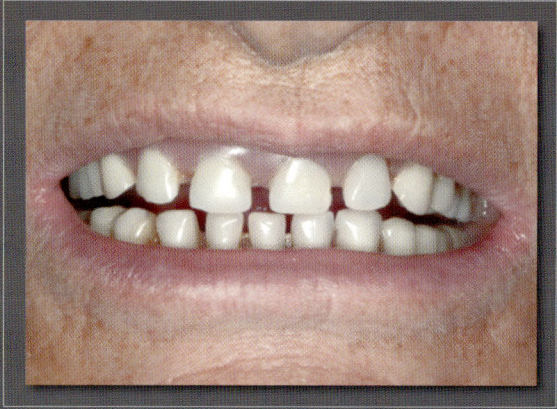
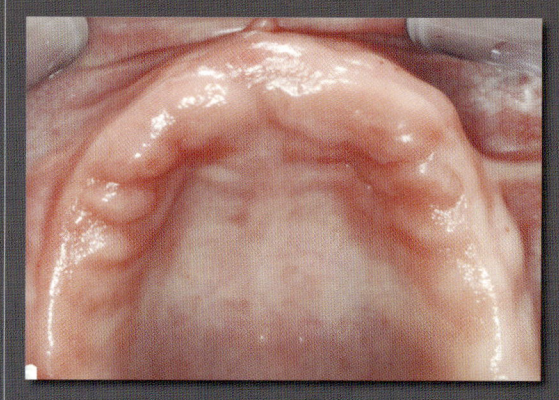
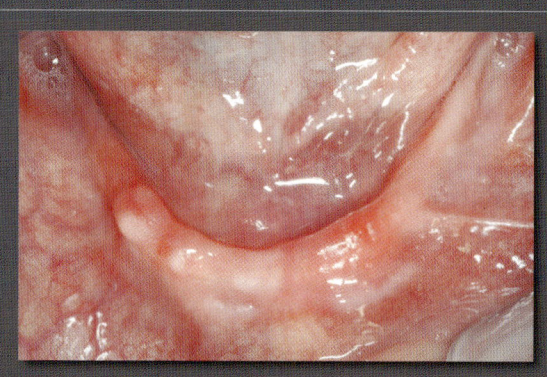
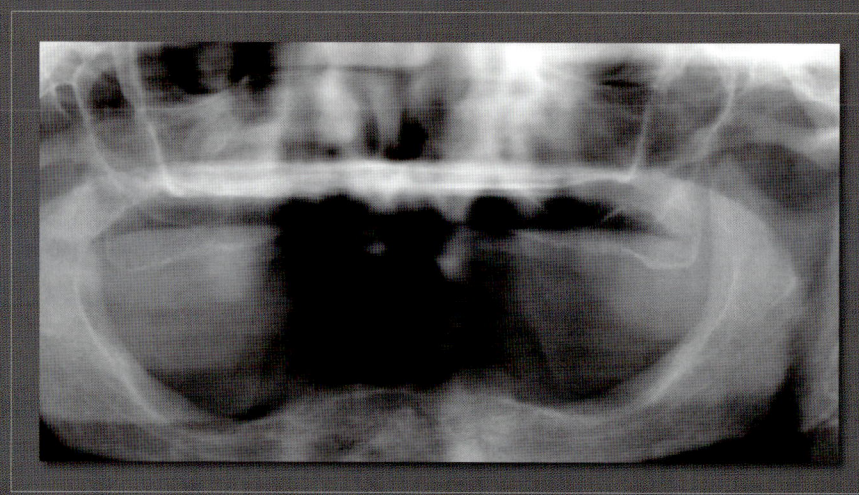

图78～图81
上下颌牙列缺失，下颌骨重度萎缩的患者。

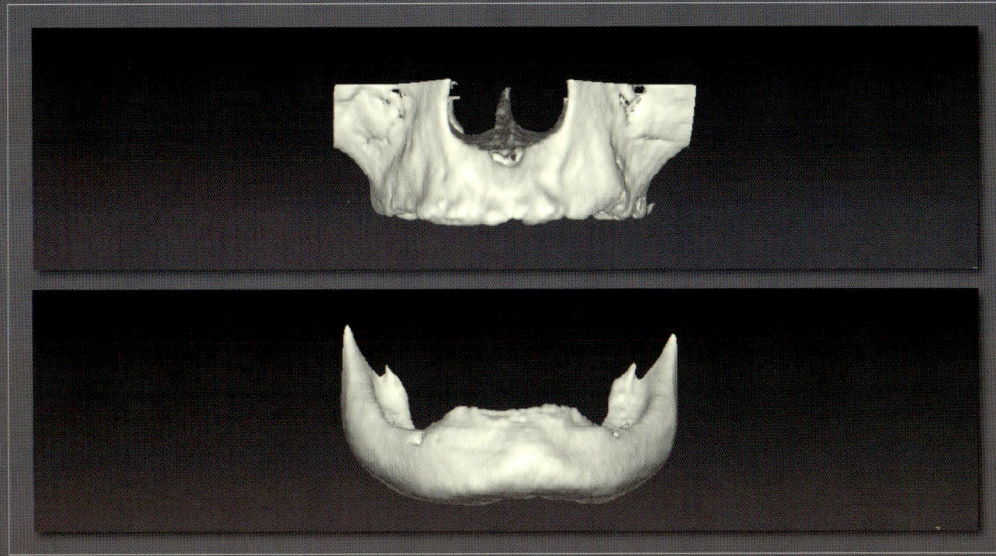

图82～图86
颌骨解剖形态的虚拟重建,上颌种植体位置的虚拟设计。

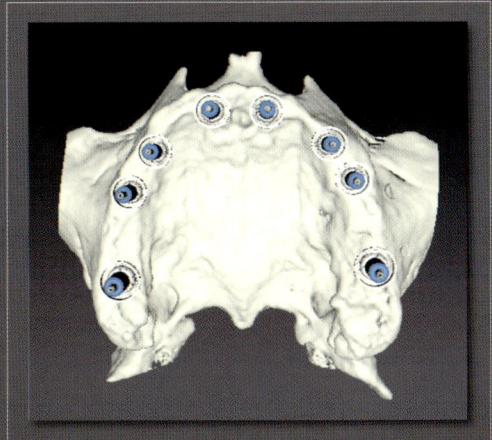
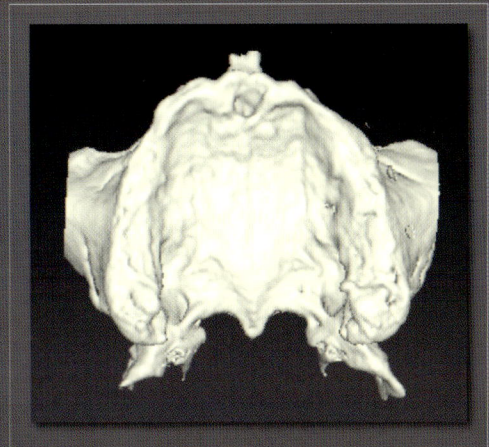
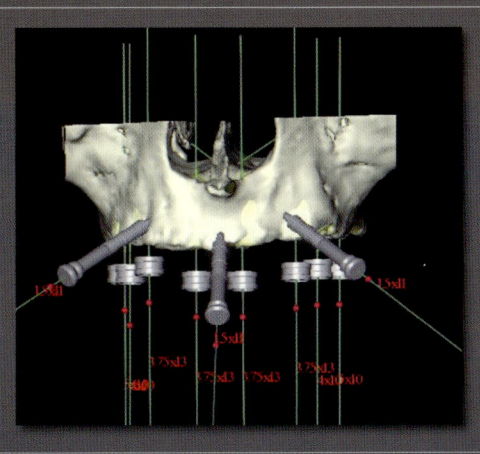
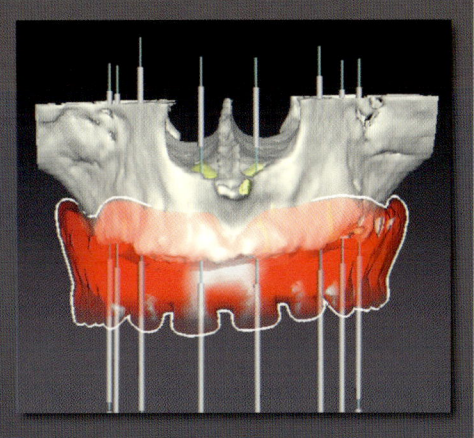

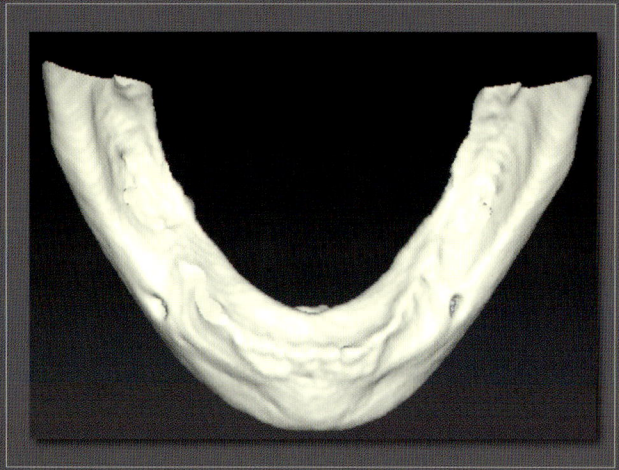
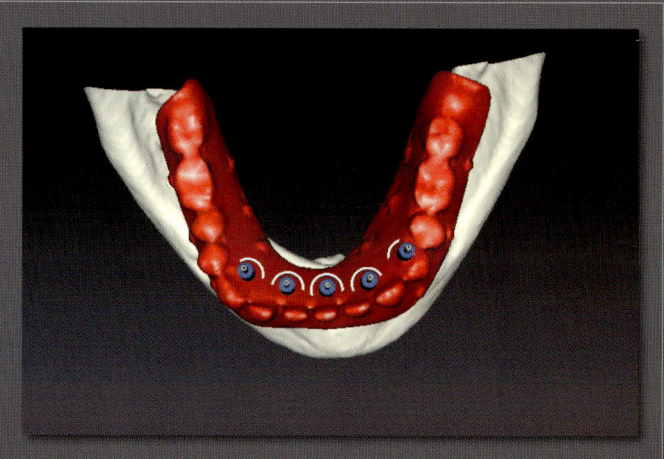
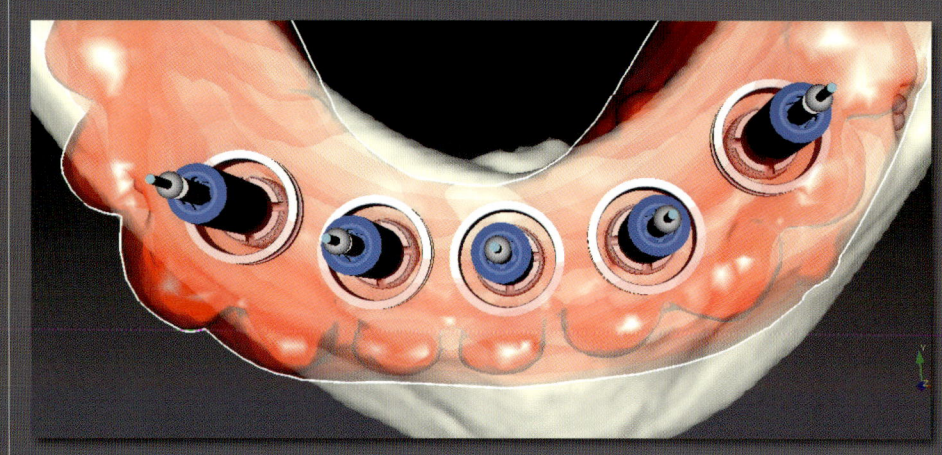

图87～图89
计算机设计的下颌种植体位置。

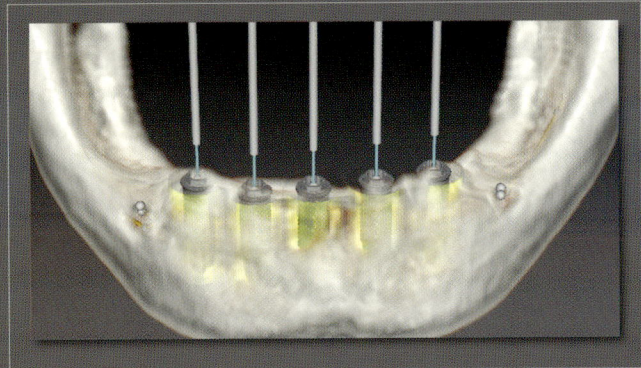
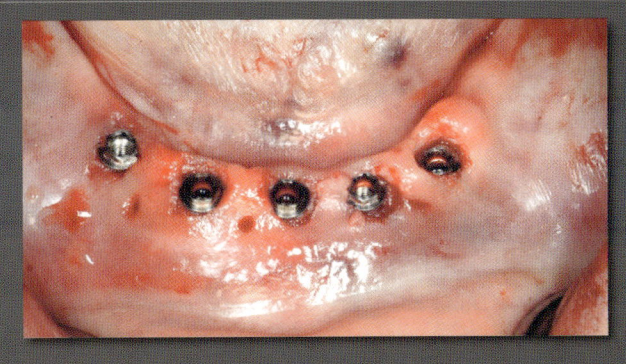
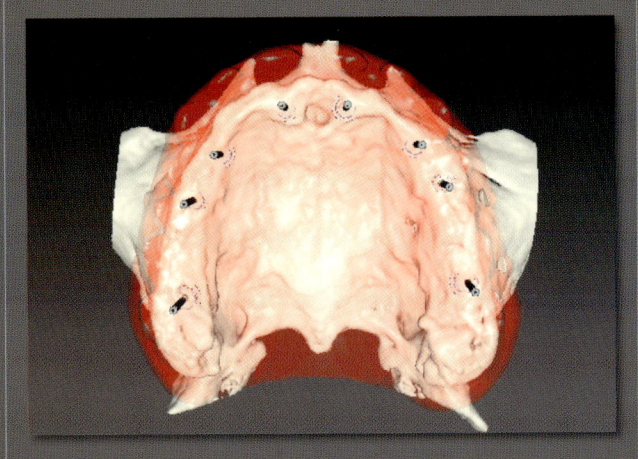
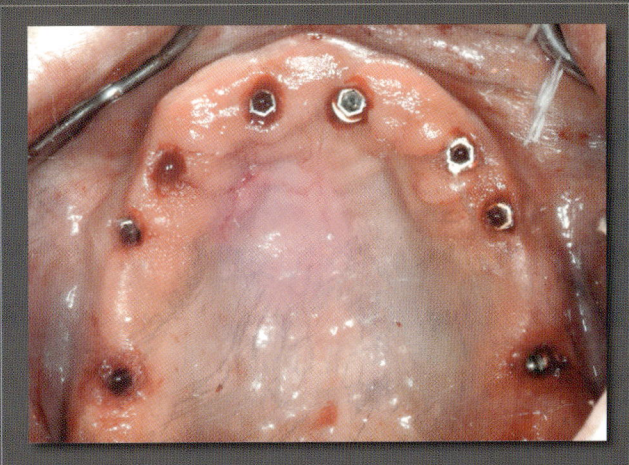

图90~图93
虚拟设计与术中状况的完美匹配。

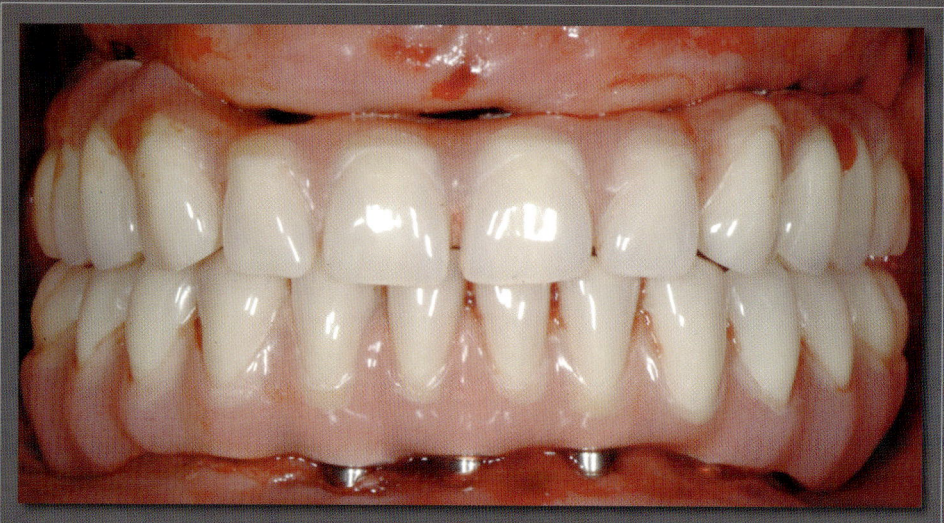

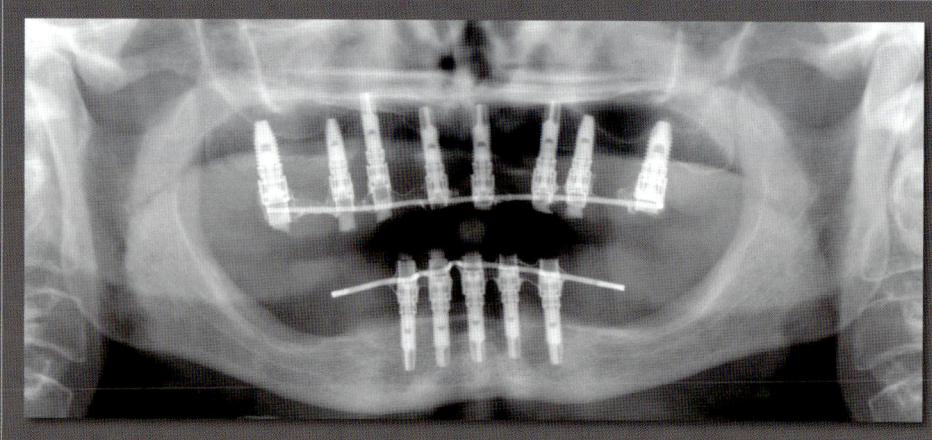

▶ 图94和图95
术后戴入临时修复体后进行影像学检查。

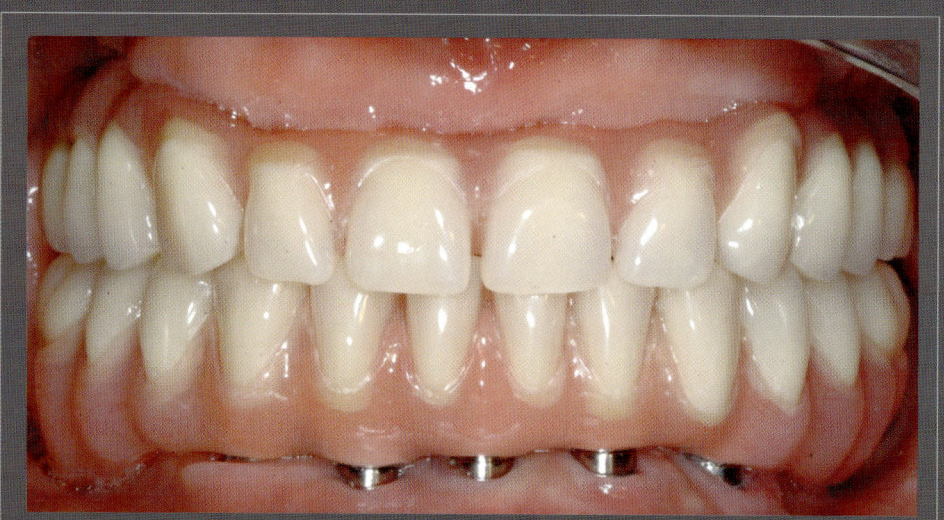

▶ 图96
术后3个月组织愈合的情况。

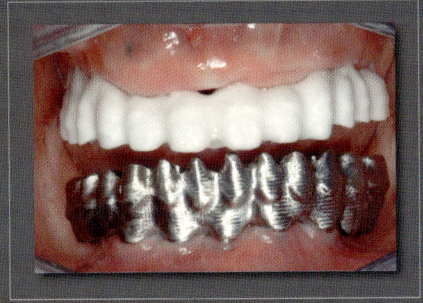
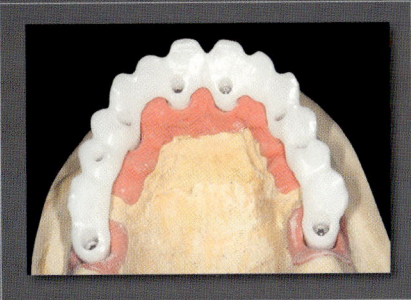
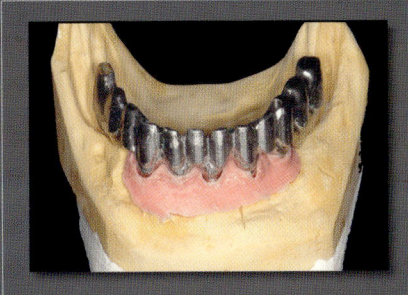
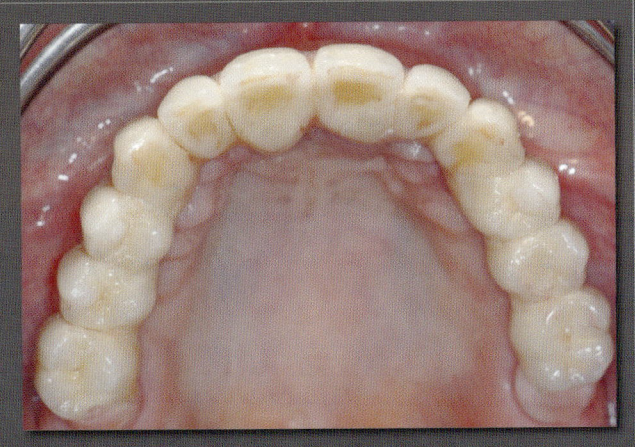
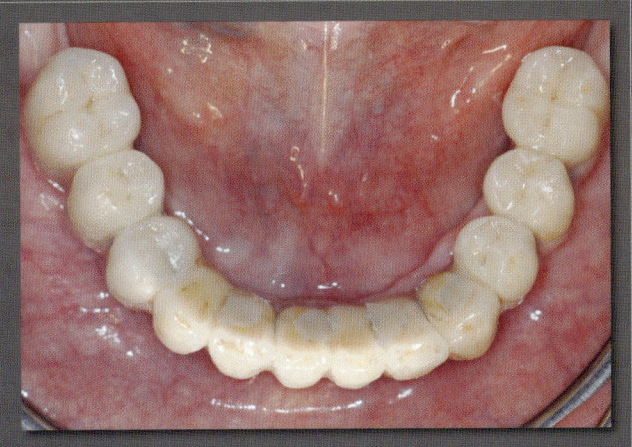

图97～图101

技工间应用计算机辅助设计/辅助制作（CAD/CAM)技术制作最终修复体，并戴入口内检查。

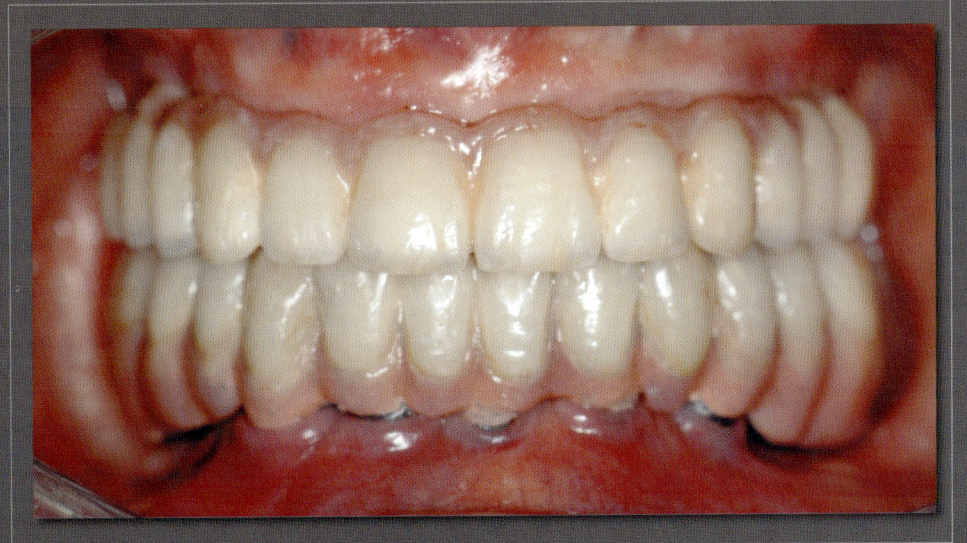

图102

戴入最终修复体的口内观。

第6章 ▶ 上颌引导手术 235

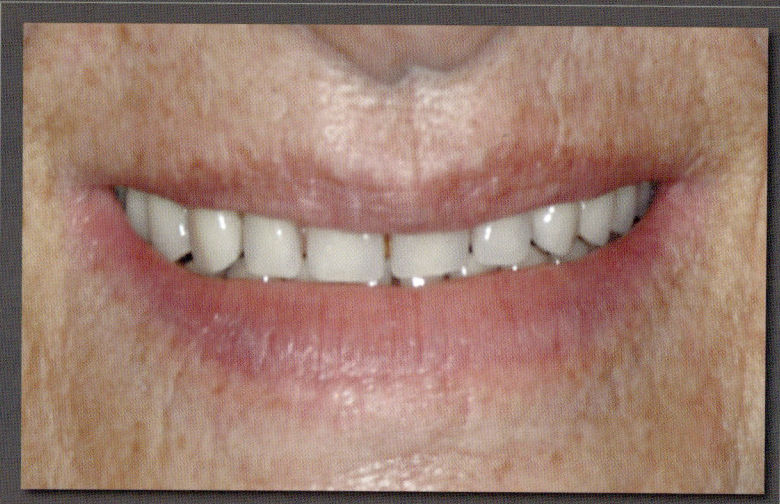

图103~图105
最终修复的美学效果与最初情况的对比。

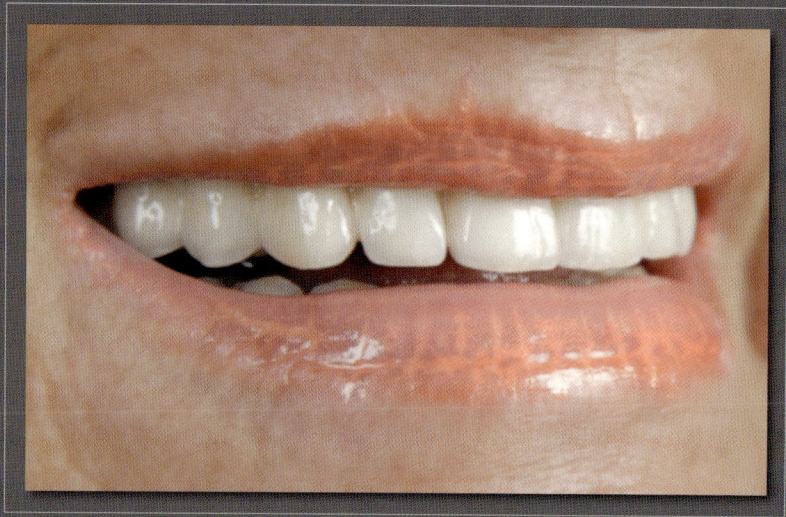

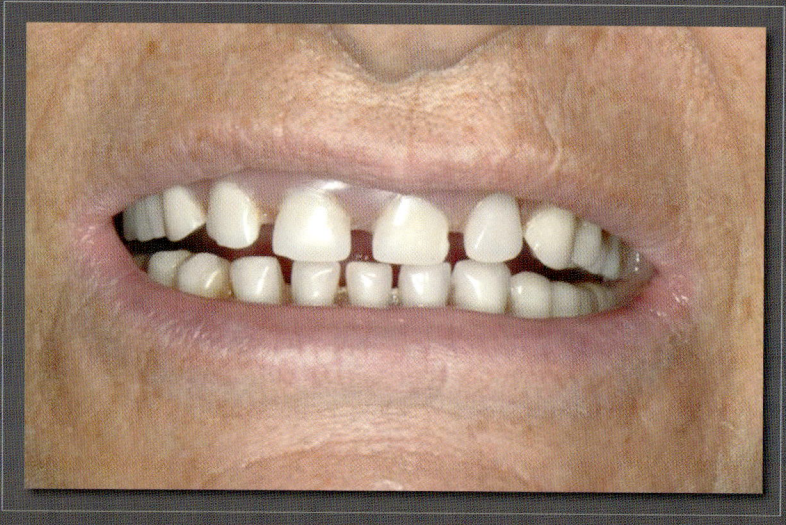

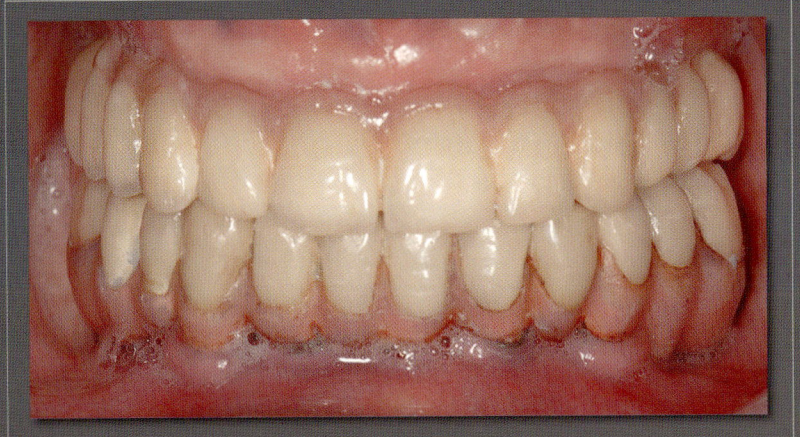

图106~图109
术后3年的临床和影像学随访。注意:取下修复体后种植体周围软组织良好的状况。

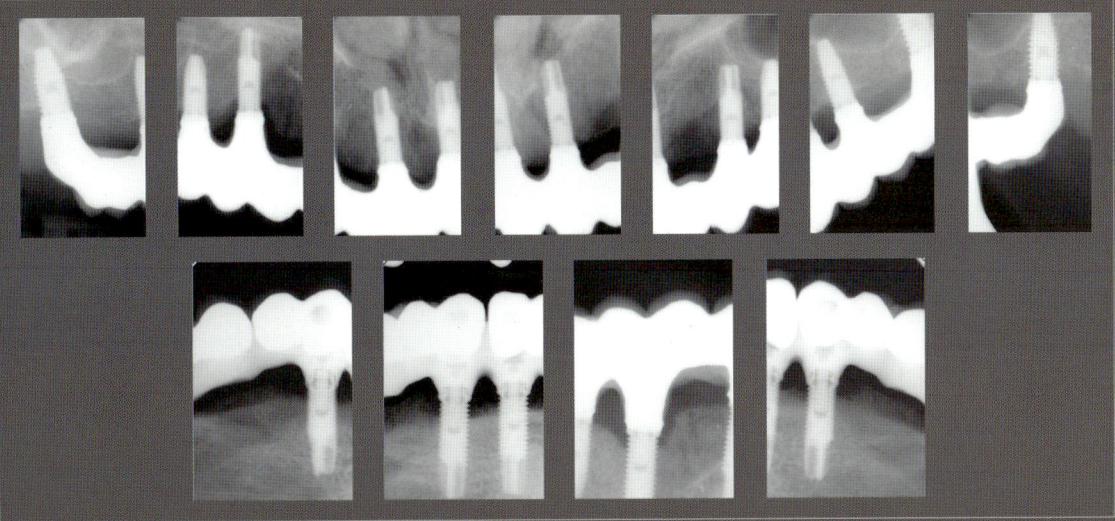

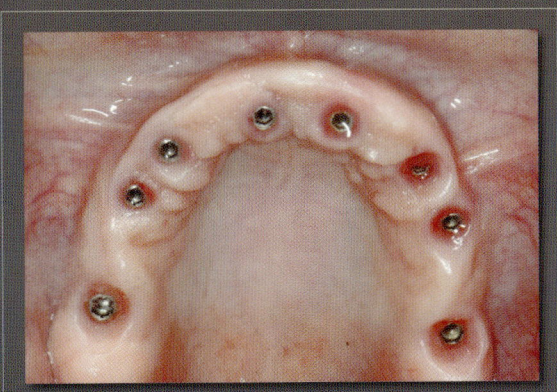
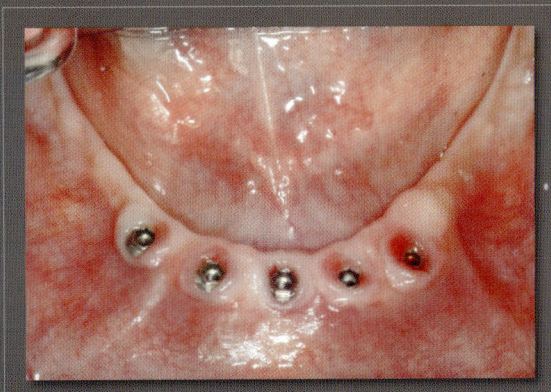

第6章 ▶ 上颌引导手术

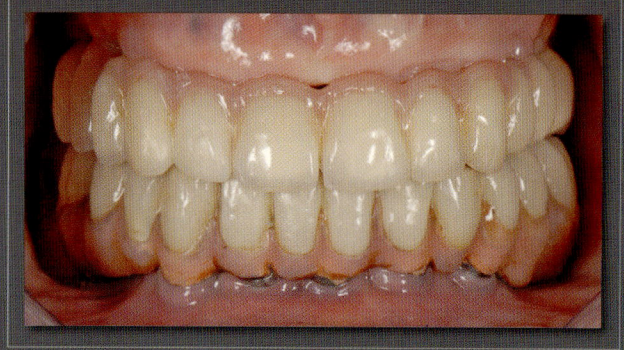

图110和图111
术后5年的临床和影像学随访。

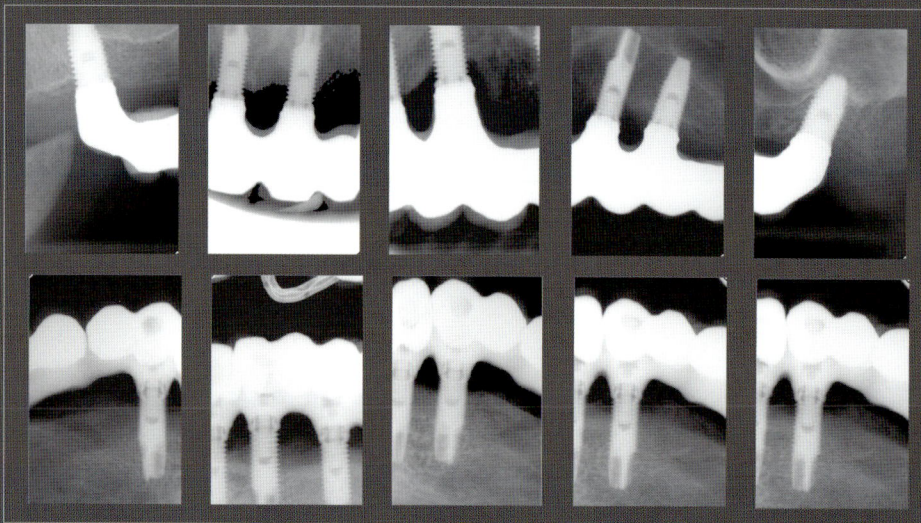

图112~图114
术后8年的临床和影像学随访。

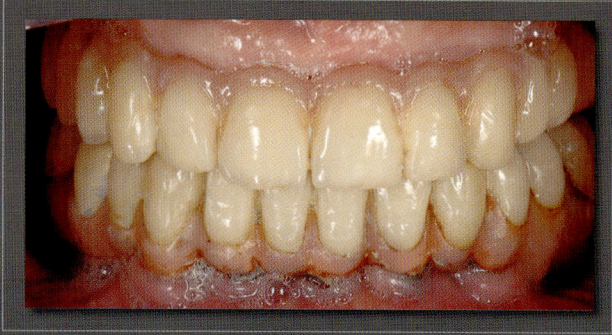

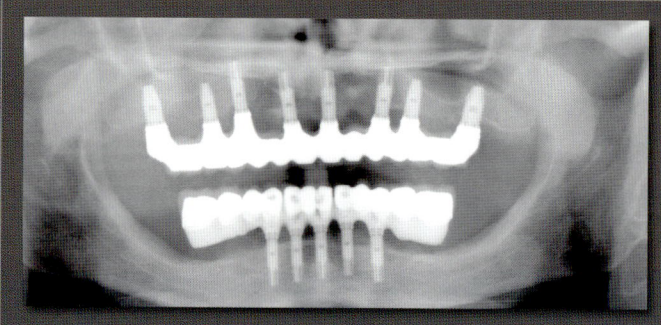

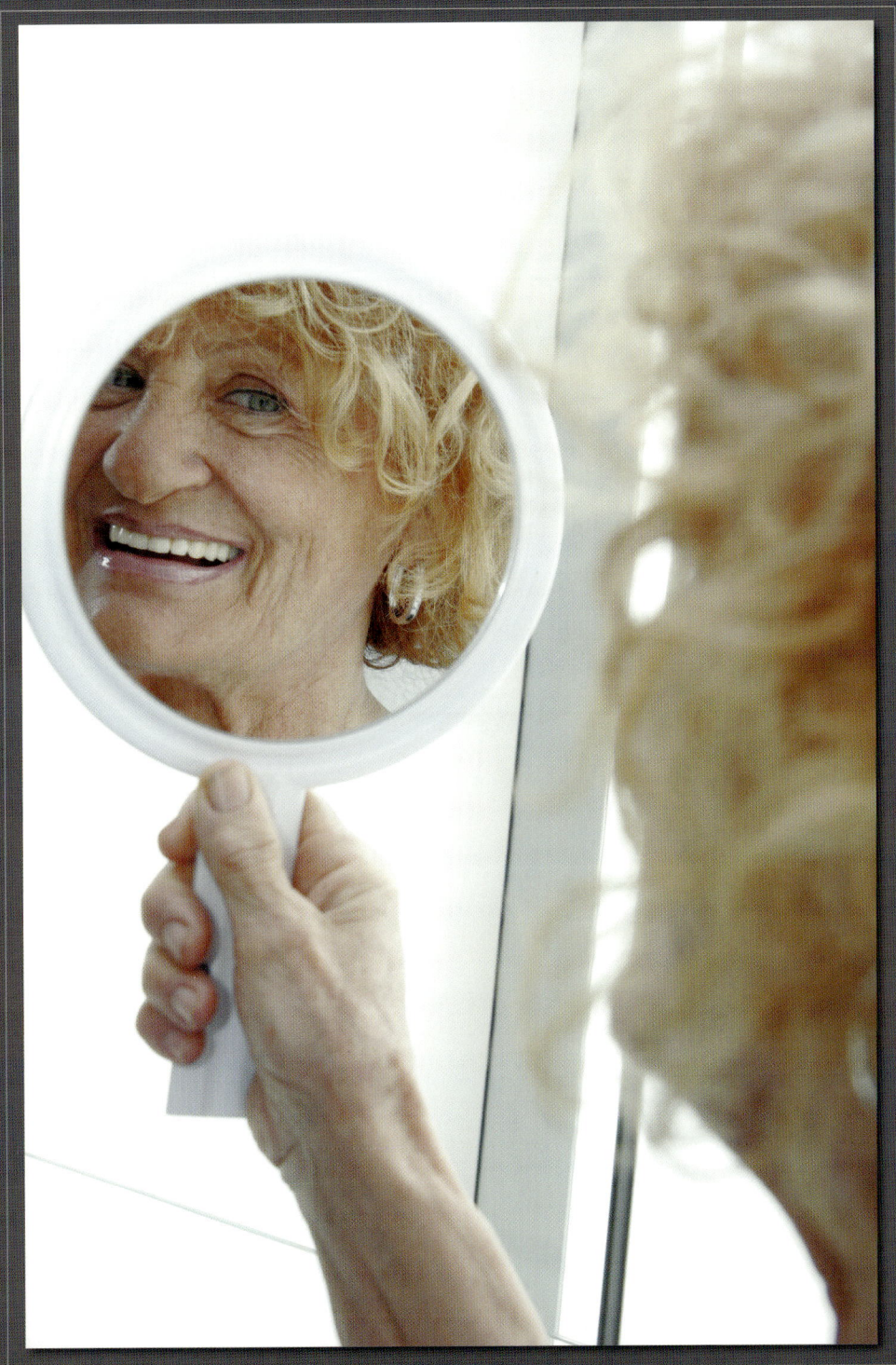

图115
患者满意的笑容。

[1] Bahat O. Brånemark system implants in the posterior maxilla: Clinical study of 660 implants followed for 5 to 12 years. Int J Oral Maxillofac Implants 2000;15:646–653.

[2] Adell R, Eriksson B, Lekholm U, Brånemark PI, Jemt T. Long-term follow-up study of osseointegrated implants in the treatment of totally edentulous jaws. Int J Oral Maxillofac Implants 1990;5:347–359.

[3] Widmann G, Blae RJ. Accuracy in computer-aided implant surgery: A review. Int J Oral Maxillofac Implants 2006;21:305–313.

[4] Pesun IJ, Gardner FM. Fabrication of a guide for radiographic evaluation and surgical placement of implants. J Prosthet Dent 1995;73:548–552.

[5] Takeshita F, Suetsugu T. Accurate presurgical determination for implant placement by using computerized tomography scan. J Prosthet Dent 1996;76:590–591.

[6] Wat PY, Chow TW, Luk HW, Comfort MB. Precision surgical template for implant placement: A new systematic approach. Clin Implant Dent Relat 2002;4:88–92.

[7] Kopp KC, Koslow AH, Abdo OS. Predictable implant placement with a diagnostic/surgical template and advanced radiographic imaging. J Prosthet Dent 2003;89:611–615.

[8] Rangert B, Krogh PH, Langer B, Van Roekel N. Bending overload and implant fracture: A retrospective clinical analysis. Int J Oral Maxillofac Implants 1995;10:326–334.

[9] Hobkirk JA, Havthoulas TK. The influence of mandibular deformation, implant numbers, and loading position on detected forces in abutments supporting fixed implant superstructures. J Prosthet Dent 1998;80:169–174.

[10] Stanford CM. Biomechanical and functional behavior of implants. Adv Dent Res 1999;13:88–92.

[11] D'haese J, Van De Velde T, Komiyama A, Hultin M, De Bruyn H. Accuracy and complications using computer-designed stereolithographic surgical guides for oral rehabilitation by means of dental implants: A review of the literature. Clin Implant Dent Relat Res 2012;14:321–335.

[12] Vasak C, Watzak G, Gahleitner A, Strbac G, Schemper M, Zechner W. Computed tomography-based evaluation of template (NobelGuideTM)-guided implant positions: A prospective radiological study. Clin Oral Implants Res 2011;22:1157–1163.

[13] Yong LT, Moy PK. Complications of computer-aided-design/computer-aided-machining-guided (NobelGuide) surgical implant placement: An evaluation of early clinical results. Clin Implant Dent Relat Res 2008;10:123–127.

[14] Schneider D, Marquardt P, Zwahlen M, Jung RE. A systematic review on the accuracy and the clinical outcome of computer-guided template-based implant dentistry. Clin Oral Implants Res 2009;20(suppl 4):73–86.

[15] Block MS, Chandler C. Computed tomography-guided surgery: Complications associated with scanning, processing, surgery, and prosthetics. J Oral Maxillofac Surg 2009;67(11 suppl):13–22.

[16] de Almeida EO, Pellizzer EP, Goiatto MC, et al. Computer-guided surgery in implantology: Review of basic concepts. J Craniofac Surg 2010;21:1917–1921.

[17] Becker W, Goldstein M, Becker BE, Sennerby L, Kois D, Hujoel P. Minimally invasive flapless implant placement: Follow-up results from a multicenter study. J Periodontol 2009;80:347–352.

[18] Horiuchi K, Uchida H, Yamamoto K, Sugimura M. Immediate loading of Brånemark system implants following placement in edentulous patients: A clinical report. Int J Oral Maxillofac Implants 2000;15:824–830.

[19] Tarnow DP, Emtiaz S, Classi A. Immediate loading of threaded implants at stage 1 surgery in edentulous arches: Ten consecutive case reports with 1- to 5-year data. Int J Oral Maxillofac Implants 1997;12:319–324.

[20] Jaffin RA, Kumar A, Berman CL. Immediate loading of implants in partially and fully edentulous jaws: A series of 27 case reports. J Periodontol 2000;71:833–838.

[21] Misch C, Degidi M. Five-year prospective study of immediate/early loading of fixed prostheses in completely edentulous jaws with a bone quality-based implant system. Clin Implant Dent Relat Res 2003;5:19–28.

[22] Vanden Bogaerde L, Pedretti G, Dellacasa P, Mozzati M, Rangert B. Early function of splinted implants in maxillas and posterior mandibles using Brånemark system, machined-surface implants: An 18–month prospective clinical multicenter study. Clin Implant Dent Relat Res 2003;5(suppl 1):21–28.

[23] Olsson M, Urde G, Andersen J, Sennerby L. Early loading of maxillary fixed cross-arch dental prostheses supported by six or eight oxidized titanium implants: Results after 1 year of loading, case series. Clin Implant Dent Relat Res 2003;5(suppl 1):81–87.

[24] Jaffin RA, Kumar A, Berman CL. Immediate loading of dental implants in the completely edentulous maxilla: A clinical report. Int J Oral Maxillofac Implants 2004;19:721–730.

[25] Fischer K, Stenberg T. Early loading of ITI implants supporting a maxillary full-arch prosthesis: 1-year data of a prospective,

randomized study. Int J Oral Maxillofac Implants 2004;19:374–381.

[26] Bergkvist G, Sahlholm S, Karlsson U, Nilner K, Lindh C. Immediately loaded implants supporting fixed prostheses in the edentulous maxilla: A preliminary clinical and radiologic report. Int J Oral Maxillofac Implants 2005;20:399–405.

[27] Agliardi E, Panigatti S, Clericò M, Villa C, Maló P. Immediate rehabilitation of the edentulous jaws with full fixed prostheses supported by four implants: Interim results of a single cohort prospective study. Clin Oral Implants Res 2010;21:459–465.

[28] Maló P, de Araujo Nobre M, Lopes A. The use of computer-guided flapless implant surgery and four implants placed in immediate function to support a fixed denture: Preliminary results after a mean follow-up period of thirteen months. J Prosthet Dent 2007;97(6 suppl):S26–S34.

[29] Maló P, de Araújo Nobre M, Lopes A, Francischone C, Rigolizzo M. "All-on-4" immediate-function concept for completely edentulous maxillae: A clinical report on the medium (3 years) and long-term (5 years) outcomes. Clin Implant Dent Relat Res 2012;14(suppl 1):e139–e150.

[30] Balshi TJ, Wolfinger GJ, Slauch RW, Balshi SF. A retrospective analysis of 800 Brånemark System implants following the All-on-FourTM Protocol. J Prosthodont 2014;23:83–88.

[31] Mericske-Stern RD, Taylor TD, Belser U. Management of the edentulous patient. Clin Oral Implants Res 2000;11(suppl 1):108–125.

[32] Avrampou M, Mericske-Stern R, Blatz MB, Katsoulis J. Virtual implant planning in the edentulous maxilla: Criteria for decision making of prosthesis design. Clin Oral Implants Res 2013;24(suppl A100):152–159.

[33] Katsoulis J, Pazera P, Mericske-Stern R. Prosthetically driven, computer-guided implant planning for the edentulous maxilla: A model study. Clin Implant Dent Relat Res 2009;11:238–245.

[34] Nkenke E, Fenner M. Indications for immediate loading of implants and implant success. Clin Oral Implants Res 2006;17(suppl 2):19–34.

[35] Rocci A, Martignoni M, Gottlow J. Immediate loading of Brånemark System TiUnite and machined-surface implants in the posterior mandible: A randomized open-ended clinical trial. Clin Implant Dent Relat Res 2003;(5 suppl 1):57–63.

[36] Pozzi A, DE Vico G, Sannino G, et al. Flapless transcrestal maxillary sinus floor elevation: Computer guided implant surgery combined with expanding-condensing

osteotomes protocol. Oral Implantol (Rome) 2011;4:4–9.

[37] Pozzi A, Moy PK. Minimally invasive transcrestal guided sinus lift (TGSL): A clinical prospective proof-of-concept cohort study up to 52 months. Clin Implant Dent Relat Res 2014;16:582:593.

[38] Komiyama A, Klinge B, Hultin M. Treatment outcome of immediately loaded implants installed in edentulous jaws following computer-assisted virtual treatment planning and flapless surgery. Clin Oral Implants Res 2008;19:677–685.

[39] Fortin T, Isidori M, Bouchet H. Placement of posterior maxillary implants in partially edentulous patients with severe bone deficiency using CAD/CAM guidance to avoid sinus grafting: A clinical report of procedure. Int J Oral Maxillofac Implants 2009;24:96–102.

[40] Agliardi EL, Francetti L, Romeo D, Taschieri S, Del Fabbro M. Immediate loading in the fully edentulous maxilla without bone grafting: The V-II-V technique. Minerva Stomatol 2008;57:251–263.

[41] Ridell A, Gröndahl K, Sennerby L. Placement of Brånemark implants in the maxillary tuber region: Anatomical considerations, surgical technique and long-term results. Clin Oral Implants Res 2009;20:94–98.

[42] Calandriello R, Tomatis M. Simplified treatment of the atrophic posterior maxilla via immediate/early function and tilted implants: A prospective 1-year clinical study. Clin Implant Dent Relat Res 2005;7(suppl 1):S1–S12.

[43] Valente F, Schiroli G, Sbrenna A. Accuracy of computer-aided oral implant surgery: A clinical and radiographic study. Int J Oral Maxillofac Implants 2009; 24:234–244.

[44] D'haese J, Van De Velde T, Elaut L, De Bruyn H. A prospective study on the accuracy of mucosally supported stereolithographic surgical guides in fully edentulous maxillae. Clin Implant Dent Relat Res 2012;14:293–303.

[45] Veyre-Goulet S, Fortin T, Thierry A. Accuracy of linear measurement provided by cone beam computed tomography to assess bone quantity in the posterior maxilla: A human cadaver study. Clin Implant Dent Relat Res 2008;10:226–230.

[46] Kobayashi K, Shimoda S, Nakagawa Y, Yamamoto A. Accuracy in measurement of distance using limited cone-beam computed tomography. Int J Oral Maxillofac Implants 2004;19:228–231.

[47] Van Steenberghe D, Naert I, Andersson M, et al. A custom template and definitive prosthesis allowing immediate implant

loading in the maxilla: A clinical report. Int J Oral Maxillofac Implants 2002;17:663–670.

[48] Maló P, Rangert B, Nobre M. "All-on-four" immediate-function concept with Brånemark System implants for completely edentulous mandibles: A retrospective study. Clin Implant Dent Relat Res 2003;5(suppl 1):2–9.

[49] Nikellis I, Levi A, Nicolopoulos C. Immediate loading of 190 endosseous dental implants: A prospective observational study of 40 patient treatments with up to 2-year data. Int J Oral Maxillofac Implants 2004;19:116–123.

DIGITAL
IMPLANTOLOGY
数字化口腔种植学

（下卷）

Ql QUINTESSENCE PUBLISHING

Beijing, Berlin, Barcelona, Chicago, Istanbul, London, Milano, Moscow,
New Delhi, Paris, Prague, Seoul, Singapore, Tokyo, Warsaw

DIGITAL
IMPLANTOLOGY
数字化口腔种植学

（下卷）

（意）朱塞佩·隆戈
（Giuseppe Luongo）

（意）詹皮耶罗·恰巴托尼　主编
（Giampiero Ciabattoni）

（意）亚历桑德罗·阿科切拉
（Alessandro Acocella）

马　威　贺　刚　朱一博　黄元丁　葛严军　主译

北方联合出版传媒（集团）股份有限公司
辽宁科学技术出版社
沈　阳

第7章　拔牙后即刻种植引导手术　　246

引言	246
虚拟设计	253
手术和修复阶段	260
临床病例	267
参考文献	335

第8章　个性化定制骨重建　　342

引言	342
骨移植材料	342
仿生的概念	344
个性化定制的骨再生	347
临床应用	350
结论	363
参考文献	365

第9章　全数字化引导手术的流程管理　　**368**

临床病例　　374
参考文献　　438

第10章　虚拟患者：口内扫描仪和全数字化整合　　**440**

引言　　440
口内扫描仪的优点　　441
口内扫描仪的缺点　　441
将口内扫描仪引入口腔医疗机构　　442
口内扫描仪的特点　　443
扫描技术和图像捕捉技术　　445
口内扫描仪的使用　　446
口内扫描仪在修复中的应用　　447
口内扫描仪在种植中的应用　　448
口内扫描仪在正畸中的应用　　448
口内扫描仪在研究中的应用　　448
结论　　448
临床病例　　450
参考文献　　471

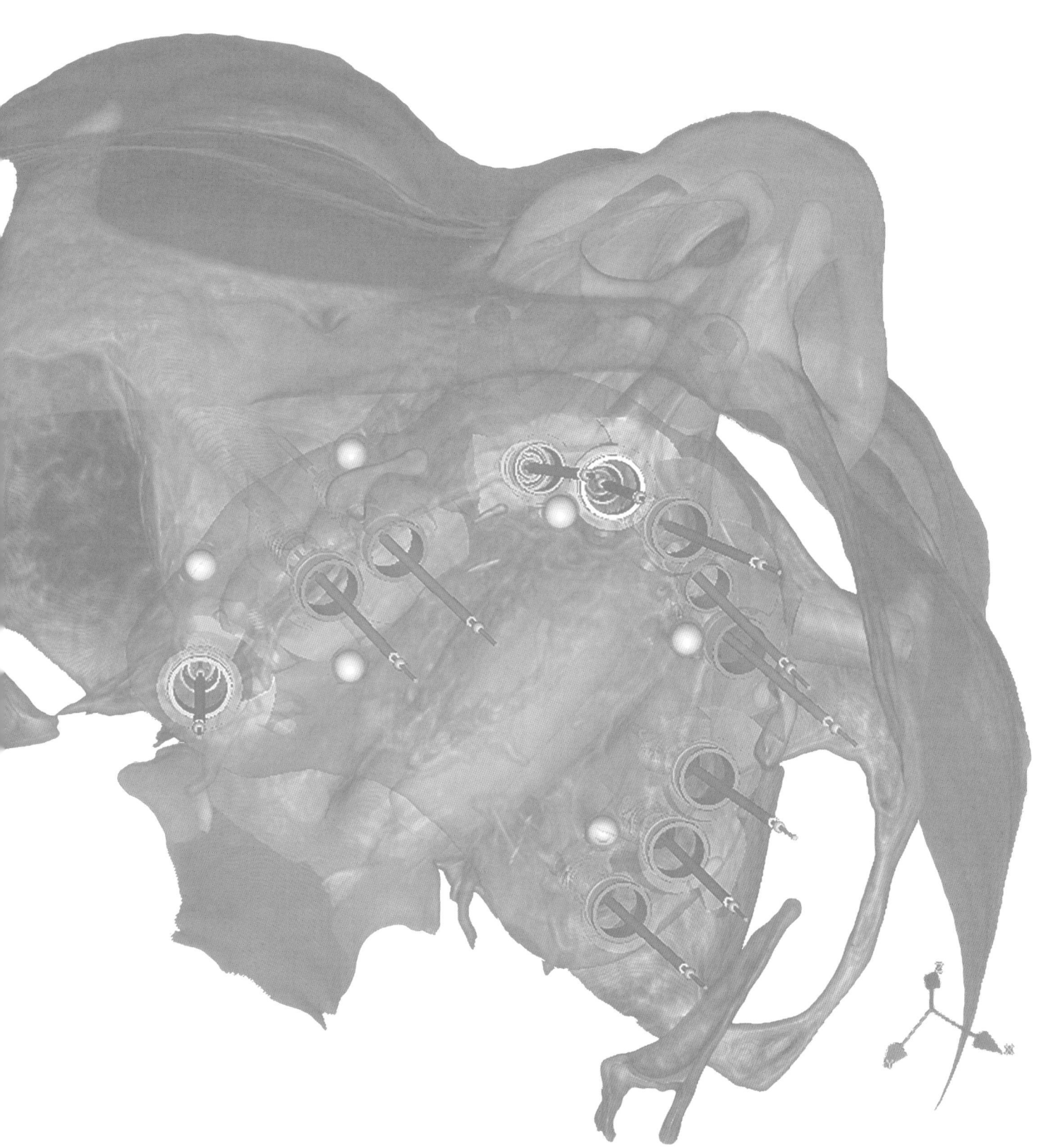

第 7 章

拔牙后即刻种植引导手术

引言

按照传统的种植理念，拔牙后愈合3~6个月，方可进行相应位点的种植手术[1-2]。近些年来，由于有大量文献研究支持，拔牙后即刻进行种植越来越流行。即刻种植更加高效，特别适合于准备进行全牙弓修复治疗，但是口内仍存留少量预后不佳患牙的病例。

大约30年前，很多学者认为拔牙窝内即刻植入种植体是不可行的，特别是使用和拔牙窝形态相匹配的根形种植体[3]。而发明根形种植体，主要是为了减少种植体即刻植入后与牙槽窝之间的间隙，在骨质不好的情况下获得更大的稳定性。

早在1976年，Schulte教授就提出了根形种植体的巨大优势[3]，根形种植体的颈部平台更大，这样就增加了它植入拔牙窝后的初期稳定性，而且减少了种植体和骨板之间的间隙（图1）。当时还认为由于根形种植体和拔牙窝的形态更匹配，有可能阻止拔牙之后唇侧骨板的吸收和改变。但是当时支持即刻种植的学者很少，而且缺乏短期和长期的理论文献依据，所以即刻种植技术并没有得到迅速地推广。

20世纪90年代，随着引导骨再生技术的发展，拔牙后即刻种植又重新提上了议程。利用引导骨再生技术，可以很好地处理种植体植入后和拔牙窝之间的间隙[4-7]。从目前的文献证据上来看拔牙后即刻种植和常规种植的存留率几乎一样[4,8-13]。

拔牙后即刻种植的优势是显而易见的。整个治疗的时间明显缩短了，对于患者而言创伤也减少了。但是即刻种植对于医生提出了更高的要求，因为在拔牙窝内植入种植体，比在愈合好的牙槽骨里植入种植体更难，在拔牙窝里进行即刻种植需要经过特殊的培训和学习，治疗的效果与手术医生的经验关系密切[14]。拔牙后牙槽窝会发生明显的生理性改建，特别是对于菲薄型牙龈类型的患者。因此医生要对这一改建有十分充足的了解和经验，如果对这种改建缺乏足够的认识，会造成后期很严重的生物学和美学并发症。

最初做即刻种植是为了预防牙齿拔除后牙槽窝的改建，但后来事实证明并非如此[15-17]。很快就有动物实验表明牙齿拔除之后无论是否即刻种植，拔牙窝颊侧、舌侧骨板都会发生大量的骨改建[18-19]。

众所周知，牙齿拔除之后牙槽骨很快就会发生形态上的变化。拔牙后几周之内最先消失的是束状骨的部分，也就是牙周膜内穿通纤维所锚定的骨组织。牙周膜可将生理性的机械刺激传递至牙槽骨，同时给予牙槽骨营养、血供[18,21]。

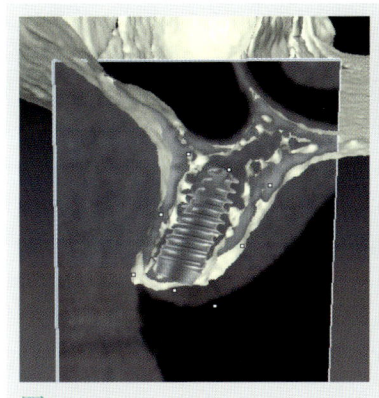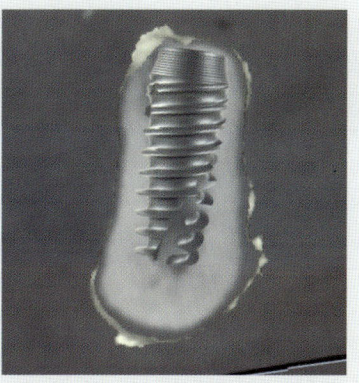

图1
最初建议使用锥形种植体替代圆柱形种植体，是为了更好地匹配上下颌牙槽窝形态。

Araújo和Lindhe[18]的动物实验表明，拔牙后3个月牙槽骨板平均发生垂直向吸收2.6mm。Botticelli等[22]获得了类似的动物实验研究结果，拔牙4个月后，垂直向骨吸收达2.8mm（图2）。

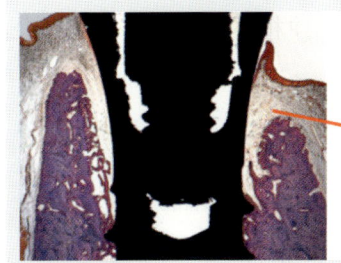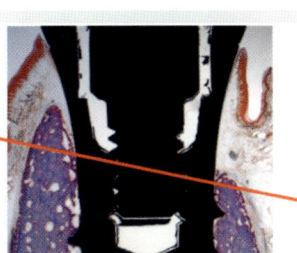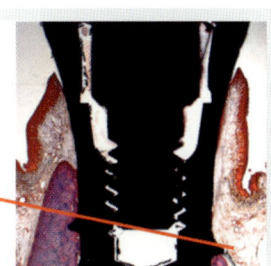

图2
拔牙后即刻种植当天、4周、12周后颊侧骨板的吸收。即刻种植并不能阻止颊侧骨板的改建（Araújo等）[20]。

牙槽骨水平方向的吸收非常显著，6~12个月大概会发生50%的吸收，平均5~7mm，而2/3的吸收发生在拔牙后3个月内[18,23-24]。根据最近的系统性综述表明[25]，拔牙后前6个月平均的水平骨吸收是29%~63%，垂直方向上的吸收是11%~22%。

上颌前牙区的颊侧骨板，基本都是束状骨构成，是非常菲薄、血管化很差的皮质骨[24]。从胚胎发育以及生理功能的角度讲，束状骨与牙周膜同源，会伴随着牙周膜一起消失[21]。

即刻种植不能改变束状骨吸收改建的生理规律。因此，拔牙后颊侧骨板是无法保存的[18,24,26-28]。

Botticelli等试图通过临床研究证明这个假说[24]。他们对18名患者即刻植入了21颗特定形态的种植体。所有患者拔牙后颊侧骨板的厚度都大于2mm。术后4个月，发现小的拔牙窝间隙（1.0~2.25mm）自然愈合成骨，颊侧骨板吸收＞50%，而舌侧骨板吸收约30%。这个研究证明，种植体的形态和颊侧骨板的厚度，对于拔牙窝的改建有很大的影响[27-29]（图3）。特别是颊侧骨板的解剖形态，是拔牙后牙槽窝骨板吸收的决定性因素。

有临床研究通过测量拔牙后即刻、3个月、6个月时颊侧骨板的厚度，发现初始颊侧骨板厚度和骨吸收量明显相关[30]。尽管无法给出精确的数据，这些学者建议至少保证颊侧有2mm骨板，以预防骨吸收。他们发现初始颊侧骨板厚度为1.3mm

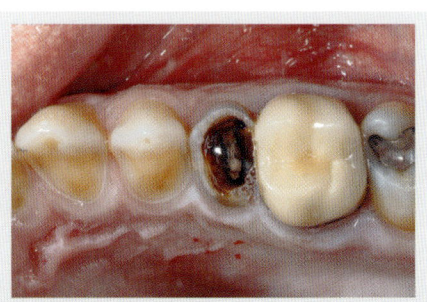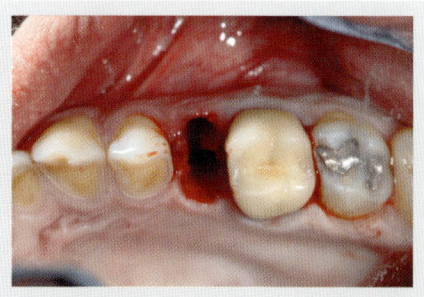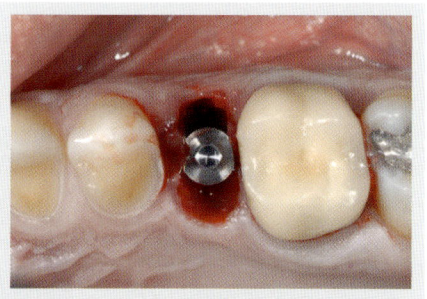

图3
即刻种植后种植体周围的间隙。腭侧间隙＜2mm，4个月后会被新生骨充满。腭侧皮质骨板的吸收小于颊侧骨板。

时，颊侧骨板垂直骨吸收量>3mm；而（1.8±1.1）mm时骨吸收量明显降低。其他近期的研究也表明，拔牙后颊侧骨板的吸收与颊侧骨板的厚度紧密相关[27-29]。2008年，Qahash[31]等采用骨组织荧光标记法证实，颊侧骨板厚度与拔牙后骨吸收呈非线性相关，颊侧骨板厚度>2mm可以显著地降低拔牙后骨吸收。现在这个观点已经被广泛接受，只要种植体的位置合理，几乎不会出现种植体螺纹的暴露。

在临床实践中，特别是美学区，通常颊侧骨板的厚度<2mm。2010年，Huynh-Ba[32]等进行的一项多中心随机临床对照研究，纳入了93名患者，准备在上颌第二前磨牙之间的区域进行即刻种植。他们在手术中测量了颊侧骨板在嵴顶下1mm处的厚度。平均颊侧骨板厚度为1mm（范围0.5~3mm，标准差0.5mm），平均腭侧骨板厚度为1.2mm（范围0.5~3.5mm，标准差0.6mm）。颊侧骨板和腭侧骨板的厚度差异具有统计学意义。大部分（71%）颊侧骨板厚度为0.5~1mm，6.5%大于2mm。大部分测量结果（40.9%）为0.5mm，如果只计算切牙和尖牙，只有2.6%的牙位颊侧骨板厚度>2mm。

很明显在美学要求最高的前牙区，无法满足颊侧骨板厚度>2mm的条件，也就无法避免拔牙后的骨吸收。所以有很多学者试图通过其他方式来维持或者增加拔牙后牙槽突的轮廓，并做了许多实验研究。拔牙后即刻种植，必须要考虑牙槽突不可避免的生理性改建，临床上通常要采用软、硬组织再生技术。

从骨再生的角度看，拔牙后完整的牙槽窝不应当被视为四壁骨缺损。2006年，Botticelli等[22]比较了在拔牙窝和人为制造的四壁骨缺损内植入种植体后种植体的愈合情况。结果发现，在人为制造的四壁骨缺损内植入种植体后，种植体周围成骨良好，骨结合位于种植体-基台连接处；而拔牙窝内植入种植体后，骨结合位于种植体-基台连接处根方3mm。这表明当颊侧骨板厚度<2mm，即刻种植时必须采取措施，代偿颊侧骨板的骨吸收。

为了获得长期稳定的美学效果，种植体植入的深度也是非常关键的。2007年，Chen等[33]在上颌前牙区即刻植入30颗种植体，种植体和颊侧骨板的间隙（平均为1.9mm），随机进行植骨或自然愈合，随机覆盖可吸收胶原膜。笔者发现，拔牙窝间隙植骨，可以代偿水平向骨吸收，但是不能代偿垂直向骨吸收。有1/3的病例（26.7%）牙龈缘发生了退缩，影响了最终的美学效果。笔者认为，不仅拔牙窝植骨间隙要留出2mm以上，种植体还应该位于牙槽嵴顶之下2mm。

Nevins等[34]的研究，纳入了上颌前牙区36颗牙根突出、颊侧骨板菲薄的病例，得到了类似的结果。笔者在19个拔牙窝内植入脱蛋白小牛骨，另外17个拔牙窝自然愈合。所有的拔牙窝都用滑行瓣完全关闭。在拔牙当天和30天、90天后分别拍摄CT片。结果拔牙窝植骨的病例中79%的病例，颊侧骨板骨吸收减少了20%，自然愈合的拔牙窝有71%的病例，颊侧骨板骨吸收增加了20%。

这些学者建议拔牙之后，在牙槽窝内进行位点保存，能有效代偿牙槽骨的生理性吸收改建。有研究表明，通过在牙槽窝的颊侧和冠方过量地植骨，可以减少垂直向骨吸收[35-36]。

尽管文献综述表明，现有的研究证据还不充分。最近的临床随机对照研究发现，初始颊侧骨板厚度＞2mm，使用不可吸收骨替代材料进行颊侧轮廓扩增，可以获得更好的美学效果[37-39]。但是，拔牙后牙槽骨的改建与软组织的变化规律还没有完全证实，软组织的变化很难预测[40-41]。所以如果在上颌美学区采用这种技术，要充分地考虑种植体的位置与颊侧骨板生理性改建，以及种植修复的治疗计划[42]。

根据颊侧牙龈的厚度，过去把牙龈分为薄龈和厚龈生物类型，对颊侧牙龈退缩的程度有很大影响[43-44]。牙龈的生物类型和牙冠的形态相关，短而宽的牙冠通常为厚龈生物型，长而窄的牙冠通常为薄龈生物型[44-46]。薄龈生物型对应菲薄的颊侧骨板，几乎都是由束状骨构成，拔牙后会明显吸收。薄龈生物型更容易出现颊侧牙龈退缩，美观区的即刻种植要慎重。

2001年，Kois[47]报道了拔牙后薄龈比厚龈生物型更容易出现颊侧牙龈退缩＞1mm的状况（比例分别为45.8%和33.3%），薄龈生物型平均牙龈退缩（1.8mm±0.82）mm（范围：1～3mm），而厚龈生物型平均牙龈退缩（1.3±0.52）mm（范围：1～2mm）。Evans和Chen[42]的研究类似，薄龈生物型采用轮廓扩增技术，超过80%的病例出现了美学并发症。

最近的文献综述表明，在愈合的牙槽嵴种植，可以获得更高的成功率和更好的美学效果，而拔牙后即刻种植可以获得更少的骨吸收和软组织退缩[48-50]。但是拔牙后即刻种植的深度和角度是至关重要的。种植位置不佳导致的美学并发症，往往不能通过外科或者修复治疗改善[47-53]。

Buser[52]等推荐在愈合的位点种植时，种植体的肩台应该位于邻牙外形突点的舌侧1~2mm，保留颊侧骨板有足够的厚度，从而维持软组织的稳定性（图4）。特别是拔牙后即刻种植的病例，Evans和Chen[42]的报道认为：种植体颊舌向的位置非常重要，决定了未来颊侧牙龈是否会发生退缩。如果将邻牙颈部连成直线，种植体位于直线的颊侧，比种植体位于舌侧时，牙龈退缩的风险高出3倍。

种植体的深度对于未来颊侧牙龈是否会发生退缩也有很大影响[47,51-52]。早在1991年，Berglundh等[54]证实无论采用何种种植体，种植体周围黏膜愈合后会形成3~4mm的生物学宽度[55-56]。Kan等[53]通过探诊，测量了种植体周围生物学宽度为（3.63±0.91）mm，变化很小。临床上即刻种植时，种植体的肩台应该位于颊侧骨嵴的根方，颊侧牙龈缘下3~4mm[33]（图5）。

临床研究表明，对于外六角连接、机械加工表面种植系统而言，骨组织和种植体接触的最冠方位置位于种植体肩台之下1.5~2mm。对于一体式穿龈种植系统而言，骨组织和种植体接触的最冠方位置位于种植体肩台之下2.5mm[57-58]。因此，牙槽窝吸收、改建之后，牙槽嵴顶上会形成4.5~6.5mm的牙龈附着，实际上超过了生物学宽度。随着生物学宽度的重新建立，将会导致牙龈组织的退缩[42]。这意味着在美学区即刻种植，选择合适的种植体外形和内连接方式对于获得长期稳定的治疗效果至关重要。

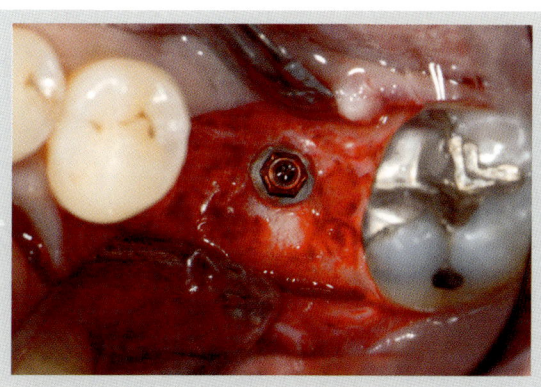

图4
偏腭侧植入种植体，保证颊侧获得足够的骨板厚度。

即刻种植是否要选择专用的种植系统，曾经引发广泛的讨论。有学者认为根形种植体和拔牙窝的形态更匹配，更适合即刻种植。但是这种观点是需要重新考量的，因为大量研究证实，无论是否即刻种植，都无法阻止颊侧骨板的吸收[20,23-24]。

即使种植体形态与牙根形态无关，锥形的种植体形态也不是最佳的选择[28]。相反，种植体冠方平台的直径不要过大，否则会导致颊侧组织退缩后种植体表面暴露。最好选择带有渐进性螺纹的种植体，可以利用根尖下方和腭侧骨板很少的骨量获得足够的初期稳定性。

另一个要考虑的问题是，拔牙后即刻种植、即刻负荷的问题。这个额外的变化，会使得即刻种植这个已经比较复杂的治疗面临更大的风险。有些学者的研究表明，即刻种植、即刻负荷的成功率远低于常规的种植治疗。例如：De Bruyn和Collaert报道即刻种植、早期负荷存留率为61%，而常规种植存留率为99.3%[113]。Balshi和Wolfinger[59]以及Chaushu等[60]报道的结果类似，即刻种植、即刻负荷的成功率分别为80%和82.4%。他们都认为即刻种植、即刻负荷增加了种植失败风险。

但是，也有学者采用即刻种植、即刻负荷获得了很好的结果，他们认为存留率和一些因素相关：

- 合理的手术方案，综合处理与考量拔牙窝的位点选择
- 采用足够数量的种植体，合理地分布位置，将种植体连接起来，以满足即刻负荷所需要的初期稳定性

这些学者的研究表明拔牙后即刻种植、即刻负荷的成功率和常规种植类似[61-67]。

最近的研究表明，即使是骨质通常较差的上颌全牙弓种植固定修复，只要种植

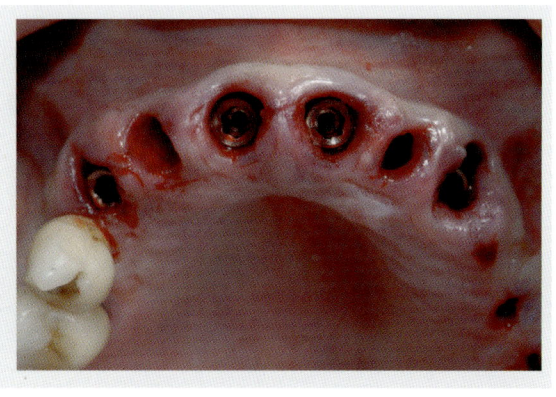

图5 种植体植入的位置低于牙槽嵴顶，在穿龈轮廓处可获得更多的骨再生。

体的数量足够，设计方案合理，也可以获得很高的成功率[68-71]。但是对于高笑线和薄龈生物型患者，很难预计牙槽骨的吸收量以及颊侧骨板改建后的位置[42,72]。

有学者提出，采用不翻瓣种植可以减少手术创伤，保存牙周膜和骨膜的血液供应，从而促进软组织愈合、减少牙槽骨吸收[64,73-75]。这个观点也被其他研究证实，剥离全厚瓣、翻开骨膜与骨吸收量相关[76]。

但是，也有研究发现，无论是否翻瓣，拔牙6个月后骨吸收量一致[77-78]。这些学者认为骨吸收是牙周膜以及束状骨消失所导致，与外科操作无关。

总结文献研究，目前还没有明确的证据可以证明[79-80]，不翻瓣手术可以更好地保持即刻种植体周围组织的稳定。

虚拟设计

尽管即刻种植视野比不翻瓣手术略好，引导手术仍然可以为精准确定种植位置提供更好的帮助。先进的软件可以模拟种植位点的拔牙窝（图6），同时虚拟设计拔牙窝内种植体的位置。软件可以随时呈现最终修复的效果，帮助医生更好地设计种植体的理想轴向。因此，可以在设计种植体最佳位置的同时，获得足够的初期稳定性。种植体至少要穿通至牙槽窝根方3mm的骨质，同时要考虑未来牙槽窝动态的生理改建的三维位置（图7）。

采用级差备洞的方式，选择合适的种植体外形，用预成修复体连接种植体，是获得成功骨结合的前提条件。选择病例时要注意剩余的骨壁数量，这样引导手术更为可靠。通过CT扫描可以获得解剖形态，提前评估骨壁有无穿孔、开裂，以及感染、外伤的后遗症，判断根尖下方和腭侧有无足够的剩余骨量。通常，如果临床情况不适合做不翻瓣引导手术，也不建议做即刻种植。

对于拔牙后即刻种植，与传统方法比较，使用软件辅助有很大的优势。可以更细致地评估种植位点，设计种植体在拔牙窝里的位置，术前或术中提前预判骨量以及是否需要骨增量手术。

最新的软件可以完美地展示解剖细节。分割处理可以把牙齿和牙槽突分离，医生可以直观地看到手术时牙槽窝的情况。这使得即刻种植的设计更为精准（图8和图9）。

与传统的即刻种植一样，即刻种植虚拟设计时，特别是在美学区，也建议将种植体置于略偏舌侧、种植体肩台位于牙槽嵴顶下2.5~3.0mm的位置。如前所述，种植体的直径也很关键。小直径的种植体，更容易获得和颊侧骨板之间的植骨空间。植骨减少了骨吸收，但是不能完全避免颊侧骨板的吸收，骨吸收量主要由原来颊侧骨板的厚度决定。

很多种植系统专门设计了便于即刻种植的形态。这些种植体的数据在引导手术软件内可以直接调用。这样便于医生尝试不同的型号，选择最合适的种植体（图10）。

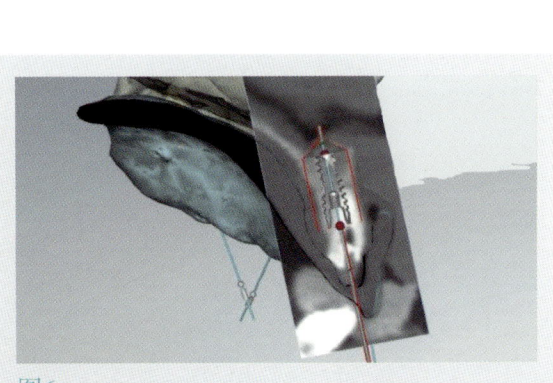

图6
软件模拟去除牙齿。

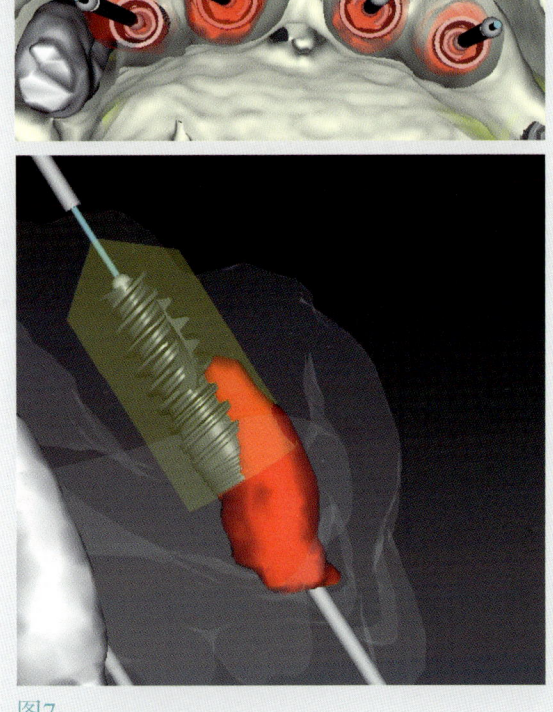

图7
种植体在牙槽窝中的理想位置。

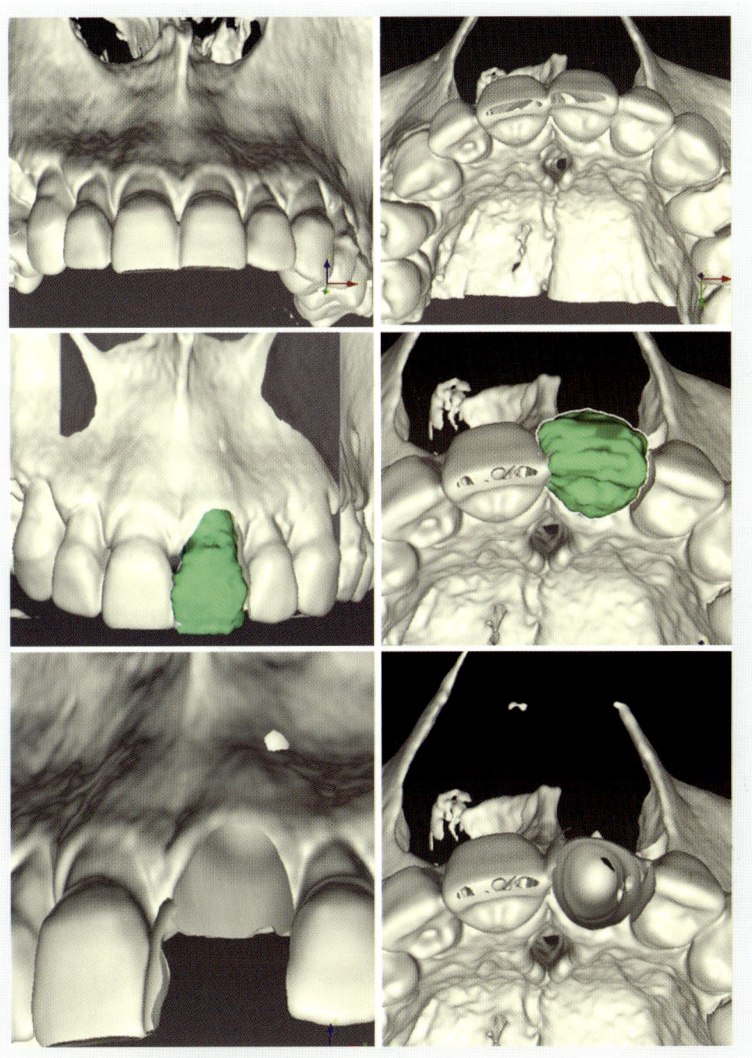

图8

拔牙即刻种植的三维图像。重建骨组织的三维形态（口内只有翻瓣后才能看见）。最新的软件可以选择特定的牙齿，模拟牙齿被拔除。这样可以在不同的角度和断层上评估牙槽窝的位置与剩余骨板的厚度（对于种植体的位置非常重要）。

图9

横截面上模拟拔牙及拔牙后种植体位置的图像。注意种植体和牙槽窝之间的关系，以及测量的颊侧骨板与种植体之间的距离。准确显示的牙槽窝的解剖界限可以在术前预计是否需要在种植体和颊侧骨板的间隙中植骨。

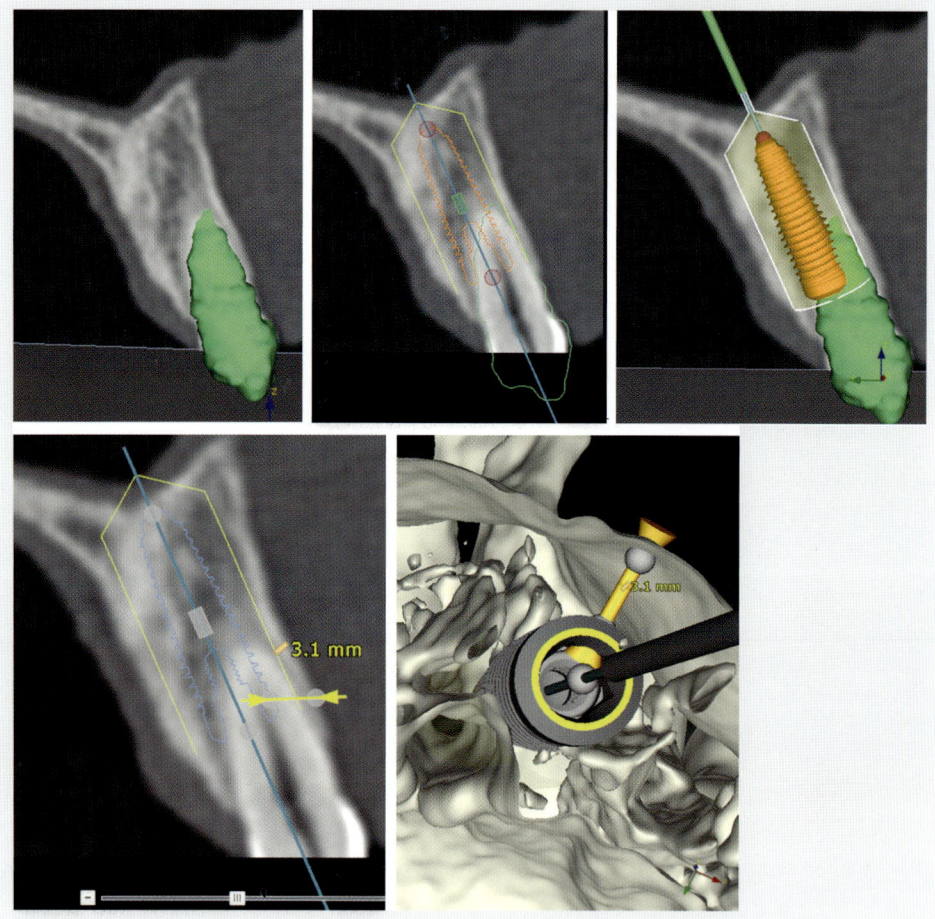

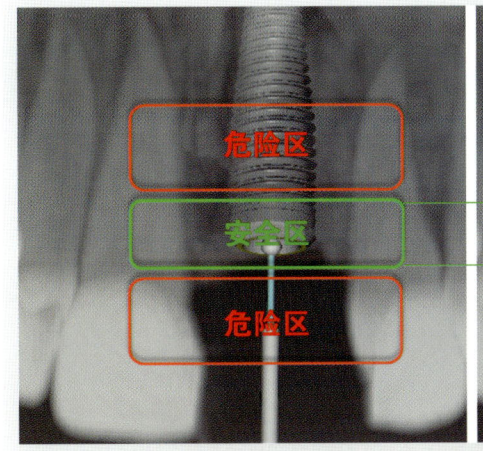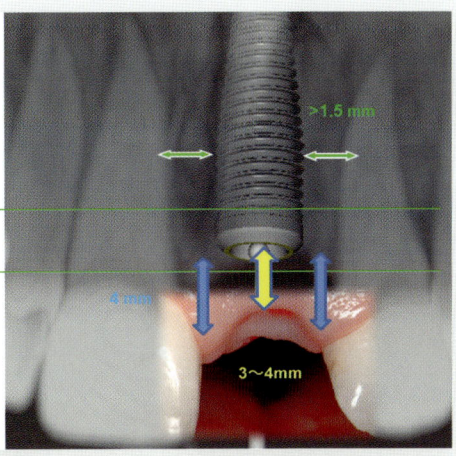

图10 软件上显示中切牙缺失后种植体植入的理想位置。对于愈合好的牙槽嵴，种植体的肩台应该放置在邻牙釉牙骨质界下方1.5mm范围内（安全区）——Buser等[52]（2004）。种植体位置过深或者过浅（危险区）很容易出现美学并发症。

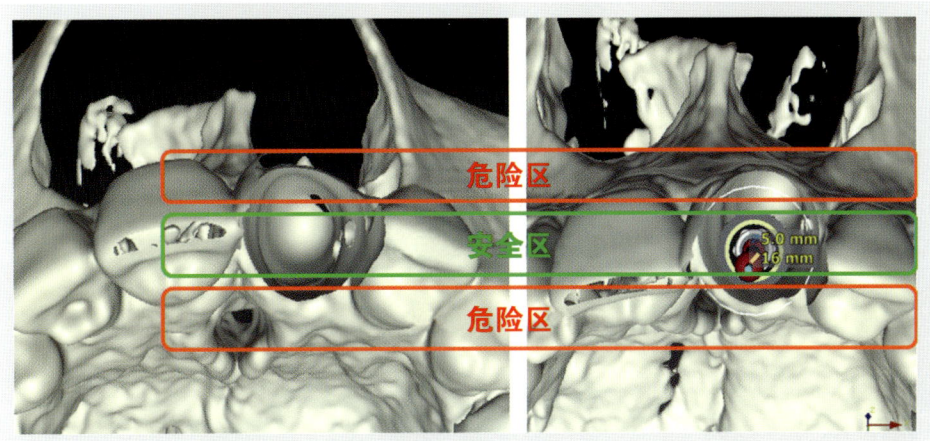

图11 去除牙齿后的咬合面观。种植体应该偏腭侧植入，位于邻牙切端中心连线的腭侧（安全区）[52]。牙根越突，意味着拔牙后牙槽窝颊舌向宽度变化越大。种植体和颊侧骨板之间的间隙必须植入不可吸收的骨替代材料，特别是间隙>2mm时。

前面多次提到，美学区即刻种植要格外小心，尽量保持现有的牙槽嵴结构，邻面牙槽间隔至修复体的接触区至少要有4mm的高度，保证邻面不会产生黑三角。种植体位于颊侧骨板下至少2.5～3.0mm，或者游离龈缘下至少3～4mm，防止软、硬组织的吸收[33,53]（图10～图13）。

如果必要，可以在拔牙窝引导种植体植入的同时采用在颊侧骨壁移植不可吸收材料和/或结缔组织移植增加丰满度。以这种方式，美学区很有必要将三维种植体位置的精准设计与轮廓扩增手术相结合（图14～图17）。

图12

矢状面上显示种植体的安全区域[52]。超出牙槽窝根方至少3mm以获得初期稳定性。种植体的轴向和牙根方向不一致，偏向腭侧。种植体位置或者角度过于偏向颊侧，或者种植深度不足，容易出现颊侧螺纹暴露。横断面也可以发现种植体颊侧有无骨开裂或者根方穿通。

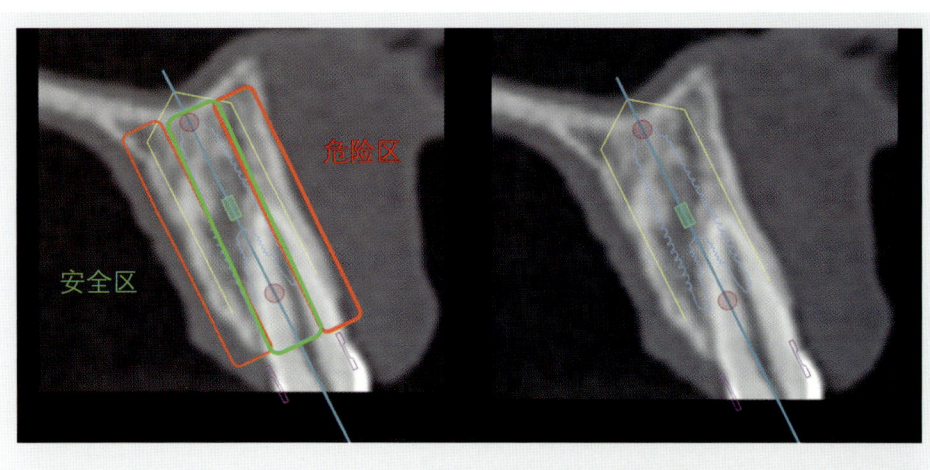

图13

上颌模拟拔牙后即刻种植，种植体理想位置的虚拟视图。注意种植体偏向牙槽窝的腭侧，与颊侧骨板之间留出足够间隙。种植体分布均匀，两颗种植体之间间隔一个牙槽窝。

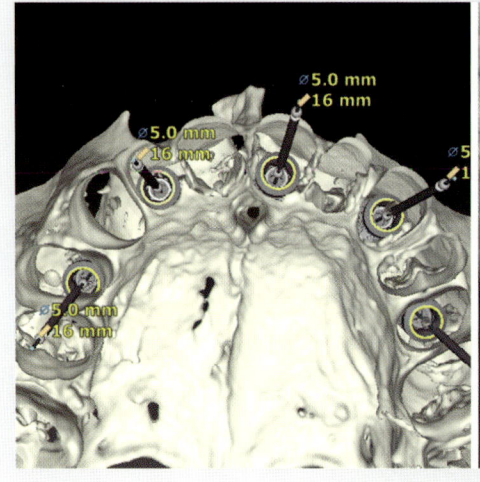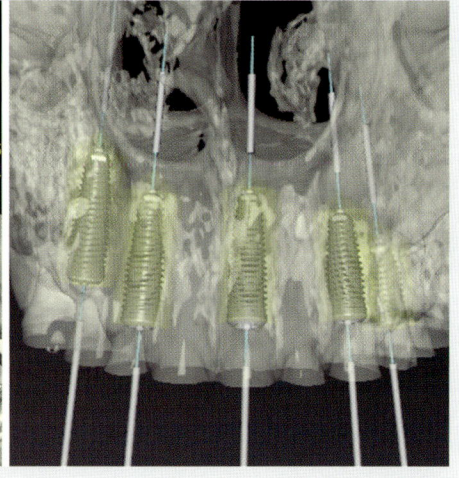

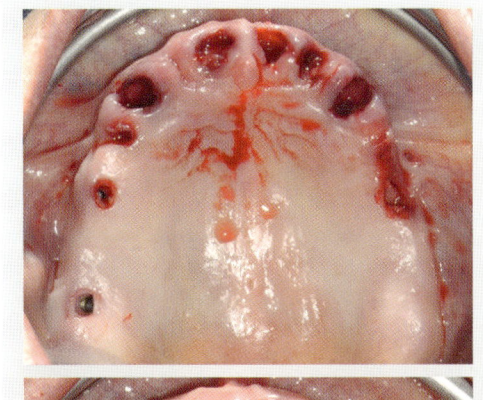
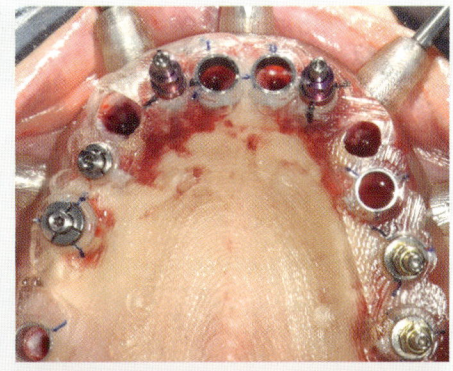
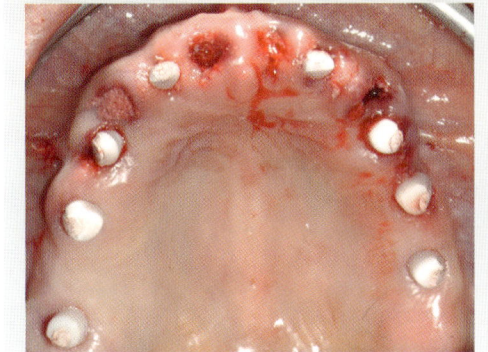
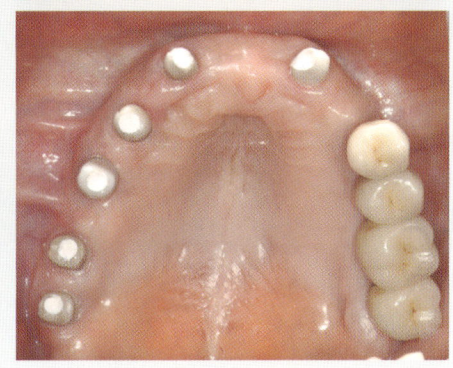

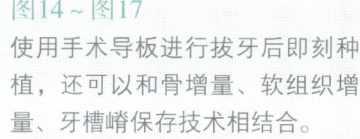

图14～图17
使用手术导板进行拔牙后即刻种植,还可以和骨增量、软组织增量、牙槽嵴保存技术相结合。

医生必须仔细评估种植体数量、型号、分布与初期稳定性,再决定是否进行即刻种植、即刻负荷。只有手术结束之后,医生才能做出最终的决策。全口种植时,如果有1～2颗种植体稳定性欠佳,可以通过使用预成的跨越牙弓的刚性修复体将其连接起来,弥补初期稳定性的不足。

有一些文献报道采用计算机辅助下行拔牙后不翻瓣的即刻种植治疗[87-90]。这主要得益于在牙列缺损或牙列缺失患者愈合牙槽嵴上相似方案获得的设计软件与治疗的标准化流程。笔者的临床经验表明,采用特定的引导手术操作程序、仔细操作、选择合适的患者,即刻种植可以获得一样的效果,而且并发症很少,极大缩短疗程,提高了准确性。

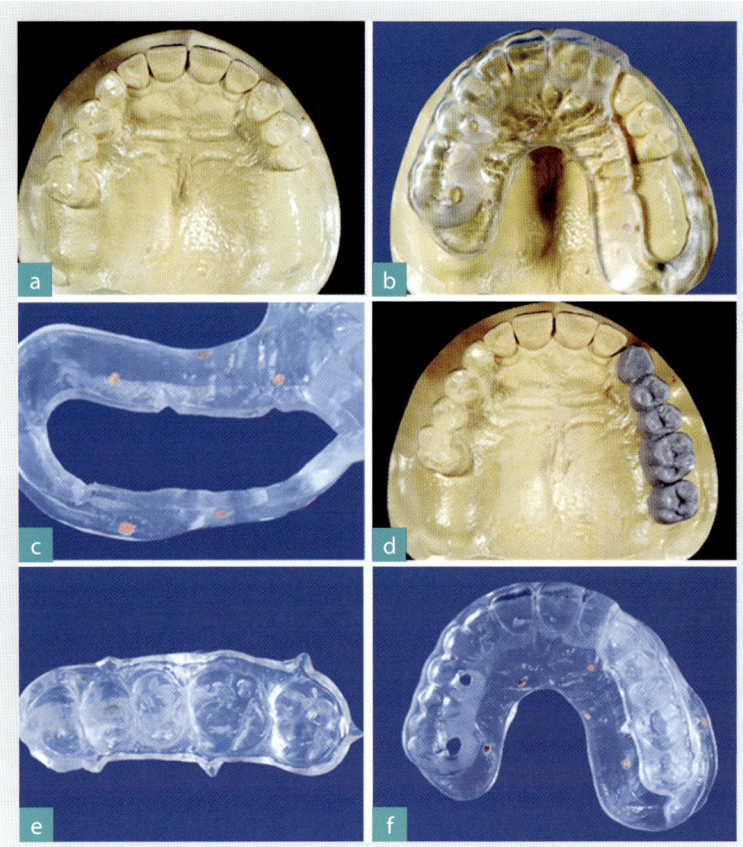

图18

分体式放射导板：

（a）工作模型。

（b）放射导板的第一部分（基托）和制作义齿一样，带有腭托和颊侧延展的基托，在待拔牙齿的部位进行开窗。

（c）基托部分带有放射阻射点，患者在CT扫描时佩戴；后续做双扫描时，便于图像的重合。

（d）在模型上从龈缘处去除待拔牙齿，制作最终修复体蜡型。

（e）放射导板的第二部分（牙列）不含放射阻射点，完全复制最终修复体的形态。

（f）二次扫描前，将放射导板的两部分（基托部分和牙列部分）组装在一起。（在Cantoni和Polizzi[88]的授权下有修改）

手术和修复阶段

最主要的困难是在拔牙前如何准确地获得剩余牙槽窝的解剖信息，然后把虚拟设计精确地转移到口内。由于口内有牙齿存在，这与其他章节的操作程序明显不同。第一个要解决的问题是如何制作放射导板。

如果采用标准方法，放射导板容易受到余留牙齿的影响，不容易就位。特别是余留牙为前牙，没有进行牙体预备时。当牙槽突凸出，牙齿颊侧移位时，会导致常规的放射导板基托移位，导板与腭穹隆软组织分离。

Cantoni和Polizzi[88]最早提出了对有余

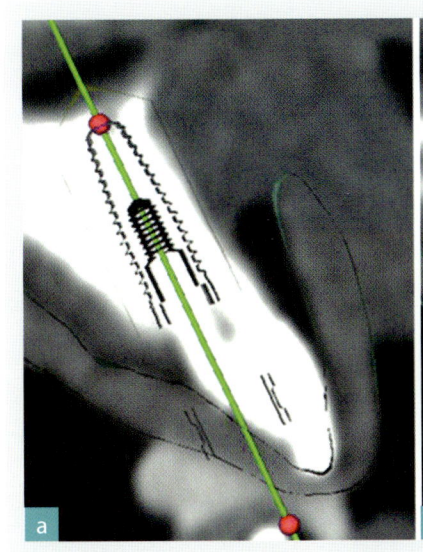 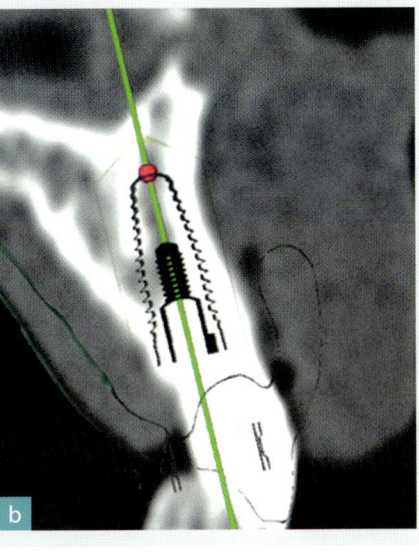

图19

（a）由于牙齿倒凹的存在，标准的一体式放射导板无法与唇侧软组织完全贴合。在这种情况下，龈缘位置的精细形态无法完整获得。医生只能根据拔牙后的硬组织形态来植入种植体。（b）分体式导板，可以完整复制牙齿唇侧软组织细微结构，后期通过诊断蜡型的位置来指导种植体植入，可以获得更加精确的种植体植入位置。（在Cantoni和Polizzi[88]的授权下有修改）

留牙齿的患者，使用分体式放射导板扫描的方法。放射导板的第一部分（基托）和传统义齿一样，带有腭托和颊侧延展的基托。这部分导板在牙齿对应处开窗，带有放射阻射标记点，可以使用经典的双扫描技术。放射导板的第二部分（牙列）是最终修复牙齿形状的复制，它是根据诊断蜡型制作的，不含放射阻射点。先将工作模型上的牙齿去除至牙龈缘处，再将放射导板的第二部分放上去。

这一步做完后，将放射导板的第一部分复位于工作模型上，使用相同的丙烯酸树脂将两部分之间的间隙连接起来。最后，要保证两部分是独立的，但是可以精密地连接在一起。

患者只戴用放射导板的第一部分拍摄CT。由于牙列部分开窗，基托可以避开倒凹，与软组织贴合，从而有效地获得待拔牙齿颊侧和根尖区的组织形态。二次扫描时，将放射导板的两个部分（基托和牙列）连接起来，进行CT扫描。

当软件将两次数据拟合时，尽管口内存有牙齿，仍可以将两个独立的放射导板部件连接起来。这时医生可以在软件上获得所有需要的信息以及最终理想修复体的位置，从而可以设计拔牙即刻种植时理想的种植体位置。这样即使余留牙有严重牙周病，牙齿已经明显异位（原发或者继发），也可以得到纠正（图18）。

这种方法的另一个优点是，可以在CT上显示牙龈缘的位置。临床上通过探诊，将探诊数据报告给技师，技师可以在模型上磨除牙槽窝内的石膏，保留牙龈缘完整，可以更准确地复制牙齿龈沟的位置。这些软组织信息比从标准蜡型获得的信息更加精确，方便临床医生根据软、硬组织解剖形态准确植入种植体（图19）。

制作这种两部分组合式导板既有助于制订更精准的手术计划，也有助于导板在口内就位时的稳定。但是，这种技术的主要缺点是手术导板无法在拔牙前进行口内试戴。由于无法在手术前确定导板是否与组织紧密贴合，可能会出现导板三维就位不精确、不稳定，最终导致种植体植入位置不精确的现象。术中一旦发现导板就位不良，手术则无法按照计划进行。

分体式放射导板的"双扫描技术"可用来弥补上述缺陷。这项技术可以应用于牙列缺损，同时余留牙需要拔除后即刻种植的临床情况，这也是临床上最常见的情形。这项技术的数据是从标准的双扫描技术中得到的。当我们把获得的DICOM数据导入软件后，首先需要将所有种植体进行模拟植入，包括在愈合牙槽骨上的延期种植位点和在尚未拔牙的即刻种植位点。

当所有种植体都完成虚拟植入后，制作两副大体形状相同、固位装置位置和数目均相同的导板。两副导板的区别是：第一副导板（拔牙前导板）上留出了待拔除患牙的形态信息，只在组织已愈合的延期种植区域存在套筒结构。第二副导板（拔牙后导板）上存在所有待种植牙位的套筒结构（包括已愈合的位置和待拔牙的位置）。由于两副导板具有相同的固位结构，第二副导板可以就位于与第一副导板完全相同的位置。

详细来说，具体流程如下（图20~图23）：

1. 在种植一期手术中，第一副导板（拔牙前）在口内就位，用于引导已愈合位点的种植体植入。
2. 第一步完成后，取下第一副导板，微创拔除待拔牙齿。
3. 第二副导板在口内相同位置就位，固位依靠已植入的种植体及与第一副导板相同的固位钉。
4. 在确认第二副导板准确就位后，植入剩余种植体。

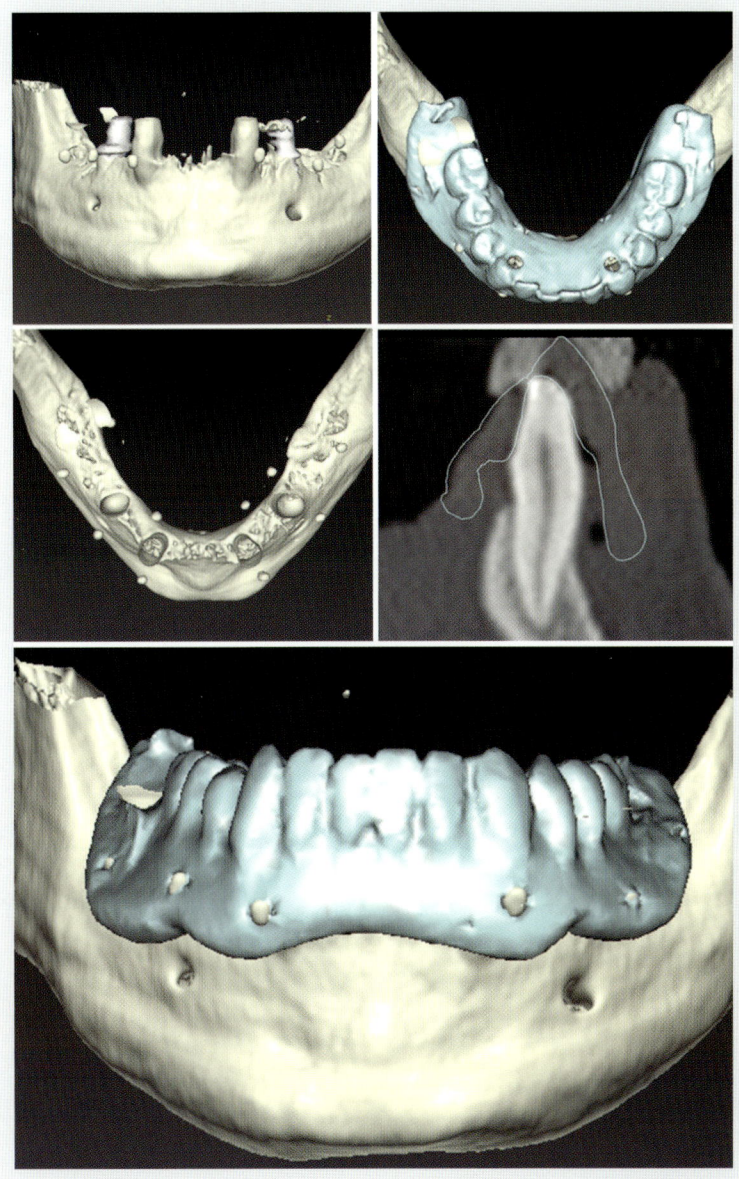

图20

下颌拔牙后即刻种植病例。下颌尖牙和第二前磨牙的存在（临时保留，用于支持临时树脂固定义齿）便于一体式导板与组织良好地贴合。

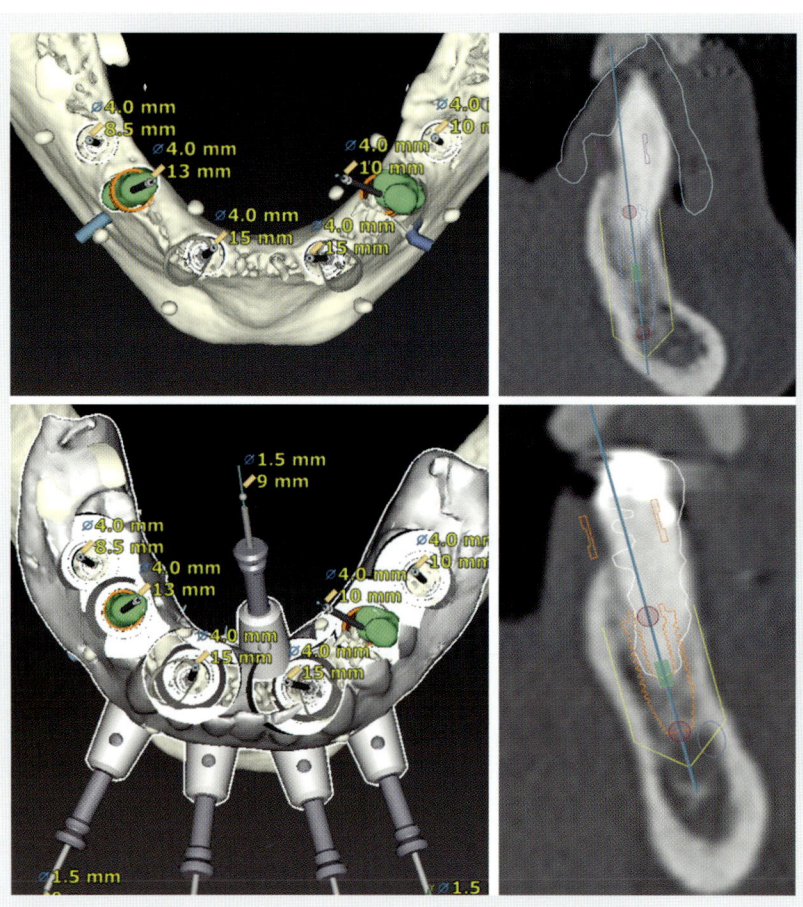

图21

使用三维重建软件设计下颌6颗种植体的植入位置。双侧最远中的拟种植位点是原来下颌第一磨牙的位置，牙槽骨已愈合。其余4颗拟植入的位置是剩余4颗牙齿拔牙后的牙槽窝。在确定导板正确就位后，种植方案设计主要考虑初期稳定性和未来的骨吸收。在软件设计中可以获得两副不同的手术导板。第一副导板主要用于软、硬组织已愈合区域的种植。第二副导板主要用于拔牙后即刻种植区域。第二副导板还可以用于种植后临时修复体的椅旁制作。

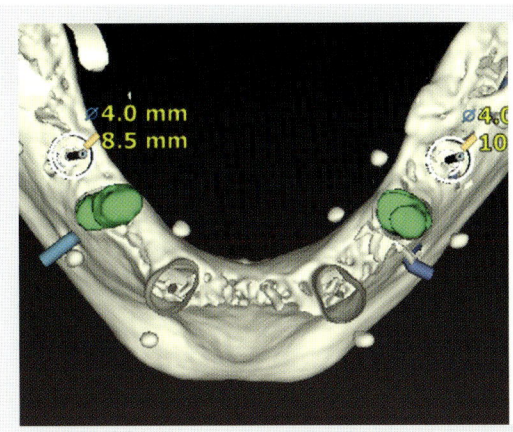 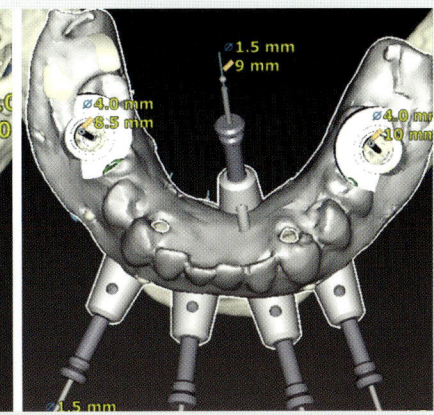

图22

当保存了延期种植区域（双侧第一磨牙）的导板设计后，可以在文件中删除中间4颗即刻种植的种植体设计数据。上述信息可以用于制作第一副手术导板，它可以被余留牙和黏膜支持；这副导板将用于植入双侧远中磨牙区的两颗种植体。

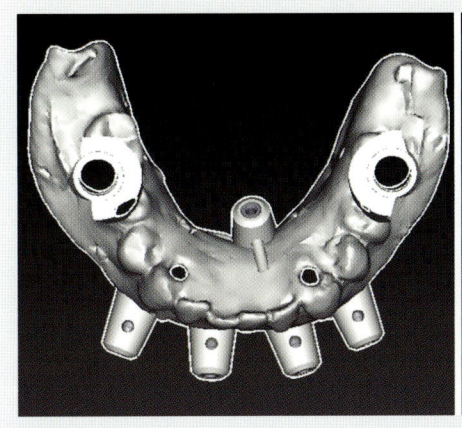 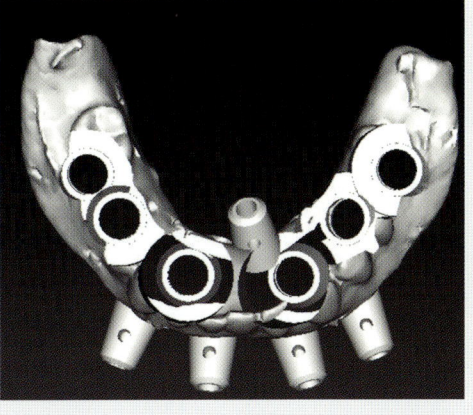

图23

两副手术导板的外形结构、固位钉的数目和位置均相同。两副导板双侧第一磨牙的两颗种植体处的套筒形态也都相同。这保证了两副导板在术中可以在口内就位于完全相同的位置，且与设计软件中完全相同。第一副手术导板在拔牙前使用，天然牙的存在可以确保导板的准确稳定就位。当使用固位钉固定后，在双侧第一磨牙位置植入两颗种植体。种植体植入后，取下第一副导板，安装第二副导板。第二副导板可以使用与第一副导板相同的固位钉洞进行固位。双侧远中已植入的两颗种植体也为导板提供额外的固位。当固位钉被动就位于相同的位置时，表示第二副导板已经准确放置，并可继续进行中间4颗种植体的植入手术。

这项技术在即刻不翻瓣种植手术中非常高效。最终效果与模拟手术计划完美匹配。在数字化导板辅助下进行拔牙后即刻种植使得后期种植修复变得非常方便。但是，上述技术由于变量较多，加工难度和复杂程度也较高。只有那些已经积累了足够经验的医生，在软、硬组织稳定的临床病例中才能尝试这种技术。它的操作全程都需要细致地逐步分析，任何步骤都可能产生导致无法补救的错误。

与所有的新技术一样，数字化技术相比传统技术的优势也需要进一步的临床研究，特别是用大样本量、长期随访时间的随机对照研究予以证实。只有循证证据才能证实数字化技术辅助的即刻种植技术是否具有临床优势。与此同时，评估计算机辅助的不翻瓣数字化种植技术的长期美学效果也是未来研究的热点。

临床病例

病例1（图24～图96）

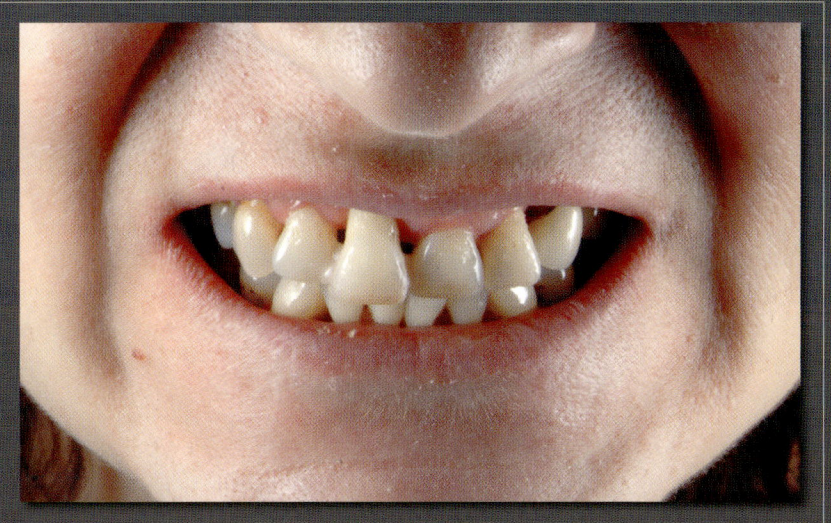

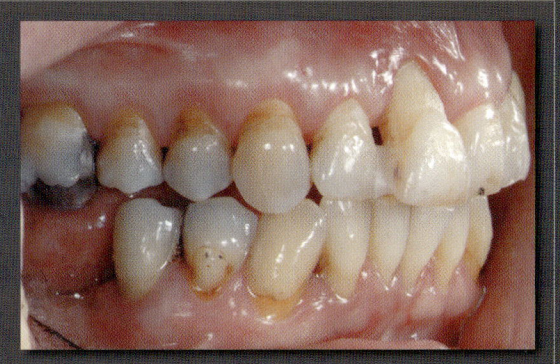

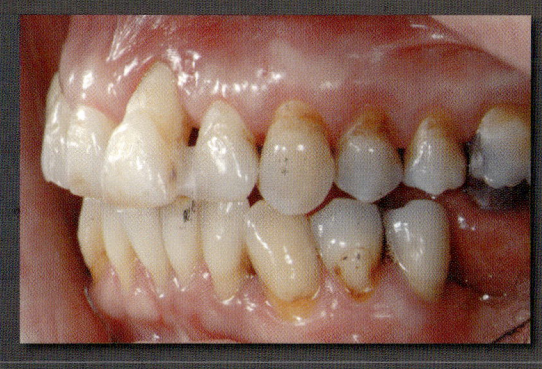

图24～图27
患者有系统性自身免疫性疾病，患有重度牙周炎和广泛的牙槽骨破坏。

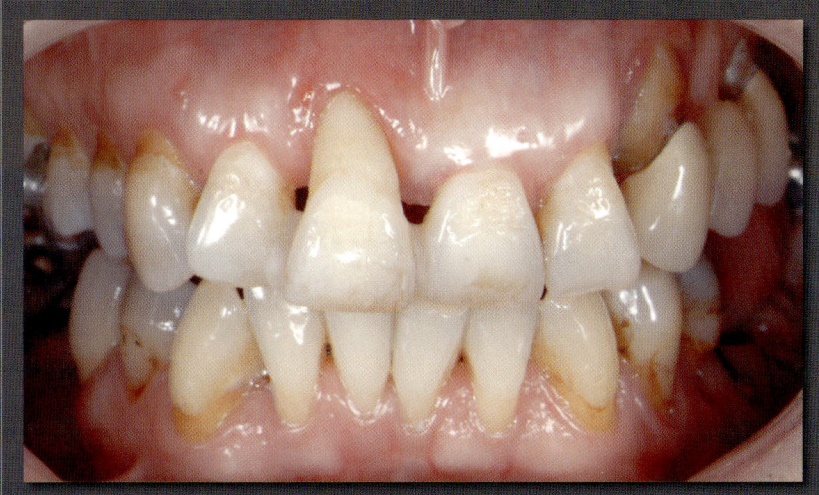

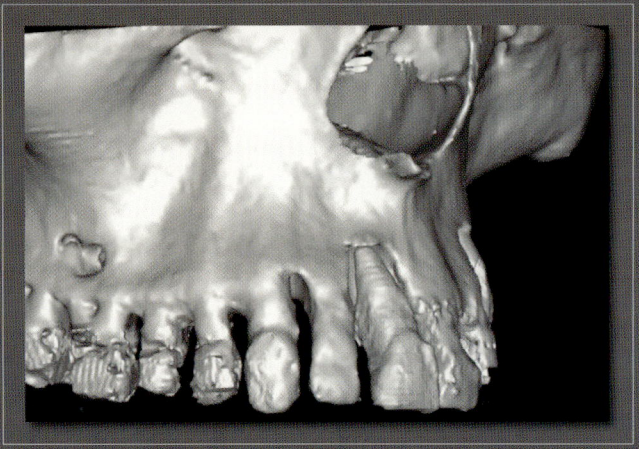
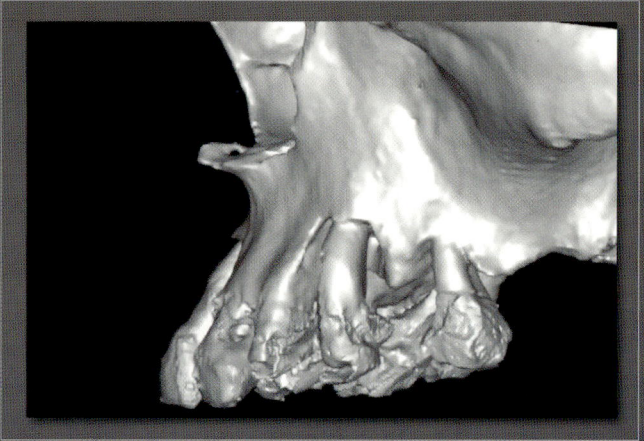
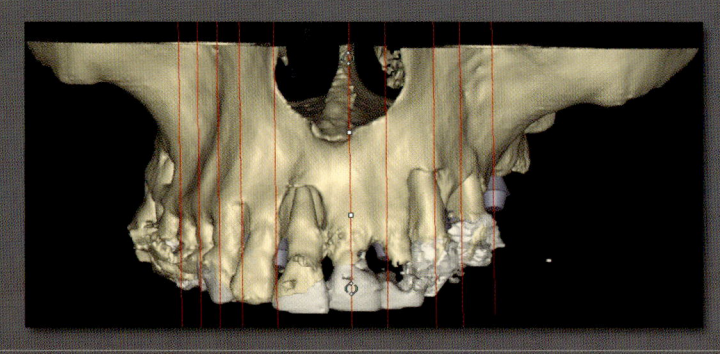

▶ 图28～图33
术前的探诊和放射学检查表明，余留牙齿预后不佳。首先要拔除有急性感染的部分患牙。

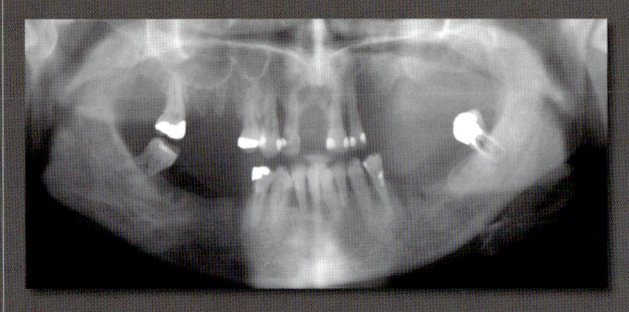
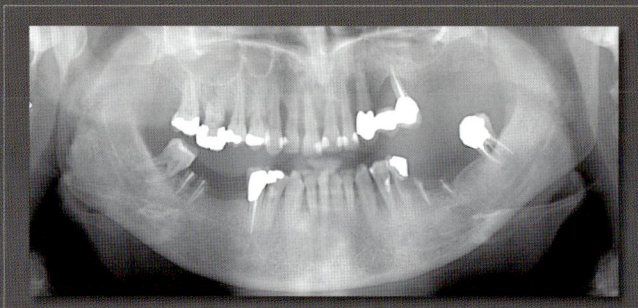
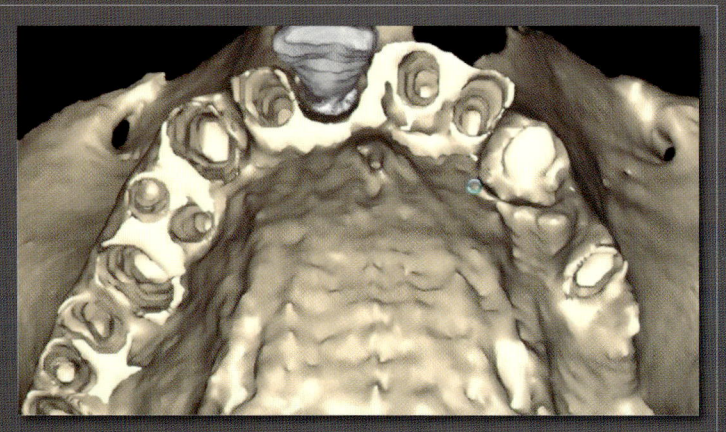

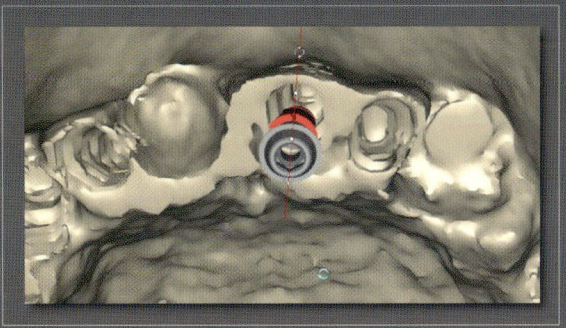
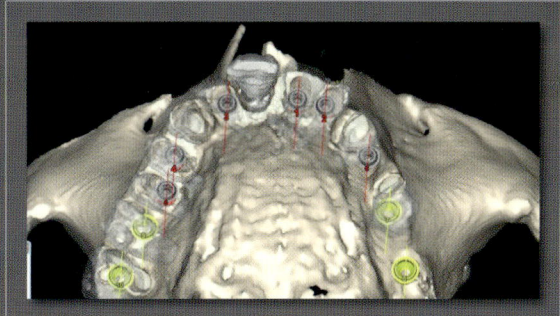
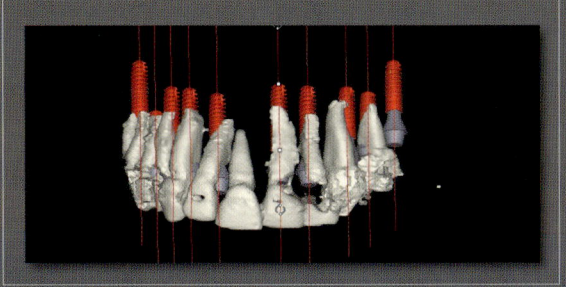
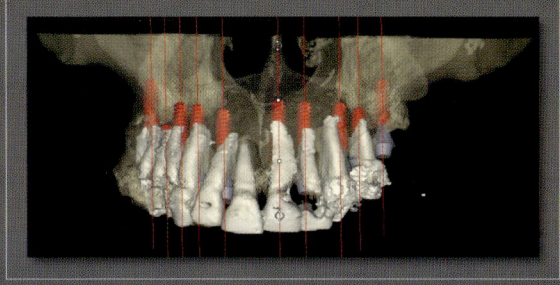
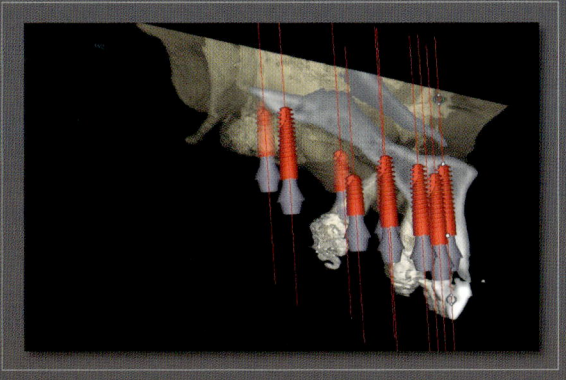
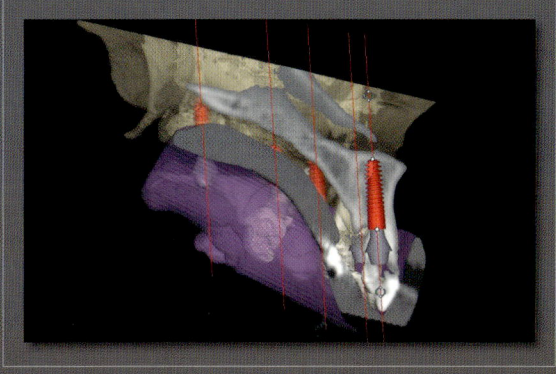
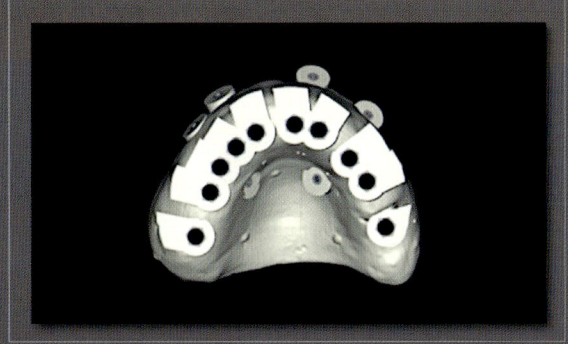
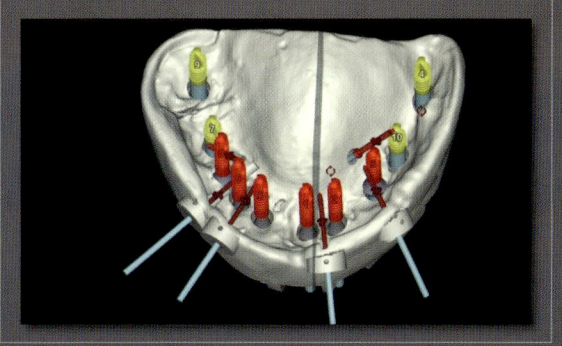

图34~图41

术前使用计算机设计上下颌拔牙后即刻种植方案。

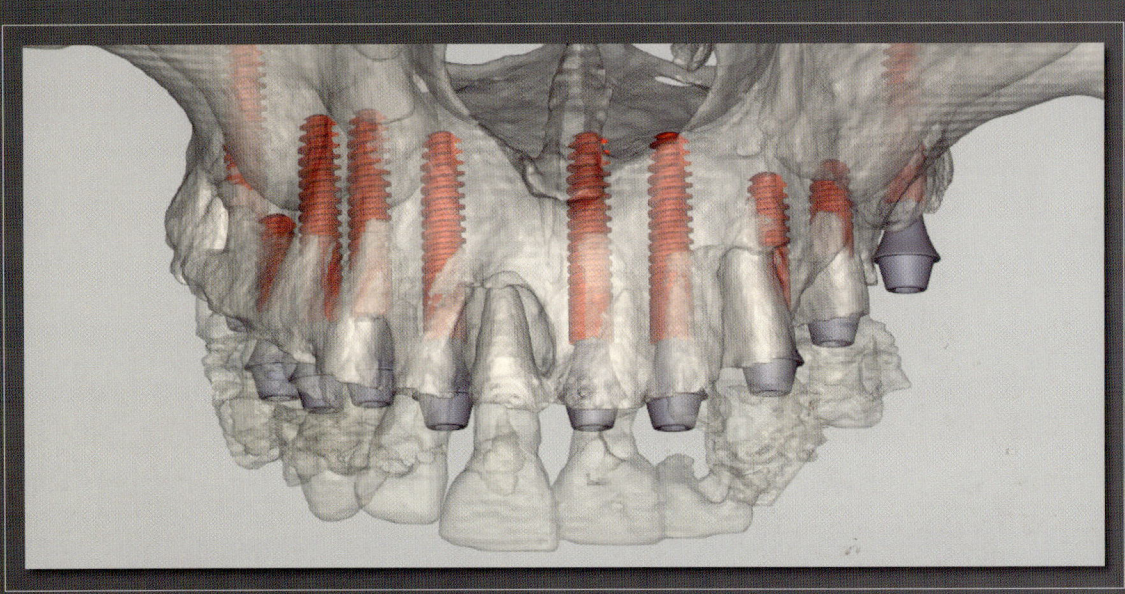

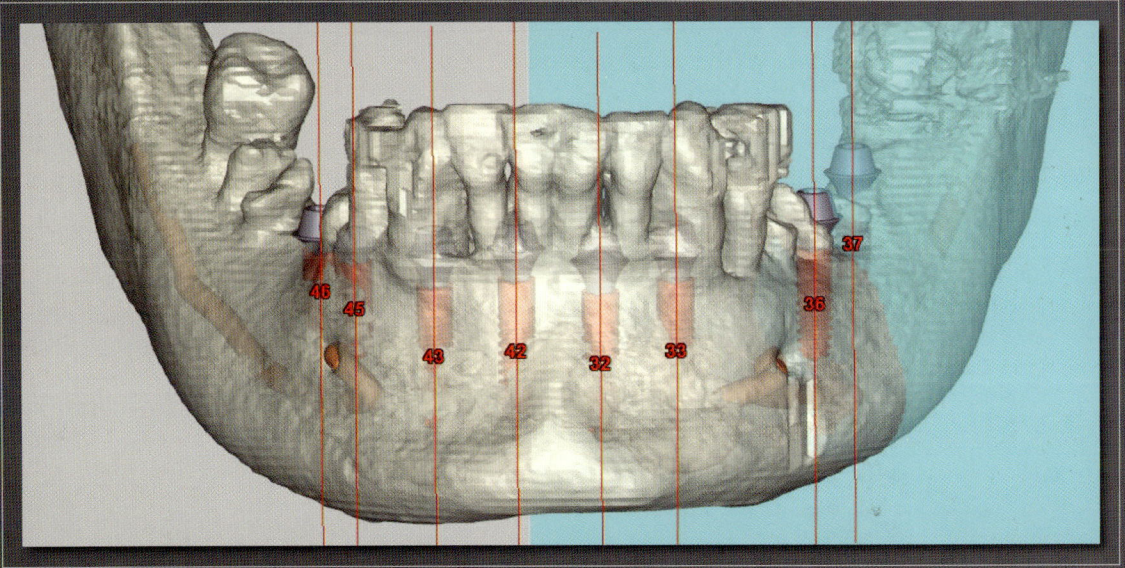

图42和图43
利用三维重建技术,可以从断层上观察各个部件的位置。

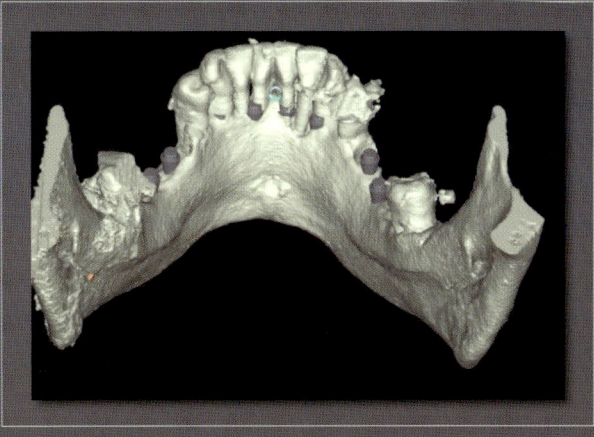

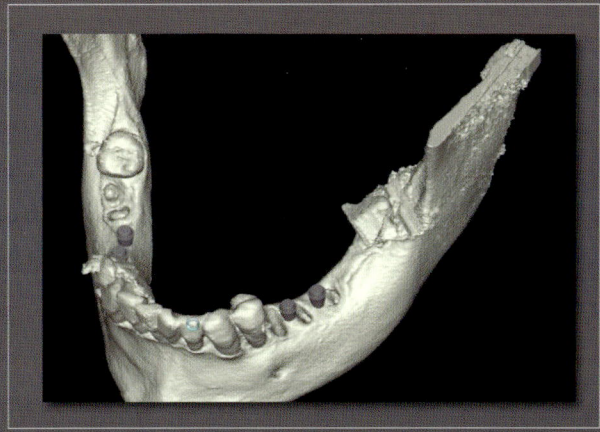

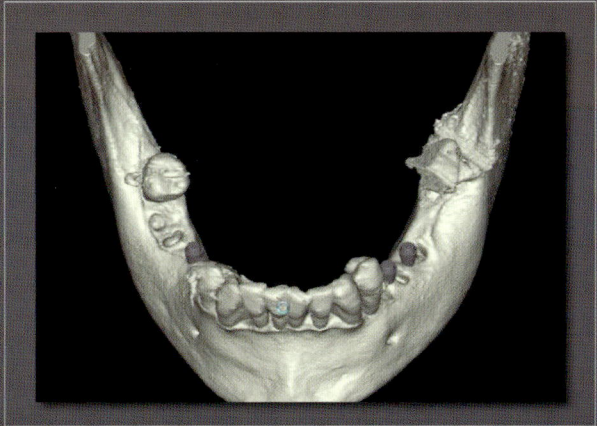

图44～图46
计算机三维重建上下颌骨。

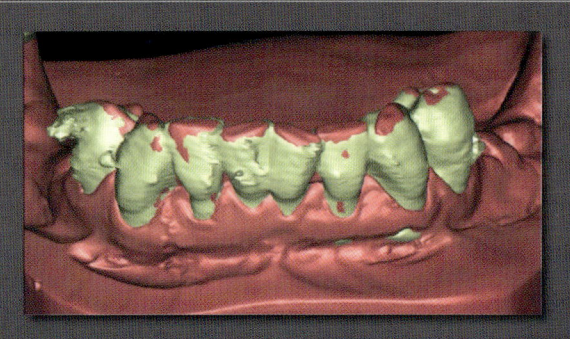

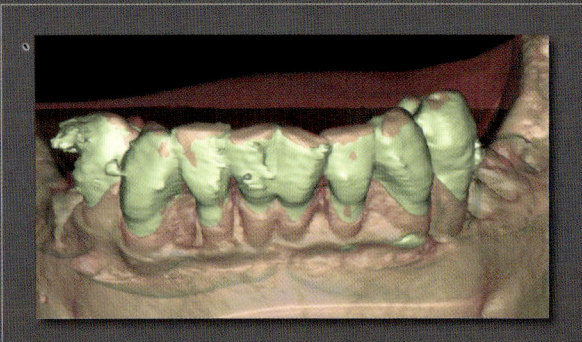

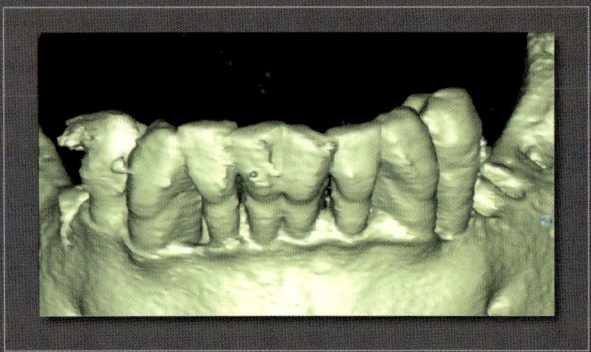

图47～图49
模型扫描后和虚拟方案重叠。

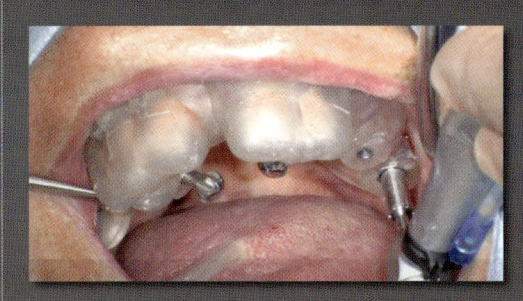
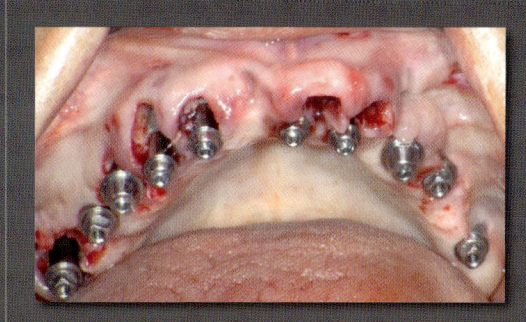
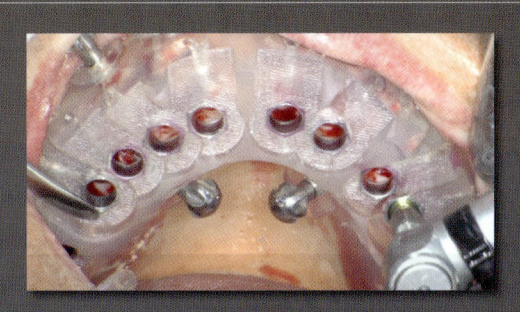
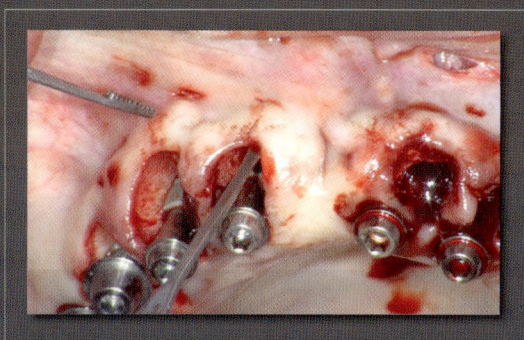
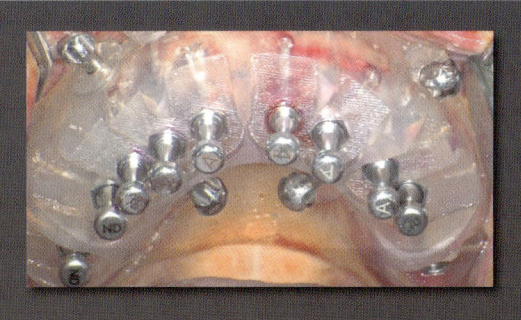
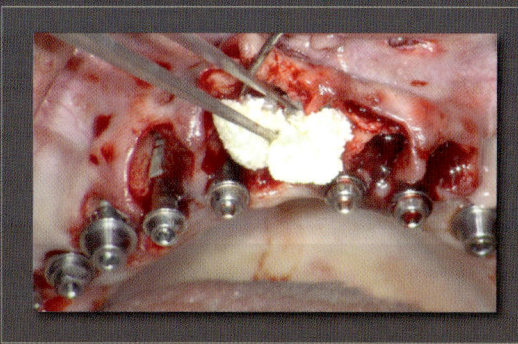

图50～图55
使用双扫描技术制作手术导板。手术后，有时需要根据实际情况进行调整。

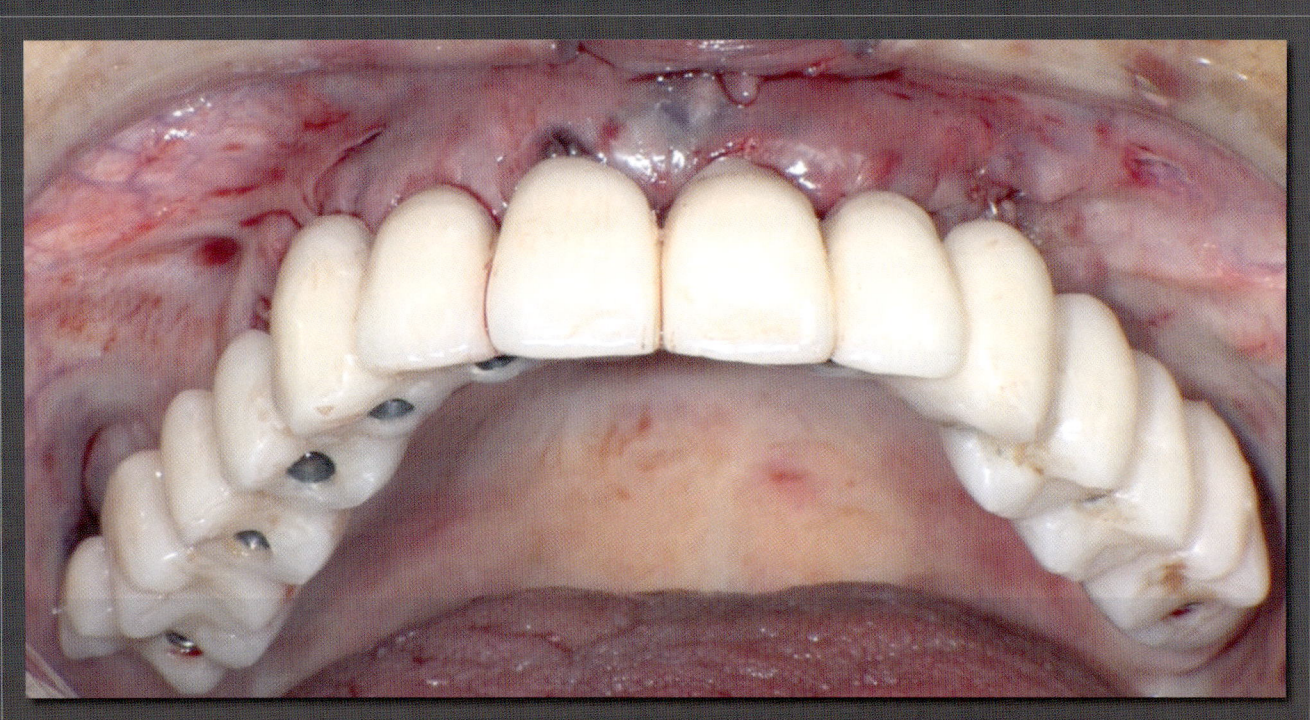

图56
手术后即刻戴入临时义齿。

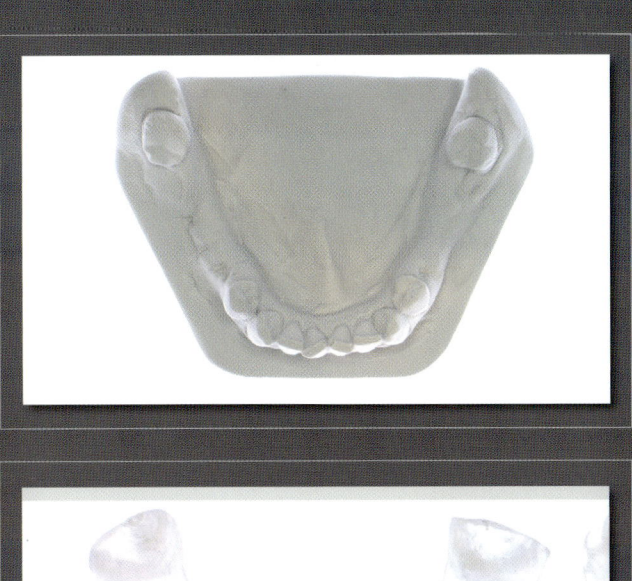
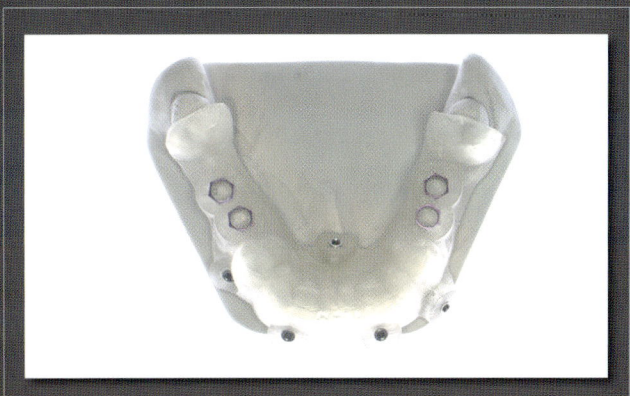
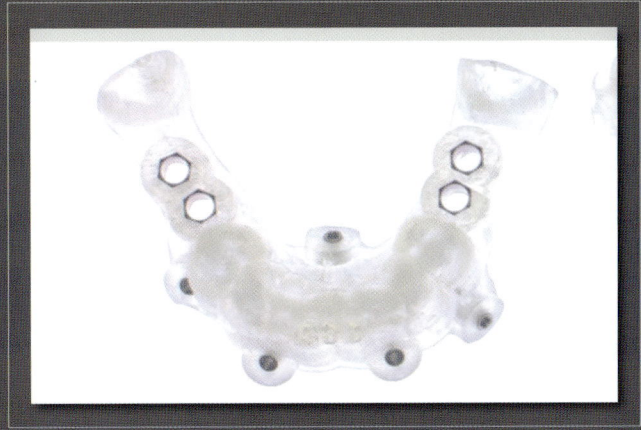
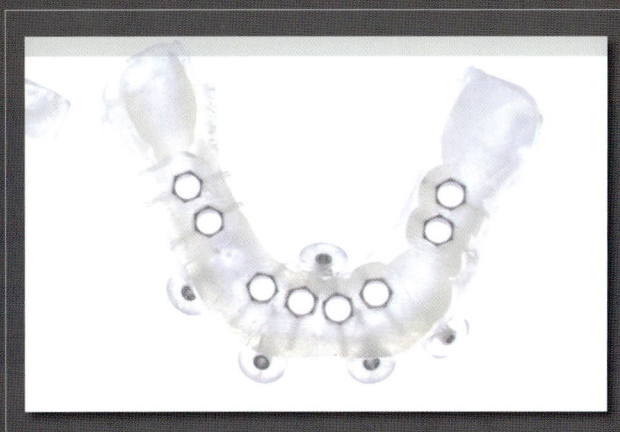
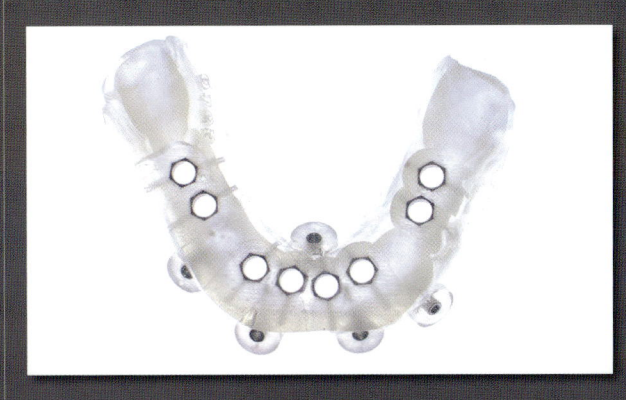
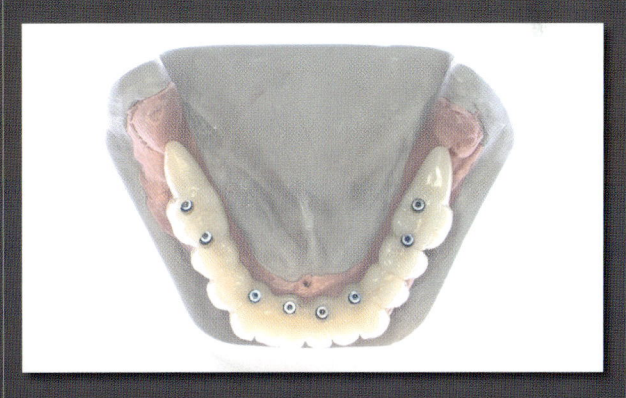

图57~图62
下颌使用两副手术导板，第一副是牙支持式，第二副是黏膜支持式，最后是下颌临时义齿。

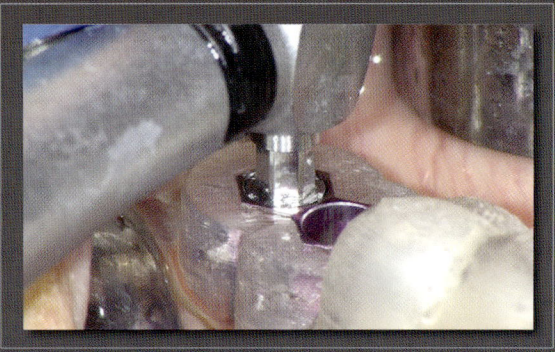 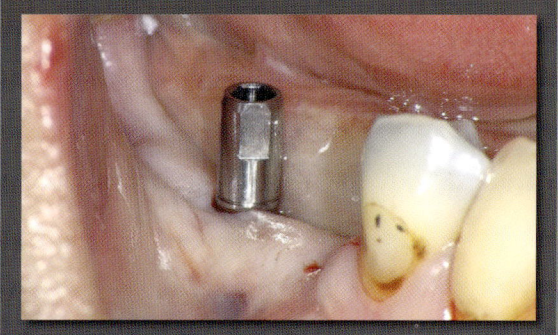

图63和图64
使用第一副导板植入第一颗种植体，利用它作为引导，与固位钉一起确定第二副导板的位置。

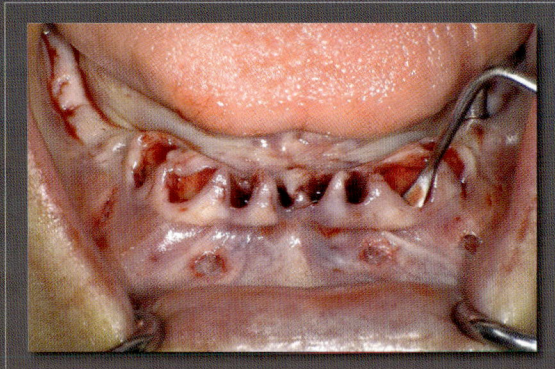 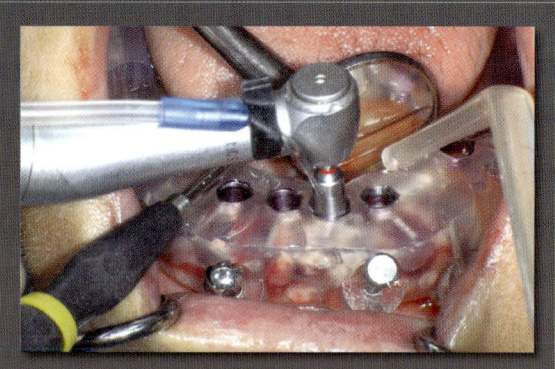

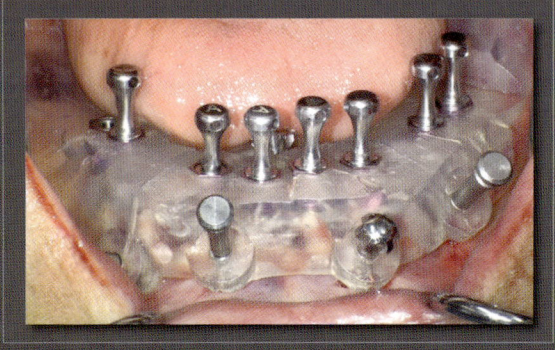 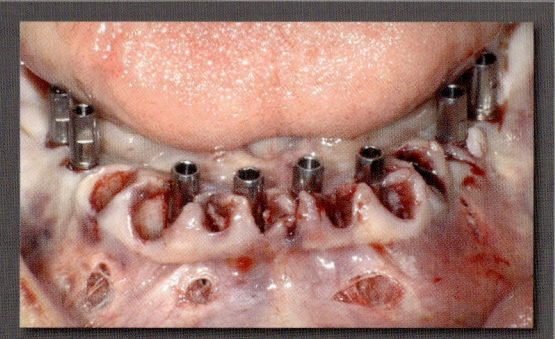

图65～图68
拔除下颌余留牙齿，使用第二副手术导板植入种植体。

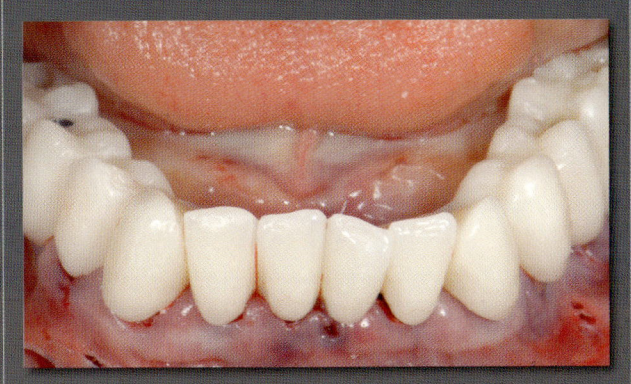

图69
术后即刻戴入临时义齿。

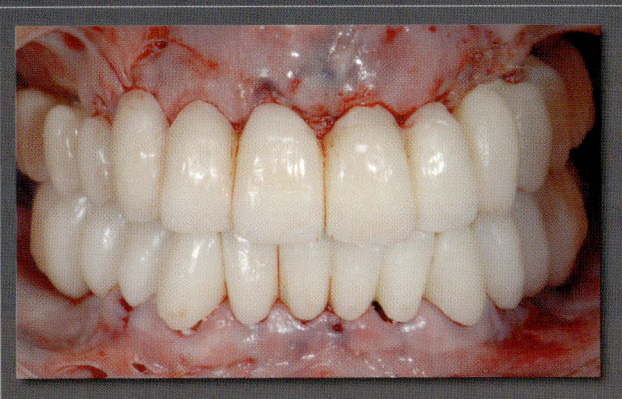

图70
术后上下颌临时义齿就位。

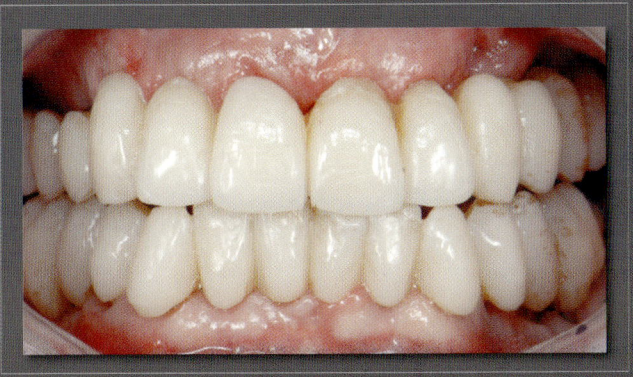

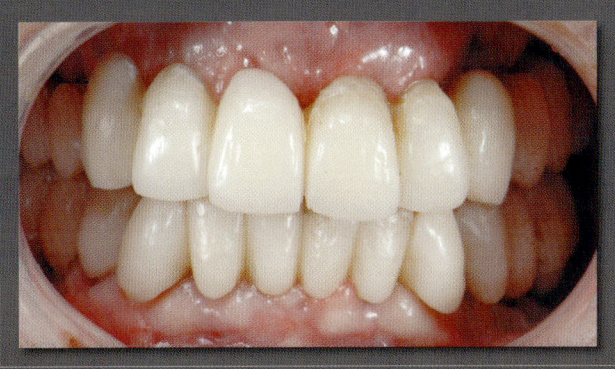

图71和图72
术后5天口内情况。

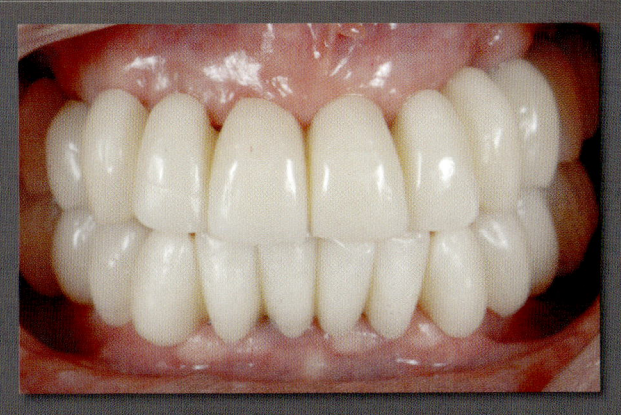

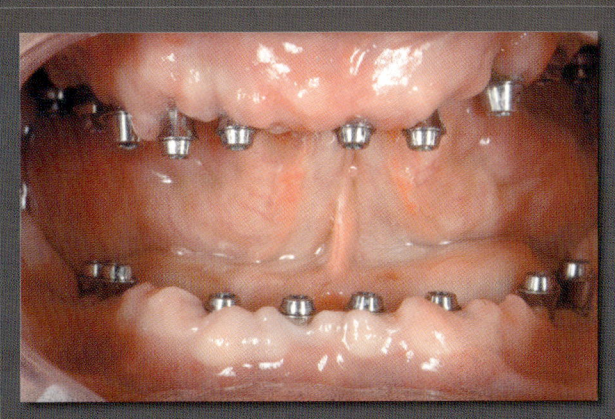

图73和图74
术后3个月,修整临时义齿与组织相协调。

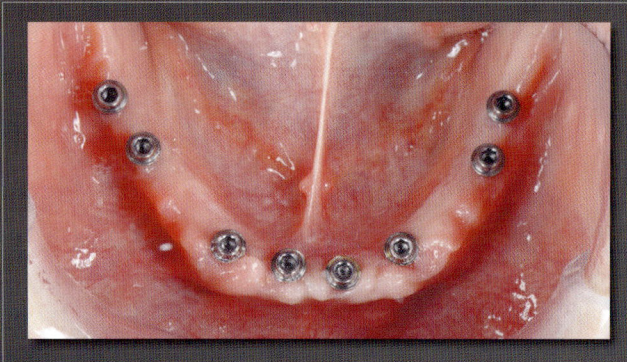 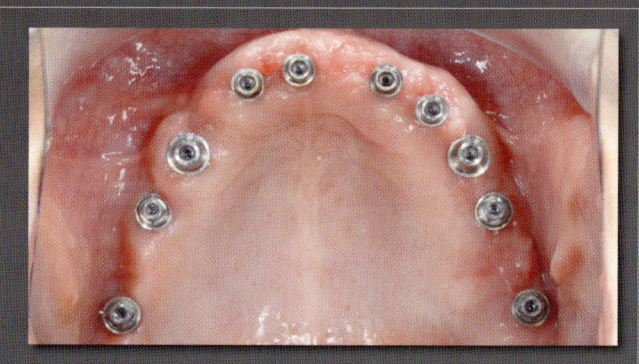

图75 和 图76
术后6个月软、硬组织稳定,开始最终修复。

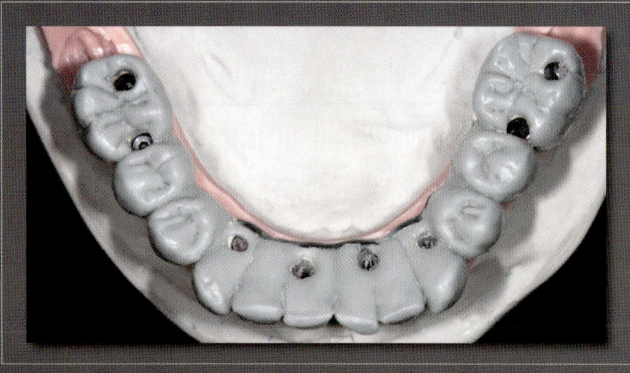 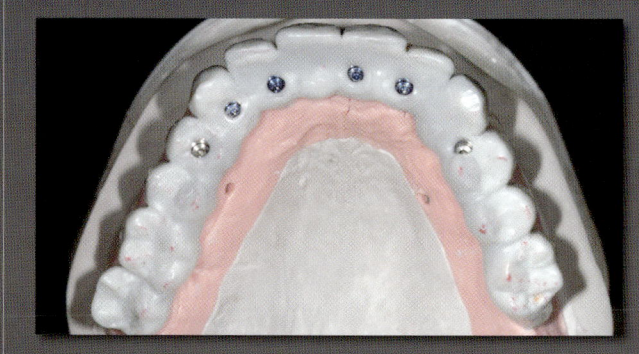

图77 和 图78
根据要修复的牙齿的位置,制作最终修复体蜡型,可见种植体分布和穿龈轮廓都很理想。

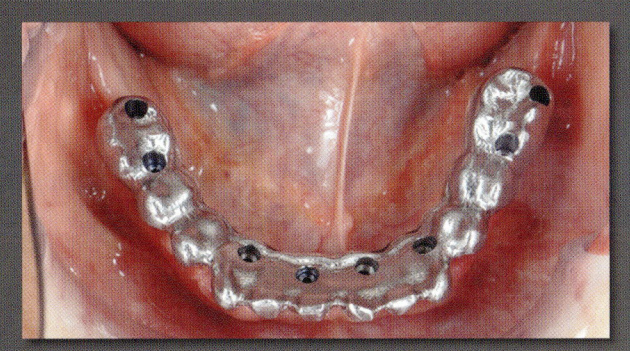 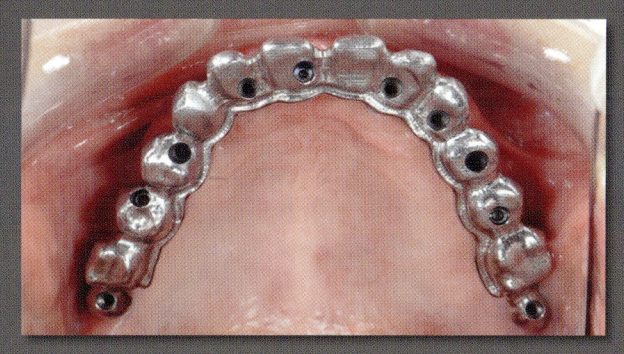

|图79和|图80
口内试戴最终修复体金属支架。

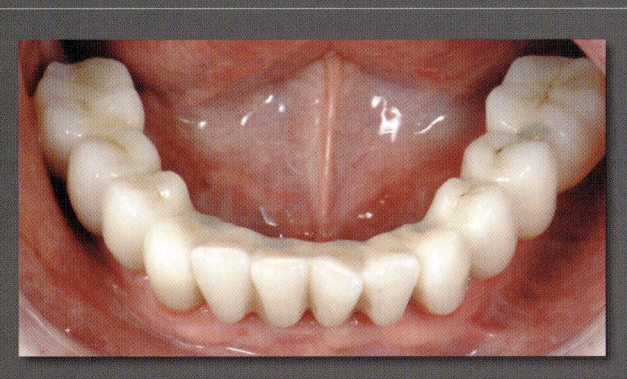 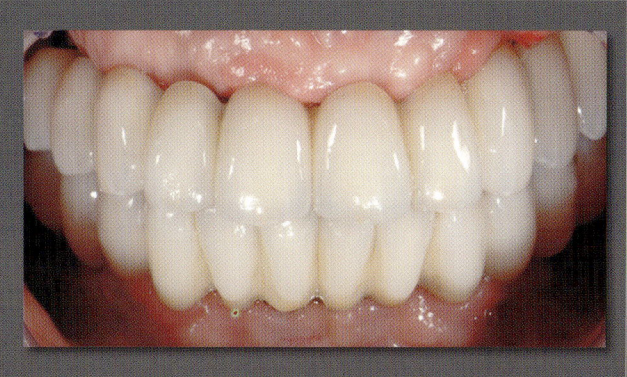

图81和图82
戴入最终修复体。

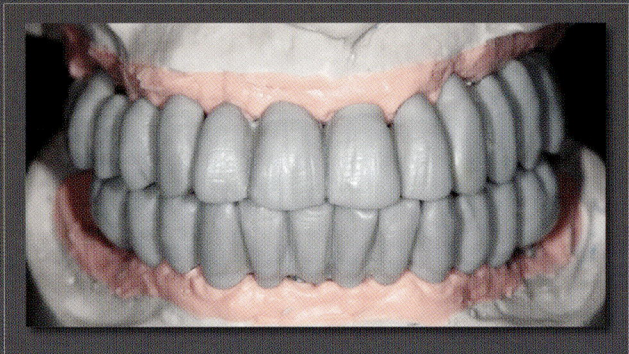
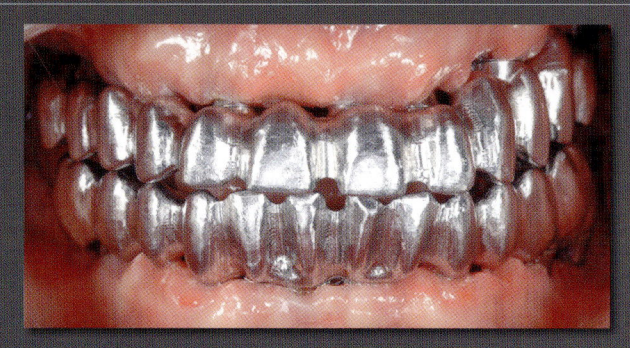
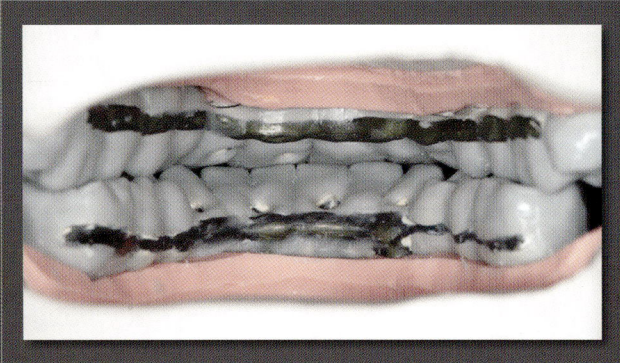
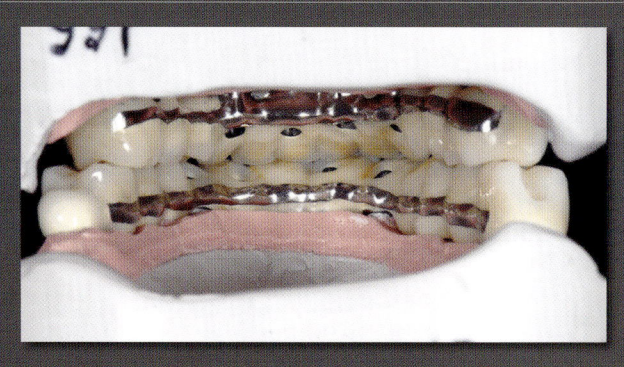

图83～图86
最终修复体的技工间制作过程。

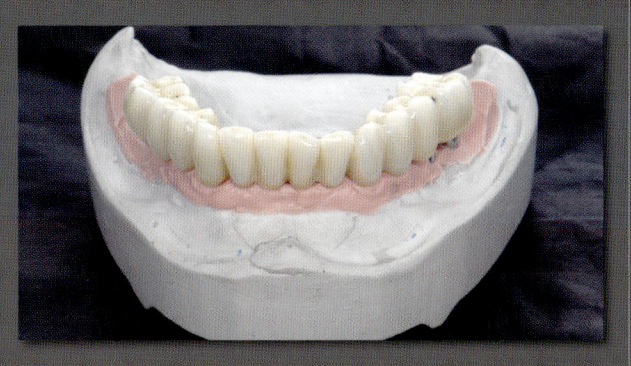
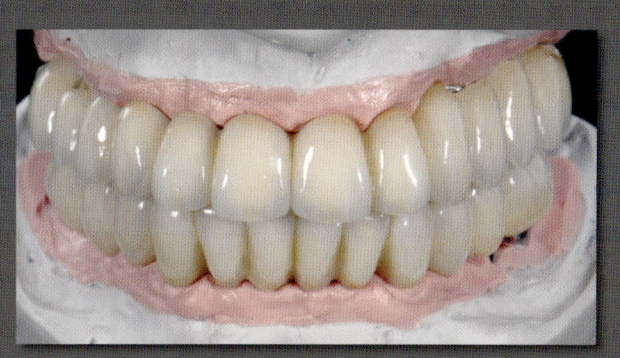

图87和图88
最终修复体及工作模型。

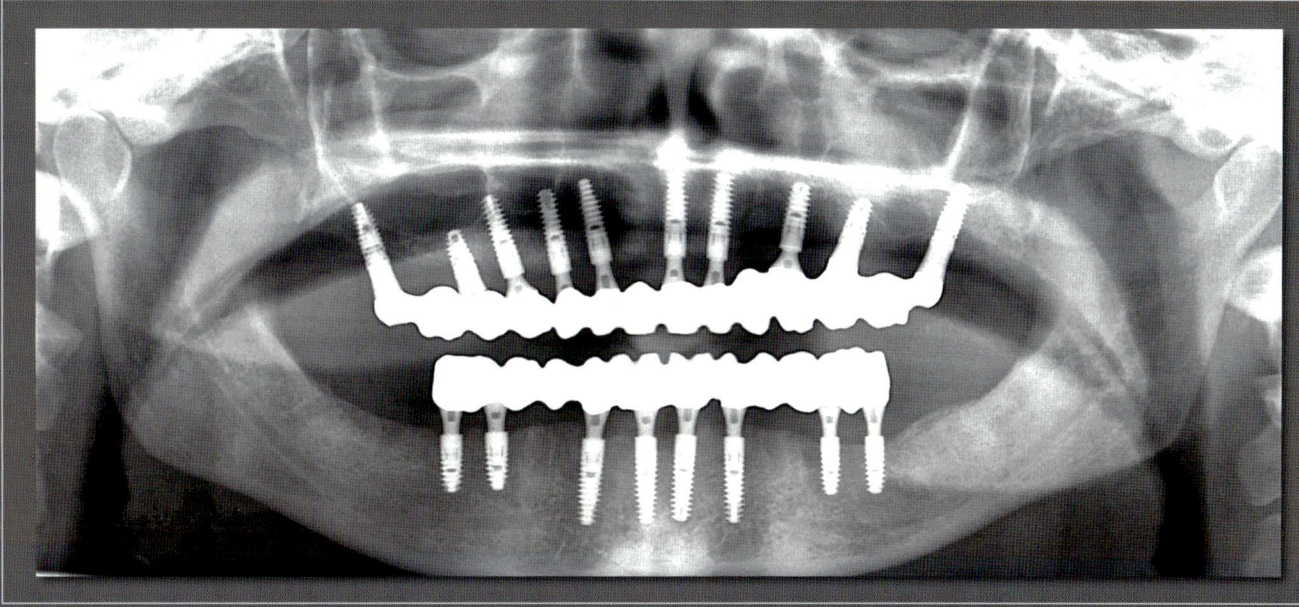

图89
戴牙后放射学检查。

第7章 ▶ 拔牙后即刻种植引导手术 | 281

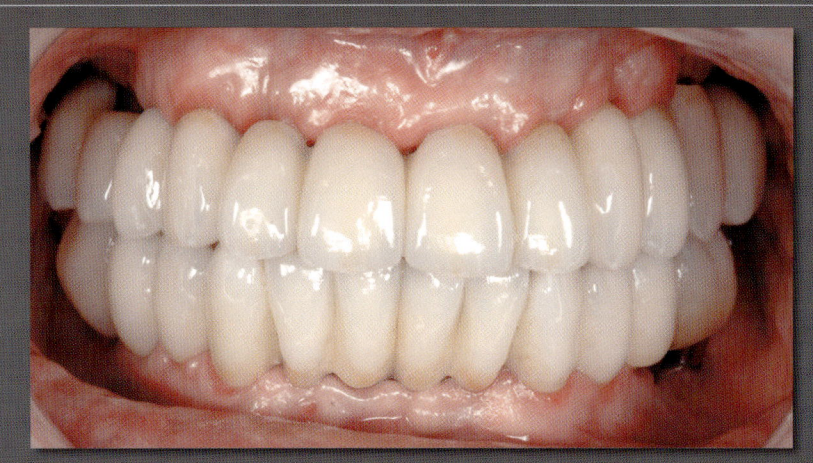

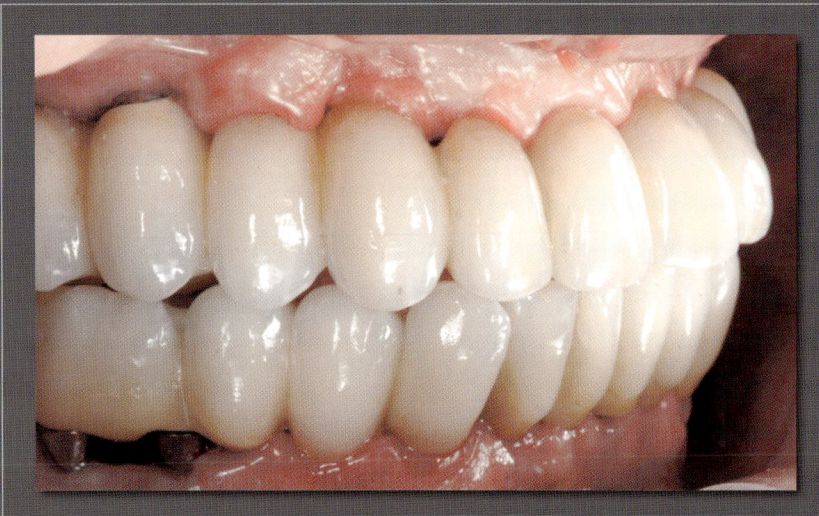

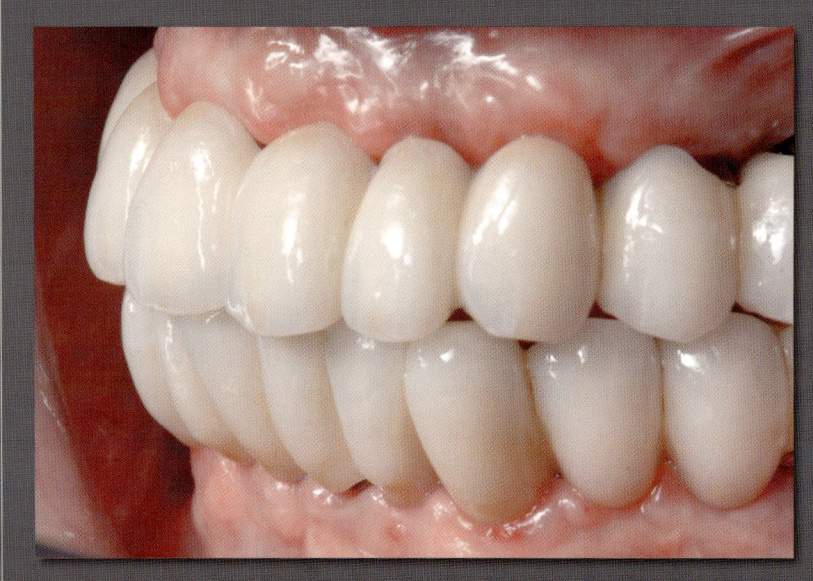

图90～图92
最终修复体戴入后的口内像。

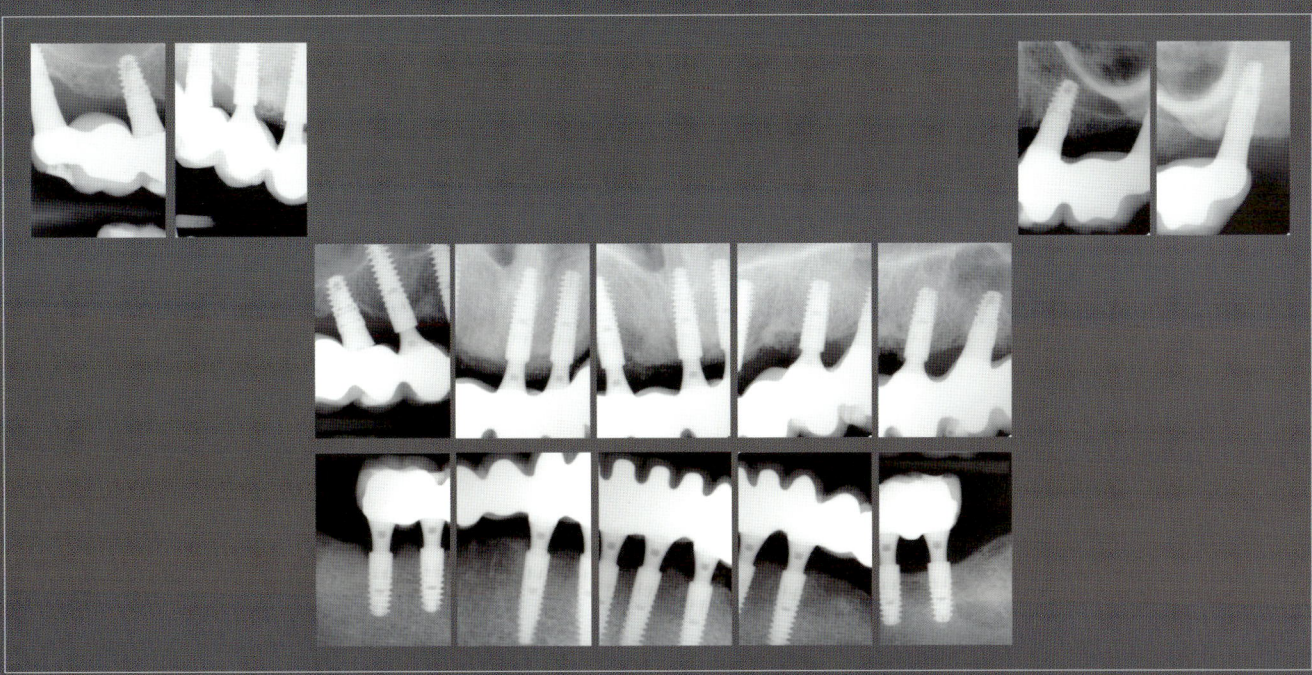

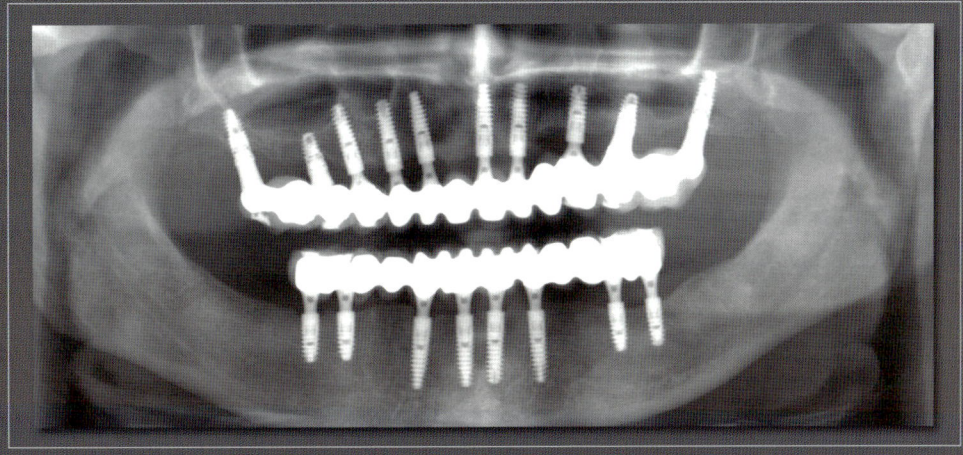

图93和图94
修复3年后的放射学检查。

第7章 ▶ 拔牙后即刻种植引导手术

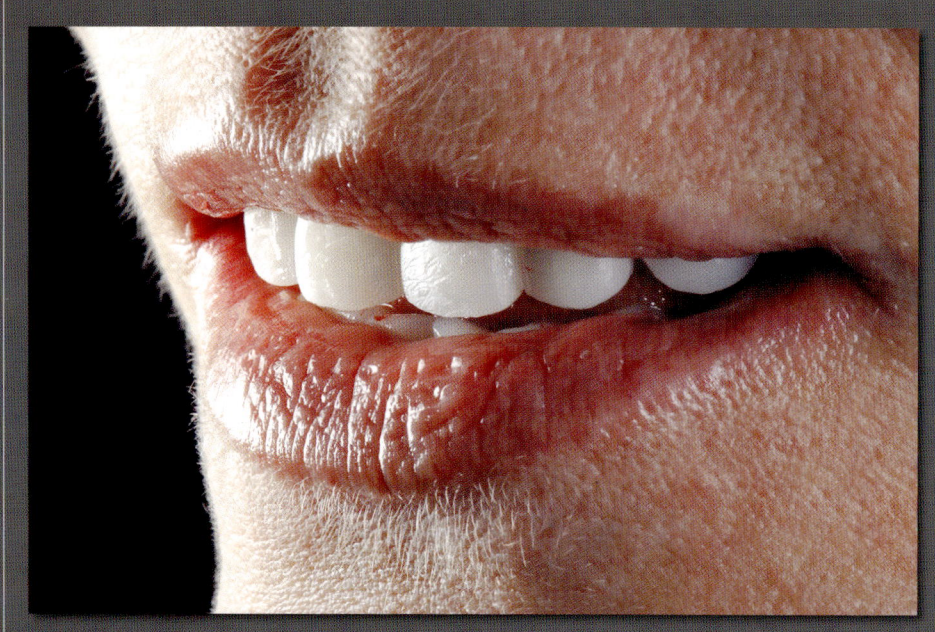

图95和图96
侧面像显示最终修复体协调的唇齿关系。

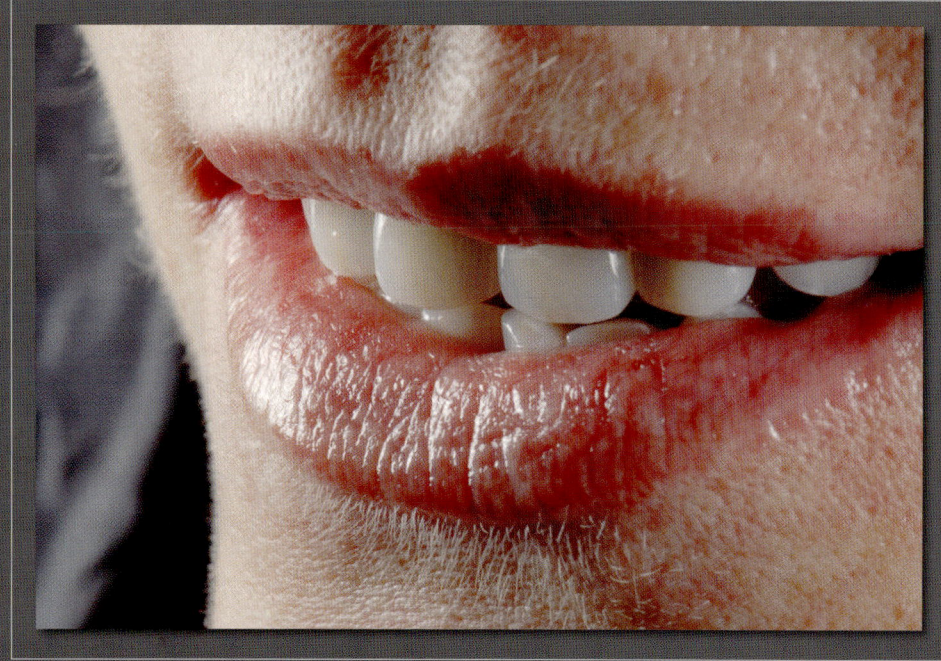

病例2（图97~图146）

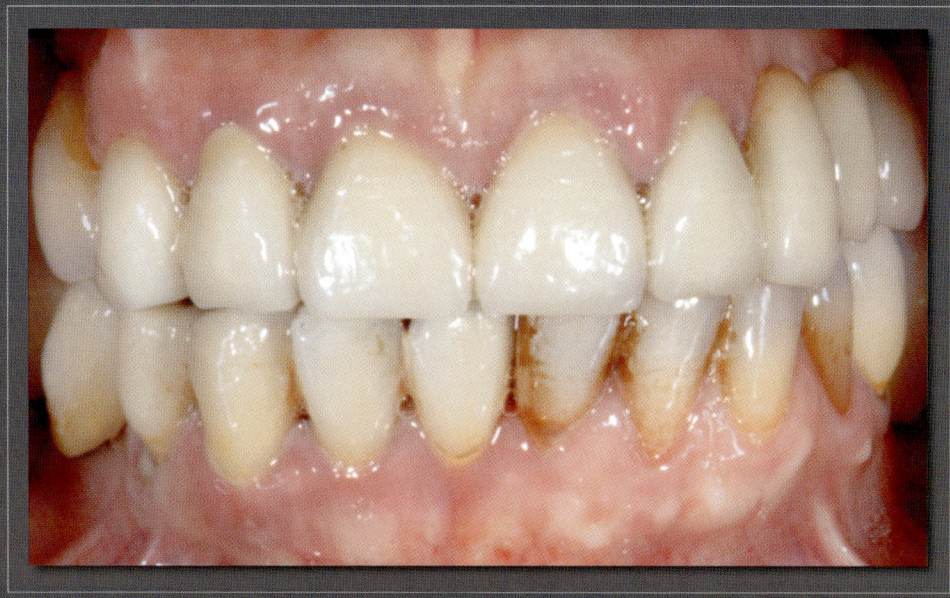

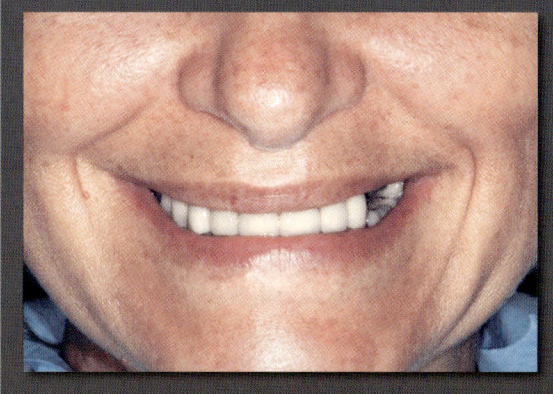

图97~图99
口内像示：患者上颌牙列缺损，曾行种植治疗。除了左上前磨牙，余留牙齿和种植修复体预后欠佳。

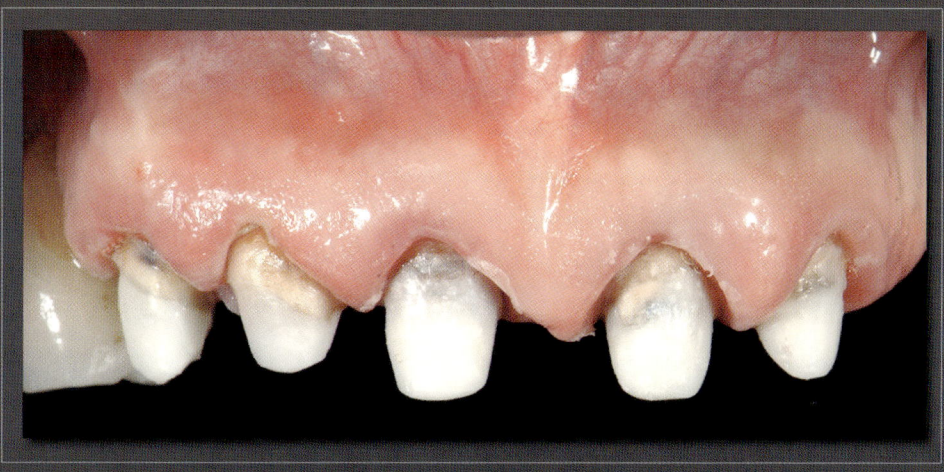

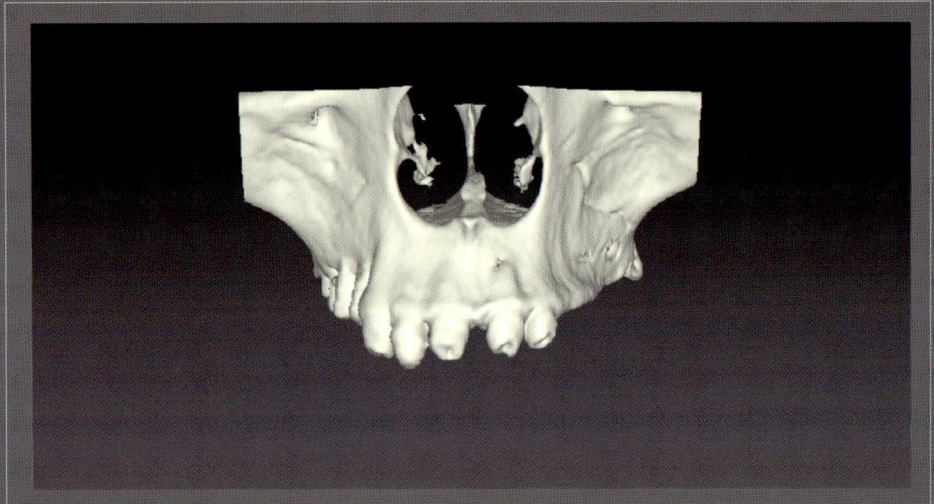
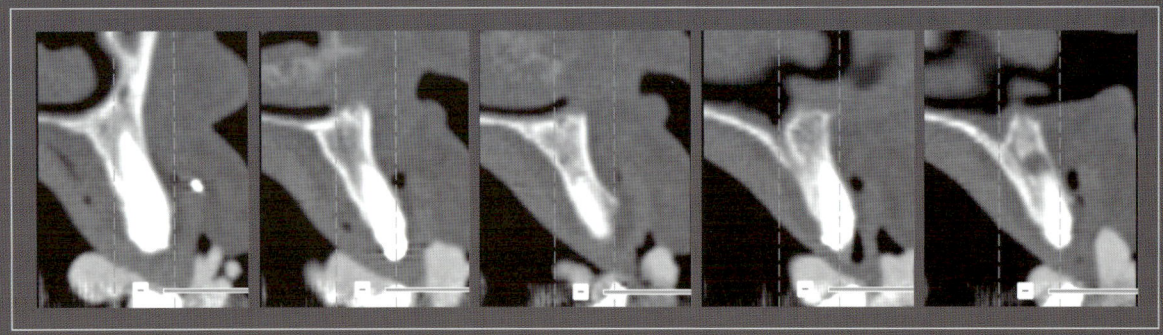
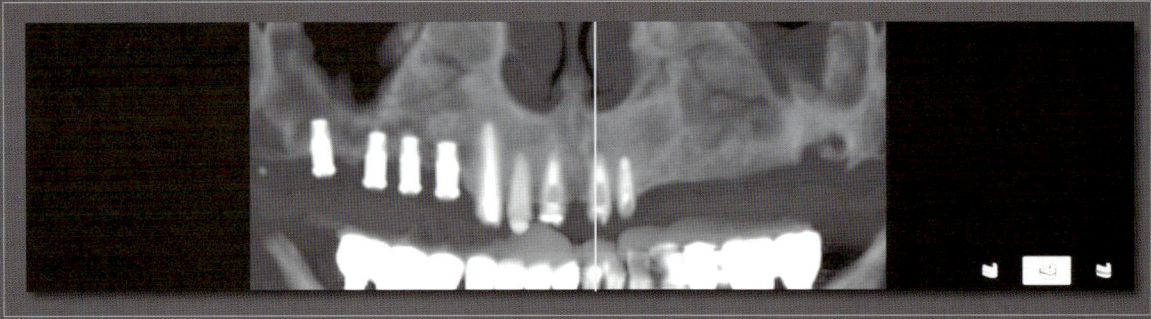

图100 ~ 图102
CBCT扫描和颌骨三维重建。

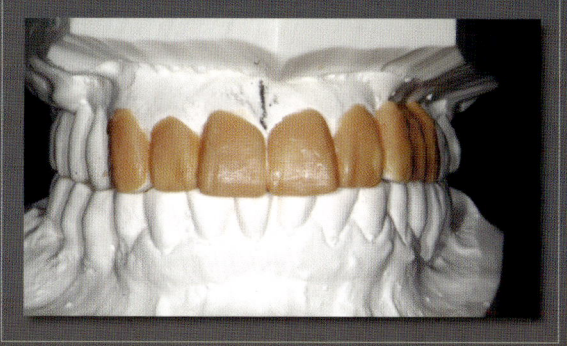
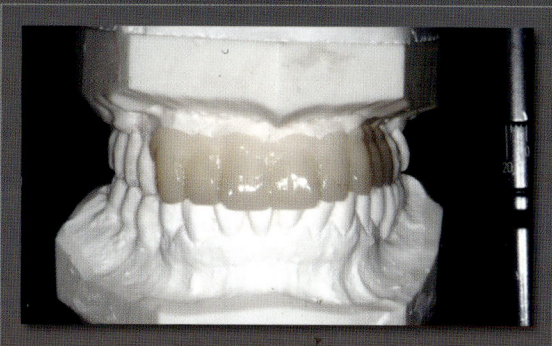
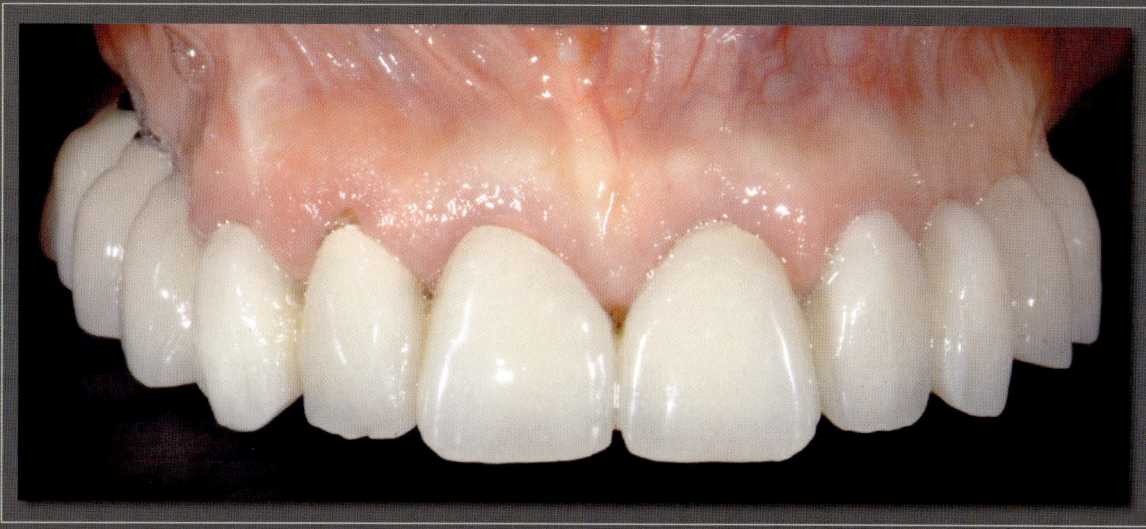
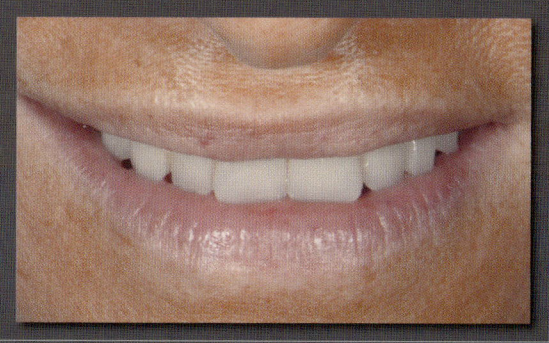
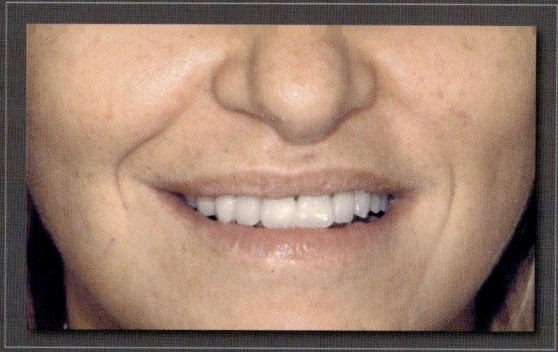

图103～图107
诊断蜡型和口内试戴过渡义齿。

第7章 ▶ 拔牙后即刻种植引导手术

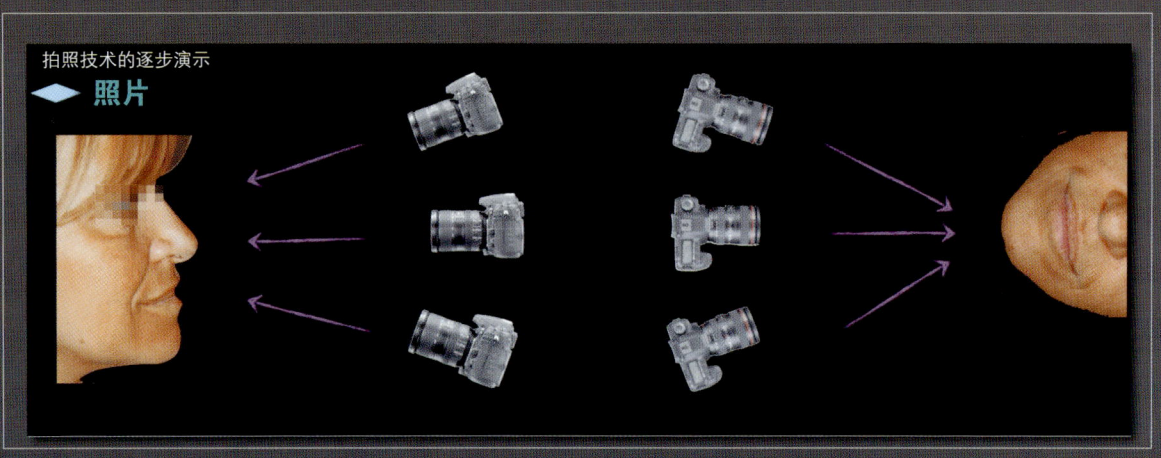

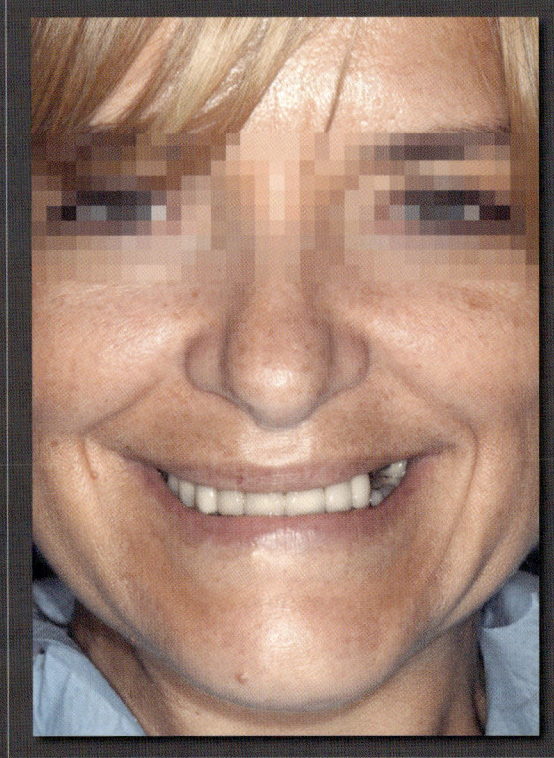
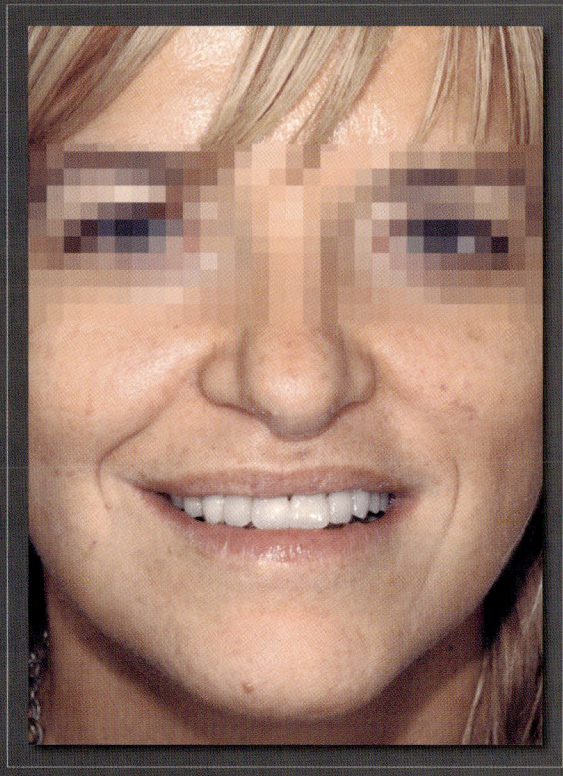
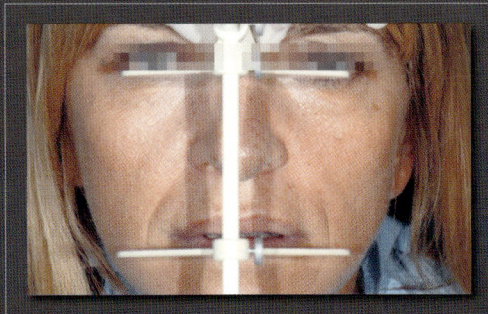

图108~图111
拍照检查，为最终修复体设计提供更多信息。

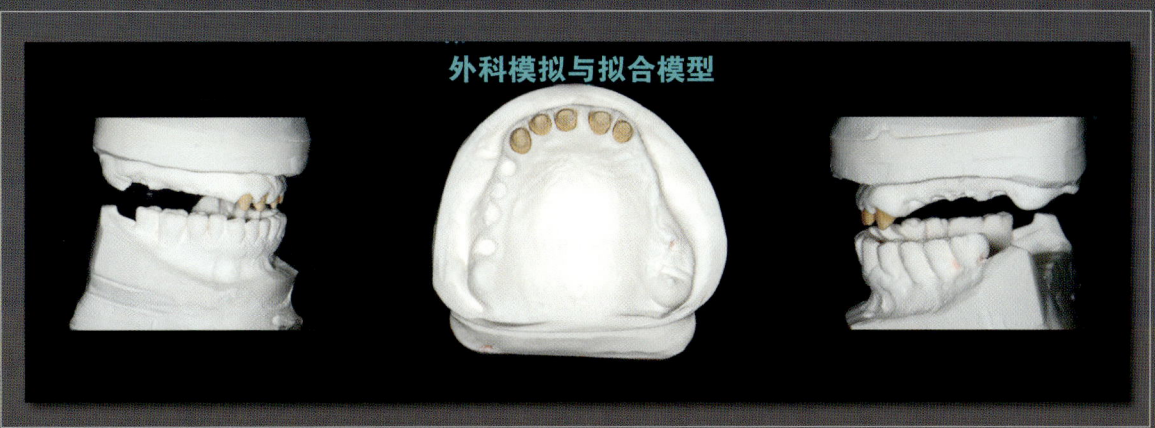

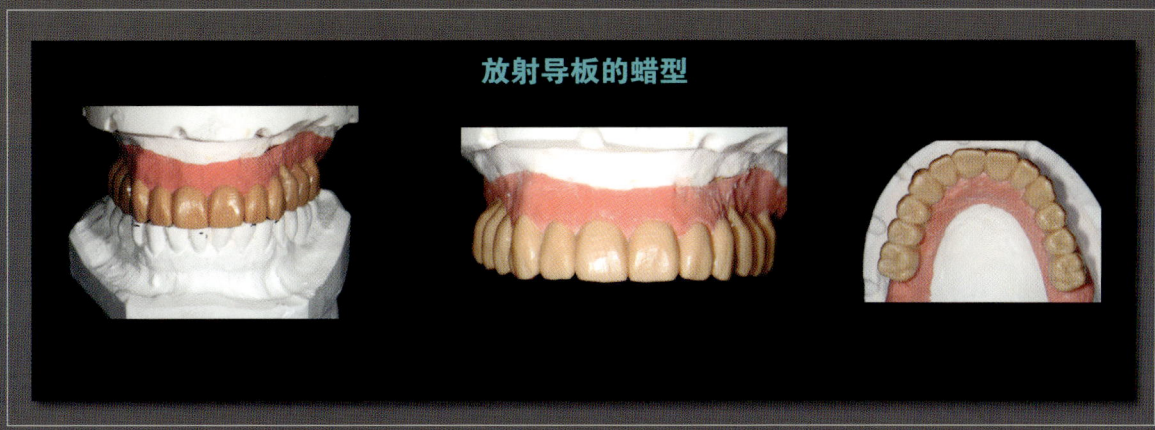

图112和图113
上颌诊断蜡型。

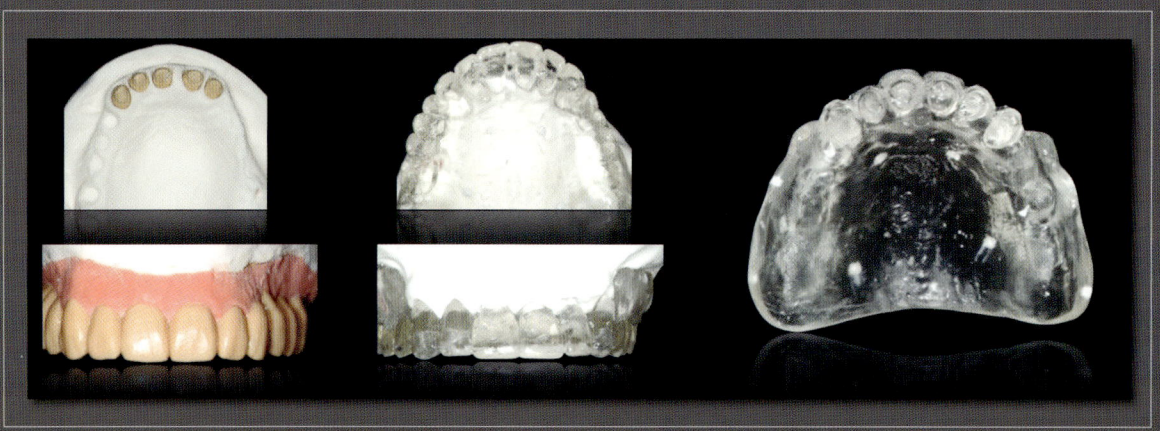

图114

复制诊断蜡型,制作放射导板。

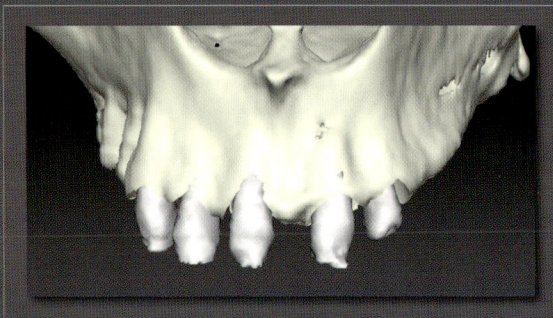 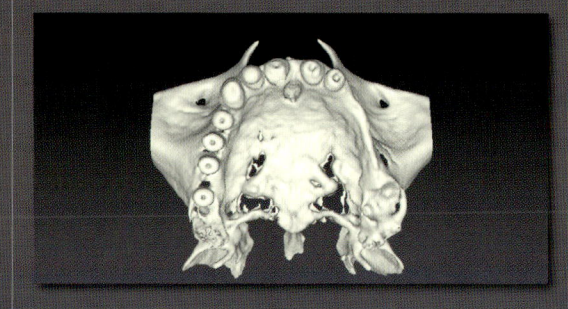

图115和图116

将CBCT获得的DICOM数据导入软件,获得理想的上颌三维重建图像。

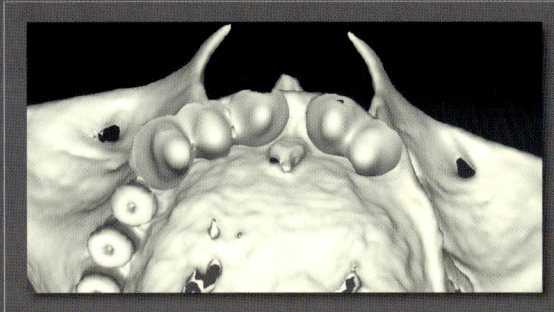
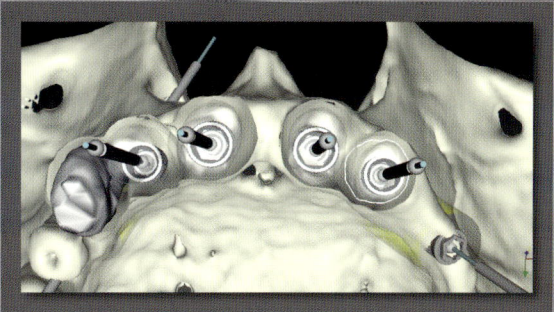
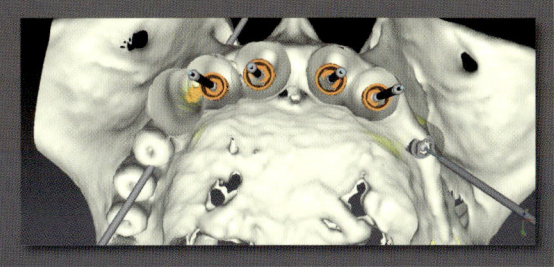
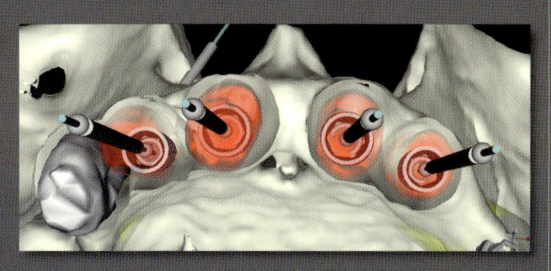

图117~图120
计算机设计种植体位置的各个步骤：可以在不同的矢状面上检查种植体的长度、直径和穿龈轮廓。

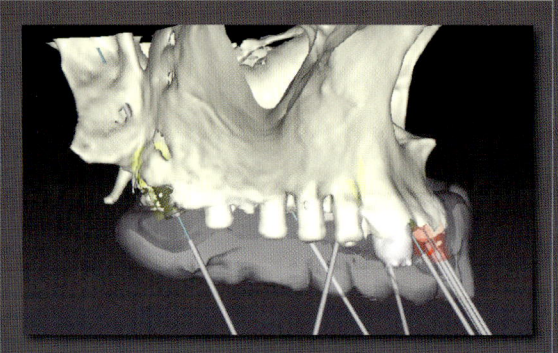
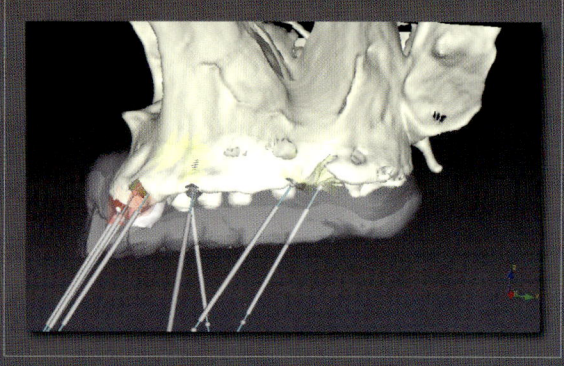

图121和图122
设计方案的侧面观。

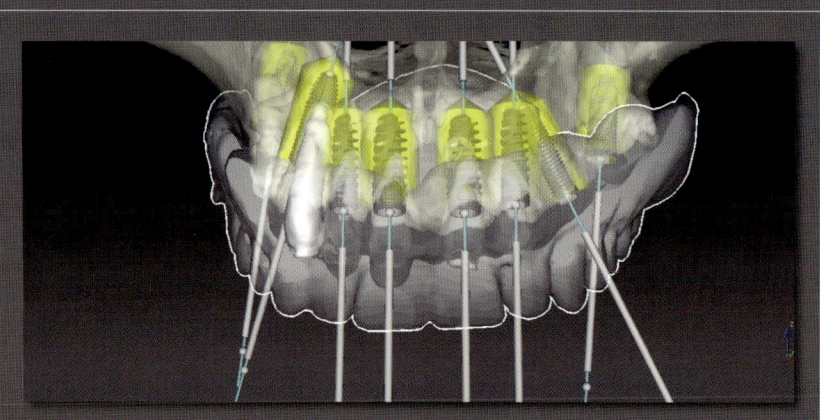

图123
虚拟设计方案。

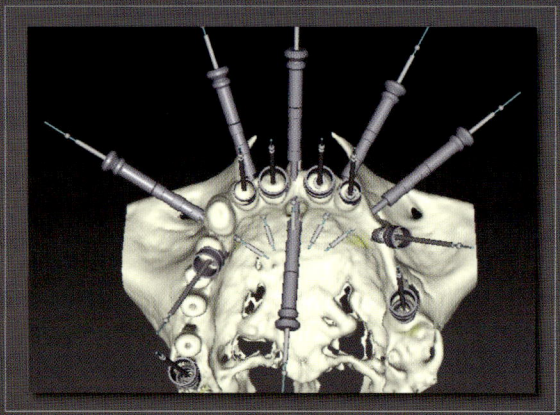
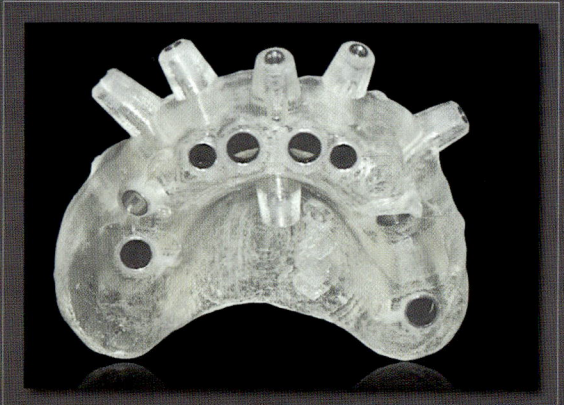

图124和图125
制造商提供的引导手术方案、手术导板和固位钉。

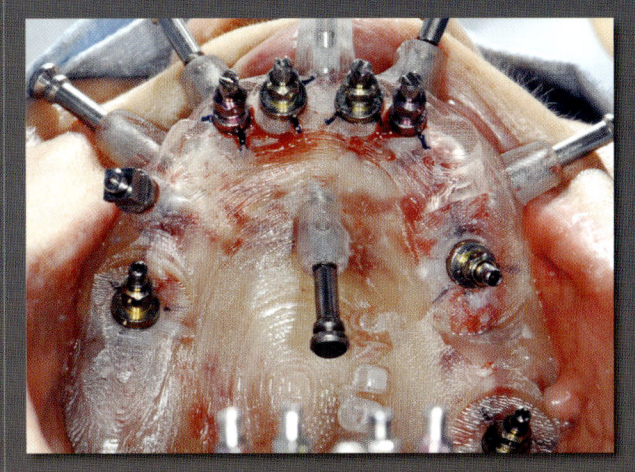
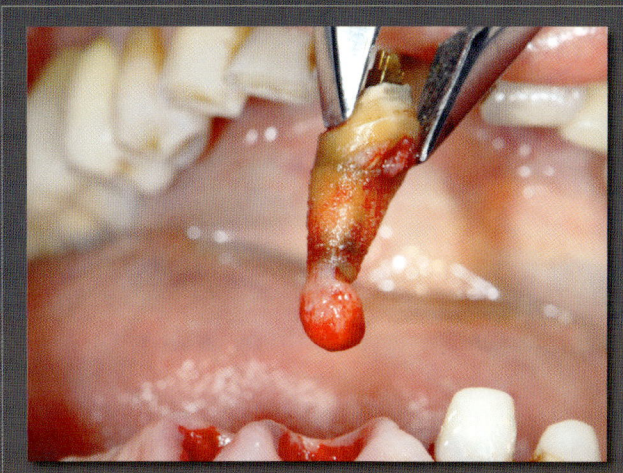
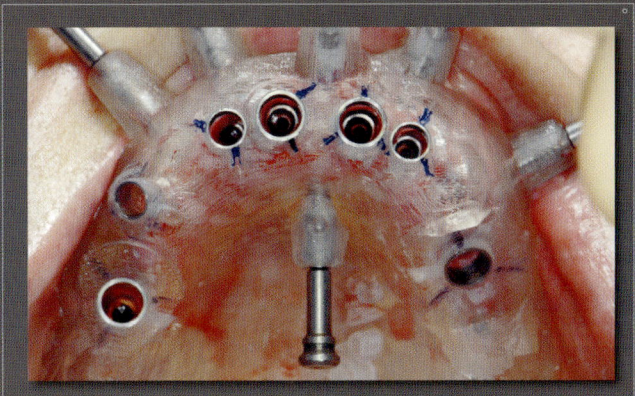
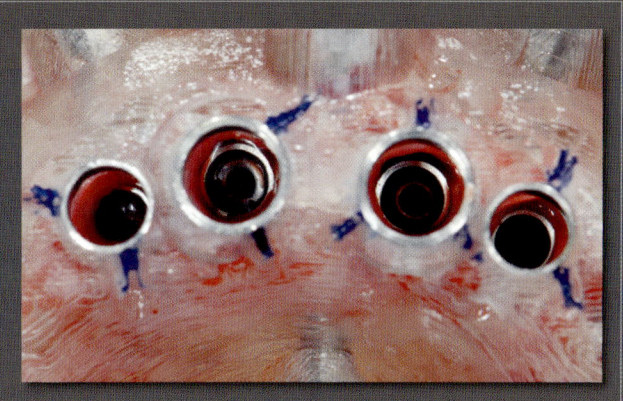
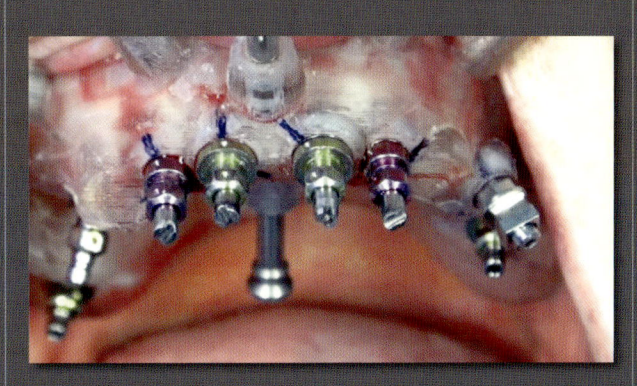

图126~图130
这个病例先进行了拔牙,手术导板就位后,使用颊侧和腭侧的固位钉精确固定。植入种植体后与计算机设计方案对比。

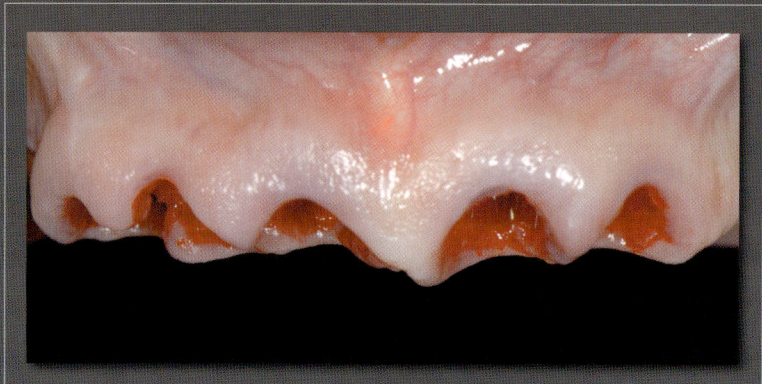

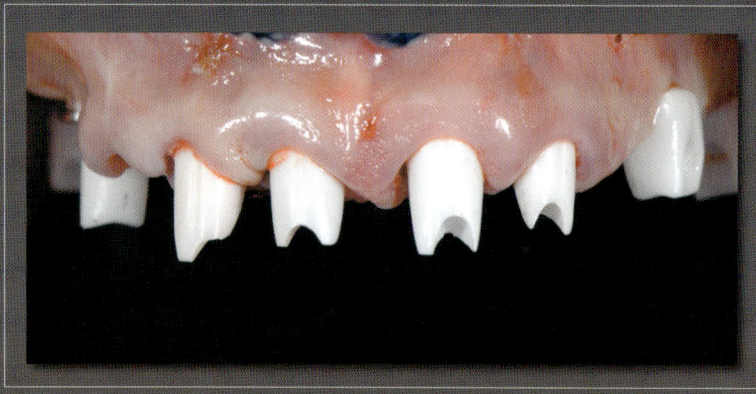

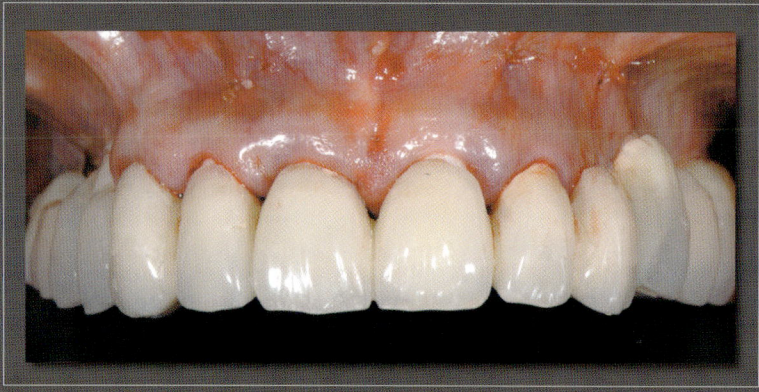

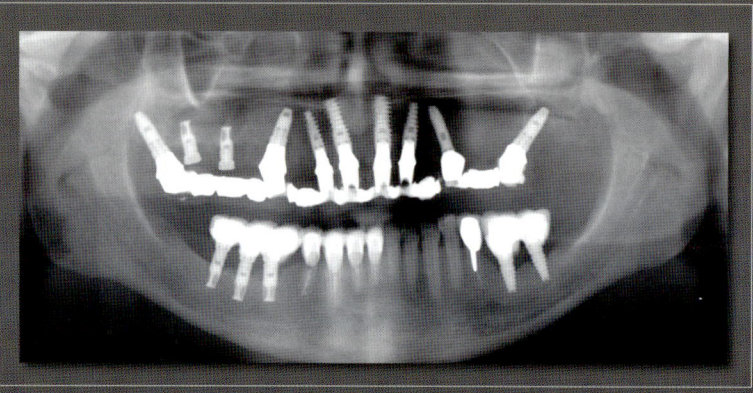

图131～图134
术后口内情况，安装氧化锆基台，戴临时义齿，术后曲面断层片。

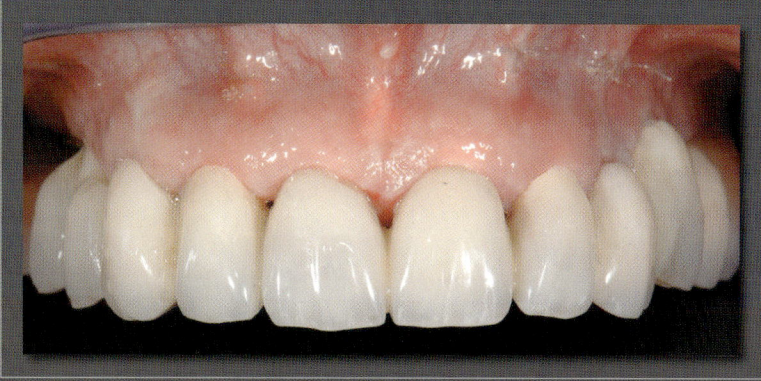
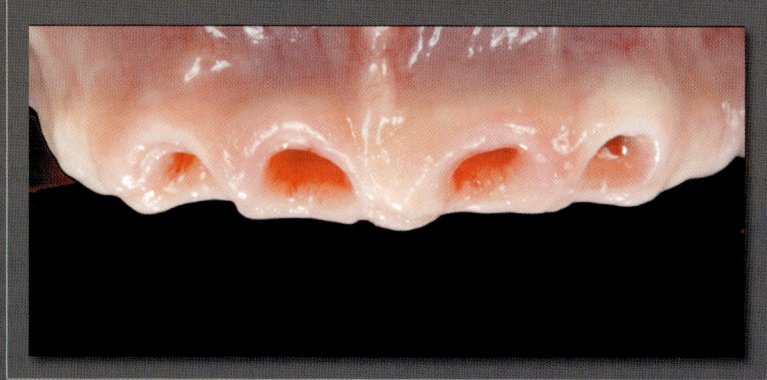
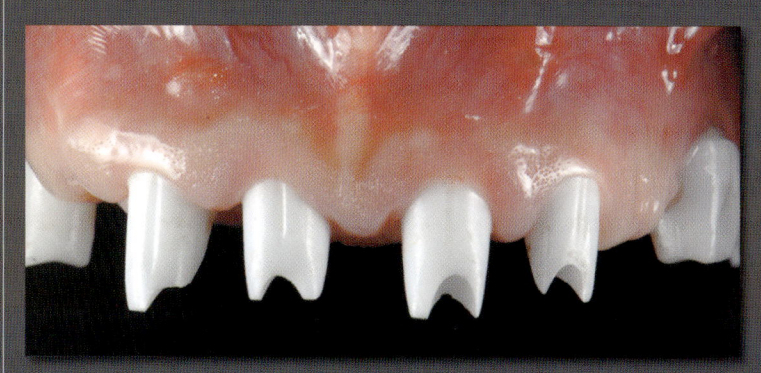
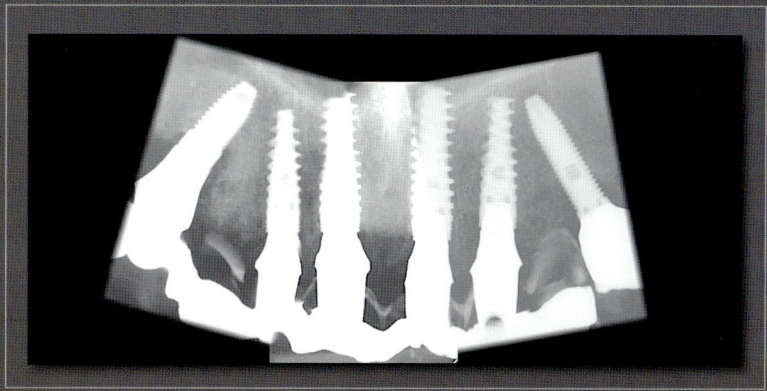

图135～图138
术后6个月口内情况和放射学检查。

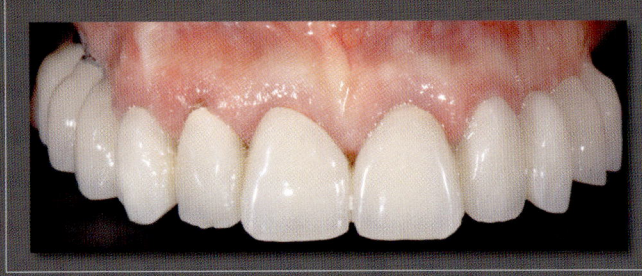
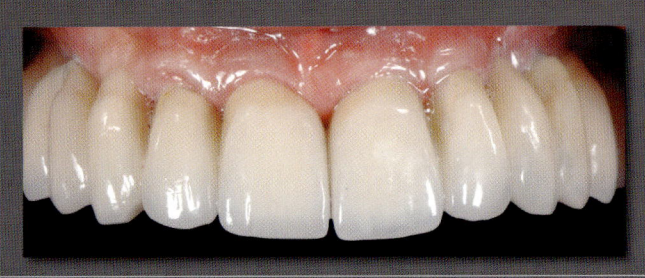
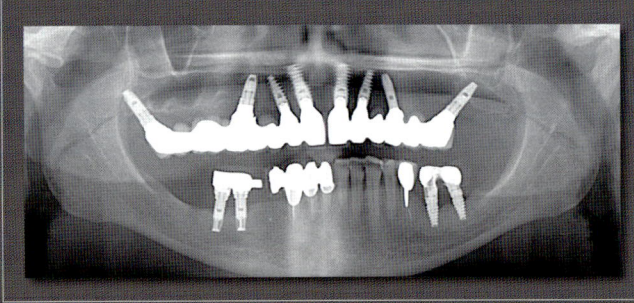

图139 ~ 图141
组织情况稳定，制作最终修复体和放射学检查。

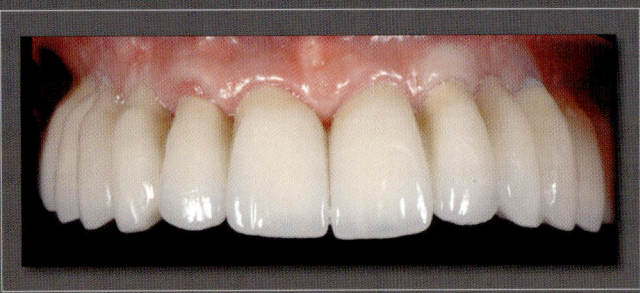

图142
修复3年后口内像。

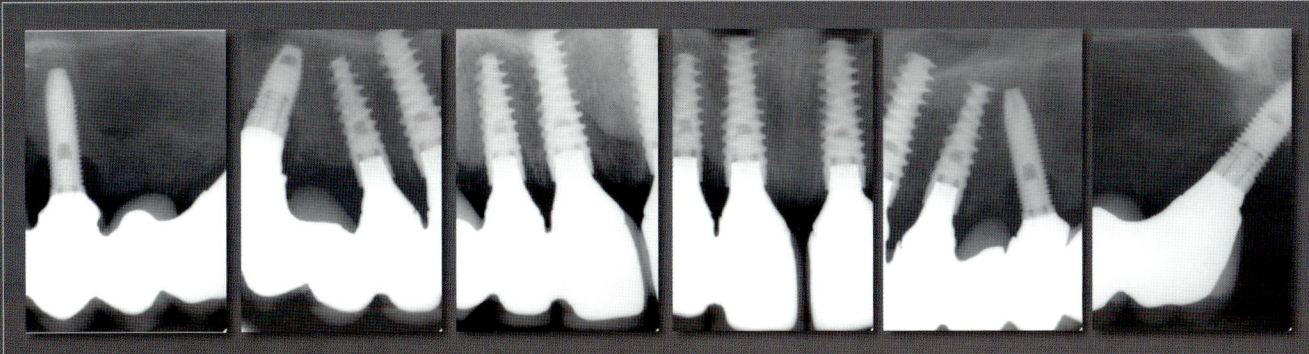

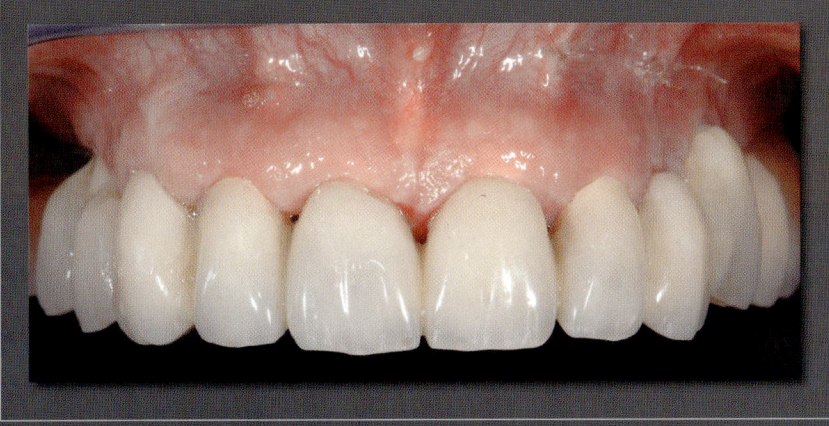

[图]143和[图]144

戴牙5年后可见软组织稳定,种植体周围边缘骨稳定。

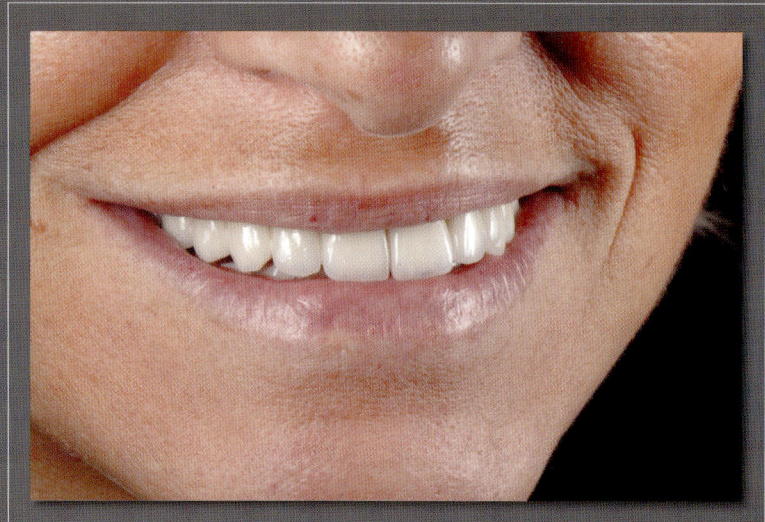

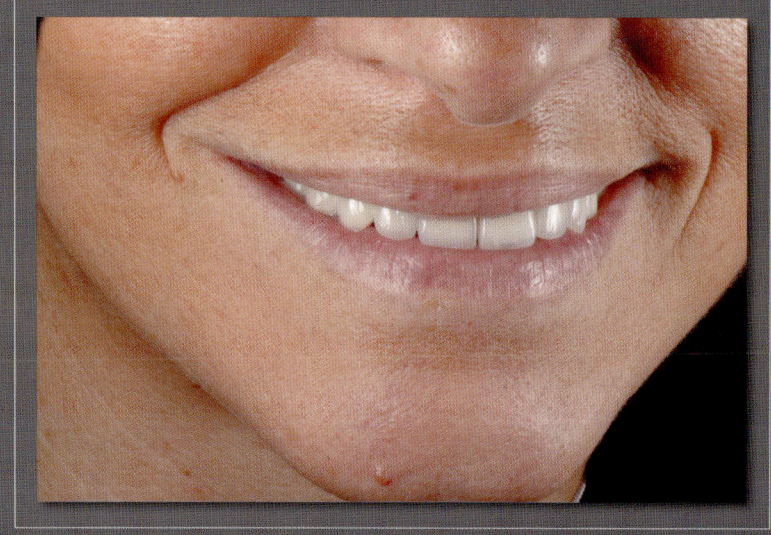

图145和图146
修复体唇齿关系非常协调。

病例3（图147~图196）

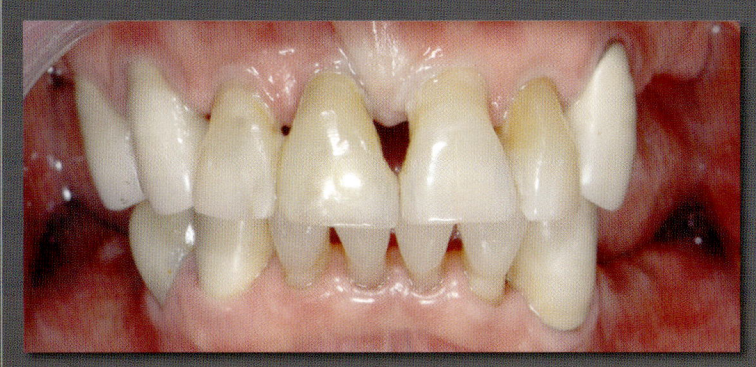

图147~图151
上下颌牙列缺损。临床和放射学检查显示余留牙预后不佳。

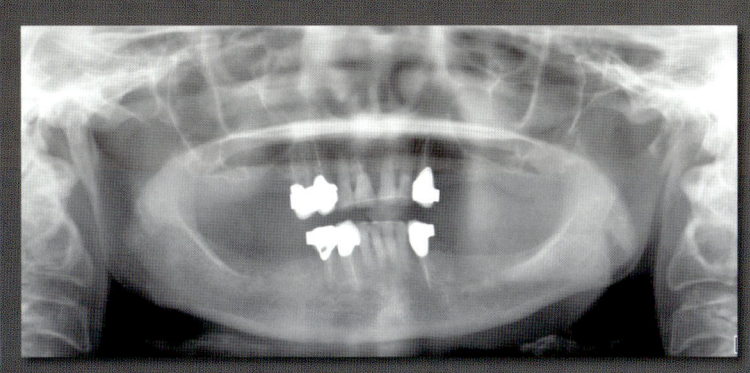

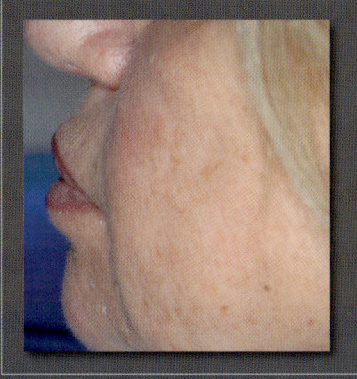
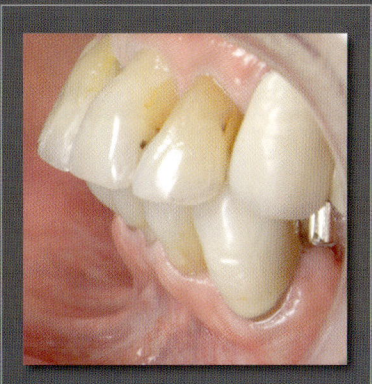

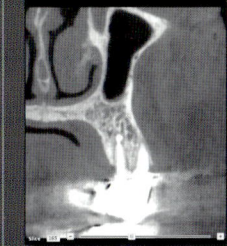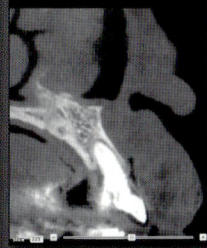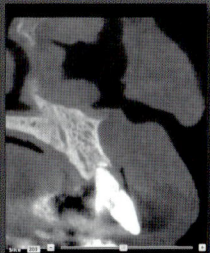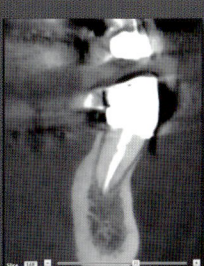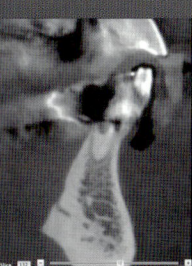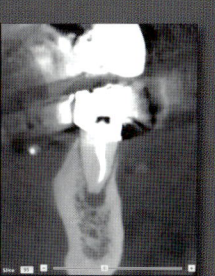

第7章 ▶ 拔牙后即刻种植引导手术

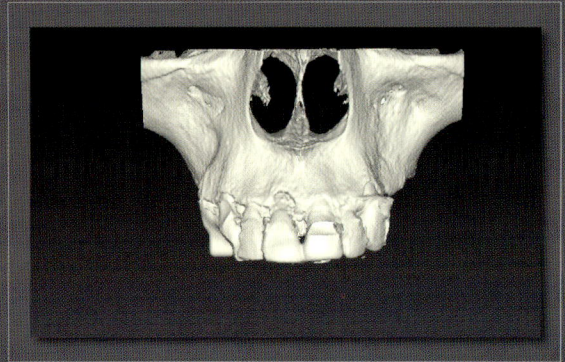
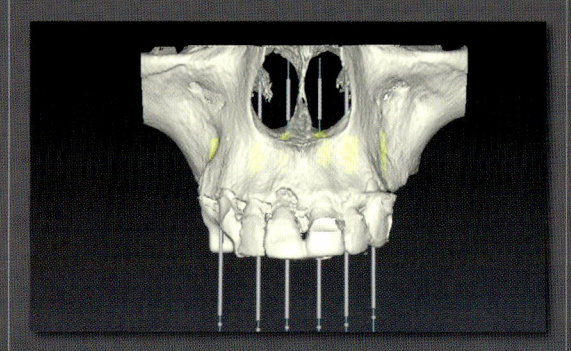
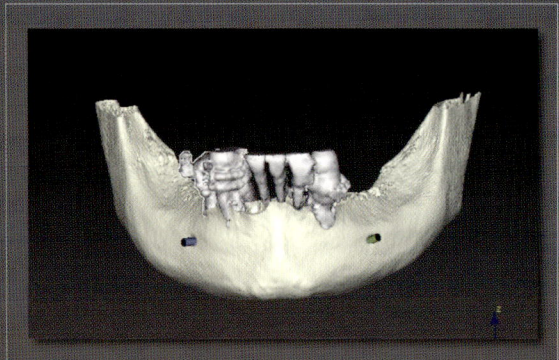
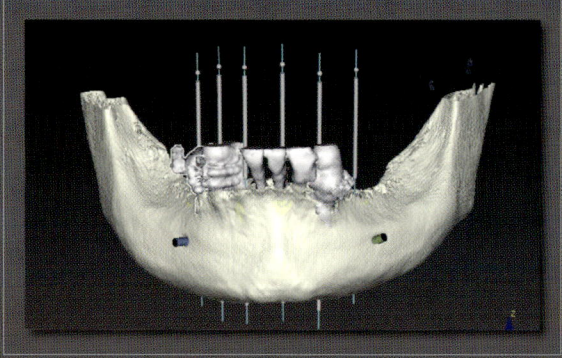

图152~图155
计算机进行颌骨三维重建。

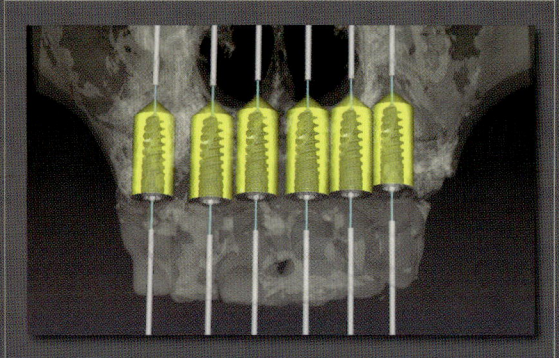
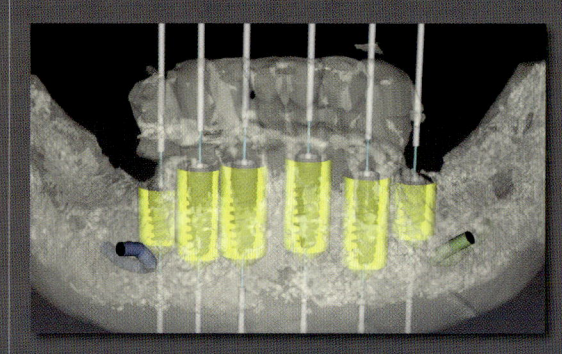

图156和图157
虚拟设计显示种植体位置与修复体外形、穿龈轮廓的关系。

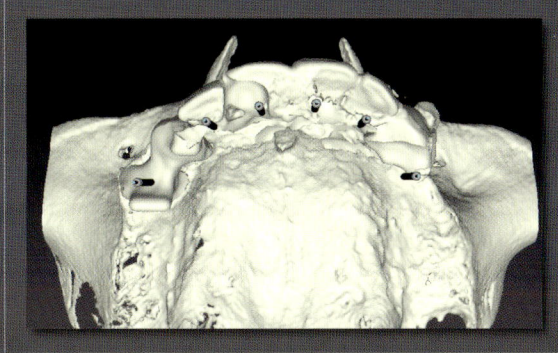
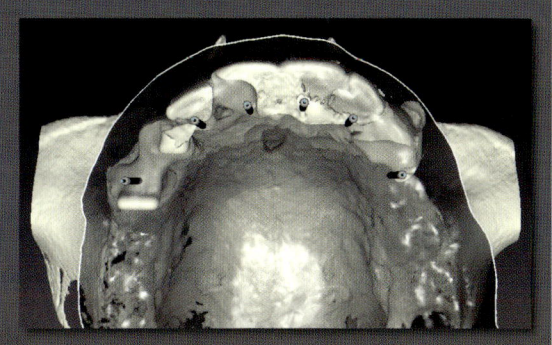
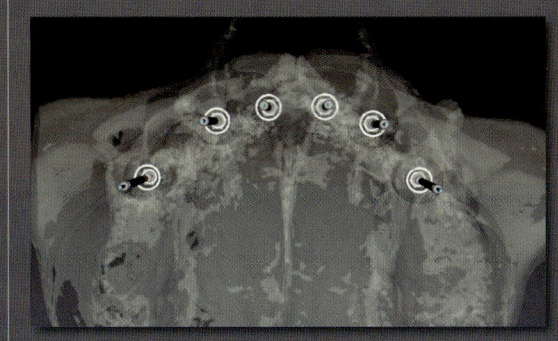
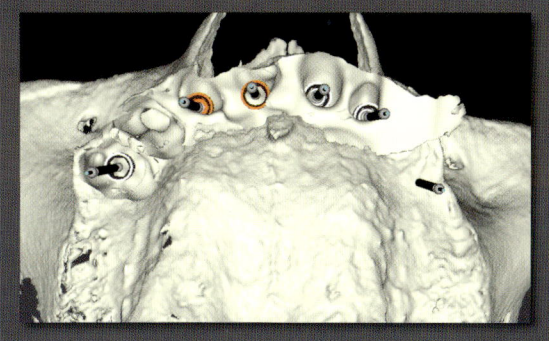
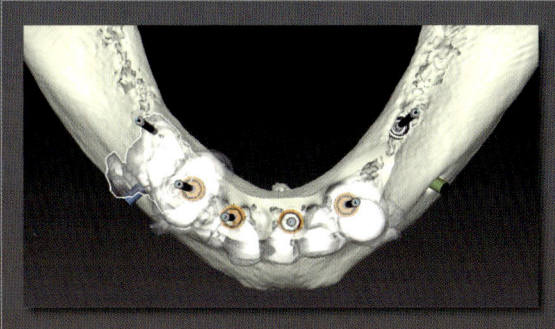
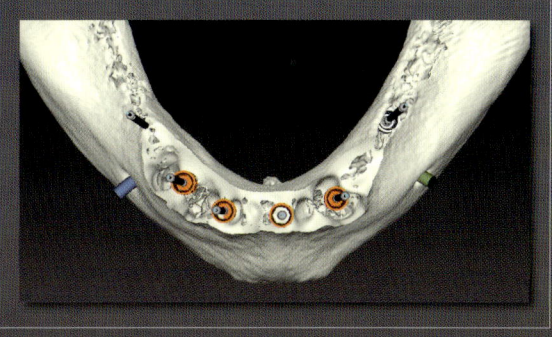

图158～图163
计算机设计拔牙后即刻种植的角度和穿龈轮廓。

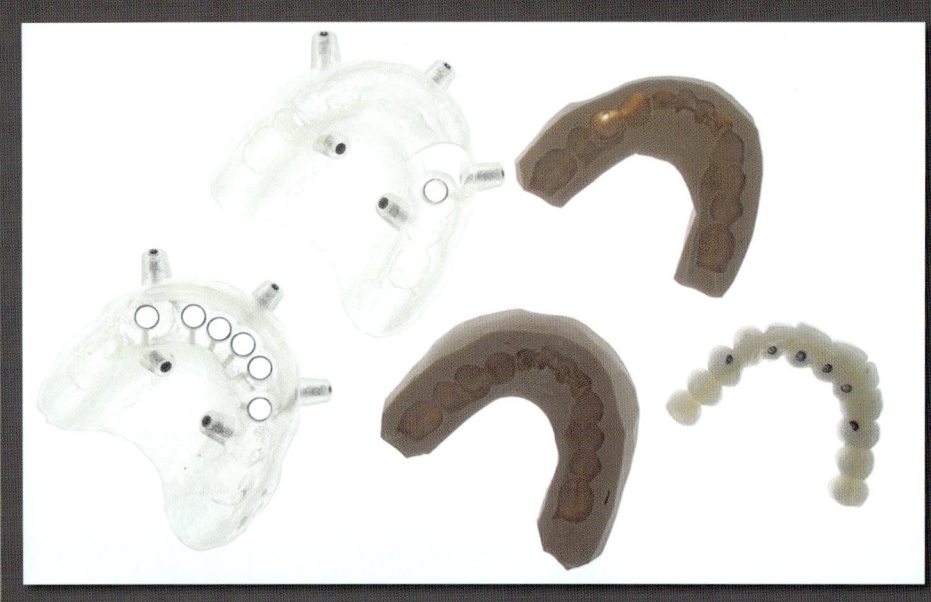

图164
两副手术导板,手术定位记录,即刻临时义齿。

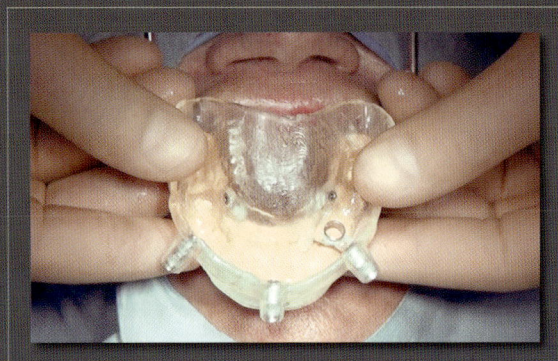
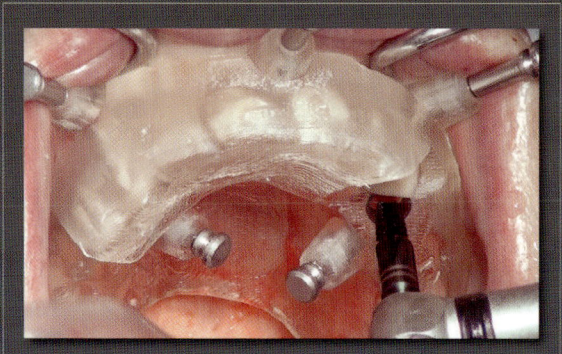
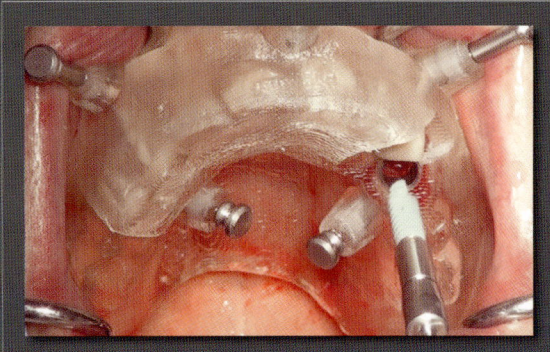
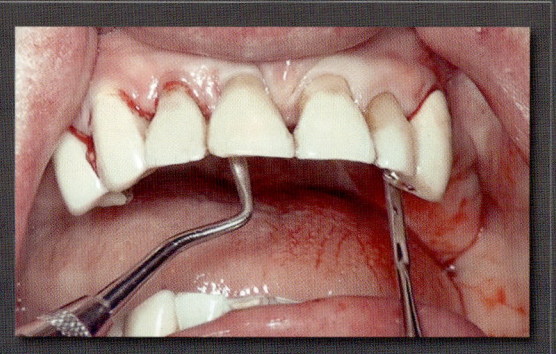

图165～图168
先戴入第一副手术导板,在愈合的牙槽嵴上植入1颗种植体。然后,取下第一副手术导板,拔除余留牙齿。

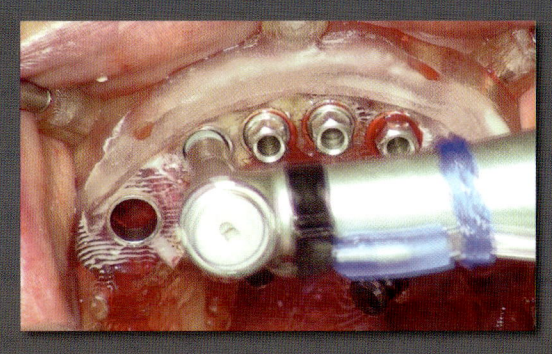
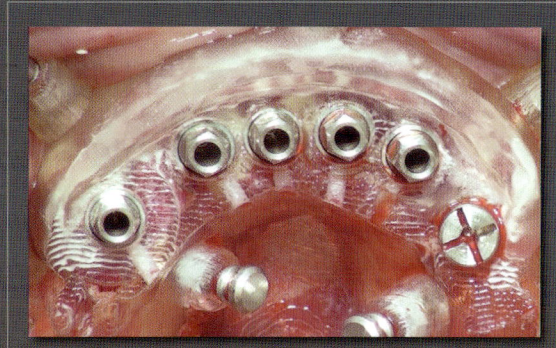
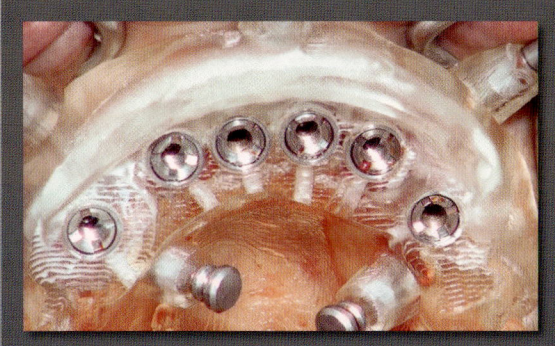
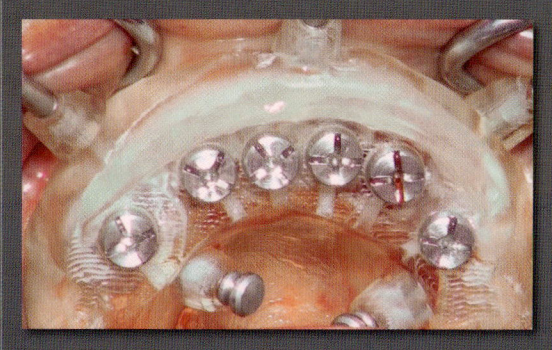
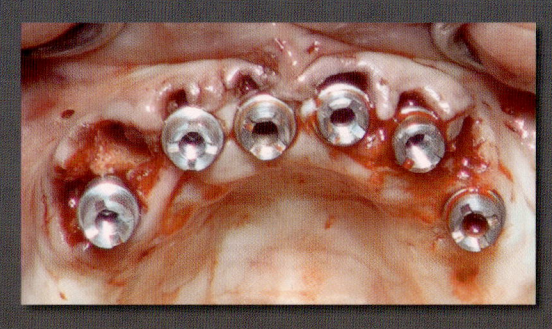

图169～图174
戴入第二副手术导板，植入其余种植体。

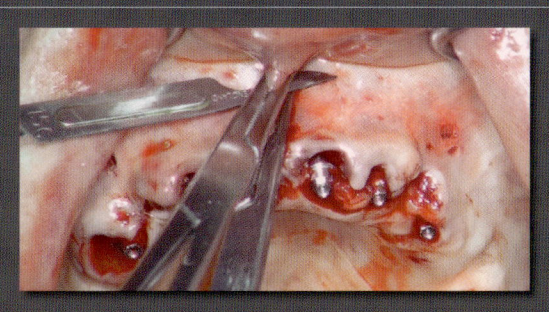

图175和图176
种植术后进行轻度软组织修整，如唇系带切除术，改善种植修复体就位。

第7章 ▶ 拔牙后即刻种植引导手术

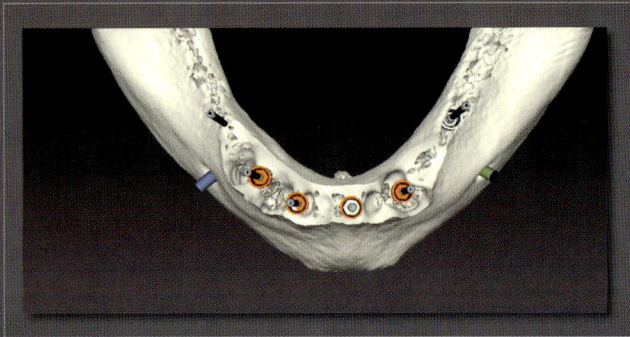
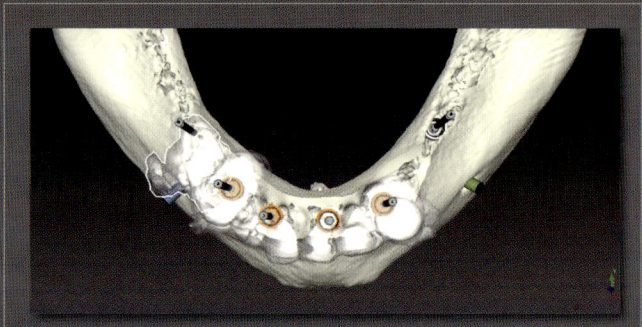
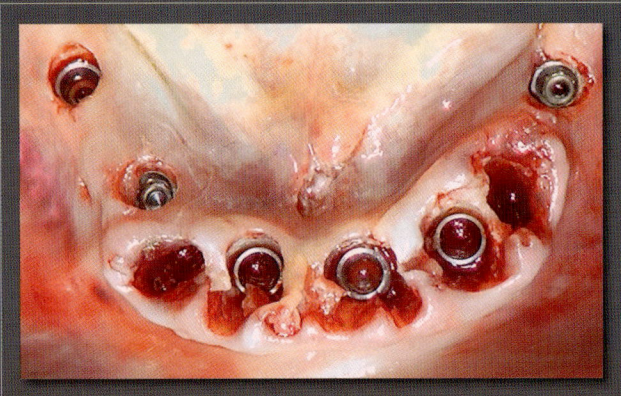
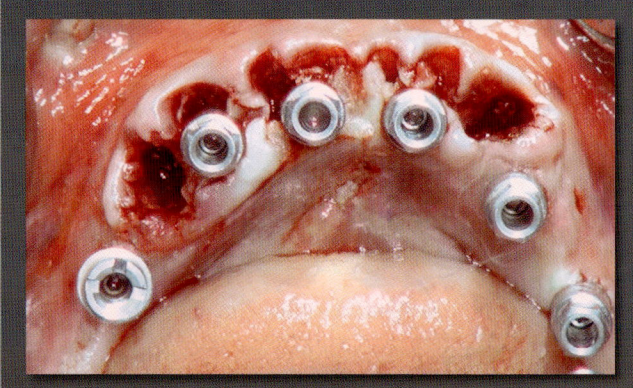
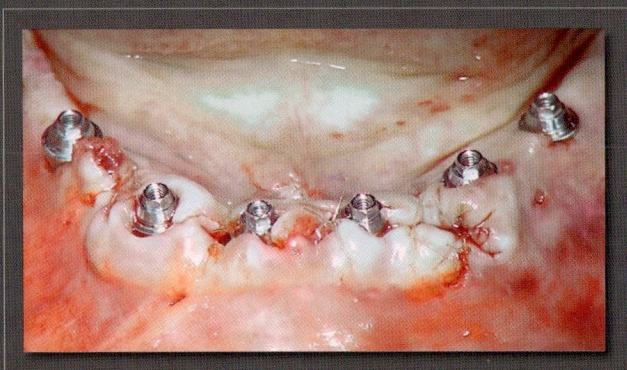
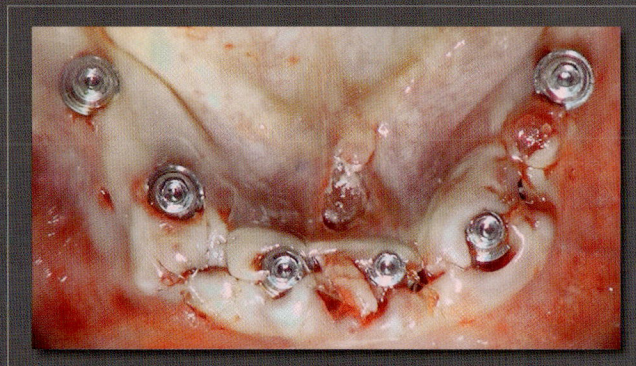

图177~图182
下颌采用同样的方式，可见术前设计和术后口内情况。

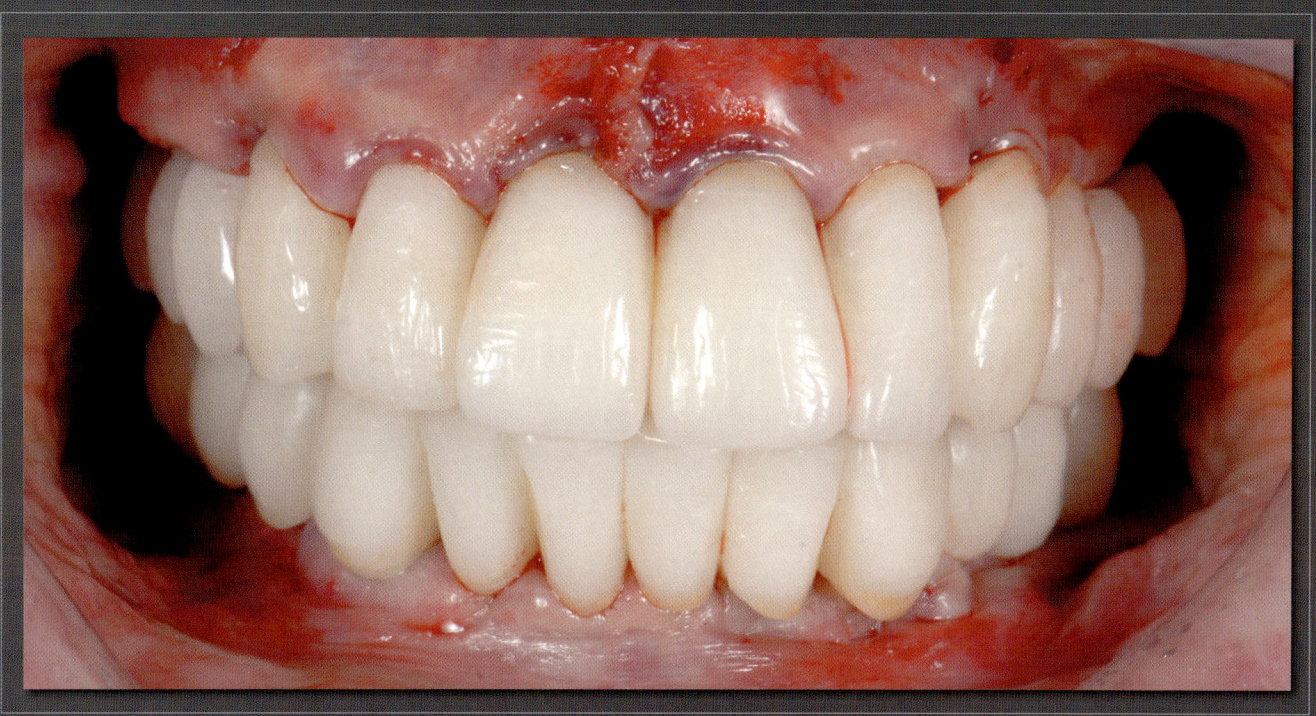

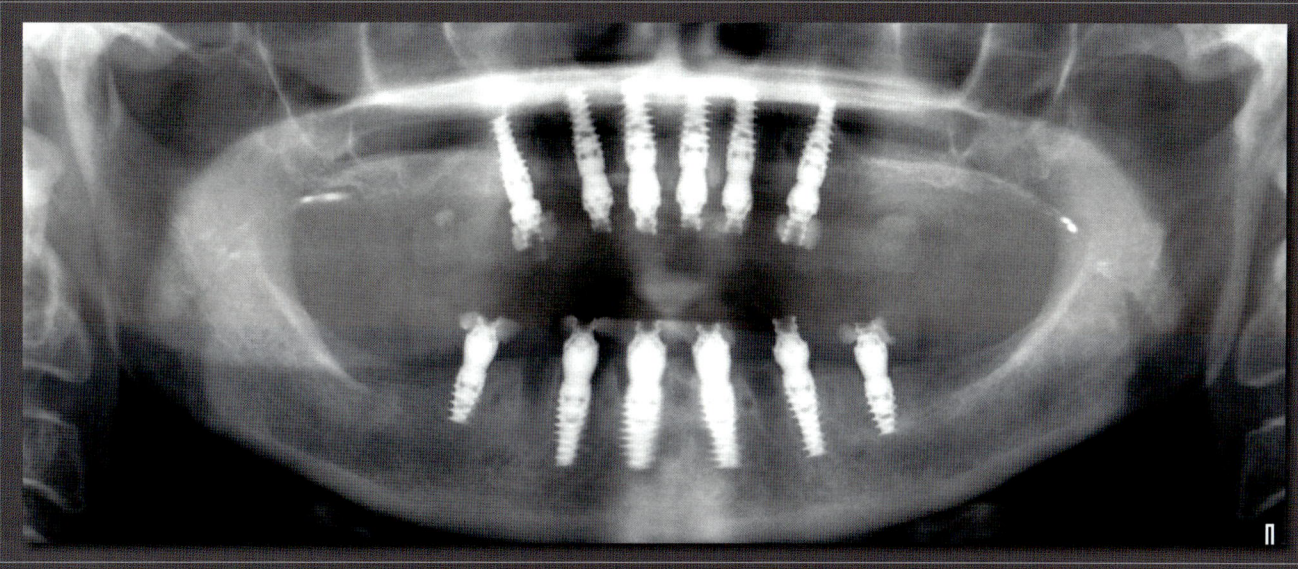

图183和图184
术后戴入纤维增强临时义齿,放射学检查。

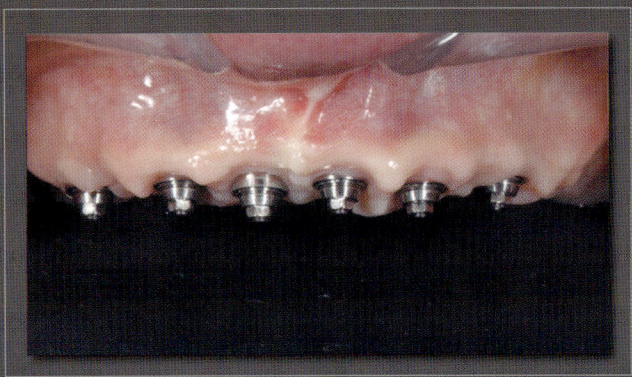
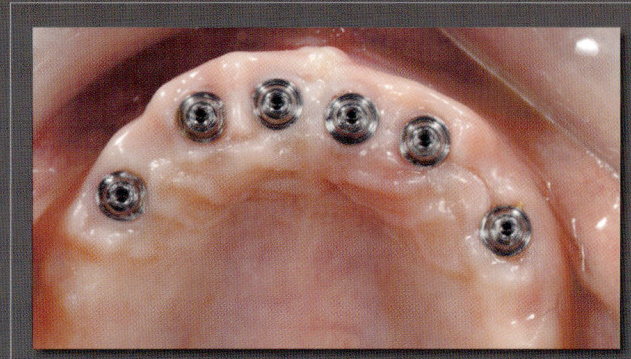
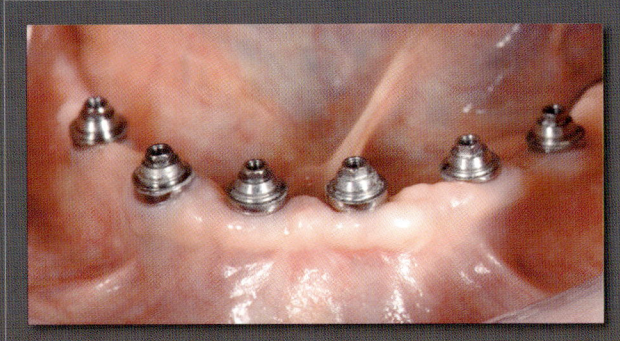
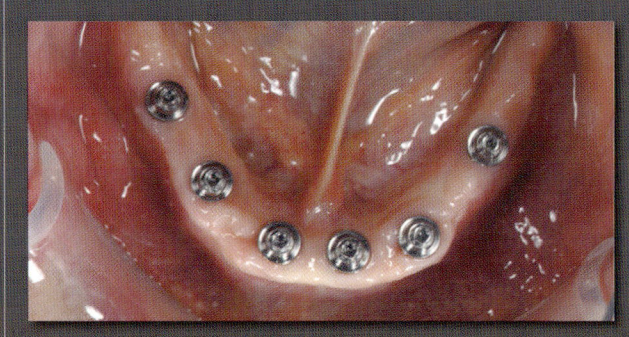

图185~图188
术后愈合6个月。

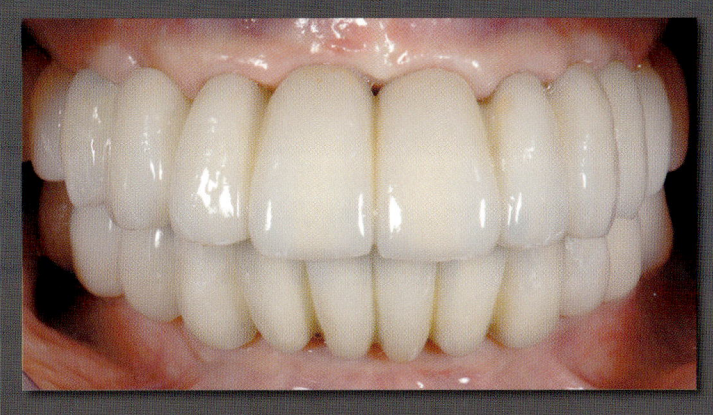
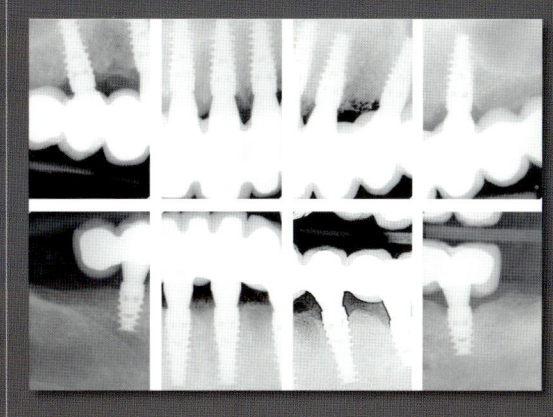

▶ 图189～图191

最终修复体和放射学检查。

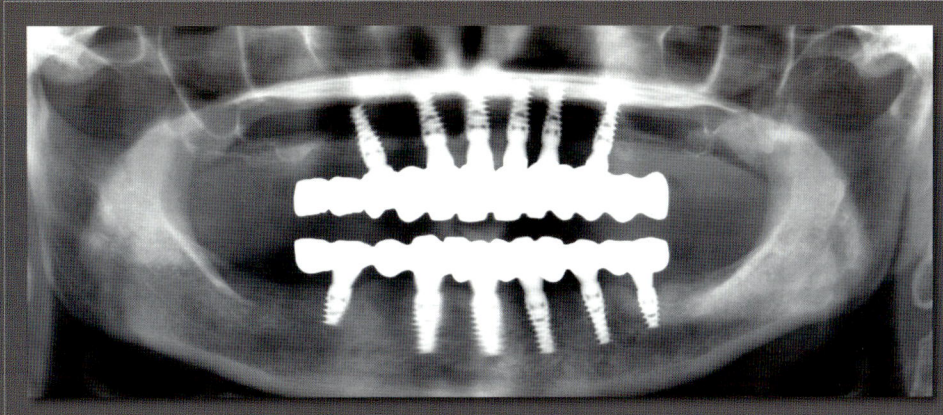

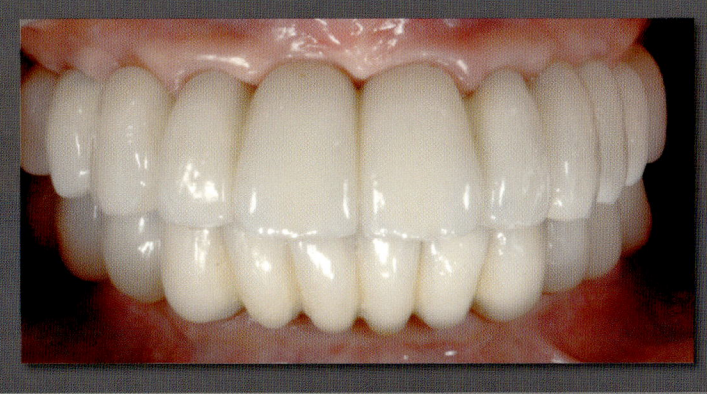
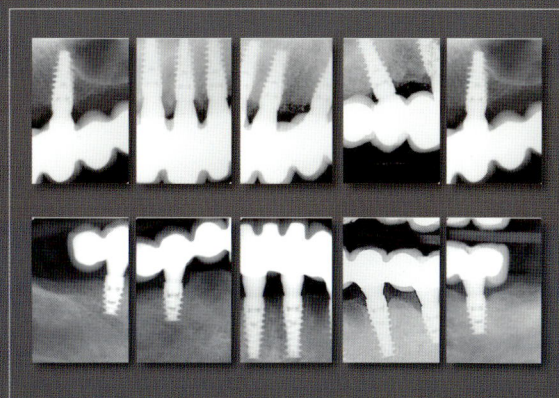

图192和图193

修复3年后复查及放射学检查。

第7章 ▶ 拔牙后即刻种植引导手术

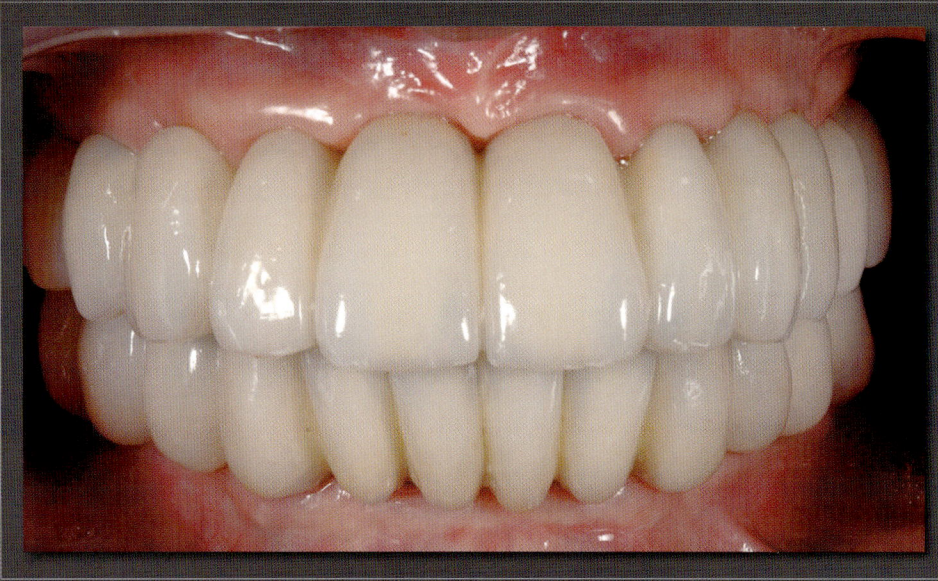

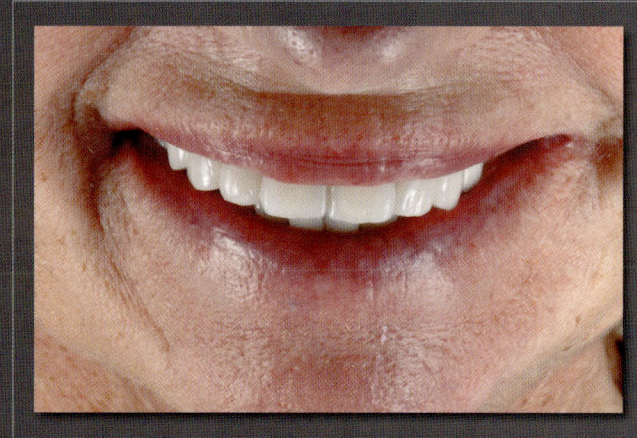

图194 ~ 图196
修复5年后复查照片。

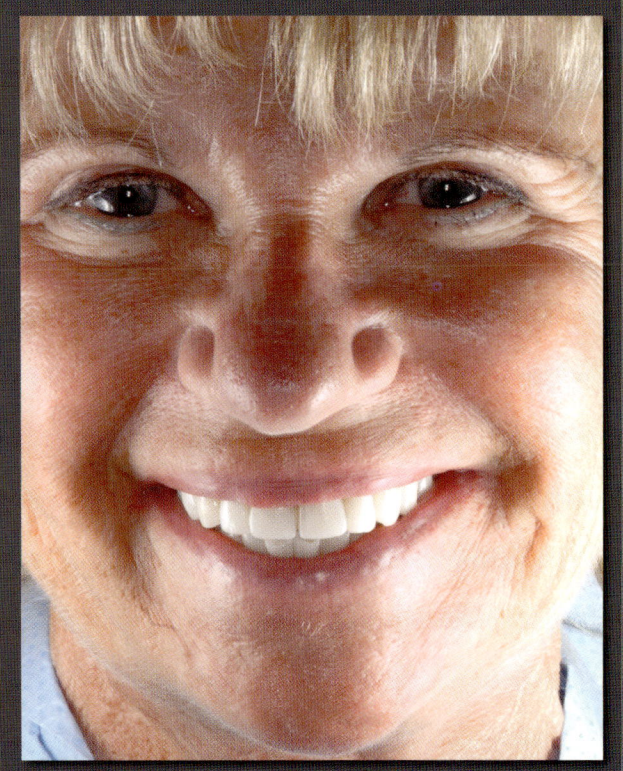

病例4（图197～图256）

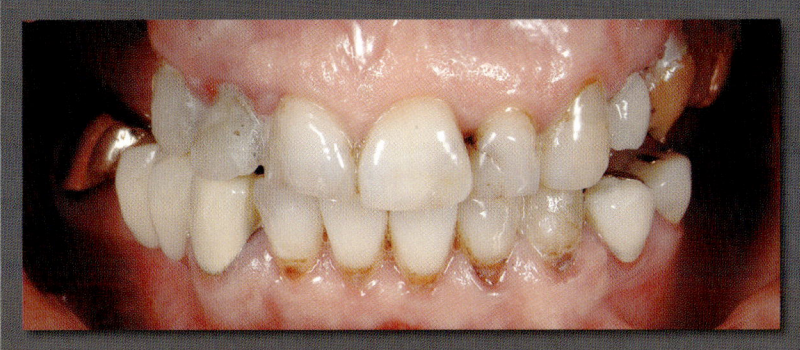
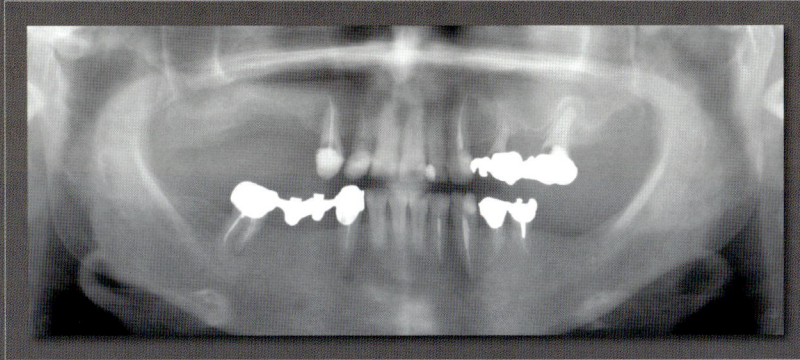
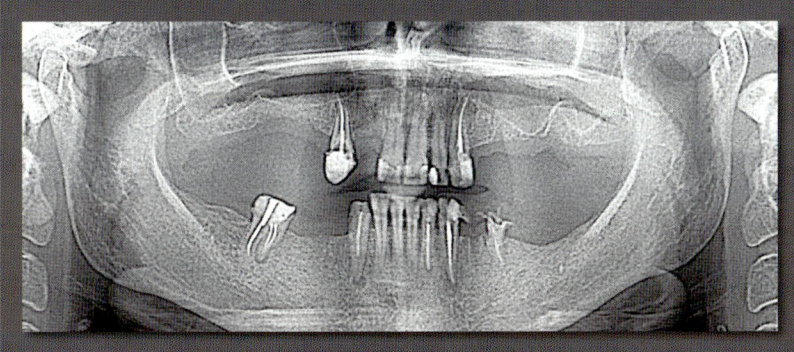
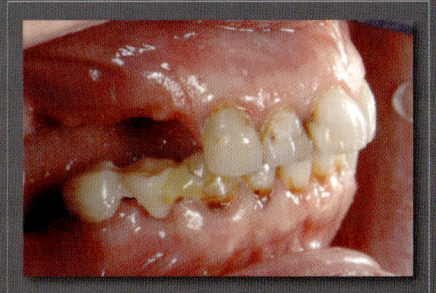
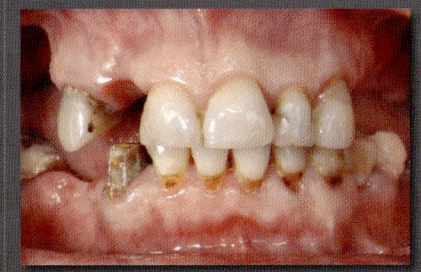
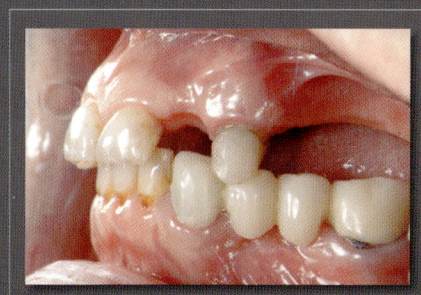

图197～图202
牙列缺损，余留牙多发病损。

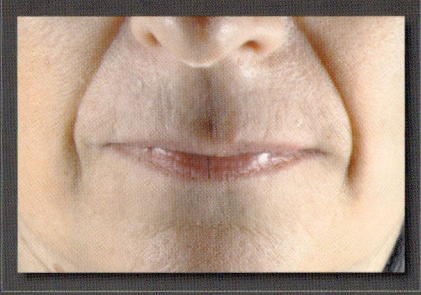 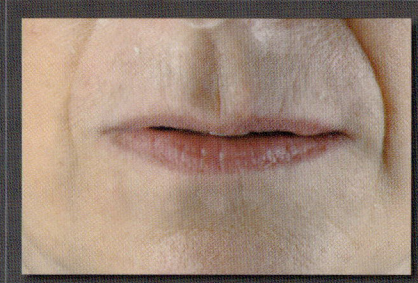 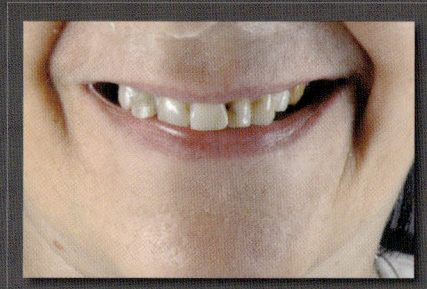
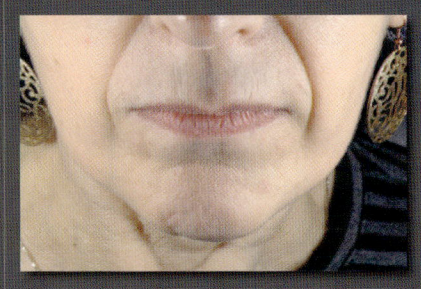 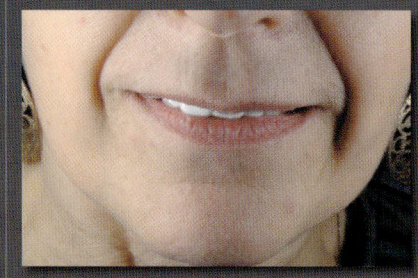 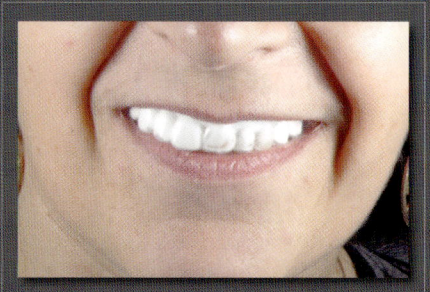

图203 ~ 图208
口内试戴诊断饰面。

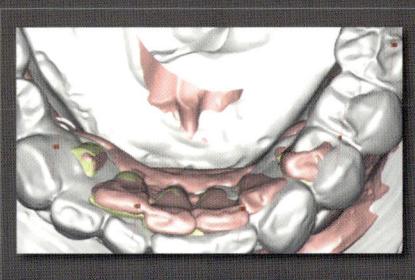 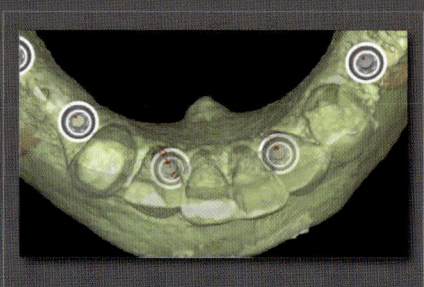

图209 ~ 图213
计算机设计下颌修复体的合理位置，以及相应的拔牙即刻种植位置。

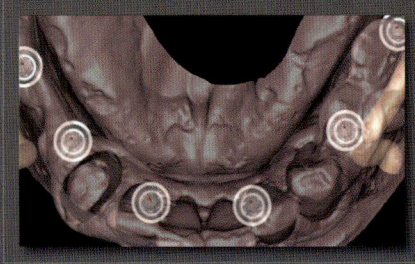 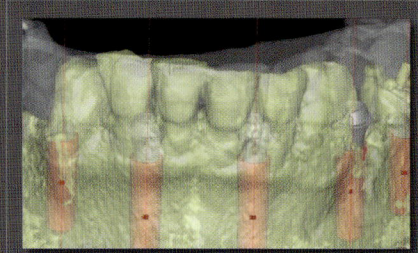 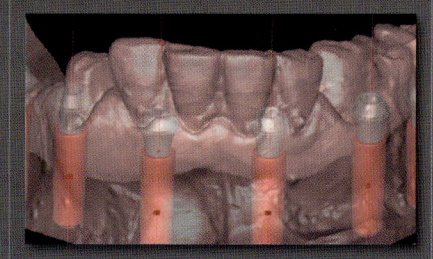

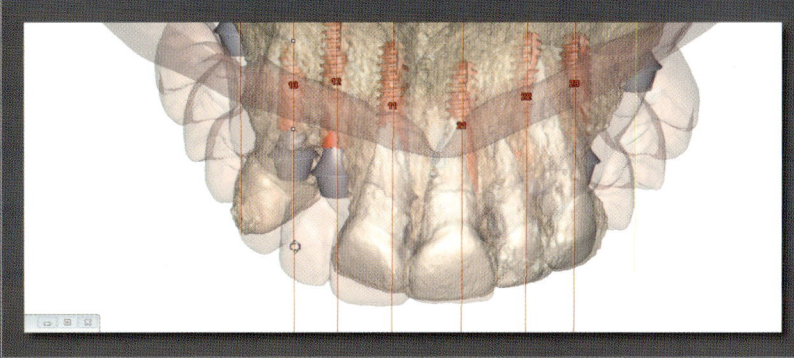

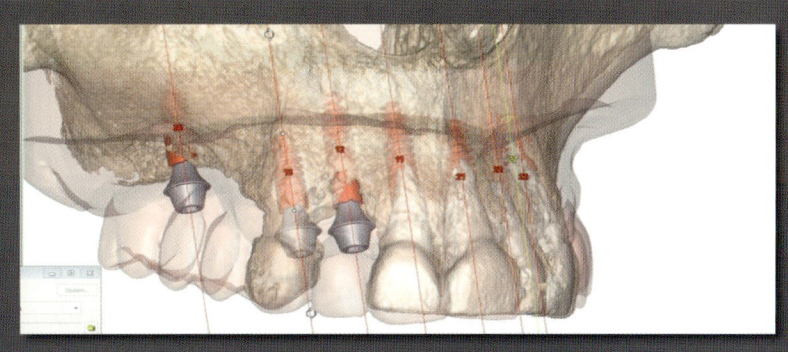

图214 ~ 图216
上颌用同样的方式设计。计算机上可以显示医生需要的很多信息，颌骨的结构、待拔的牙齿和未来的修复体。

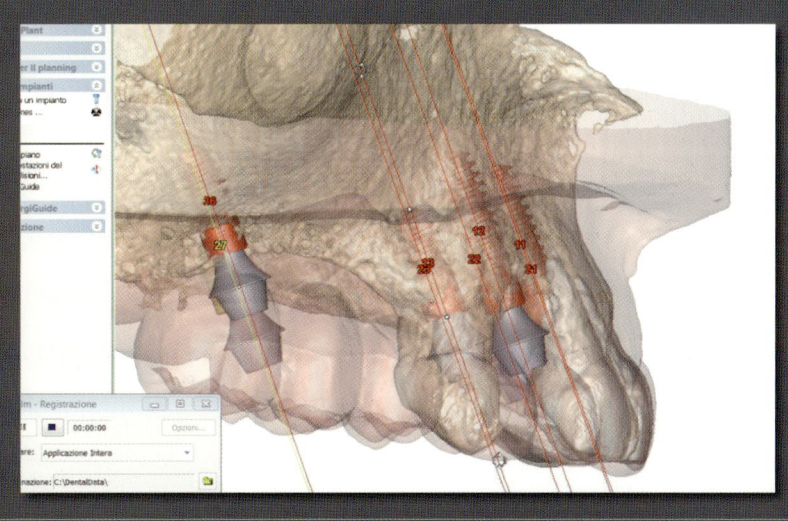

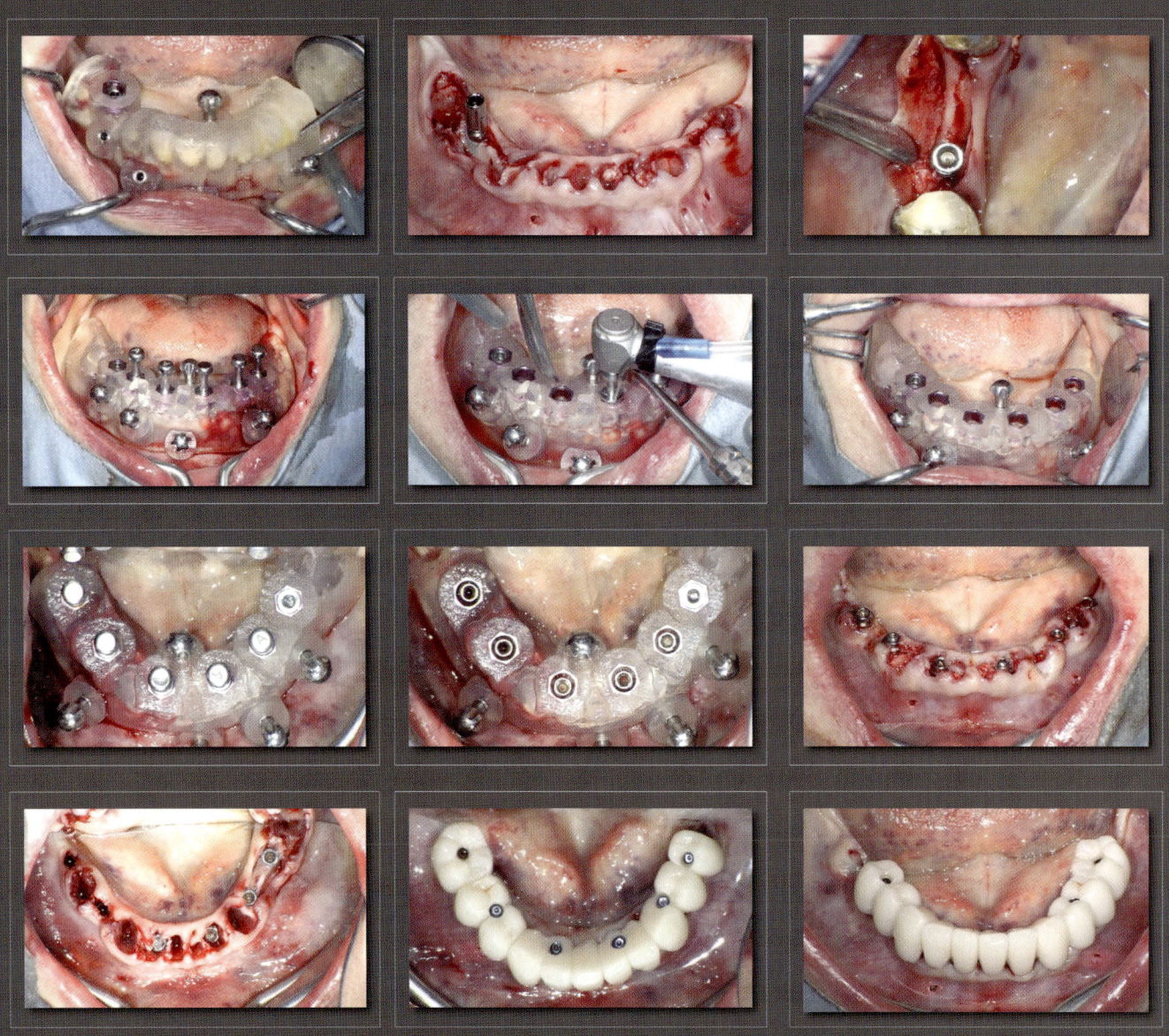

图217~图228
使用两副手术导板，植入种植体，戴入即刻临时义齿。

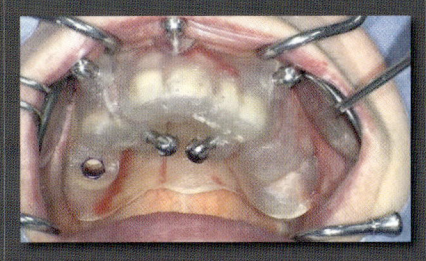 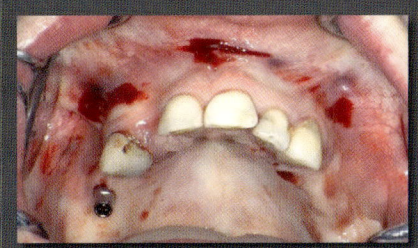 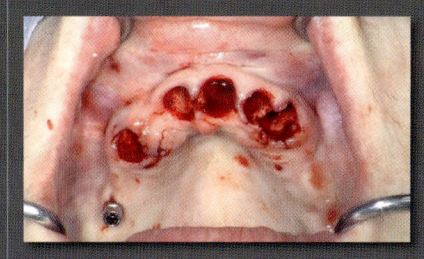
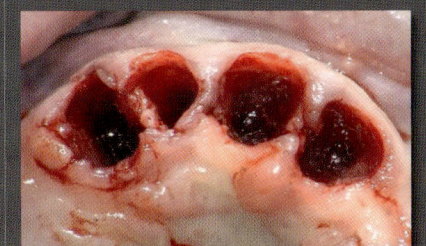 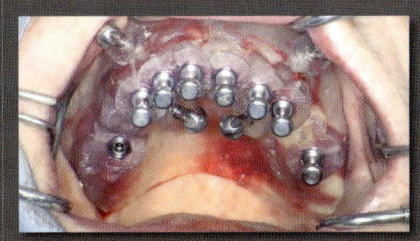 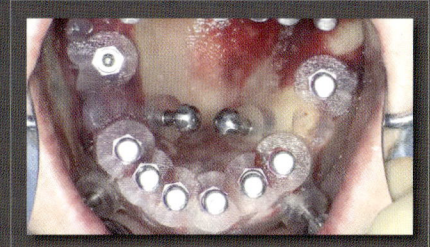
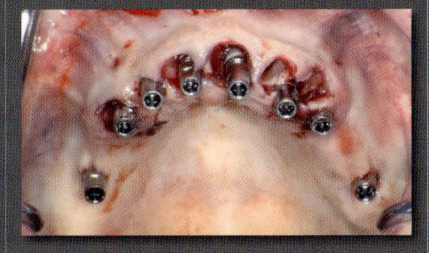 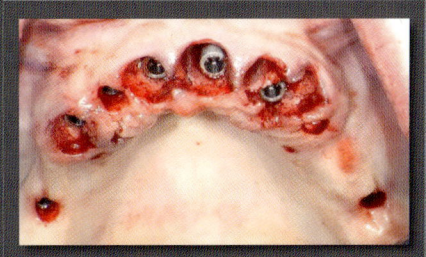 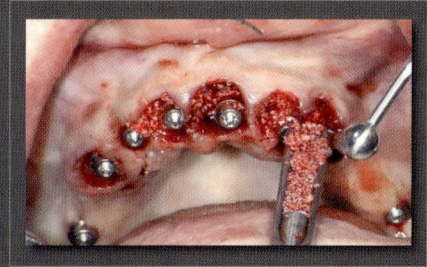
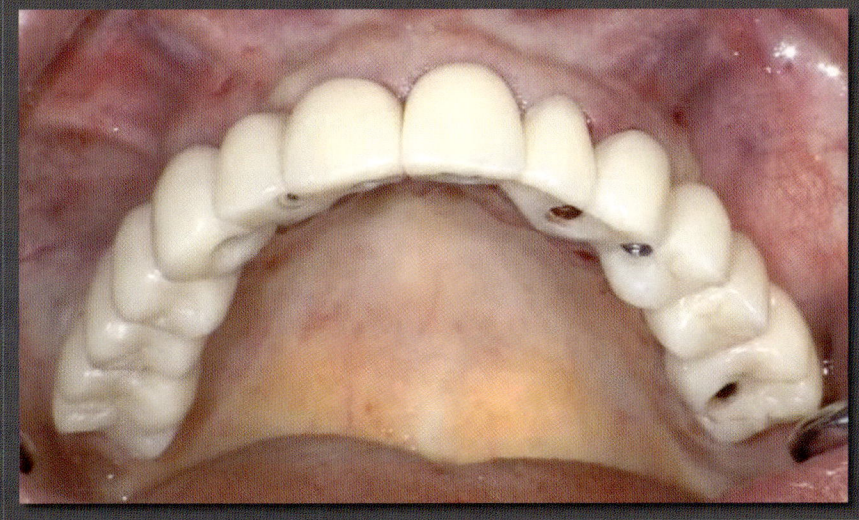

图229 ~ 图238
上颌采用同样的手术方式。

第7章 ▶ 拔牙后即刻种植引导手术

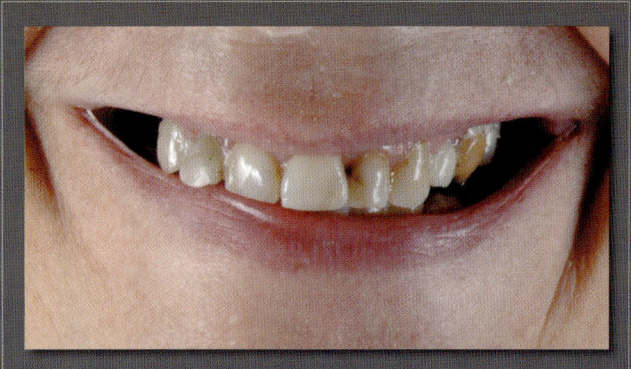
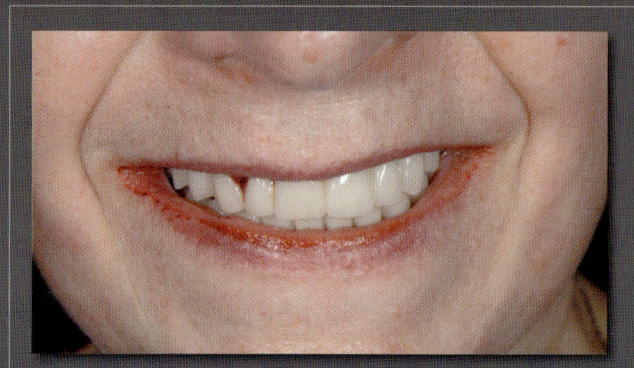
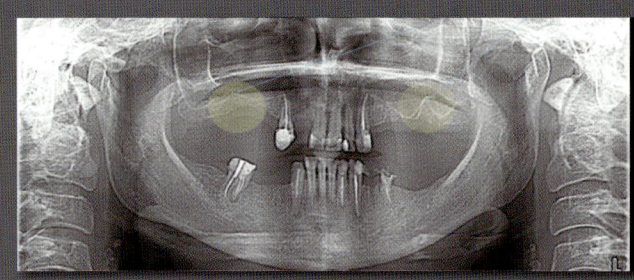
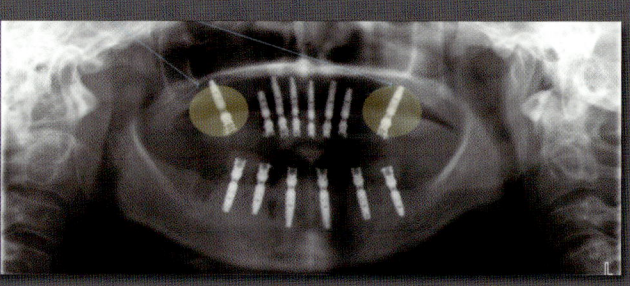

图239~图242
术前、术后面像和放射学检查的对比。注意使用导板最大限度地利用剩余牙槽骨，避免了骨增量手术。

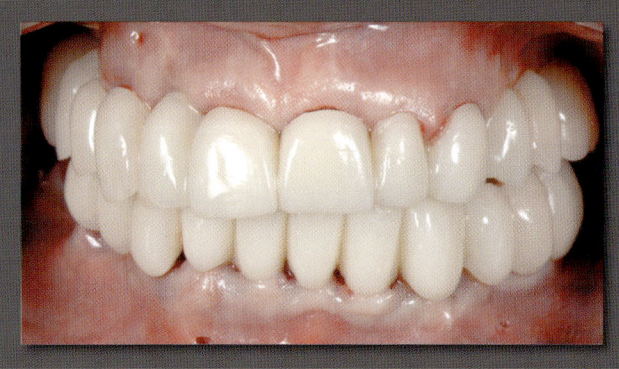
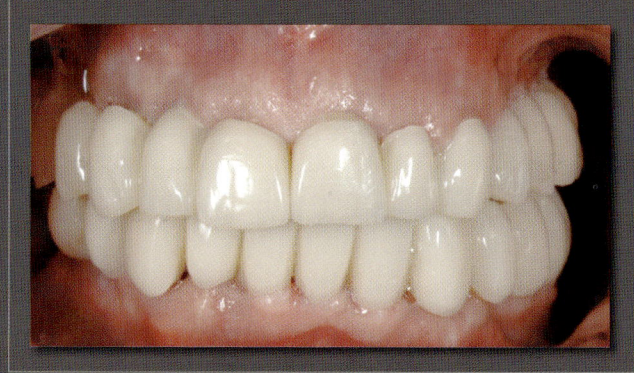

图243和图244
术后30天组织愈合情况。

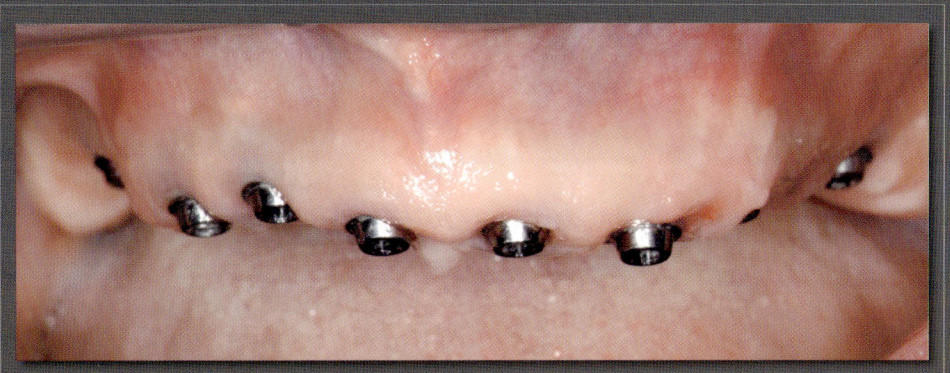

图245 ~ 图249
术后6个月显示组织愈合理想，戴入最终修复体。

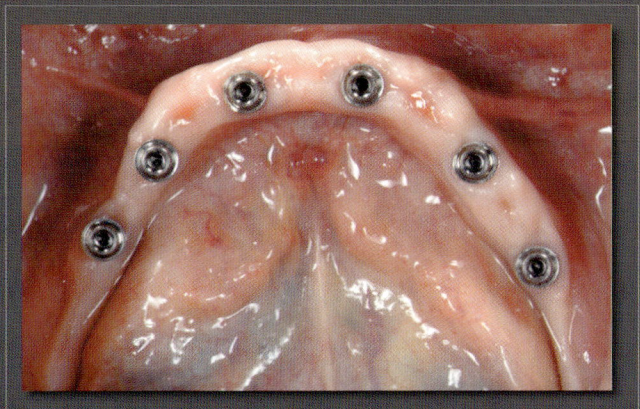
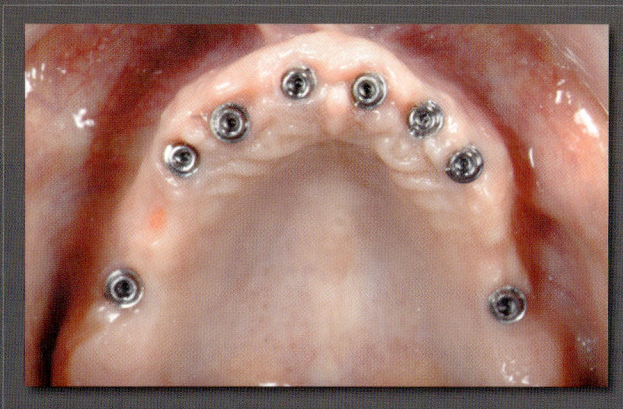
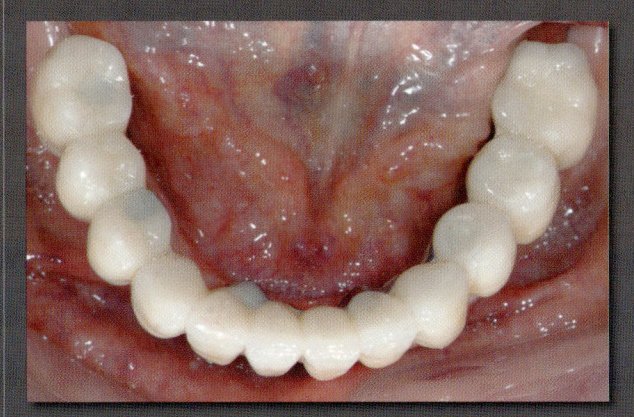
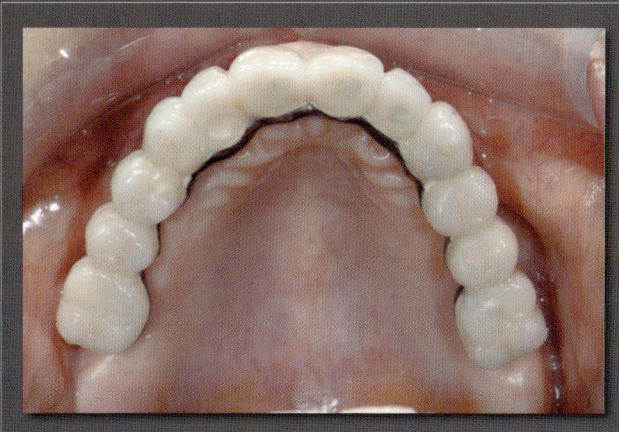

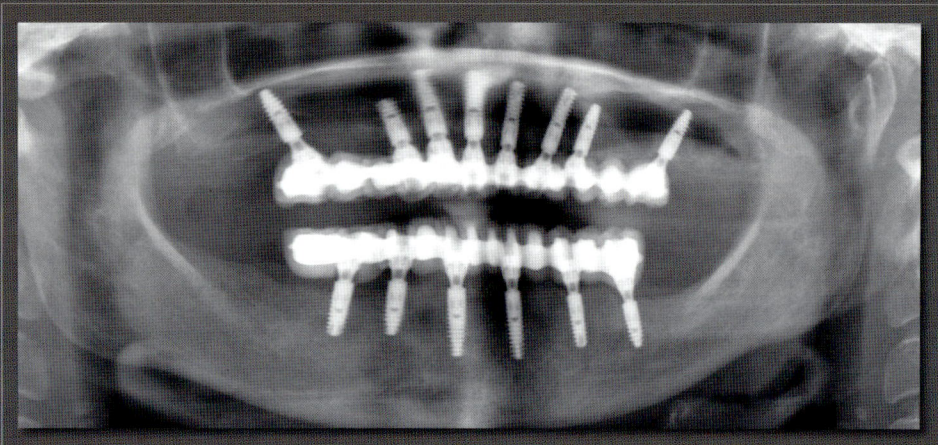

▶ 图250～图253
最终修复体就位,放射学检查。

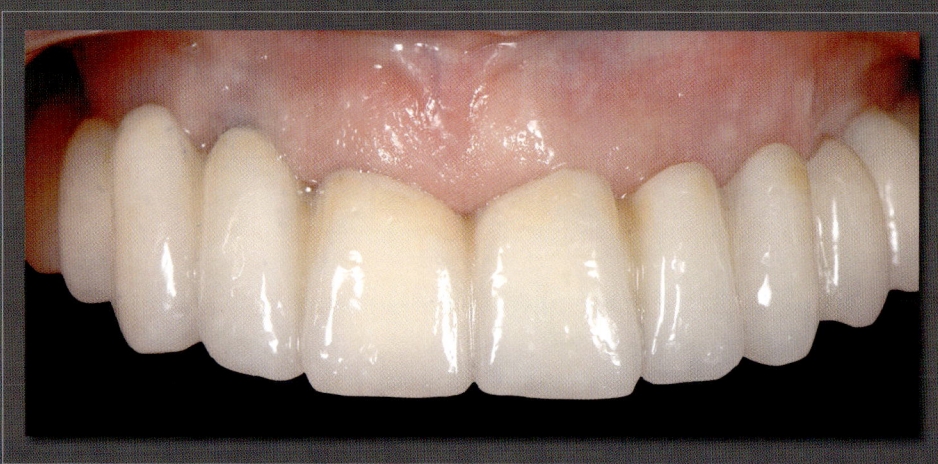

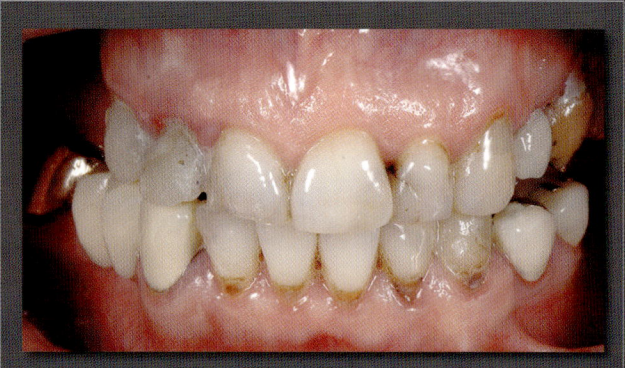

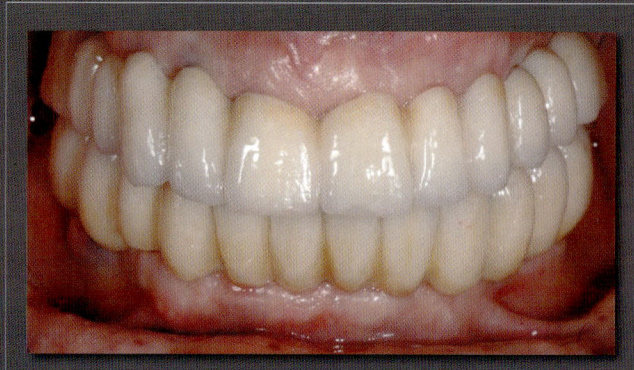

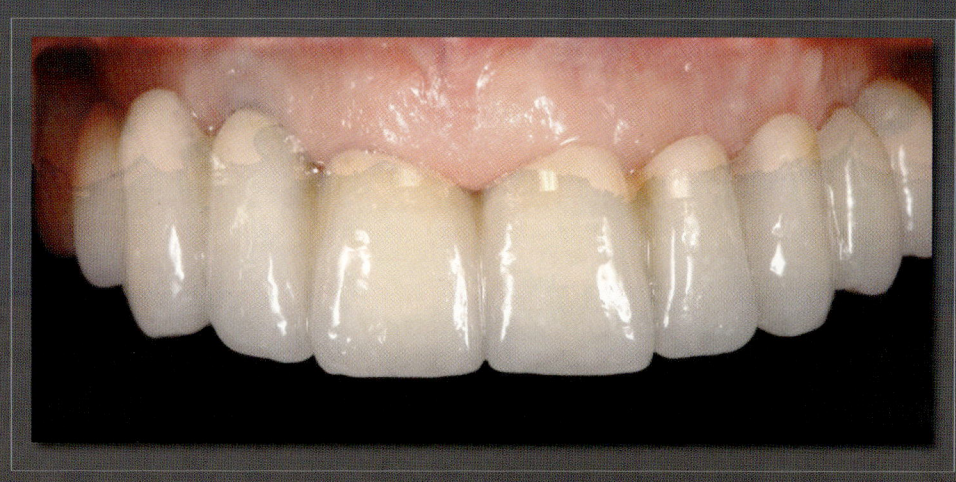

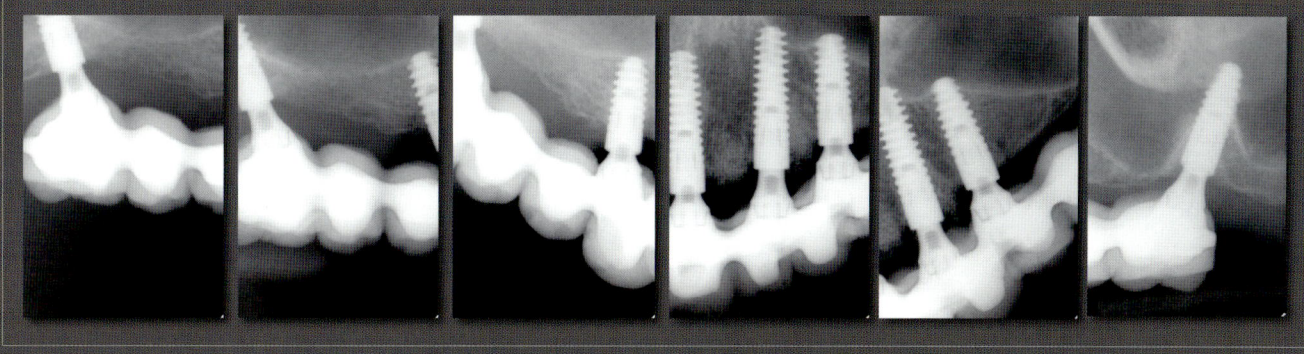

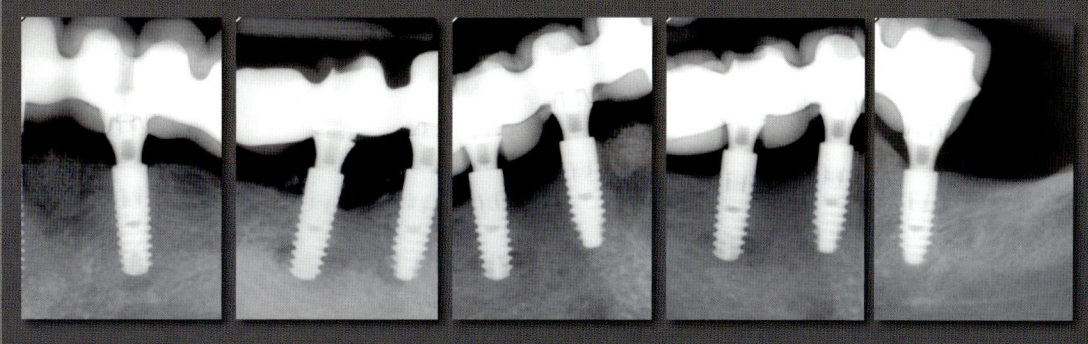

图254~图256
术后3年放射学检查和上颌口内像显示完美效果。

第7章 ▶ 拔牙后即刻种植引导手术

病例5（图257~图301）

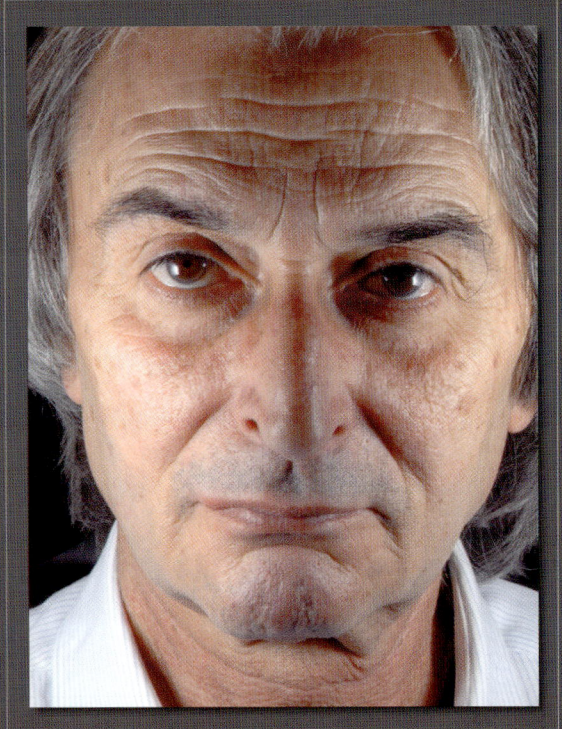
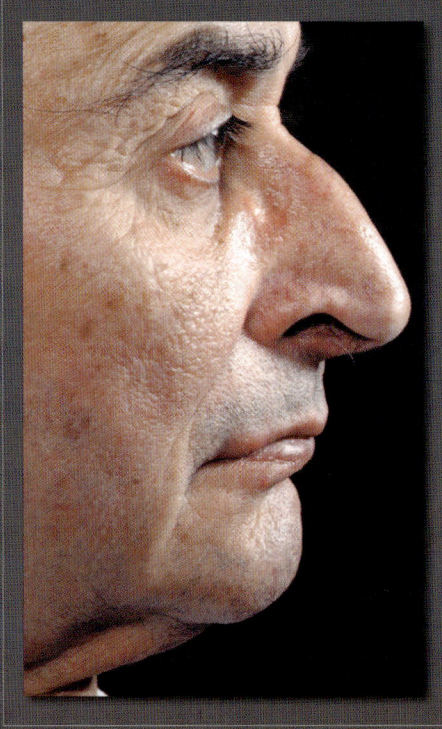

图257~图262
上下颌牙列缺损伴严重的垂直距离丧失。

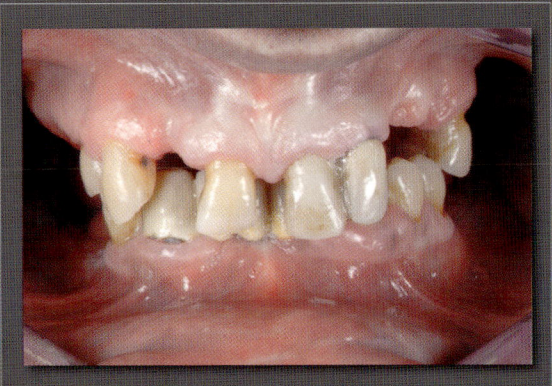
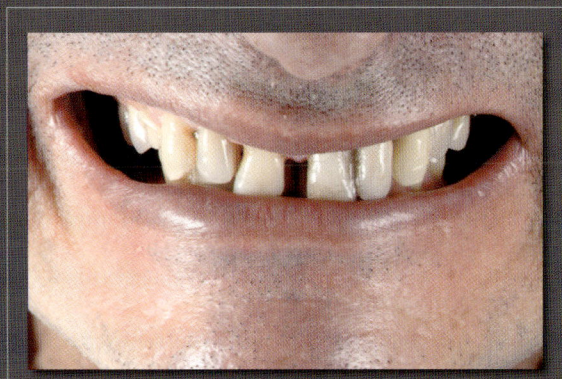
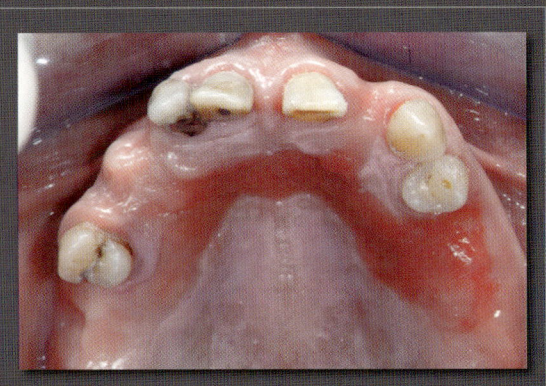
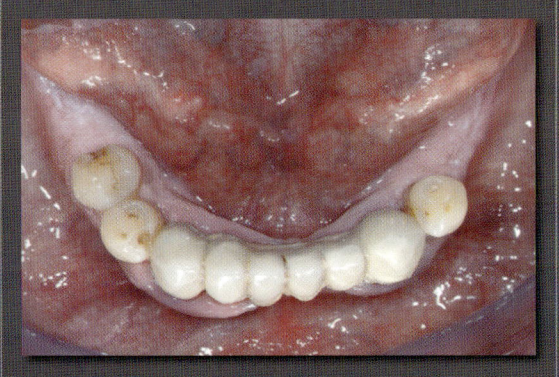

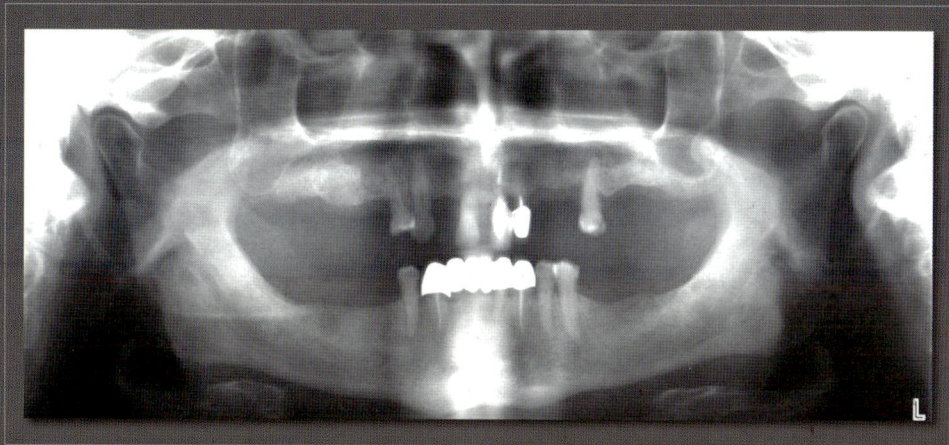
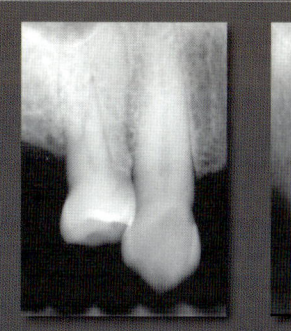
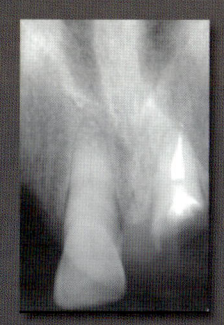

图263 ~ 图265
放射学检查。

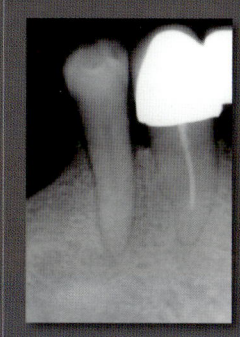
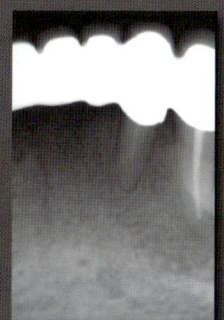
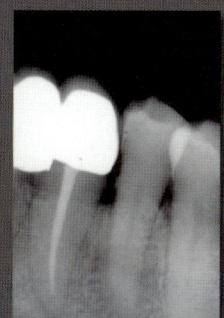
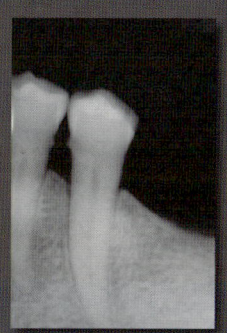

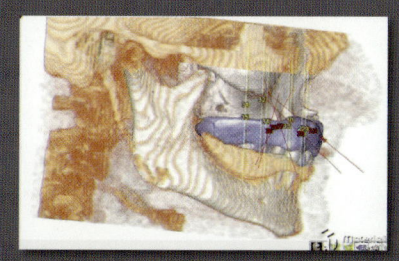
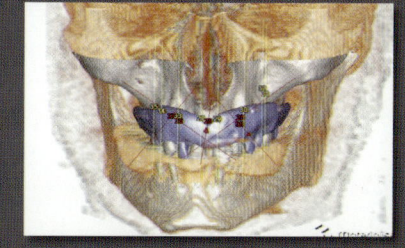
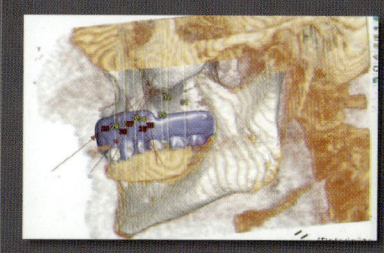

图266 ~ 图268
使用放射导板进行计算机三维分析。

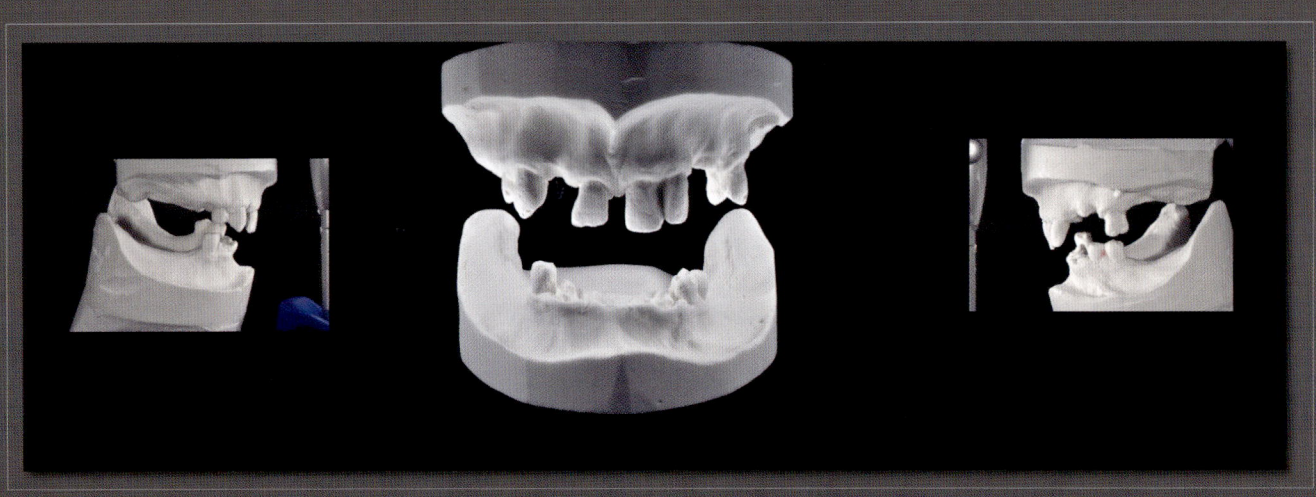

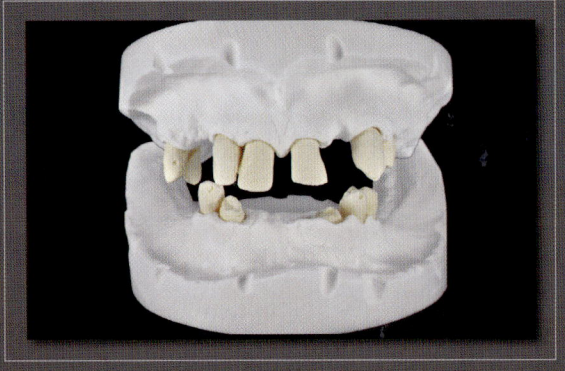

图269和图270
检查工作模型,使用分体式放射导板"双扫描技术"合理设计种植体位置,做拔牙后即刻种植。

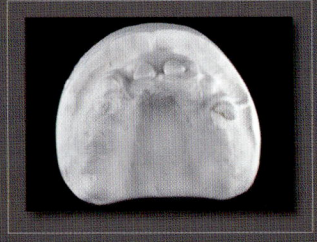 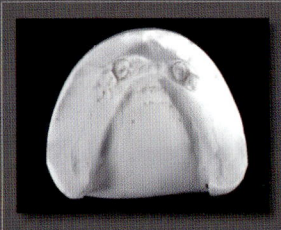 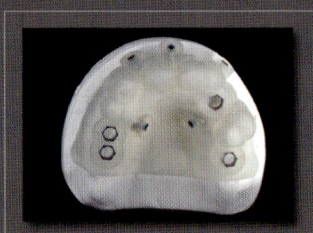 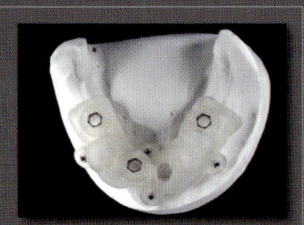

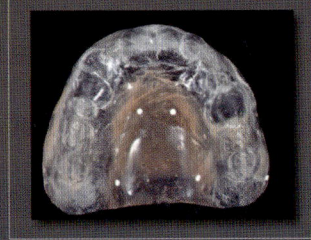 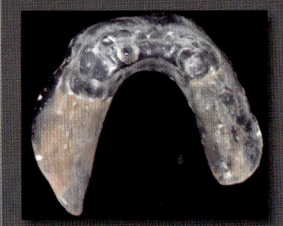 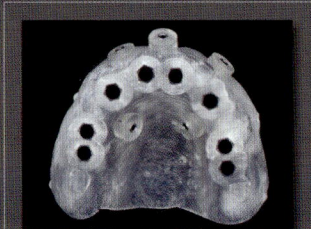 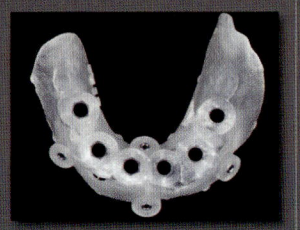

图271～图278
根据虚拟设计,制作两副手术导板。

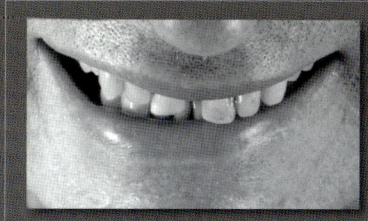
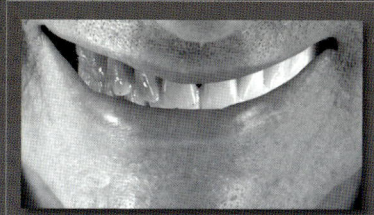
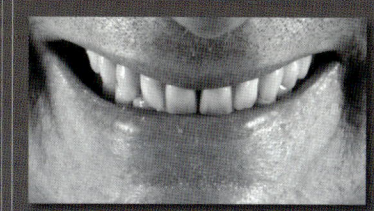
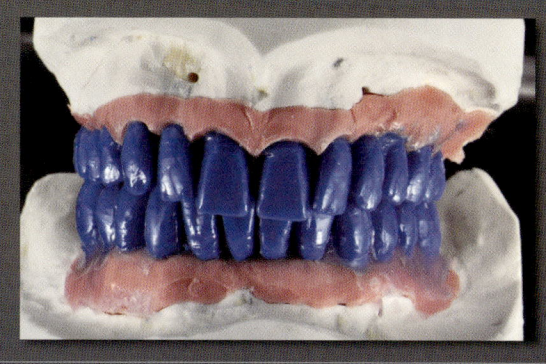
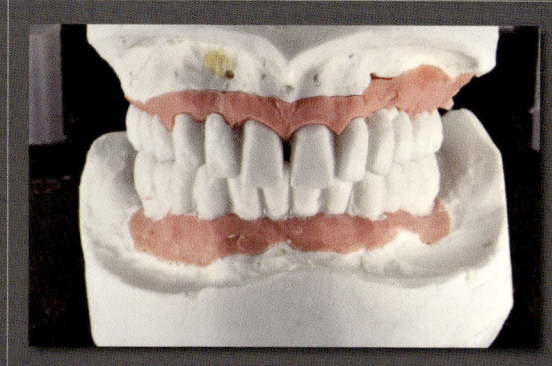
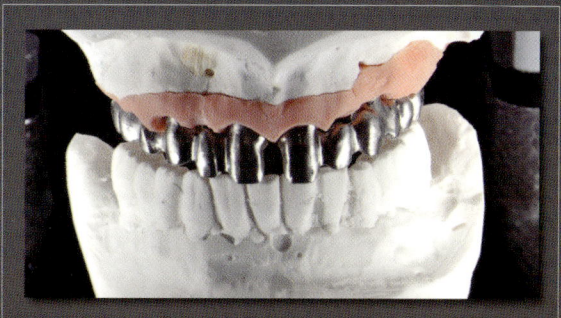
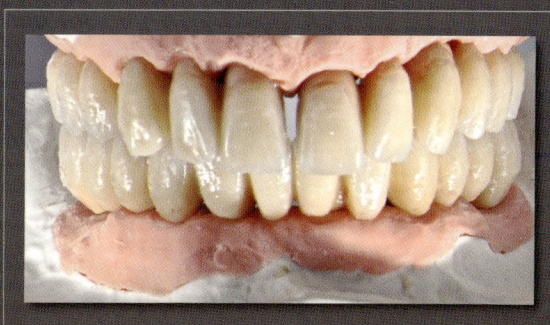
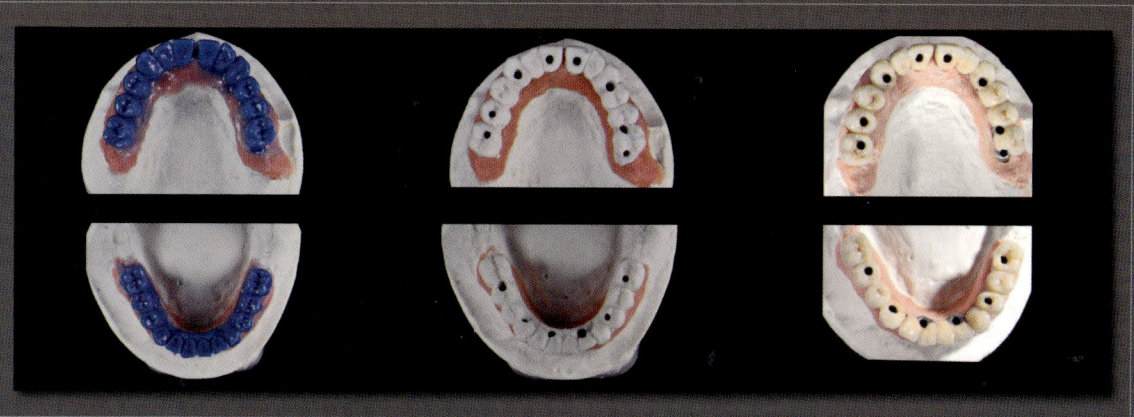

图279 ~ 图286
诊断饰面和诊断蜡型显示修复体功能和美观效果满意。最终修复体采用螺丝固位金属烤瓷的设计。

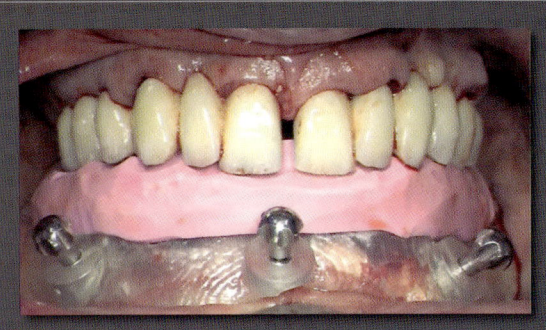

图287 ~ 图293
使用"双放射导板"技术制作的手术导板和戴入临时义齿。

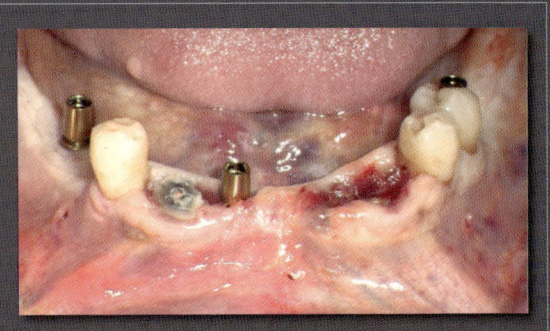
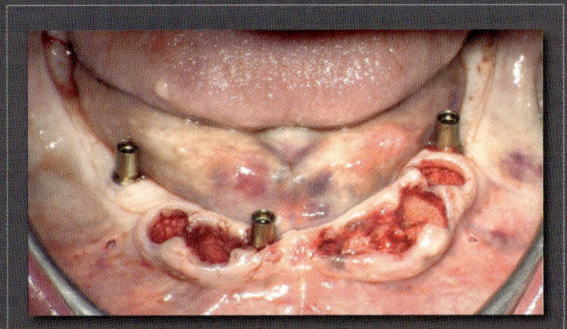
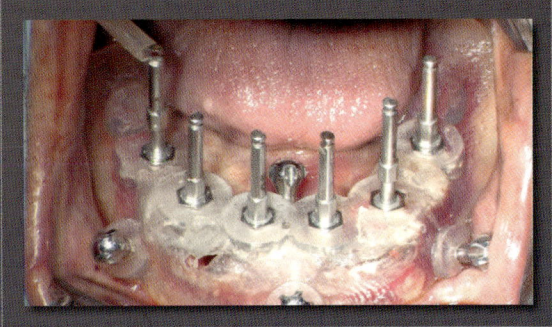
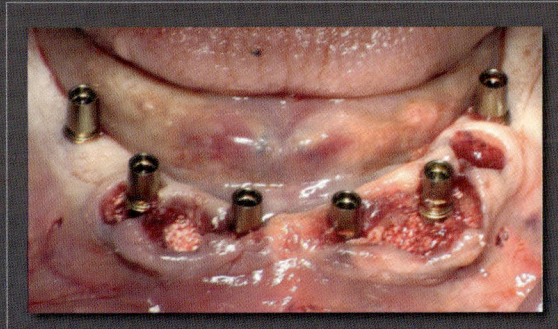
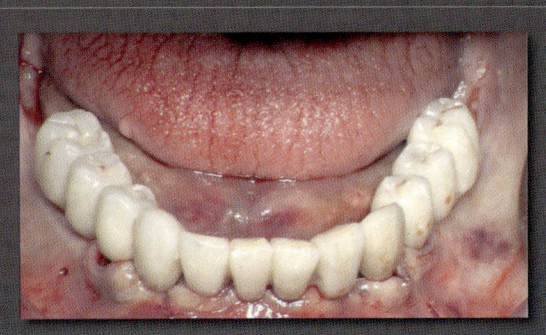
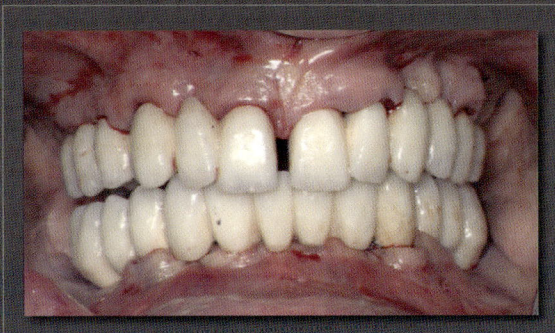

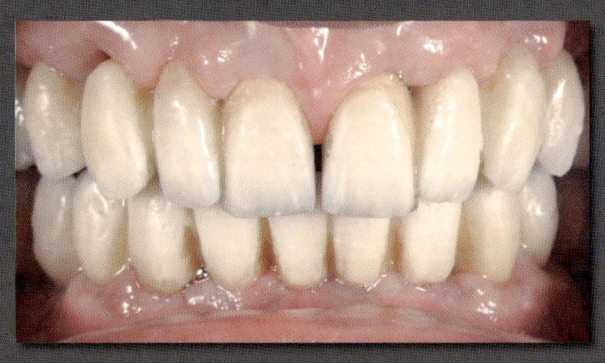
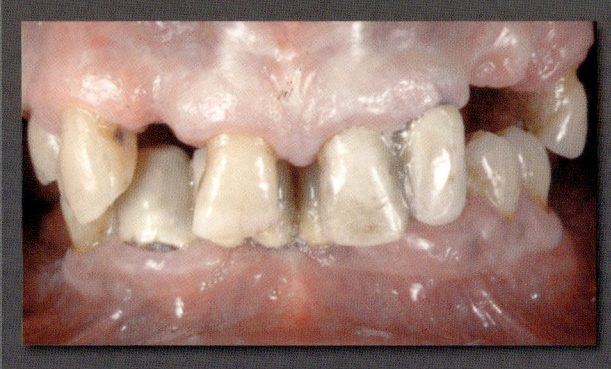

图294 ~ 图297
术前和术后4个月口内情况对比。

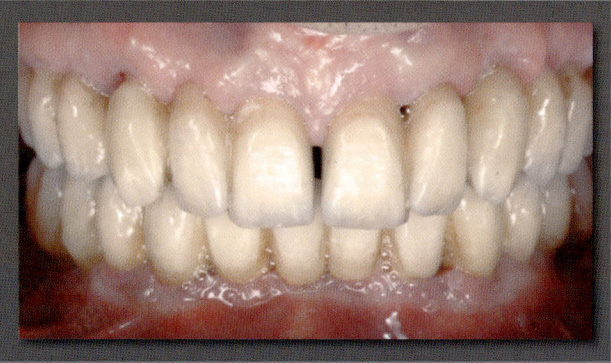
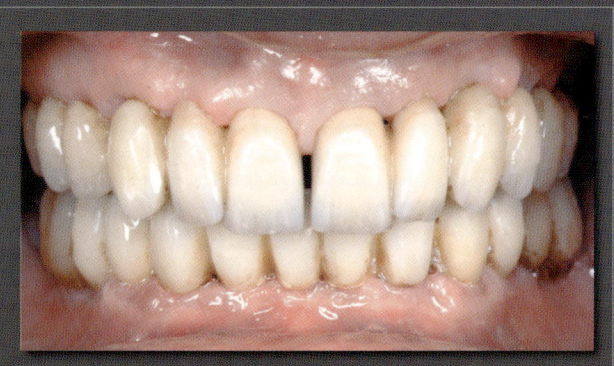

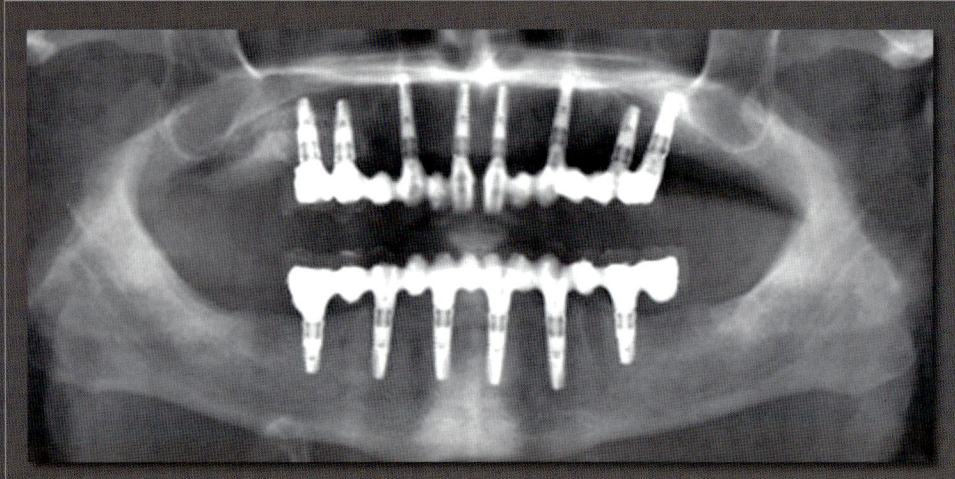

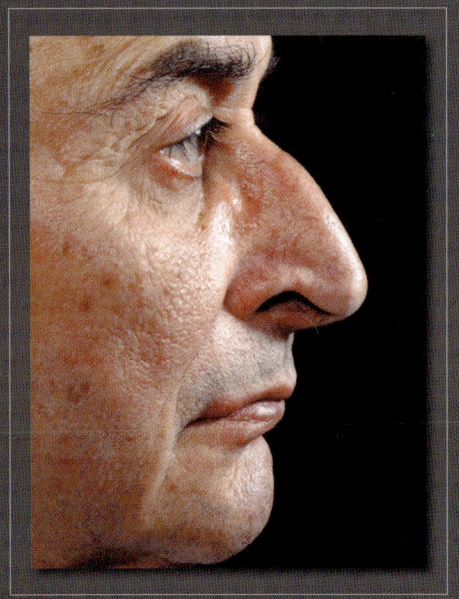
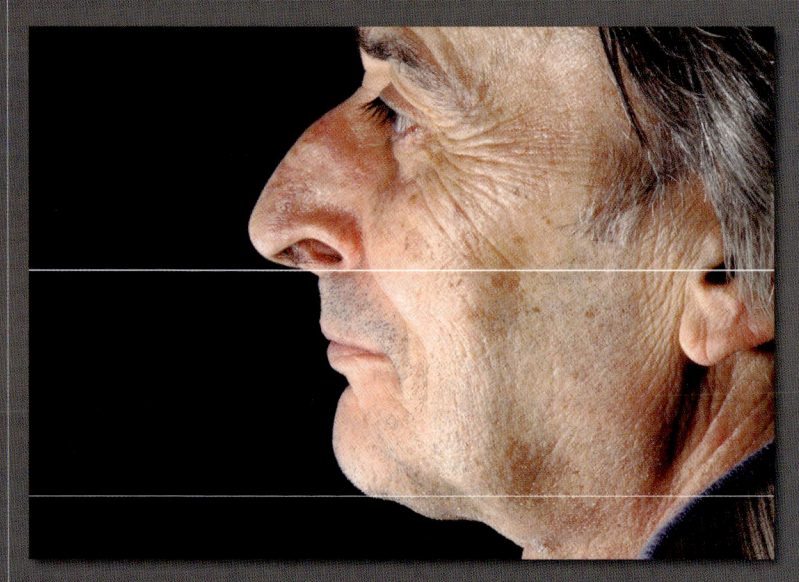

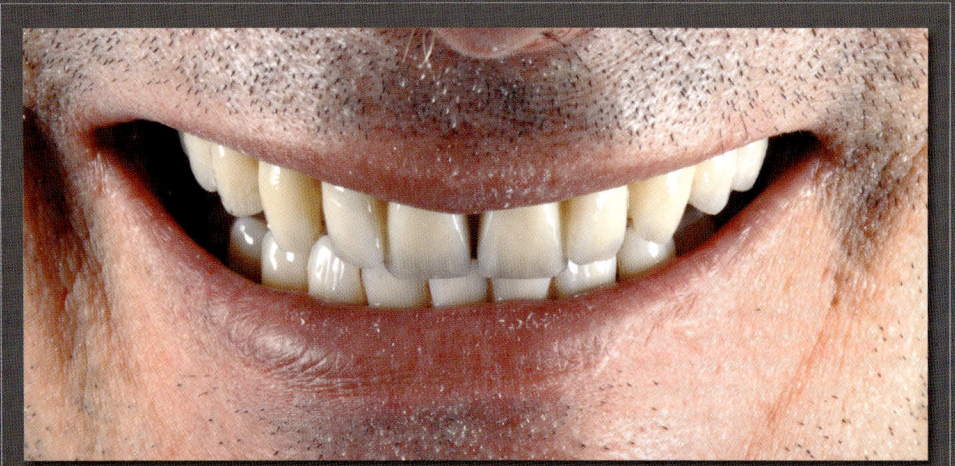

▶ 图298~图301 最终修复后放射学检查。注意患者面下1/3的垂直距离得到了恢复，唇齿关系协调。

病例6（图302～图343）

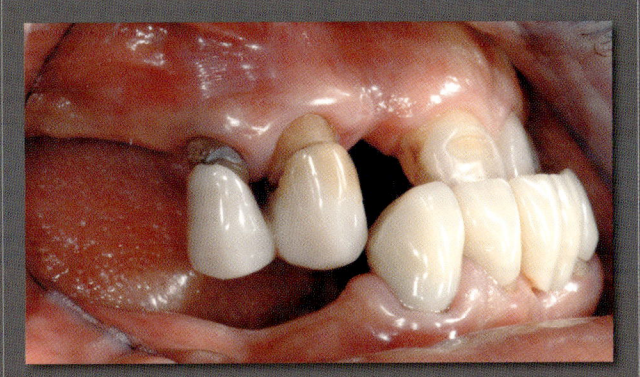
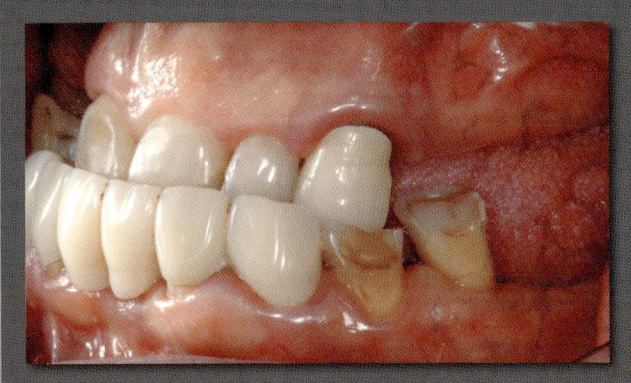
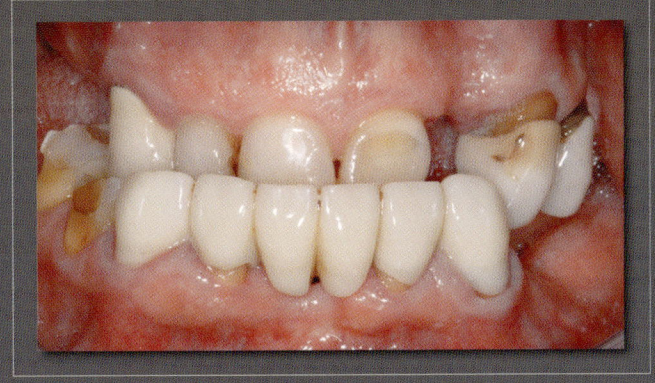
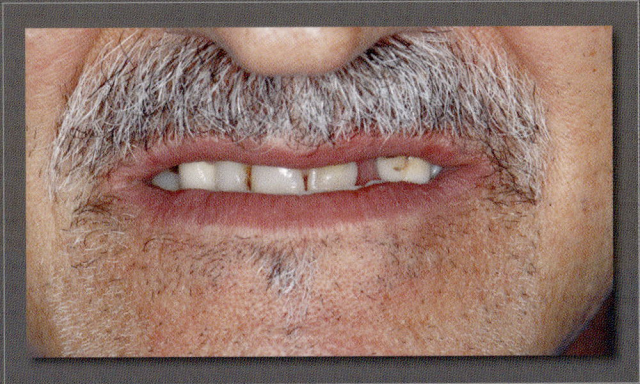
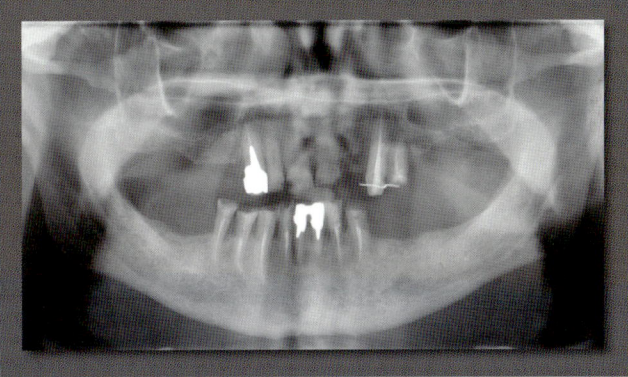

图302～图306
口内像示：Ⅲ类错𬌗畸形，伴垂直距离丧失。术前曲面断层片示：上下颌牙列缺损。

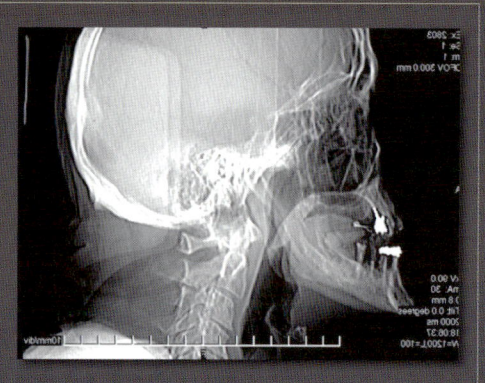
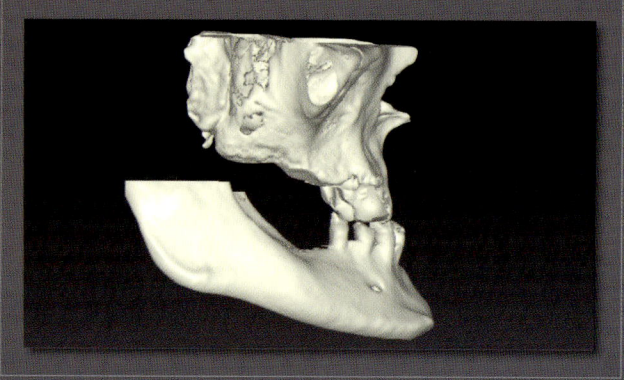

图307 ~ 图310
头颅侧位片及上下颌骨的三维重建。注意：后牙缺失导致关节磨损。

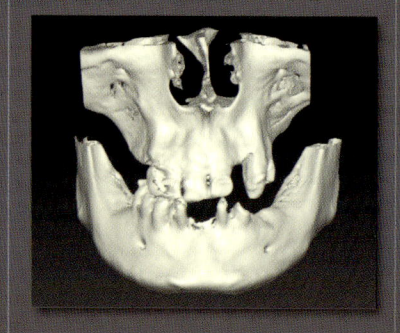
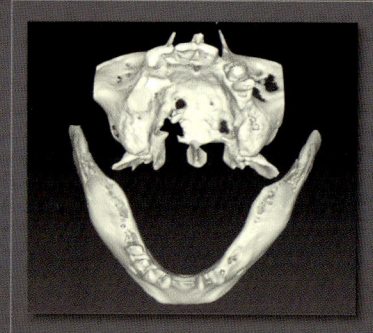

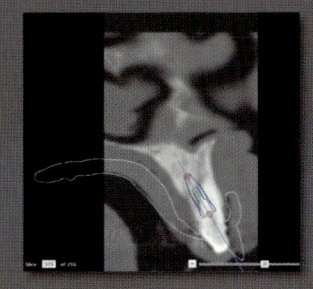 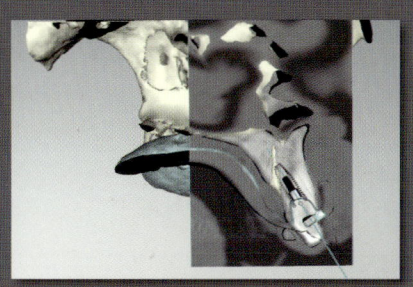

图311

上颌扫描和三维重建,模拟中切牙的种植位置,及与诊断蜡型的关系。

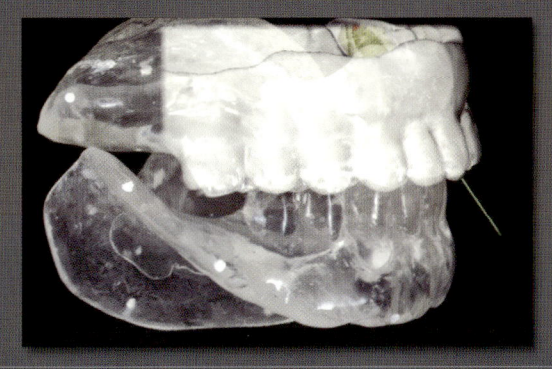 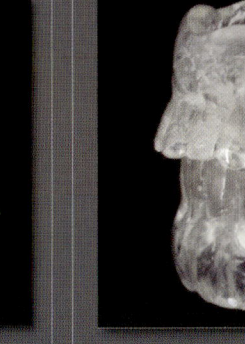

图312和图313

根据Ⅰ类咬合关系的诊断蜡型,制作放射导板。

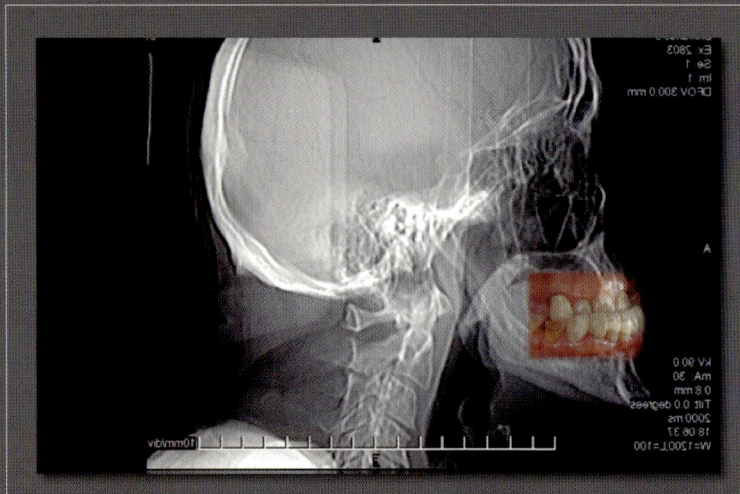

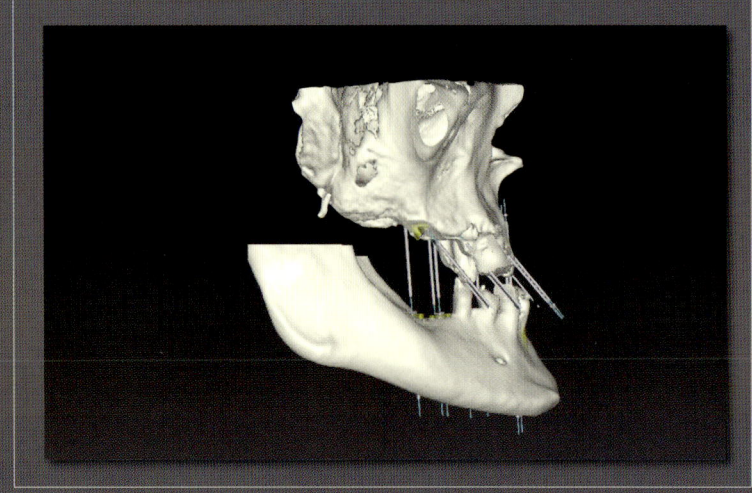

图314和图315
种植体设计位置的侧面观。

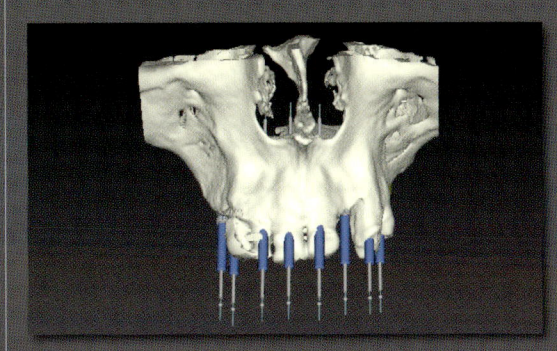

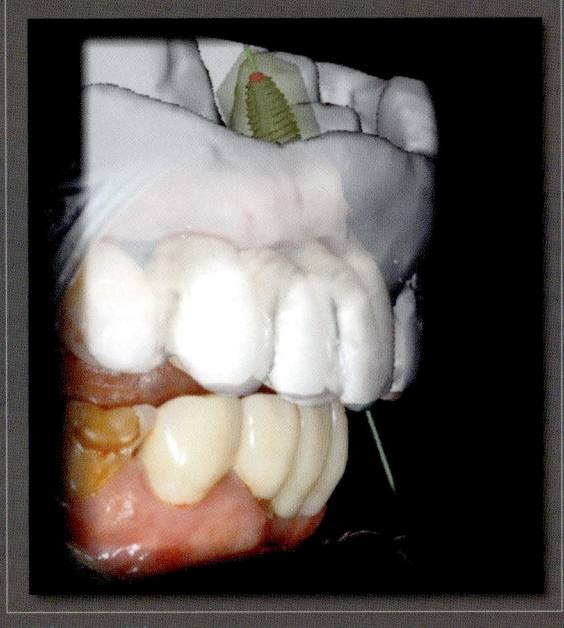

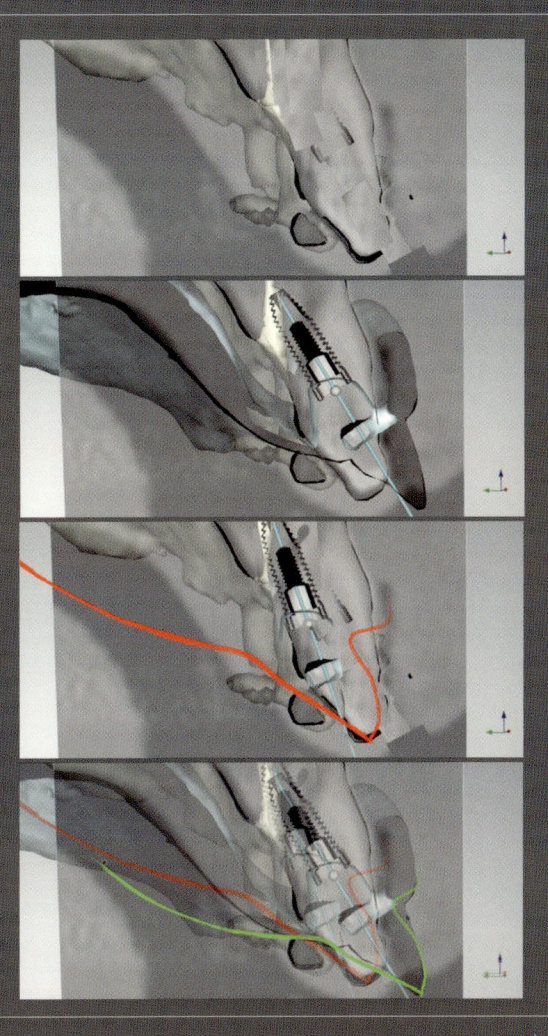

图316~图318
种植计划的穿龈轮廓。

第7章 ▶ 拔牙后即刻种植引导手术 329

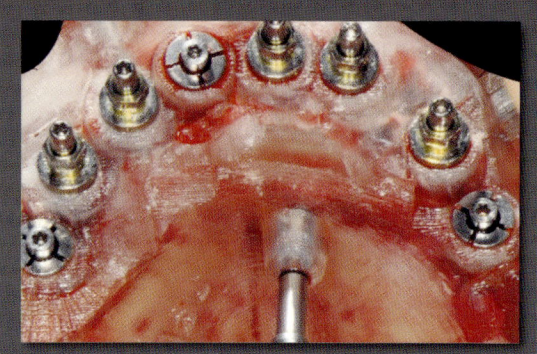

图319
上颌植入种植体后的口内像。

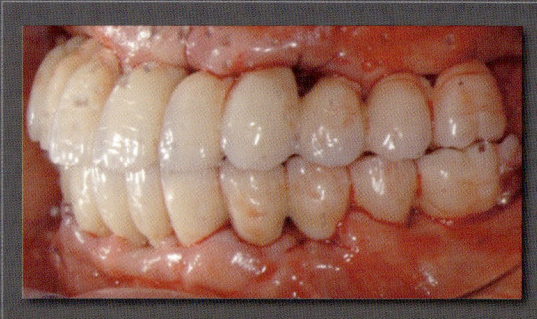
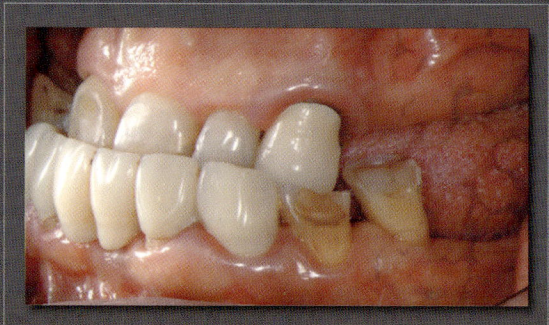
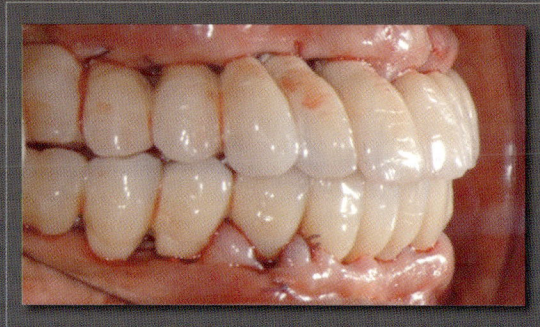
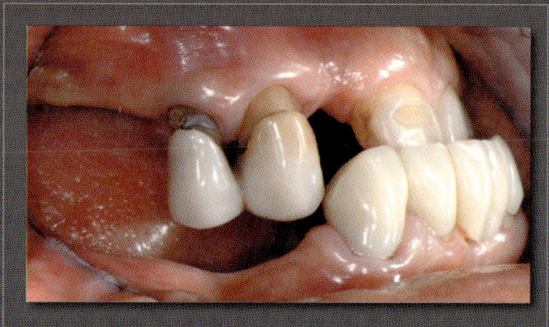
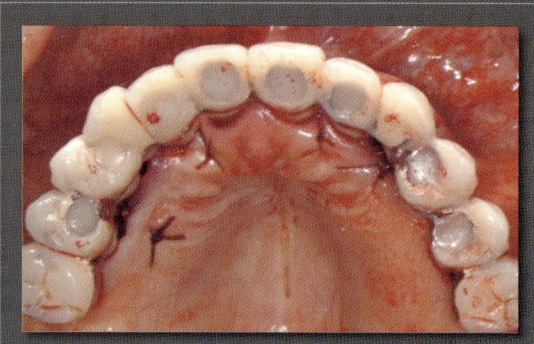
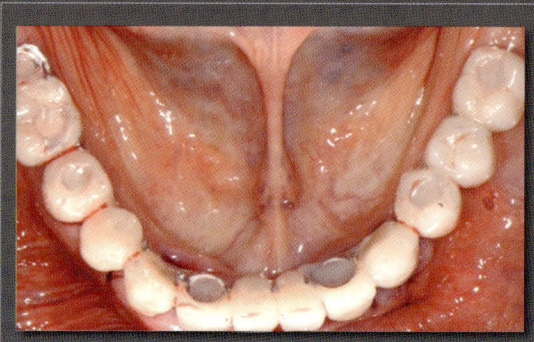

图320~图325
术后戴入临时义齿的口内像,以及和术前的对比。

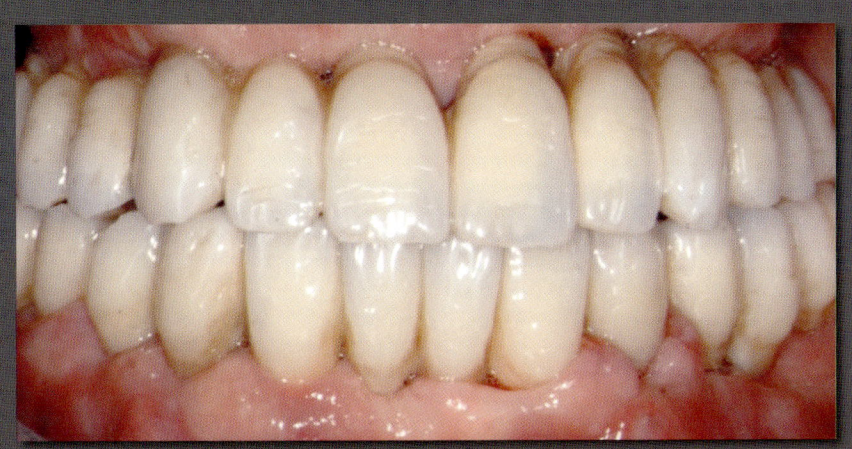

图326
术后3个月愈合良好。

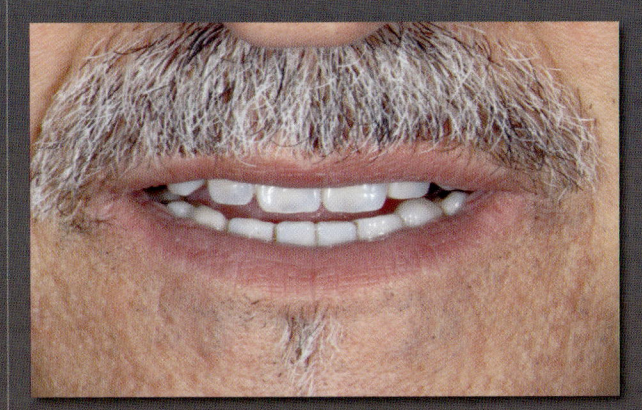 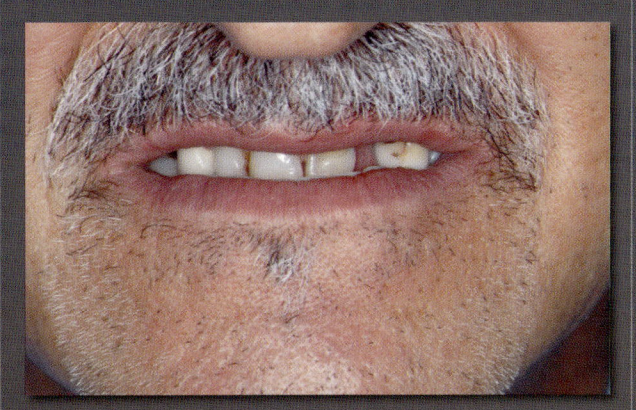

图327和图328
戴入最终修复体后和术前的对比。

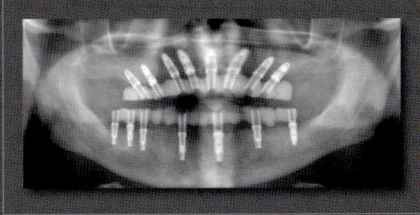 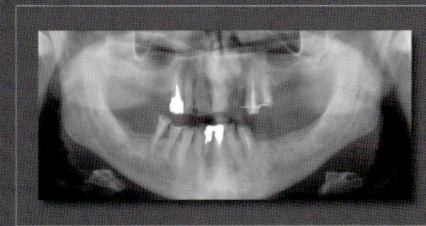

图329～图331
临时义齿、最终修复体和治疗前曲面断层片的对比。

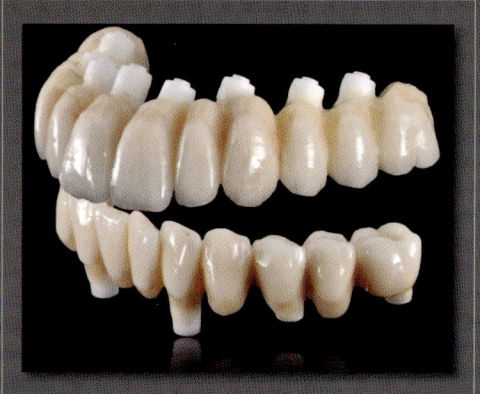

图332
最终修复采用氧化锆烤瓷。

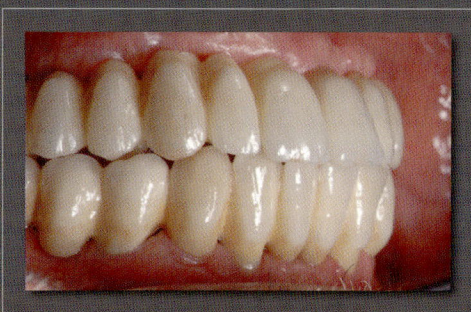
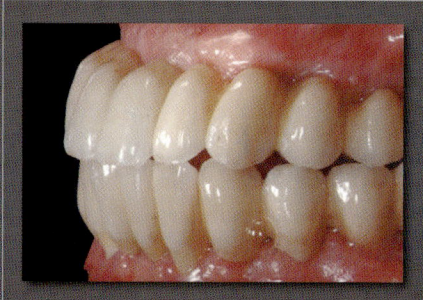
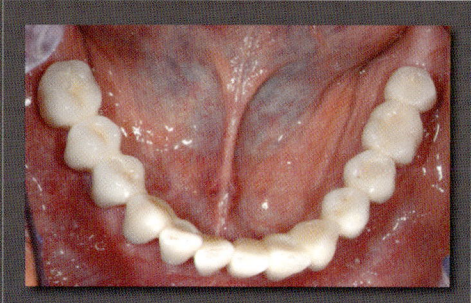
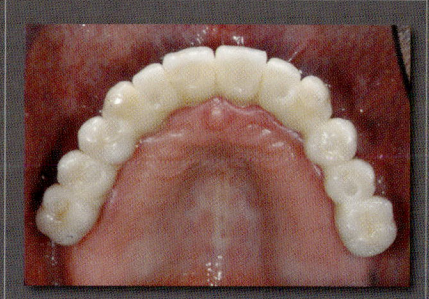
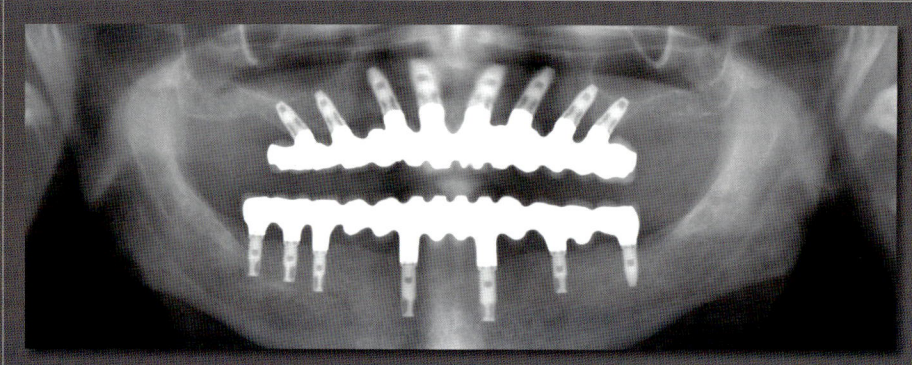

图333~图337
最终修复体咬合面和侧面观以及放射学检查。

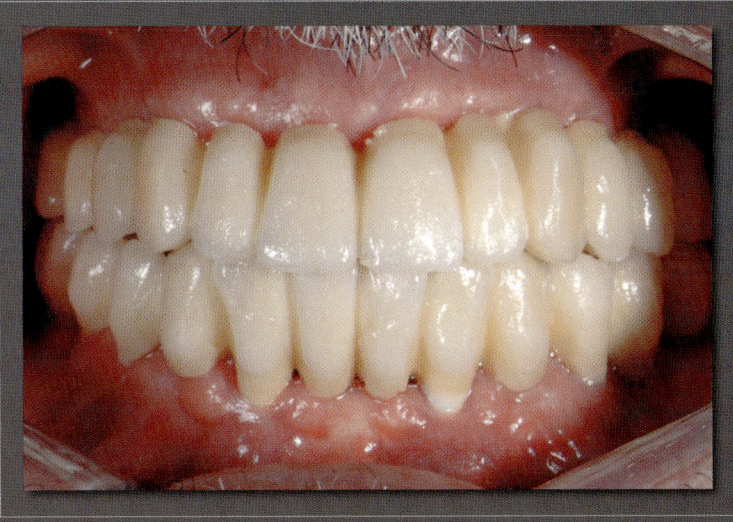

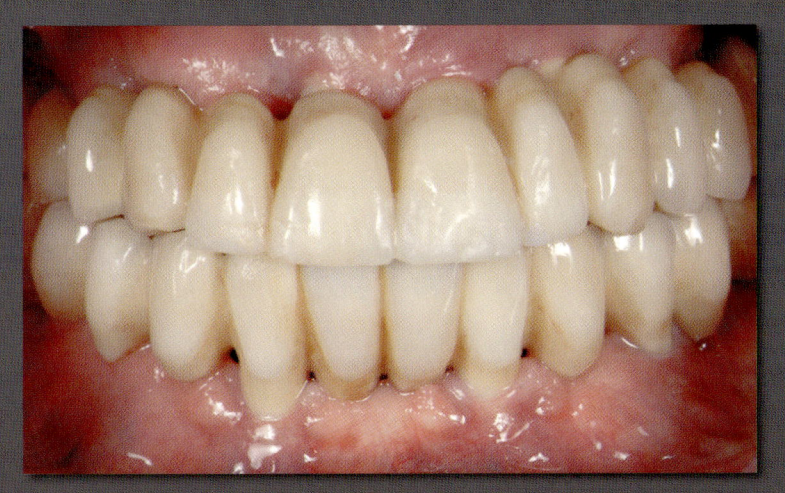

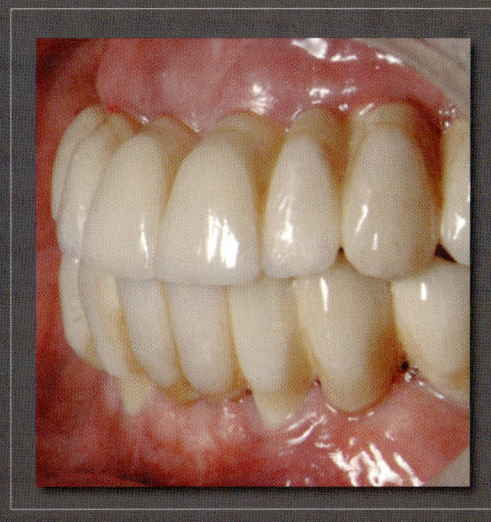

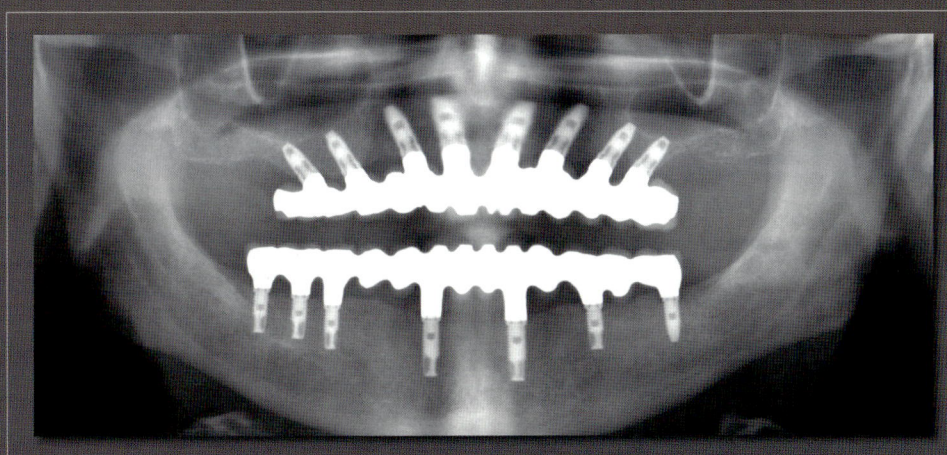

▶ 图338~图341
修复3年后临床和放射学检查。

第7章 ▶ 拔牙后即刻种植引导手术

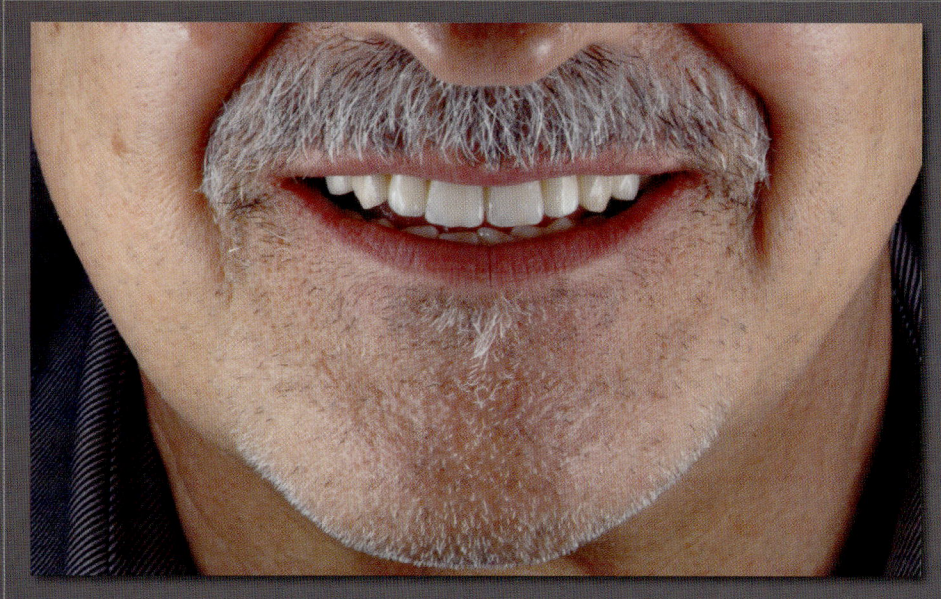

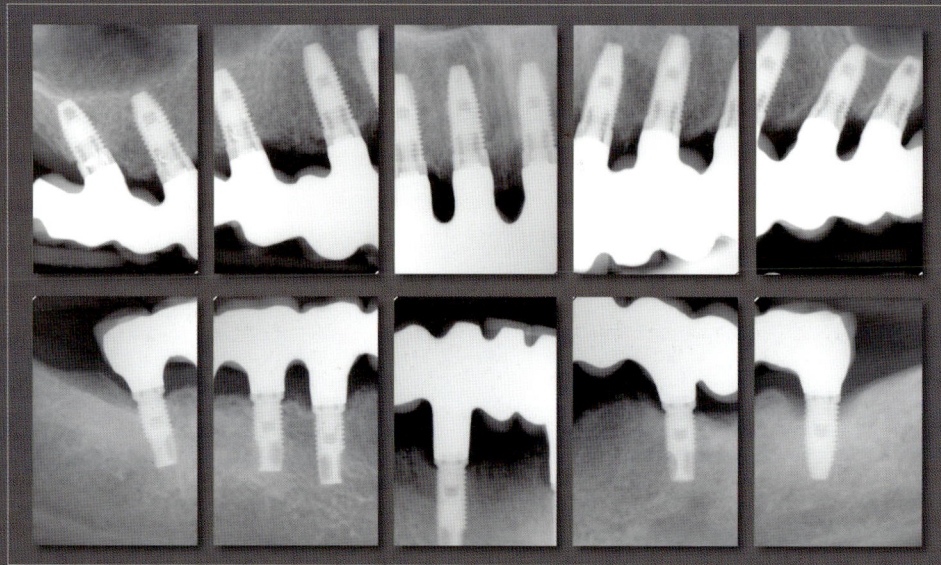

图342和图343 ▶

修复5年后临床和放射学检查。

[1] Brånemark PI, Hansson BO, Adell R, et al. Osseointegrated implants in the treatment of the edentulous jaw. Experience from a 10-year period. Scand J Plast Reconst, Surg Suppl 1977;16:1–132.

[2] Albrektsson T, Zarb G, Worthington P, Eriksson AR. The long-term efficacy of currently used dental implants: A review and proposed criteria of success. Int J Oral Maxillofac Implants 1986;1:11–25.

[3] Schulte W, Kleineikenscheidt H, Schareyka R, Heimke G. Concept and testing of the Tübingen immediate implant [in German]. Dtsch Zahnarztl Z 1978;33:319–325.

[4] Lazzara RJ. Immediate implant placement into extraction sites: Surgical and restorative advantages. Int J Periodontics Restorative Dent 1989;9:332–343.

[5] Brägger U, Hämmerle CH, Lang NP. Immediate transmucosal implants using the principle of guided tissue regeneration (II). A cross-sectional study comparing the clinical outcome 1 year after immediate to standard implant placement. Clin Oral Implants Res 1996;7:268–276.

[6] Lang NP, Brägger U, Hämmerle CH, Sutter F. Immediate transmucosal implants using the principle of guided tissue regeneration. I. Rationale, clinical procedures and 30-month results. Clin Oral Implants Res 1994;5:154–163.

[7] Hämmerle CH, Lang NP. Single stage surgery combining transmucosal implant placement with guided bone regeneration and bioresorbable materials. Clin Oral Implants Res 2001;12:9–18.

[8] Anneroth G, Hedström KG, Kjellman O, Köndell PA, Nordenram A. Endosseus titanium implants in extraction sockets. An experimental study in monkeys. Int J Oral Surg 1985;14:50–54.

[9] Gelb DA. Immediate implant surgery: Three-year retrospective evaluation of 50 consecutive cases. Int J Oral Maxillofac Implants 1993;8:388–399.

[10] Paolantonio M, Dolci M, Scarano A, et al. Immediate implantation in fresh extraction sockets. A controlled clinical and histological study in man. J Periodontol 2001;72:1560–1571.

[11] Becker W, Becker BE. Guided tissue regeneration for implants placed into extraction sockets and for implant dehiscences: Surgical techniques and case report. Int J Periodontics Restorative Dent 1990;10:376–391.

[12] Sammartino G, Marenzi G, di Lauro AE, Paolantoni G. Aesthetics in oral implantology: Biological, clinical, surgical, and prosthetic aspects. Implant Dent 2007;16:54–65.

[13] De Bruyn H, Collaert B. Early loading of machined-surface Brånemark implants in completely edentulous mandibles: Healed bone versus fresh extraction sites. Clin Implant Dent Relat Res 2002;4:136–142.

[14] Hämmerle CH, Chen ST, Wilson TG Jr. Consensus statements and recommended clinical

procedures regarding the placement of implants in extraction sockets. Int J Oral Maxillofac Implants 2004;19(suppl):26–28.

[15] Denissen HW, Kalk W. Preventive implantations. Int Dent J 1991;41:17–24.

[16] Denissen HW, Kalk W, Veldhuis HA, van Waas MA. Anatomic consideration for preventive implantation. Int J Oral Maxillofac Implants 1993;8:191–196.

[17] Sclar AG. Preserving alveolar ridge anatomy following tooth removal in conjunction with immediate implant placement. The Bio-Col technique. Atlas Oral Maxillofac Surg Clin North Am 1999;7:39–59.

[18] Araújo MG, Lindhe J. Dimensional ridge alterations following tooth extraction. An experimental study in the dog. J Clin Periodontol 2005;32:212–218.

[19] Cardaropoli G, Araújo M, Hayacibara R, Sukekava F, Lindhe J. Healing of extraction sockets and surgically produced augmented and non-augmented defects in the alveolar ridge. An experimental study in the dog. J Clin Periodontol 2005;32:435–440.

[20] Araújo MG, Sukekava F, Wennström JL, Lindhe J. Tissue modeling following implant placement in fresh extraction sockets. Clin Oral Implants Res 2006;17:615–624.

[21] Cardaropoli G, Araújo M, Lindhe J. Dynamics of bone tissue formation in tooth extraction sites. An experimental study in dogs. J Clin Periodontol 2003;30:809–818.

[22] Botticelli D, Persson LG, Lindhe J, Berglundh T. Bone tissue formation adjacent to implants placed in fresh extraction sockets: An experimental study in dogs. Clin Oral Implants Res 2006;17:351–358.

[23] Schropp L, Wenzel A, Kostopoulos L, Karring T. Bone healing and soft tissue contour changes following single-tooth extraction: A clinical and radiographic 12-month prospective study. Int J Periodontics Restorative Dent 2003;23:313–323.

[24] Botticelli D, Berglundh T, Lindhe J. Hard-tissue alterations following immediate implant placement in extraction sites. J Clin Periodontol 2004;31:820–828.

[25] Tan WL, Wong TL, Wong MC, Lang NP. A systematic review of post-extractional alveolar hard and soft tissue dimensional changes in humans. Clin Oral Implants Res 2012;23(suppl 5):1–21.

[26] Covani U, Bortolaia C, Barone A, Sbordone L. Bucco-lingual crestal bone changes after immediate and delayed implant placement. J Periodontol 2004;75:1605–1612.

[27] Ferrus J, Cecchinato D, Pjetursson EB, Lang NP, Sanz M, Lindhe J. Factors influencing ridge alterations following immediate implant placement into extraction sockets. Clin Oral Implants Res 2010;21:22–29.

[28] Sanz M, Cecchinato D, Ferrus J, Pjetursson EB, Lang NP, Lindhe J. A prospective, randomized-controlled clinical trial to evaluate bone preservation using implants with different geometry placed into extraction sockets in the maxilla. Clin Oral Implants Res 2010;21:13–21.

[29] Tomasi C, Sanz M, Cecchinato D, et al. Bone dimensional variations at implants placed in fresh extraction sockets: A multilevel multivariate analysis. Clin Oral Implants Res 2010;21:30–36.

[30] Spray JR, Black CG, Morris HF, Ochi S. The influence of bone thickness on facial marginal bone response: Stage 1 placement through stage 2 uncovering. Ann Periodontol 2000;5:119–128.

[31] Qahash M, Susin C, Polimeni G, Hall J, Wikesjö UM. Bone healing dynamics at buccal peri-implant sites. Clin Oral Implants Res 2008;19:166–172.

[32] Huynh-Ba G, Pjetursson BE, Sanz M, et al. Analysis of the socket bone wall dimensions in the upper maxilla in relation to immediate implant placement. Clin Oral Implants Res 2010;21:37–42.

[33] Chen ST, Darby IB, Reynolds EC. A prospective clinical study of non-submerged immediate implants: Clinical outcomes and esthetic results. Cli n Oral Implants Res 2007;18:552–562.

[34] Nevins M, Camelo M, De Paoli S, et al. A study of the fate of the buccal wall of extraction sockets of teeth with prominent roots. Int J Periodontics Restorative Dent 2006;26:19–29.

[35] Simon BI, Von Hagen S, Deasy MJ, Faldu M, Resnansky D. Changes in alveolar bone height and width following ridge augmentation using bone graft and membranes. J Periodontol 2000;71:1774–1791.

[36] Iasella JM, Greenwell H, Miller RL, et al. Ridge preservation with freeze-dried bone allograft and a collagen membrane compared to extraction alone for implant site development: A clinical and histologic study in humans. J Periodontol 2003;74:990–999.

[37] Esposito M, Grusovin MG, Polyzos IP, Felice P, Worthington HV. Interventions for replacing missing teeth: Dental implants in fresh extraction sockets (immediate, immediate-delayed and delayed implants). Cochrane Database Syst Rev 2010;8(9):CD005968.

[38] De Angelis N, Felice P, Pellegrino G, Camurati A, Gambino P, Esposito M. Guided bone regeneration with and without a bone substitute at single post-extractive implants: 1-year post-loading results from a pragmatic multicentre randomised controlled trial. Eur J Oral Implantol 2011;4:313–325.

[39] Zuffetti F, Esposito M, Capelli M, Galli F, Testori T, Del Fabbro M. Socket grafting with or without buccal augmentation with anorganic bovine bone at immediate post-extractive implants: 6-month after loading results from a multicenter

randomised controlled clinical trial. Eur J Oral Implantol 2013;6:239–250.

[40] Oates TW, West J, Jones J, Kaiser D, Cochran DL. Long-term changes in soft tissue height on the facial surface of dental implants. Implant Dent 2002;11:272–279.

[41] Belser U, Buser D, Higginbottom F. Consensus statements and recommended clinical procedures regarding esthetics in implant dentistry. Int J Oral Maxillofac Implants 2004;19(suppl):73–74.

[42] Evans CD, Chen ST. Esthetic outcomes of immediate implant placements. Clin Oral Implants Res 2008;19:73–80.

[43] Seibert J, Lindhe, J. Esthetics and periodontal therapy. In: Lindhe J (ed). Textbook of Clinical Periodontology. Copenhagen: Munksgaard, 1989:477–513.

[44] Müller HP, Heinecke A, Schaller N, Eger T. Masticatory mucosa in subjects with different periodontal phenotypes. J Clin Periodontol 2000;27:621–626.

[45] Olsson M, Lindhe J, Marinello CP. On the relationship between crown form and clinical features of the gingiva in adolescents. J Clin Periodontol 1993;20:570–577.

[46] Müller HP, Eger T. Gingival phenotypes in young male adults. J Clin Periodontol 1997;24:65–71.

[47] Kois JC. Predictable single tooth peri-implant esthetics: Five diagnostic keys. Compend Contin Educ Dent 2001;22:199–206.

[48] Del Fabbro M, Ceresoli V, Taschieri S, Ceci C, Testori T. Immediate loading of postextraction implants in the esthetic area: Systematic review of the literature. Clin Implant Dent Relat Res 2015;17:52–70.

[49] Cosyn J, Hooghe N, De Bruyn H. A systematic review on the frequency of advanced recession following single immediate implant treatment. J Clin Periodontol 2012;39:582–589.

[50] Lang NP, Pun L, Lau KY, Li KY, Wong MC. A systematic review on survival and success rates of implants placed immediately into fresh extraction sockets after at least 1 year. Clin Oral Implants Res 2012;23(suppl 5):39–66.

[51] Garber DA. The esthetic dental implant: Letting restoration be the guide. J Am Dent Assoc 1995;126:319–325.

[52] Buser D, Martin W, Belser UC. Optimizing esthetics for implant restorations in the anterior maxilla: Anatomic and surgical considerations. Int J Oral Maxillofac Implants 2004;19(suppl):43–61.

[53] Kan JY, Rungcharassaeng K, Umezu K, Kois JC. Dimensions of peri-implant mucosa: An evaluation of maxillary anterior single implants in humans. J Periodontol 2003;74:557–562.

[54] Berglundh T, Lindhe J, Ericsson I, Marinello CP, Liljenberg B, Thomsen P. The soft tissue barrier at implants and teeth. Clin Oral Implants Res 1991;2:81–90.

[55] Abrahamsson I, Berglundh T, Wennström J, Lindhe J. The peri-implant hard and soft tissues at different implant systems. A comparative study in the dog. Clin Oral Implants Res 1996;7:212–219.

[56] Cochran DL, Hermann JS, Schenk RK, Higginbottom FL, Buser D. Biologic width around titanium implants. A histometric analysis of the implanto-gingival junction around unloaded and loaded nonsubmerged implants in the canine mandible. J Periodontol 1997;68:186–198.

[57] Ericsson I, Johansson CB, Bystedt H, Norton MR. A histomorphometric evaluation of bone-to-implant contact on machine-prepared and roughened titanium dental implants. A pilot study in the dog. Clin Oral Implants Res 1994;5:202–206.

[58] Hänggi MP, Hänggi DC, Schoolfield JD, Meyer J, Cochran DL, Hermann JS. Crestal bone changes around titanium implants. Part I: A retrospective radiographic evaluation in humans comparing two non-submerged implant designs with different machined collar lengths. J Periodontol 2005;76:791–802.

[59] Balshi TJ, Wolfinger GJ. Immediate loading of Brånemark implants in edentulous mandibles. A preliminary report. Implant Dent 1997;6:83–88.

[60] Chaushu G, Chaushu S, Tzohar A, Dayan D. Immediate loading of single-tooth implants: Immediate versus non-immediate implantation. A clinical report. Int J Oral Maxillofac Implants 2001;16:267–272.

[61] Grunder U. Immediate functional loading of immediate implants placed in edentulous arches: Two-year results. Int J Periodontics Restorative Dent 2001;21:545–551.

[62] Villa R, Rangert B. Early loading of interforaminal implants immediately installed after extraction of teeth presenting endodontic and periodontal lesions. Clin Implant Dent Relat Res 2005;7(suppl 1):S28–S35.

[63] Villa R, Rangert B. Immediate and early function of implants placed in extraction sockets of maxillary infected teeth: A pilot study. J Prosthet Dent 2007;97(6 suppl):S96–S108.

[64] Vanden Bogaerde L, Rangert B, Wendelhag I. Immediate/early function of Brånemark System TiUnite implants in fresh extraction sockets in maxillae and posterior mandibles: An 18-month prospective clinical study. Clin Implant Dent Relat Res 2005;7(suppl 1):S121–S130.

[65] Crespi R, Capparè P, Gherlone E, Romanos GE. Immediate occlusal loading of implants placed in fresh sockets after tooth extraction. Int J Oral Maxillofac Implants 2007;22:955–962.

[66] Degidi M, Piattelli A, Carinci F. Immediate loaded dental implants: Comparison between fixtures inserted in postextractive and healed bone sites. J Craniofac Surg 2007;18:965–971.

[67] Schwartz-Arad D, Laviv A, Levin L. Survival of immediately provisionalized dental implants placed immediately into fresh extraction sockets. J Periodontol 2007;78:219–223.

[68] Barbier L, Abeloos J, De Clercq C, Jacobs R. Peri-implant bone changes following tooth extraction, immediate placement and loading of implants in the edentulous maxilla. Clin Oral Investig 2012;16:1061–1070.

[69] De Bruyn H, Raes F, Cooper LF, et al. Three-years clinical outcome of immediate provisionalization of single Osseospeed(TM) implants in extraction sockets and healed ridges. Clin Oral Implants Res 2013;24:217–223.

[70] Mozzati M, Arata V, Gallesio G, Mussano F, Carossa S. Immediate postextraction implant placement with immediate loading for maxillary full-arch rehabilitation: A two-year retrospective analysis. J Am Dent Assoc 2012;143:124–133.

[71] Gillot L, Cannas B, Buti J, Noharet R. A retrospective cohort study of 113 patients rehabilitated with immediately loaded maxillary cross-arch fixed dental prostheses in combination with immediate implant placement. Eur J Oral Implantol 2012;5:71–79.

[72] Kan JY, Rungcharassaeng K, Lozada J. Immediate placement and provisionalization of maxillary anterior single implants: 1-year prospective study. Int J Oral Maxillofac Implants 2003;18:31–39.

[73] Cardaropoli G, Lekholm U, Wennström JL. Tissue alterations at implant-supported single-tooth replacements: A 1-year prospective clinical study. Clin Oral Implants Res 2006;17:165–171.

[74] Rocci A, Gottlow J. Esthetic outcome of immediately loaded scalloped implants placed in extraction sites using flapless surgery. A 6 months report of 4 cases. Appl Osseointegration Res 2004;4:55–62.

[75] Jeong SM, Choi BH, Li J, et al. Flapless implant surgery: An experimental study. Oral Surg Oral Med Oral Pathol Oral Radiol Endod 2007;104:24–28.

[76] Blanco J, Nuñez V, Aracil L, Muñoz F, Ramos I. Ridge alterations following immediate implant placement in the dog: Flap versus flapless surgery. J Clin Periodontol 2008;35:640–648.

[77] Araújo MG, Lindhe J. Ridge alterations following tooth extraction with and without flap elevation: An experimental study in the dog. Clin Oral Implants Res 2009;20:545–549.

[78] Blanco J, Mareque S, Liñares A, Muñoz F. Vertical and horizontal ridge alterations after tooth extraction in the dog: Flap vs flapless surgery. Clin Oral Implants Res 2011;22:1255–1258.

[79] Esposito M, Maghaireh H, Grusovin MG, Ziounas I, Worthington HV. Interventions for replacing missing teeth: Management of soft tissues for dental implants. Cochrane Database

Syst Rev 2012;15:CD006697.

[80] Chen ST, Darby IB, Reynolds EC, Clement JG. Immediate implant placement postextraction without flap elevation. J Periodontol 2009;80:163–172.

[81] Chen ST, Buser D. Clinical and esthetic outcomes of implants placed in postextraction sites. Int J Oral Maxillofac Implants 2009;24(suppl):186–217.

[82] Grunder U. Crestal ridge width changes when placing implants at the time of tooth extraction with and without soft tissue augmentation after a healing period of 6 months: Report of 24 consecutive cases. Int J Periodontics Restorative Dent 2011;31:9–17.

[83] Stimmelmayr M, Allen EP, Reichert TE, Iglhaut G. Use of a combination epithelized-subepithelial connective tissue graft for closure and soft tissue augmentation of an extraction site following ridge preservation or implant placement: Description of a technique. Int J Periodontics Restorative Dent 2010;30:375–381.

[84] Agarwal G, Thomas R, Mehta D. Postextraction maintenance of the alveolar ridge: Rationale and review. Compend Contin Educ Dent 2012;33:320–324.

[85] Horowitz R, Holtzclaw D, Rosen PS. A review on alveolar ridge preservation following tooth extraction. J Evid Based Dent Pract 2012;12(3 suppl):149–160.

[86] Darby I, Chen ST, Buser D. Ridge preservation techniques for implant therapy. Int J Oral Maxillofac Implants 2009;24(suppl):260–271.

[87] Papaspyridakos P, Lal K. Flapless implant placement: A technique to eliminate the need for a removable interim prosthesis. J Prosthet Dent 2008;100:232–235.

[88] Cantoni T, Polizzi G. Implant treatment planning in fresh extraction sockets: Use of a novel radiographic guide and CAD/CAM technology. Quintessence Int 2009;40:773–781.

[89] De Santis D, Canton LC, Cucchi A, Zanotti G, Pistoia E, Nocini PF. Computer-assisted surgery in the lower jaw: Double surgical guide for immediately loaded implants in postextractive sites–Technical notes and a case report. J Oral Implantol 2010;36:61–68.

[90] De Santis D, Malchiodi L, Cucchi A, Canton LC, Trevisiol L, Nocini PF. Computer-assisted surgery: Double surgical guides for immediate loading of implants in maxillary postextractive sites. J Craniofac Surg 2010;21:1781–1785.

第8章 个性化定制骨重建

引言

以种植修复为目标的骨重建是日常临床工作中的一个重大挑战。为了修复种植区不同程度的骨缺损，近年来许多骨增量技术被推荐应用于临床，包括引导骨再生技术（GBR）、各种内置式（Inlay）和外置式（Onlay）植骨术、牙槽嵴劈开术、牵张成骨术等，尤其是Tatum提出的术式已被广泛用于牙槽骨萎缩的上颌后牙区。虽然都存在各自的局限性，但这些骨增量技术对处理垂直向和水平向骨缺损具有很高的临床意义[1-6]。当然，其中也存在不少问题，例如潜在的失败风险、术中和术后并发症以及供区取骨引起的损伤（尤其是口外供区），而这些问题也会限制其临床应用[7]。

因此，学着们一直在努力寻找一种效果可靠、患者舒适度高、治疗周期短且费用可接受的解决方案。

骨移植材料

骨移植材料可分为四大类：自体骨移植材料、同种异体骨移植材料、异种骨移植材料和人工合成骨移植材料。

自体骨移植材料

自体骨移植是指将患者自身其他部位的骨组织移植到骨缺损受区，自体骨具有骨诱导和骨生成能力，多年来被认为是骨移植的金标准。但是自体骨移植也存在一些缺点，在承受功能性负荷时，自体骨较异种骨和人工合成骨改建和吸收得更快。

自体骨取自口腔内部或外部，最常见的口内取骨部位为下颌骨升支、下颌骨体部、颏部、上颌结节，最常见的口外供区包括胫骨、颅骨和髂骨嵴。尽管口外供区自体骨成骨效果良好，但由于并发症较多（骨折、感染、神经损伤和持续性疼痛），并且随着时间的推移，移植骨会进一步吸收，因此已经逐渐少用。此外有证据表明，如取骨部位与颌骨不是相同的胚胎分化来源，后期植骨材料的吸收会更加明显[7]。

同种异体骨移植材料

同种异体或同源性骨移植材料已使用多年，取骨的供体和受体为同一物种，主要分为3种类别：

- **FFB**：新鲜冷冻骨
- **FDBA**：冻干骨移植物
- **DFDBA**：脱矿冻干骨移植物

从性质上来说，该类骨应含有诱导成骨作用的分子，然而这些分子是否具有足够的生物活性或者足够的浓度以促进新骨生成尚有待观察。使用同种异体骨的主要优点在于可避免取骨手术，但体内骨吸收较快的缺点仍然存在。另外，伦理和感染风险（传染病传播）也是同种异体骨未能广泛使用的重要原因[8]。

异种骨移植材料

异种或者异源性骨移植材料主要为动物源性材料，动物骨组织中的无机矿化基质被保留使用，有机成分被去除以消除疾病传播和免疫反应发生的风险[9-10]。

最常用的异种骨移植材料是牛骨，通过热化学处理对其进行脱蛋白和灭菌，获得去蛋白牛骨材料（DBBM），这种净化处理改变了其骨传导性和吸收率等生物学性质。相比同种异体骨以及其他异源性移植材料，这类材料的吸收时间较短，但仍具有病原体传播的风险。

人工合成骨移植材料

人工合成的生物材料是一类模拟骨组织支架结构的矿物来源材料。近年来，由于其他类型骨移植材料的局限性及其使用时存在的相关生物学风险，使得研究人员重新关注到这类合成材料上。在这类植骨材料中，研究和应用最多的是各种钙磷酸盐，如β-磷酸三钙（TCP）、羟基磷灰石（HA）及二者的混合物双相羟基磷灰石（HA/β-TCP）。这些材料之所以引起关注，主要是因为它们是完全合成的，没有传播感染性疾病的风险。

仿生的概念

仿生是对经过数千年自然选择而逐渐完善的自然系统的模仿。如今,生物工程技术的发展,使人工合成材料替代受损或缺失的器官成为可能。一项对器官纳米级形态学的深入综合研究方案使人工合成材料成为可能的解决方案,目前已在医疗各个领域有所应用。

组织工程学的目标是整体或部分替代因疾病而缺损的生物组织,该学科在口腔颌面外科领域的主要内容,就是提供模拟骨组织的合成支架,为重建具有生物活性和生物功能的骨组织提供引导作用。

理想的人工合成骨替代物应具备下列性能:

骨生成性

植骨材料或骨移植区具有活的骨细胞,因而自身具有生成骨组织的能力。这些细胞包括成骨细胞或干细胞,它们能够分化成具有生物活性的骨细胞。

骨诱导性

骨诱导性是指植骨材料能够在引入生物因子后促进骨生成的能力,这些源自成熟成骨细胞的因子能引导受区或移植来的细胞向成熟骨细胞诱导分化。真正的骨诱导性植骨材料即使植入植骨区以外的区域,都可以促进骨再生。

骨传导性

骨传导性是指引导骨组织向材料内部及材料界面内生长的能力。

仿生性

仿生性是指模仿骨组织尤其是骨基质生物学性质的能力,必须满足以下几点:

- 具有适宜的机械强度
- 能够促进具有成骨能力的细胞黏附
- 利于骨形成细胞定植
- 为新生骨提供临时支持或充足的营养
- 具有良好的三维结构,利于骨组织形成、成熟和功能表达
- 具有允许细胞运动与血管生成的高度多孔且相互贯通的微孔结构,便于体液和营养物质运输交换
- 具有适当的理化性能刺激细胞生长

- 可完全生物降解[13-14]

具有充分多孔结构的新型生物活性陶瓷可以诱导形成局部新生血管及血管化，这种新的骨移植材料可以刺激并加速骨结合、骨传导和骨诱导作用。

目前普遍认为，利于内源性血管化的适宜支架材料必须具有高孔隙率（介于40%~70%之间）且相互贯通，确保体液传输交换的高渗透性[15-16]。在骨组织工程中，支架是细胞间相互作用及细胞外骨基质形成的桥梁和容器，目的是促进新骨生成。因此，植骨材料必须具有与邻近骨组织相类似的机械性能以及良好的生物相容性，同时具备与骨组织重建相匹配的生物降解率。具有骨生成作用的支架材料，还必须能够模拟缺损骨的形态结构和功能，从而与周围组织有效结合[17]。上述这些支架材料的特性均取决于生物材料的性质和制造过程。

孔隙率是指支架材料内空隙的百分率，是一个形态学参数，与材料的组成成分无关。已证实，孔隙结构是骨组织形成的必要条件，它们为成骨细胞和间充质细胞的迁移、增殖提供了空间，从而促进新生血管形成[18]。同时，孔隙的存在会增加生物材料与骨组织的界面面积并形成互联，从而获得更高的机械稳定性。多孔材料内可以形成再生矿化骨的最小孔径为 $100\mu m$；当孔径较小时（$75\sim100\mu m$），只能形成非矿化的类骨质；当孔径较大时（$150\sim300\mu m$），就会有大量矿化骨组织生成。羟基磷灰石陶瓷材料平均孔径为 $300\sim400\mu m$，其表面粗糙，在动物模型中可诱导异位成骨，该材料的三维结构与孔径 $100\sim300\mu m$ 的哈佛氏管系统类似[19]。这种多孔支架结构使得块状生物材料的血管化成为可能，可促进间充质细胞和毛细血管细胞的长入，允许在植骨材料内部直接形成骨组织[20-21]。

基于HA或不同比例混合的HA和 β-TCP（双相HA）制作的人工合成磷酸钙陶瓷，是一种可以促进天然骨组织与植骨材料界面之间相互连接的生物活性材料，从而获得更好的整体机械强度[22-23]。其中，多孔的HA植骨材料在口腔及颌面外科骨缺损治疗中已经使用多年[19]。

基于天然碳酸钙（珊瑚）或人工合成碳酸钙的羟基磷灰石是骨再生领域最具前景的生物材料，兼具良好的机械性能和适宜的孔隙率，是作为细胞载体支架的绝佳选择。珊瑚材料因其具有相互交通的多孔结构、耐机械应力能力强、生物相容性良好且具有可吸收性，被应用于骨组织工程（图1和图2）。

矿化珊瑚（以碳酸钙方解石或霰石的形式存在）由于其多孔结构（150～500μm）与松质骨相似，其应用已相当成功，是少数与体内软、硬组织均能形成化学结合的材料之一。

用珊瑚植骨材料恢复皮质骨缺损时，因其吸收速率与骨沉积速率相当，因此血管化效果良好，可见新骨长入[17]。不同化学组成的多孔HA（珊瑚、纯HA或双相HA）为血管长入和新骨生成提供了支持性的基质（图3和图4），这种性质可在以下几个层面得到发挥和表达：

化学层面

HAs作为一种性能优越的固体基质，对生长因子的吸收、浓缩和释放具有很高的亲和力，这些物质可以诱导骨新生以及骨形成蛋白（BMPs）的释放。组织学和免疫组化研究已经证明了中空多孔空间内生成的间充质组织和HA界面之间有BMPs的产生[25]。

宏观形态层面

HAs具有高孔隙率（40%～70%），孔隙大小为200～800μm，其结构与骨骼非常相似。研究显示，发挥骨传导功能的理想孔径范围为150～400μm，并且必须均匀分

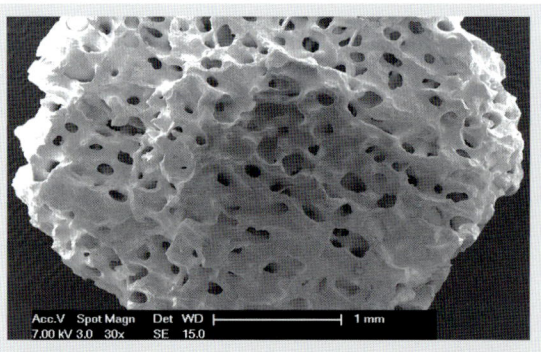
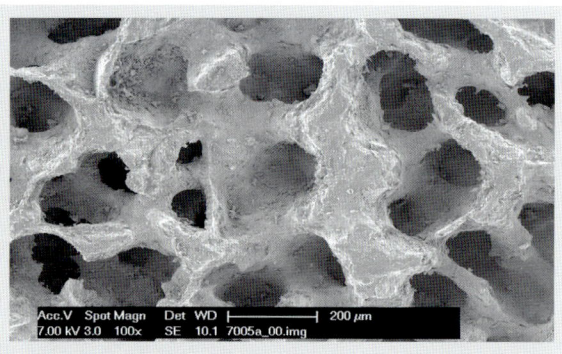

图1和图2
扫描电子显微镜（SEM）不同放大倍数下观察生物珊瑚骨移植材料的图像，可见其与骨骼相似的三维结构。

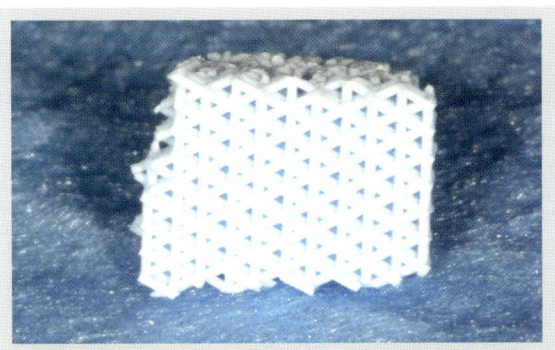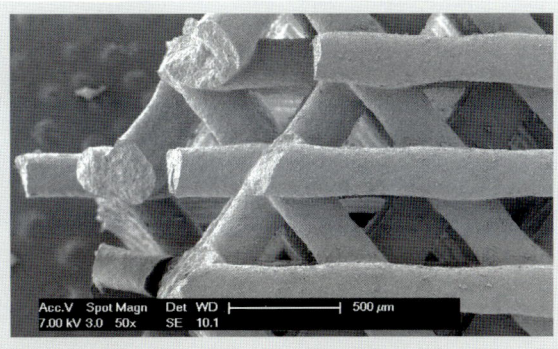

图3和图4
不同放大倍数下的双相羟基磷灰石（30%HA，70%β-TCP），展示出基于先进设计制造技术获得的独特结构。

布[17-19]。这些较大尺寸孔隙的存在是血管新生现象的基础，也确保了植骨材料的整合和稳定。

微观形态层面

在材料的微观形态层面，还有尺寸更小的微孔结构将较大尺寸的孔隙连通起来，这些微孔之间也相互交联，有助于进行液体和离子运输，对保持定植于孔隙结构中的细胞活性至关重要。

个性化定制的骨再生

随着诸如计算机辅助设计/计算机辅助制造（CAD/CAM）等数字化设计和制造技术的引进与发展，人工合成材料也在不断发展更新。CAD是指利用软件和计算机图像技术研究与设计治疗所需的修复外科部件（如手术导板）。在口腔治疗中，该技术旨在简化流程并提高手术和种植前设计的精度，随后将生成的文件信息传送至特殊的CAM软件包用于制造所需产品。CAM则是指通过软件对CAD软件输出的特定三维形态的模型进行分析，然后输出必要的指令数据给计算机数控（CNC）机床或者三维打印机，将与设计模型相同形状的实物制作出来。

值得一提的是，最近已能够通过计算机设计生物材料的微观形态，也能虚拟设计和重建与缺损区域形态完全一致的生物材料，这种个性化定制的解决方案就是所谓的"个性化再生"。这种方法对于现代口腔医学倡导的尽量节省时间的"简单化"原则和尽量降低并发症的"微创化"原则具有特别意义。目前，数字化口腔及其应用已成为临床常规工作的一部分。

个性化支架材料的制作与之前阐述的外科导板和修复体的数字化制作方式基本一致，使用三维扫描设备（如CBCT）获取信息，然后通过专业软件将采集的数据基于立体像素进行各向同性的形态重建，获取的解剖结构信息以DICOM格式文件进行保存收集，用于之后的目标区域形态的三维重建，并提供骨缺损形态的尺寸信息。

这种数字化技术用于骨组织手术的优势在于，通过使用CAD软件可以将获得的骨组织三维解剖结构信息进行即刻设计，且精确度极高，后期骨缺损重建具有很好的可控性，使设计出来的块状骨移植材料的形状和体积能与缺损区完美契合。之后，在CAM阶段可确保最终的实际产品准确复制之前的设计，而无须在术中进一步修改（图5）。从获取缺损区解剖信息到最终制备块状骨移植材料实现全程数字化（图6）。该技术的优点可简要概括如下：

翔实的术前方案

缺损区的解剖细节和拟修复的缺损形态可以在各个空间尺度进行详细的标识并进行三维重建，从而可在不同角度观察，避免单独应用传统二维方法对某些可疑区域的评估误差。与在光固化成型模型上制作的植骨材料相比，这种技术展现出相当明显的进步。

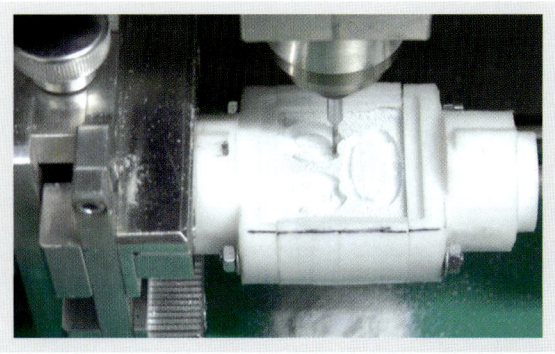

图5
在CAM制作阶段，获得量身定制的待重建骨缺损区的移植材料。

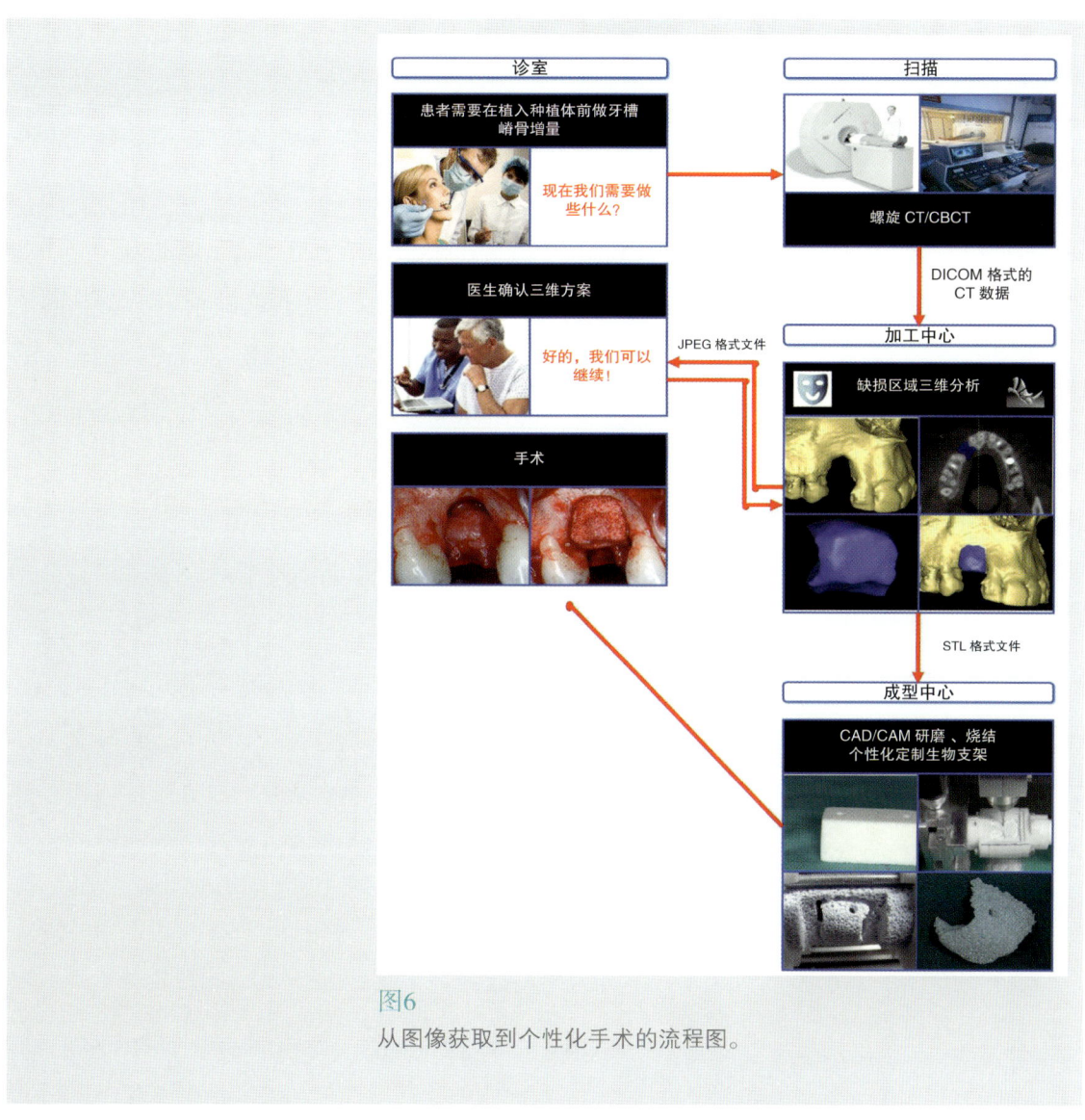

图6

从图像获取到个性化手术的流程图。

高精度的生产工艺

数控（CNC）机床加工过程极其精确，产品无须医生进行任何调改，从而节约了时间和材料成本。利用三维打印机直接生产计算机设计的块状生物材料，目前也已进入后期测试阶段。

优良的匹配度与稳定性

制备的生物材料精度高，植骨块与受区能完全匹配，可减少手术时间，提高植骨材料在植骨区的稳定性。

同期制作手术模板

通过精确重现术区解剖边界的三维位置，可同期制作个性化外科手术导板，从而保证所有植骨材料能够精确准备好，例如在上颌窦侧壁开窗后放入植骨块[26]。

以上这些优势都促进了数字化技术的应用，其在学术方面的认可程度越来越高[27]，笔者相信这就是再生外科的发展方向。

这项技术的局限性包括：

尺寸限制

整个支架不能超过一定的尺寸，块状移植物的厚度不能超过10mm，高度不能超过12mm。暂且不说尺寸的限制，如果移植物过大，还存在新生血管无法充分进入其内部区域的风险，这意味着缺少必需的氧表面张力，无法为成骨细胞基质沉积提供必要的条件。

金属修复体的存在

邻近检查区域的金属伪影会导致CBCT扫描射线出现折射，进而干扰接下来的计算机辅助设计（CAD），使之无法精确识别缺损区形态，从而无法正确设计植骨块。

残根

支架材料一般按照缺损区进行设计，不可延伸接触到残根或残冠，在计算机辅助设计（CAD）时，植骨材料往往被设计在距离邻牙至少2mm之外，这些空间的限定以及部分暴露的牙根都可能会限制这种技术的使用。

临床应用

个性化定制多孔HA支架用于上颌窦底提升

经典的上颌窦底提升术主要使用的是

颗粒状的自体骨或骨替代品，但在特定临床条件下需要块状骨移植，此时，如选择自体骨移植，不仅需开辟第二术区取骨，还要在术中进行骨块修整塑形，既浪费时间，费用也较高。

该方法另外一个缺点在于，开窗位置完全是徒手操作，完全依赖于医生的临床经验，一旦截骨开窗操作不当或定位不准确，就可能导致上颌窦底黏膜撕裂或开窗位点与植骨位置不匹配。

采用这种先进的设计软件进行虚拟规划就可以完全解决这些问题。根据植骨块（特点）完美地设计外科手术入路，并设计出外科手术导板引导手术，从而使截骨术按照计划精确进行（图7～图9），根据虚拟图像设计并直接生产的植骨材料可以与缺损区保持形态一致，术中无须进行额外的修整（图10）。

最近研发的一种专用三维重建软件应用程序能够在获取CBCT扫描图像后对骨组织准确重建[26]，在精确地虚拟上颌窦后，根据上颌窦局部解剖设计个性化植骨块。

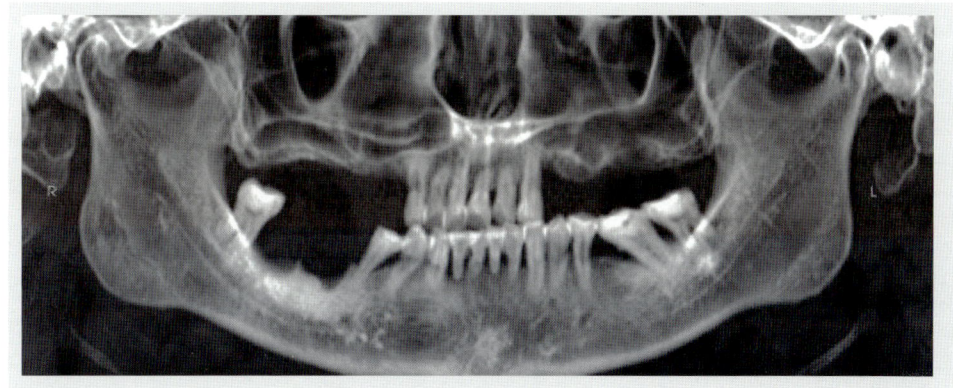

图7
CBCT扫描获取的全景片。

图8
渲染后的影像。

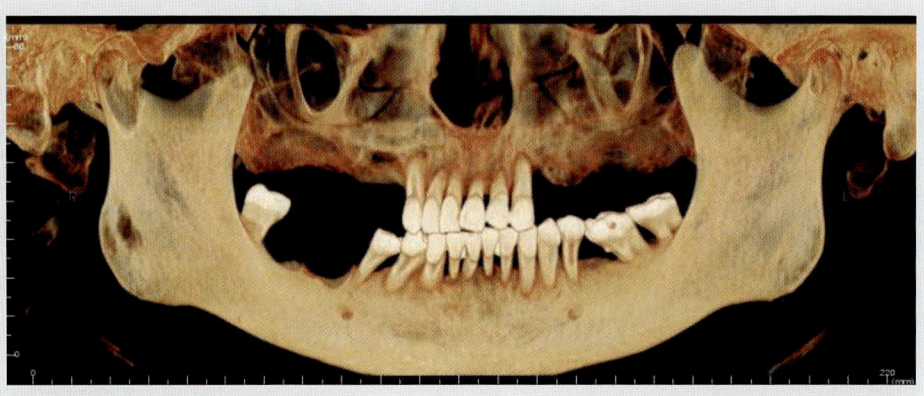

图9
患者面部骨组织三维重建图，未进行双侧上颌窦底提升。在术前的初步研究中，通过模拟种植体植入选择适宜规格的种植体型号。

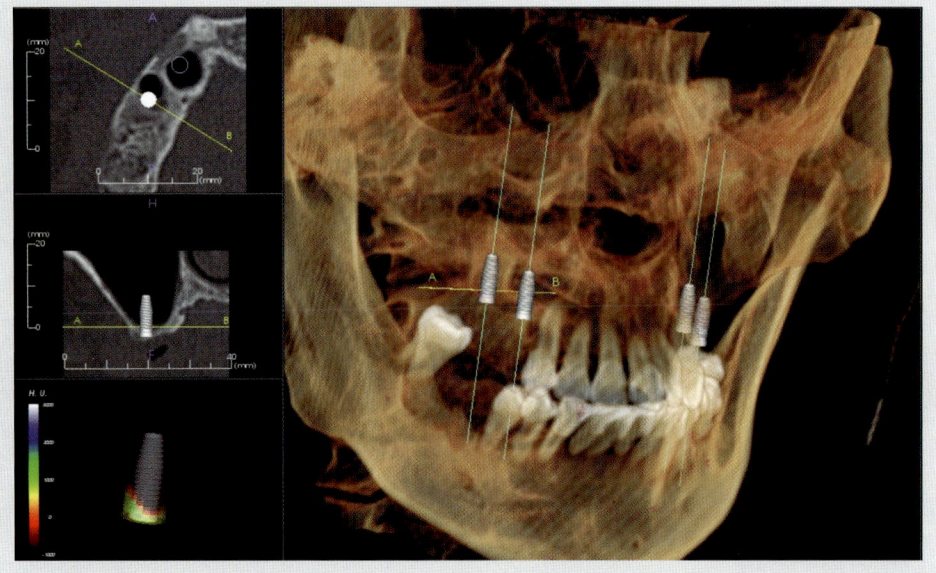

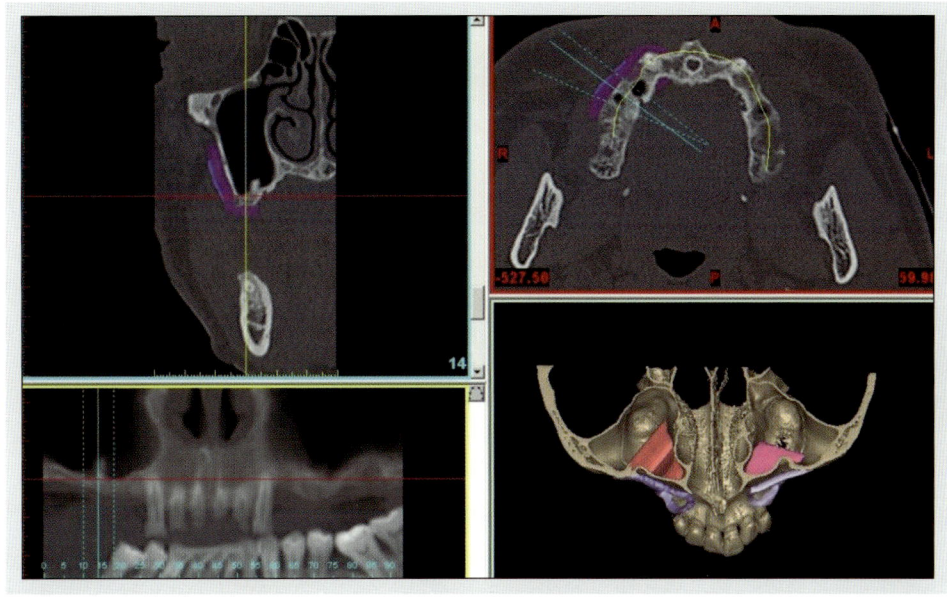

图10
将设计的大小合适的移植物模型植入上颌窦内,同时用聚四氟乙烯材料(PTFE)制作外科导板,引导超声骨刀(Acteon)进行骨窗的预备。

将该三维设计方案以光固化成形数据的格式输入专用CAD程序,设计软件可描绘出植骨术和开窗术所需理想的上颌窦侧壁轮廓。各个组织层面上的外科入路都经过确认,以便术者选择适合剥离和提升上颌窦底黏膜的最佳层面(图11和图12)。

随后,将设计方案导入CAM程序,通过CNC研磨机床进行制作。生产过程分为两个部分:

1. 在铣床上放置一块15mm×15mm×30mm的植骨材料(多孔HA),进行研磨并制作出与虚拟设计完全一致的个性化支架材料。
2. 制作手术导板:按照之前设计,用块状PTFE材料研磨制作手术导板(图13~图16)。

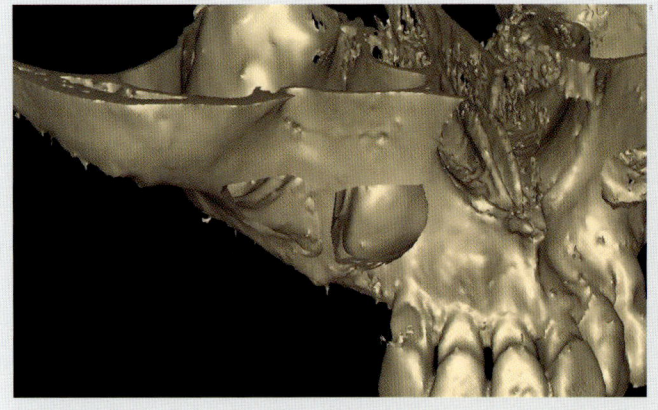

图11和图12

选择要植入多孔HA移植物骨窗的大小。

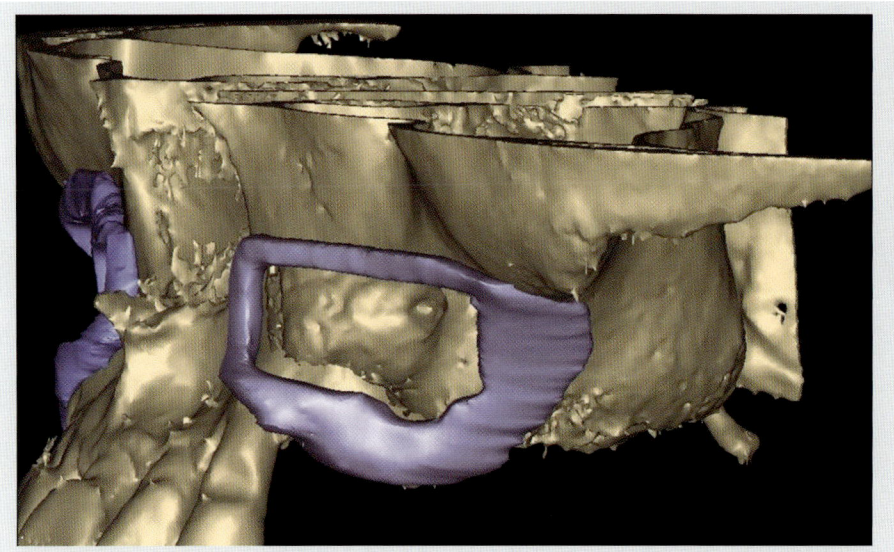

图13

在骨组织层面上设计出的外科导板。

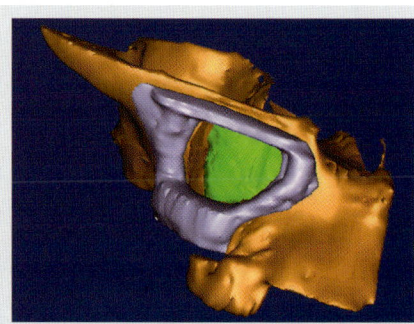

图14

块状多孔HA（绿色显示）的设计模型，其尺寸与开窗以及需重建区域相一致。

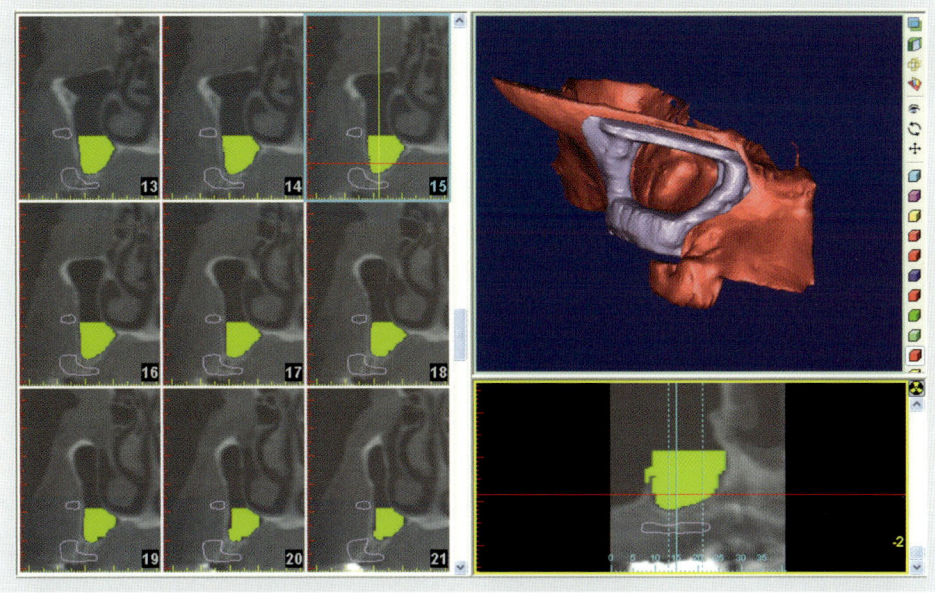

图15
检查外形尺寸,防止出现阻挡植骨块就位的情况。

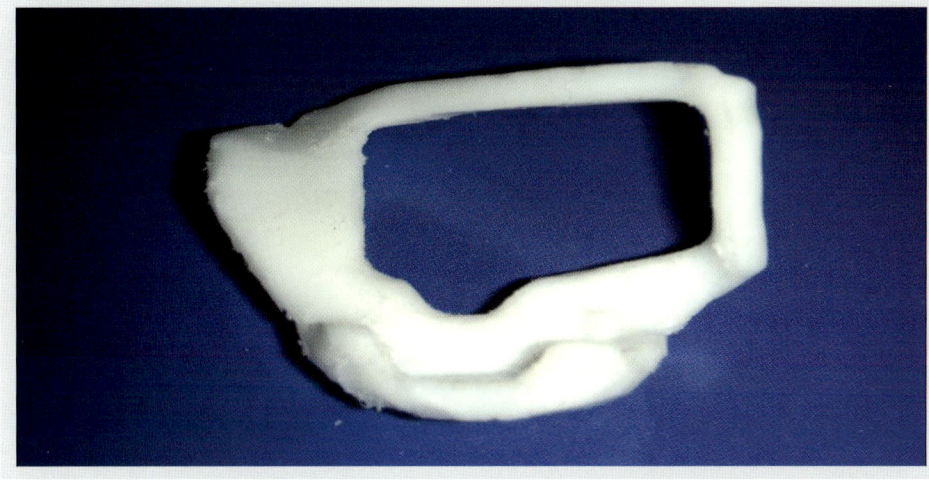

图16
使用PTFE材料,将虚拟设计(CAD)的导板用CAM方式制作出来。

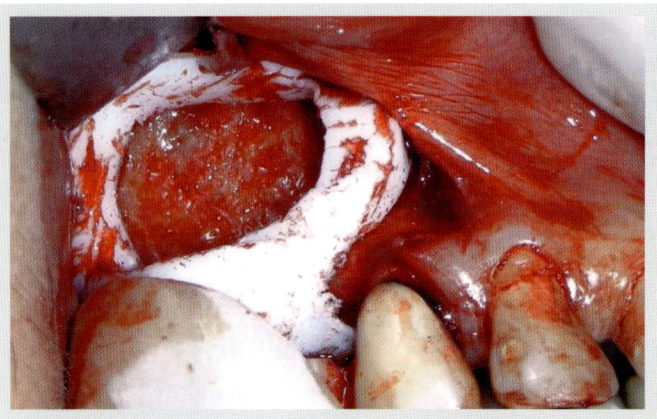
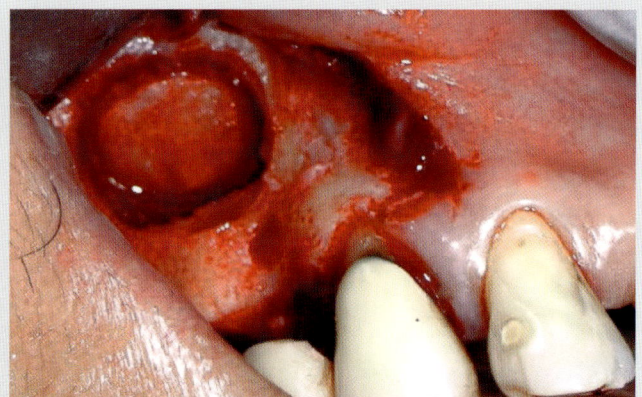
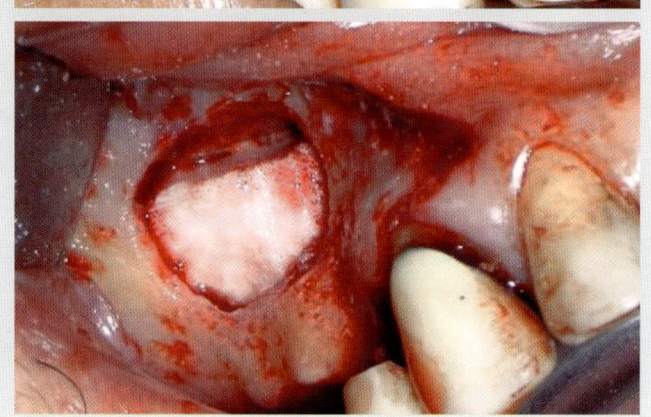

图17（上）
将该导板就位于颊侧需要开窗的骨壁之上。

图18（右上）
剥离上颌窦底黏膜后，将开窗处骨壁反折入窦腔内。

图19（右）
将个性化定制的多孔HA块（生物珊瑚）植入上颌窦内。

在手术前，对最终的生物材料进行消毒和包装。

剥离黏膜组织，暴露上颌窦侧壁，放置外科导板，检查导板稳定就位后使用超声骨刀预备骨窗（图17）。

截骨完成后移除导板，打开骨窗，分离上颌窦底黏膜（图18），将多孔HA植骨块放置于该处后缝合切口，无须使用屏障膜（图19）。

植骨术后至少6～8个月再行种植体植入术[26]。通过CBCT扫描可见植骨材料就位准确，骨块愈合与种植体骨结合均正常（图20和图21），可进行最终修复治疗（图22和图23）。

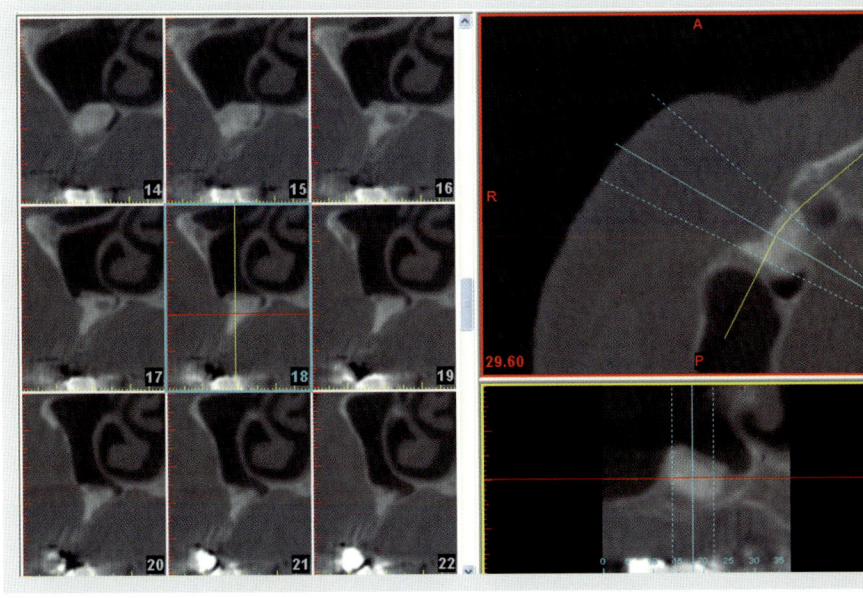

图20
术后即刻CBCT检查可见植骨块就位准确。

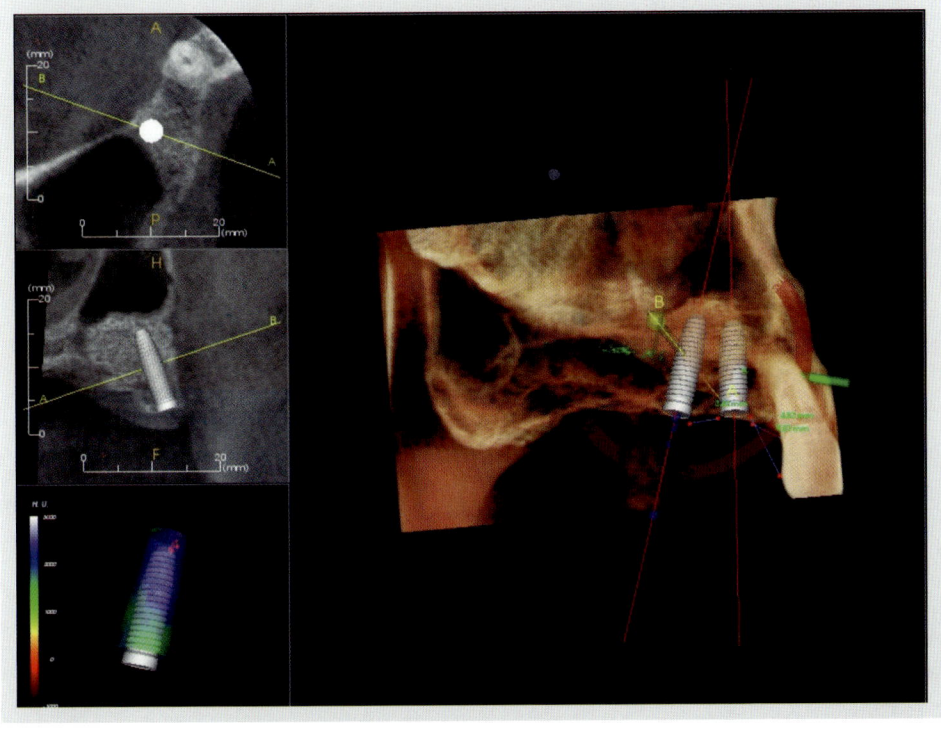

图21
术后8个月行CBCT检查显示，移植材料愈合及骨结合良好，选择合适的种植体型号及植入位置。

第8章 ▶ 个性化定制骨重建

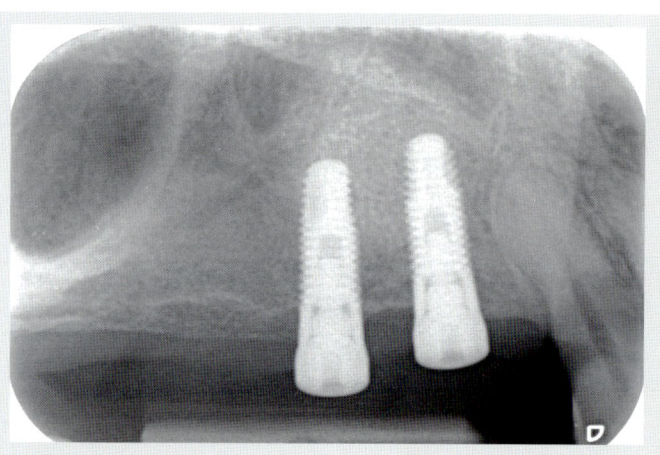

图22
种植体植入后3个月,口内X线片显示再生骨与先前存在的基骨之间无分界线。

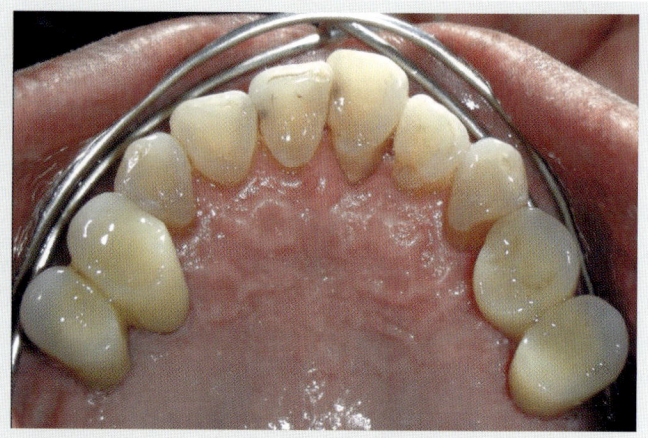

图23
上颌双侧后牙区用定制的生物珊瑚块状材料重建后进行临时修复。

上颌双侧后牙骨吸收区的病例也可采用相同的手术方式,对于这类病例,可完全在计算机上设计两个植骨块,操作流程与单侧植骨相同,如图24~图31所示。

图24
一位需要使用个性化定制植骨材料进行双侧上颌窦底提升患者的术前CBCT图像。

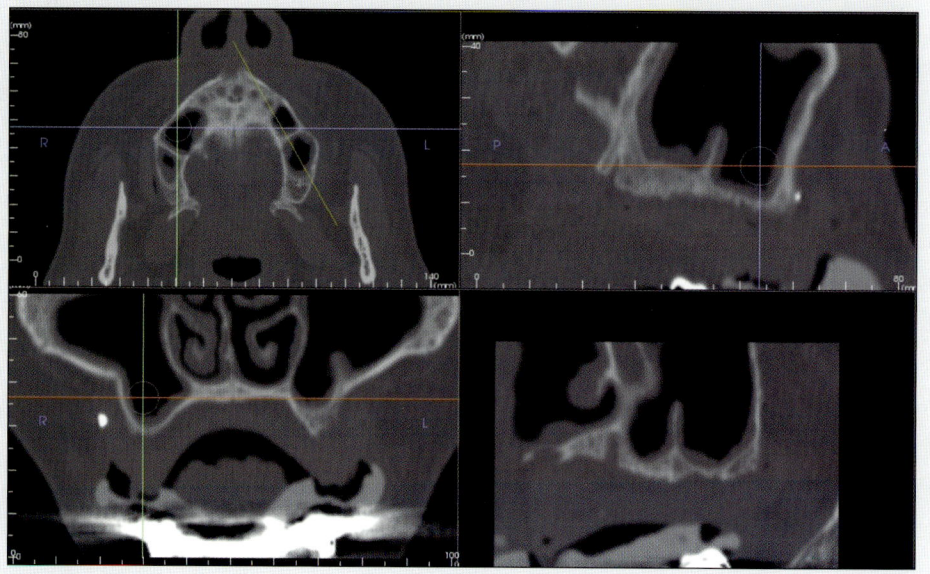

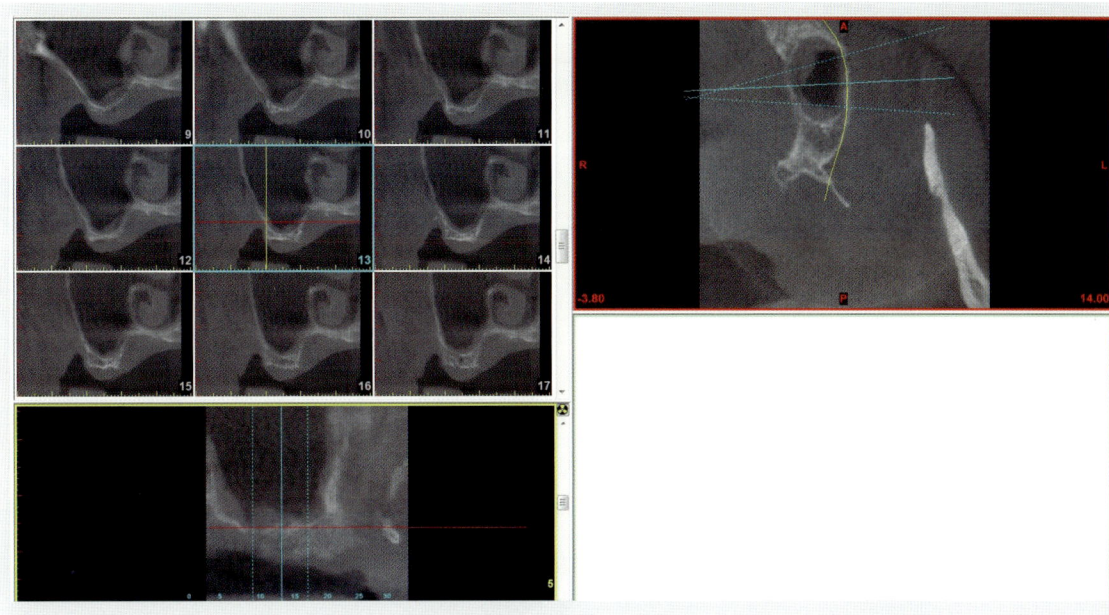

图25
从不同的三维截面进行初步分析研究。

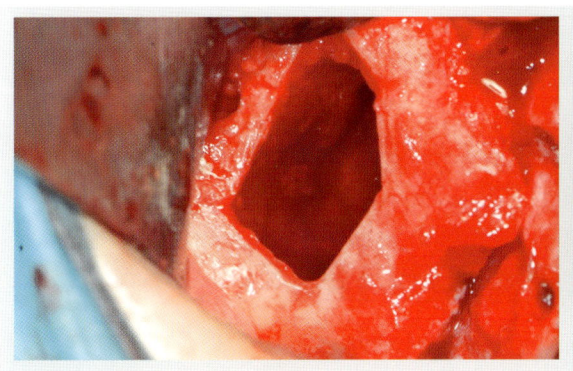

图26
手术阶段：使用PTFE导板进行开窗预备。

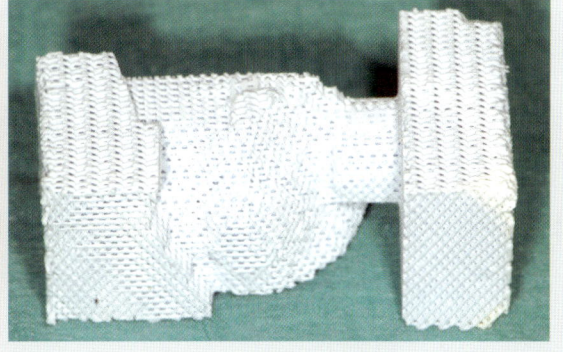

图27
与基座相连的个性化定制的多孔双相HA块（30%HA，70%β-TCP），注意其独特多孔结构的精细几何外形。

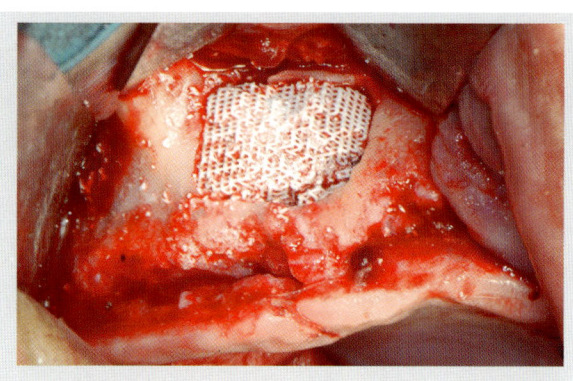

图28
个性化定制的块状移植物就位于上颌窦腔内。

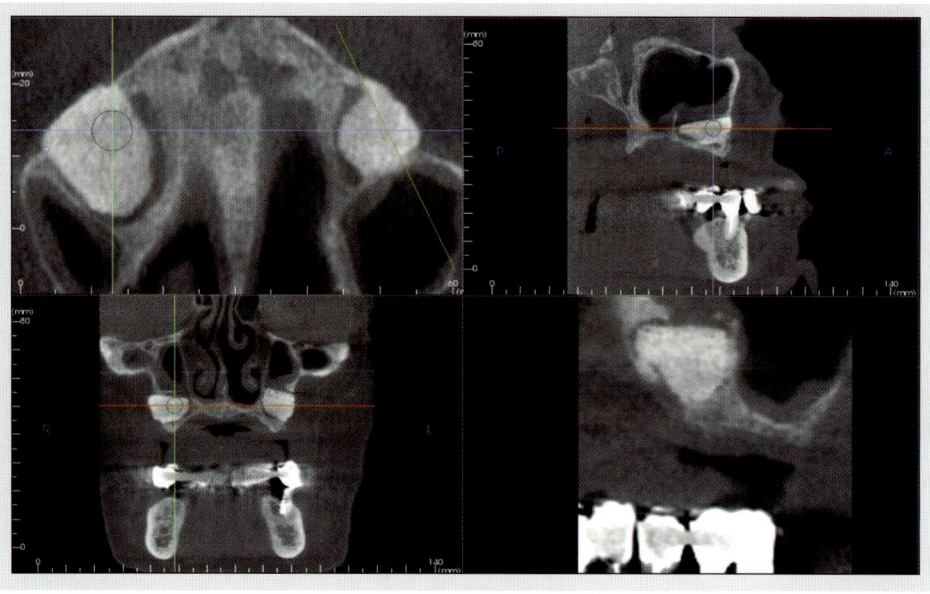

图29
术后CBCT检查随访。

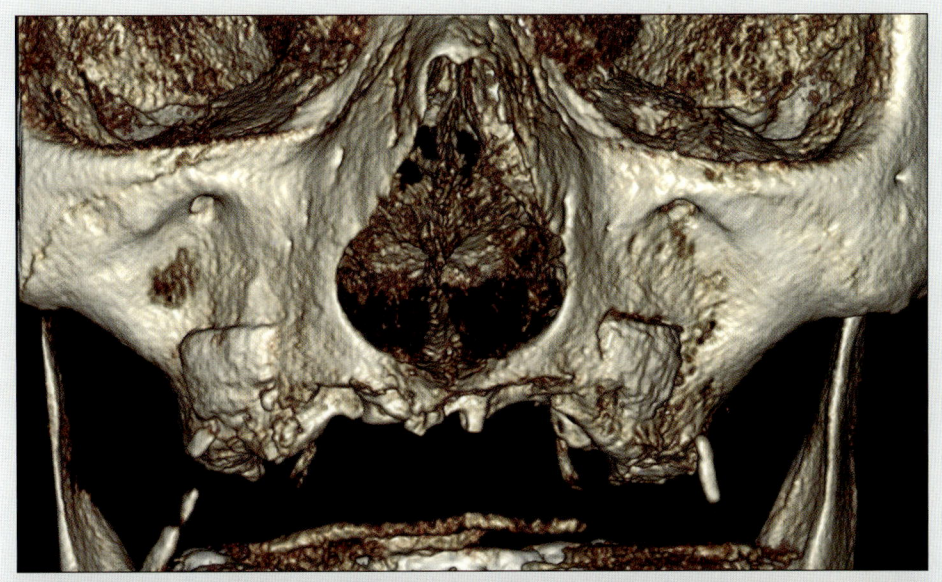

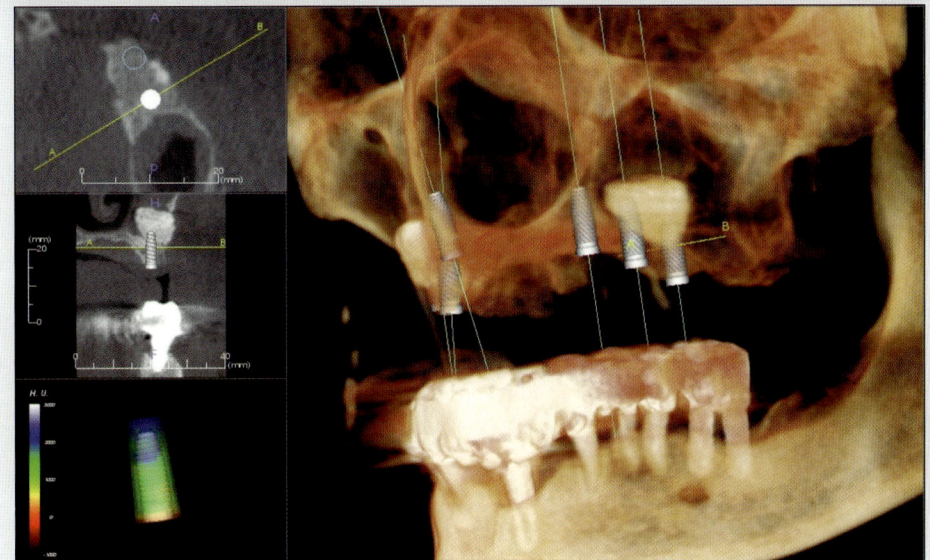

图30和图31

术后8个月CBCT三维重建后显示愈合良好，可按计划行种植体植入术。

该技术的主要优点如下：

- 缩短手术时间
- 个性化定制的植骨材料与骨缺损区紧密贴合
- 可降低并发症的风险
- 经验不足的术者也可操作

个性化植骨块是基于种植体植入所需骨量而预先设计制作的，在此基础上，也使得种植体支持的修复体设计成为可能。颗粒状植骨材料在（上颌窦）内压作用下容易被挤压移位，与之相比，块状植骨材料能够抵抗压力，其位置稳定性更好。

应用个性化多孔HA植骨块进行上颌骨再生

近几十年来，利用口腔种植技术进行颌骨缺损修复已成为一种常见而可靠的方法，一些破坏性的疾病，例如牙周病、肿瘤或外伤等，往往导致垂直和水平两个方向上的骨缺损都需要修复，为了达到此目的，近年来有不少技术都已成功地得到应用[1-6]，然而由于所使用的材料种类、术者能力和并发症等问题，其应用均受到一定的限制。

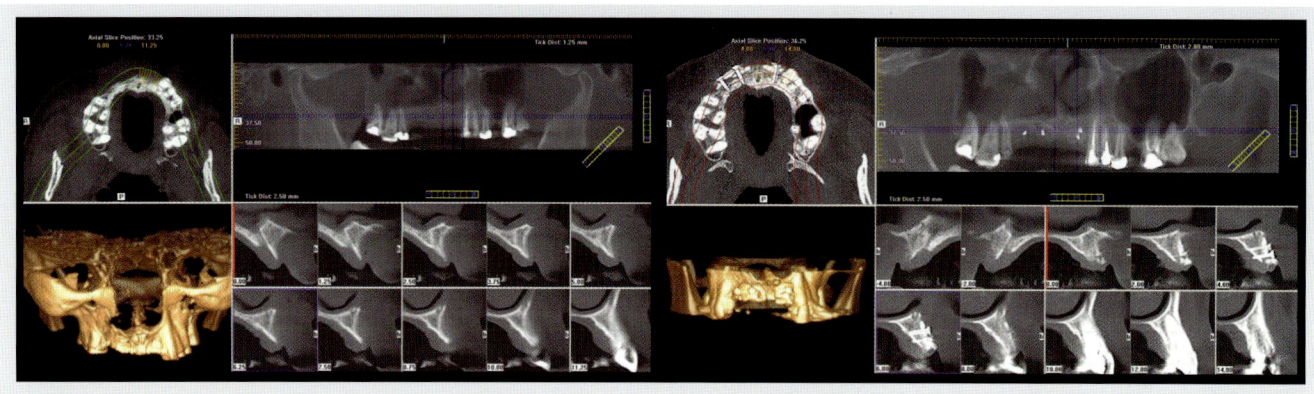

图32
上颌骨缺损的病例，采用虚拟设计（CAD）加工（CAM），植入个性化生物珊瑚植骨材料，注意在术后8个月CBCT评估其愈合情况。

最新研究证明，采用个性化骨块移植可能是解决此类问题的一个可行选项[10]。目前，应用这种方法进行骨再生的适应证为，剩余牙槽骨具有至少5mm的垂直高度和至少5mm的厚度，临床通过CBCT扫描重建的三维影像很容易对此进行评估。萎缩牙槽骨的再生修复技术与前面描述的上颌窦底提升术相似，主要分为3个阶段：

1. 在虚拟手术中应用CAD软件设计个性化植骨材料。
2. 基于CAM技术，使用CNC切削机床制作支架材料。
3. 应用块状生物材料进行牙槽骨重建术。

其外科手术方法与自体块状骨移植技术相类似：全层翻瓣暴露骨缺损区，在皮质骨面上制备营养孔以利于其下松质骨层血液渗出，增加植骨材料的血供滋养，然后将植骨块定位于缺损处，确保其与骨面完全贴合后，用两个微型植骨钉固定以保持其稳定。

接下来进行无张力严密缝合，避免黏膜缺血和植骨区开裂。约8个月后，取出植骨钉，植入种植体[27-28]（图32）。

结论

毫无疑问，自体骨仍是最好的骨组织重建材料，然而因取骨量有限及供区不良术后反应等局限性，使其应用变得相当复杂。其他材料如同种异体骨或动物来源的骨替代品，又可能存在病原体（HIV、乙型肝炎和丙肝、朊病毒等）传播的潜在风险。

骨组织工程的进展为开发和制造新的仿生材料提供了契机，可以通过刺激骨组织诱导宿主发生特异性骨再生反应，本研究的关键在于所使用材料的理化性能和表面几何形状，因此我们选用了已使用并测试超过30年的产品，如HA。

几何形状对成骨表型和骨形态发生有着重要的影响，最新一代多孔HA生物材料的孔隙率介于40%~80%之间，孔隙相互贯通且形态可控。洞壁凹形轮廓和微孔可以促进骨组织形成已成为共识性结论，根据该原理制备的合成材料在临床上已经开始应用。

结果表明，特殊的理化性能及结构特点使这类多孔生物材料成为骨组织工程的绝佳选择，仿生生物材料可作为生长因子和干细胞载体诱导骨组织形成，未来将会获得越来越多的应用。

[1] Chiapasco M, Casentini P, Zaniboni M. Bone augmentation procedures in implant dentistry. Int J Oral Maxillofac Implants 2009;24(suppl):237–259.

[2] Cordaro L, Torsello F, Accorsi Ribeiro C, Liberatore M, Mirisola di Torresanto V. Inlay-onlay grafting for three-dimensional reconstruction of the posterior atrophic maxilla with mandibular bone. Int J Oral Maxillofac Surg 2010;39: 350–357.

[3] Jensen OT, Kuhlke L, Bedard JF, White D. Alveolar segmental sandwich osteotomy for anterior maxillary vertical augmentation prior to implant placement. J Oral Maxillofac Surg 2006;64:290–296.

[4] Felice P, Marchetti C, Iezzi G, et al. Vertical ridge augmentation of the atrophic posterior mandible with interpositional bloc grafts: Bone from the iliac crest vs bovine anorganic bone. Clinical and histological results up to one year after loading from a randomized-controlled clinical trial. Clin Oral Implants Res 2009;20:1386–1393.

[5] Urban IA, Jovanovic SA, Lozada JL. Vertical ridge augmentation using guided bone regeneration (GBR) in three clinical scenarios prior to implant placement: A retrospective study of 35 patients 12 to 72 months after loading. Int J Oral Maxillofac Implants 2009;24:502–510.

[6] Tatum H. Maxillary and sinus implant reconstructions. Dent Clin North Am 1986;30:207–229.

[7] Younger EM, Chapman MW. Morbidity at bone graft donor sites. J Orthop Trauma 1989;3:192–195.

[8] Buck BE, Malinin TI, Brown MD. Bone transplantation and human immunodeficiency virus. An estimate of risk of acquired immunodeficiency syndrome (AIDS). Clin Orthop Relat Res 1989;240:129–136.

[9] Mellonig JT. Donor selection, testing, and inactivation of the HIV virus in freeze-dried bone allografts. Pract Periodontics Aesthet Dent 1995;7:13–22.

[10] Kim Y, Nowzari H, Rich SK. Risk of prion disease transmission through bovine-derived bone substitutes: A systematic review. Clin Implant Dent Relat Res 2013;15:645–653.

[11] Magan A, Ripamonti U. Geometry of porous hydroxyapatite implants influences osteogenesis in baboons (Papio ursinus). J Craniof Surg 1996;7:71–78.

[12] Van Eeden BDS, Ripamonti U. Bone differentiation in porous hydroxyapatite in baboons is regulated by the geometry of the substratum: Implications for reconstructive craniofacial surgery. Plastic Rec Surg 1994;4:959–966.

[13] Hutmacher DW. Scaffold design and fabrication technologies for engineering tissues: State of the art and future perspectives. J Biomater Sci

Polymer Ed 2001, 12:107–124.

[14] Vogt S, Larcher Y, Beer B, Wilke I, Schnabelrauch M. Fabrication of highly porous materials based on functionalized oligolactides and preliminary results on their use in bone tissue engineering. Eur Cell Mater 2002;4:30–38.

[15] Atala A, Mooney DJ, Vacanti LP, Langer R. Synthetic biodegradable scaffolds. Boston: Birkhauser, 1997.

[16] Kuboki Y, Jin Q, Takita H. Geometry of carriers controlling phenotypic expression in BMP-induced osteogenesis and chondrogenesis. J Bone Joint Surg Am 2001;83A(suppl 1[pt 2]):S105–S115.

[17] Groeneveld EH, van den Bergh JP, Holzmann P, ten Bruggenkate CM, Tuinzing DB, Burger EH. Mineralization processes in demineralized bone matrix grafts in human maxillary sinus floor elevations. J Biomed Mater Res 1999;48:393–402.

[18] Kuboki Y, Takita H, Kobayashi D, et al. BMP-induced osteogenesis on the surface of hydroxyapatite with geometrically feasible and nonfeasible structures: Topology of osteogenesis. J Biomed Mater Res 1998;39:190–199.

[19] Hulbert SF, Young FA, Mathews RS, Klawitter JJ, Talbert CD, Stelling FH. Potential of ceramic materials as permanently implantable skeletal prostheses. J Biomed Mater Res 1970;4:433–456.

[20] Jin QM, Takita H, Kohgo T, Atsumi K, Itoh H, Kuboki Y. Effects of geometry of hydroxyapatite as a cell substratum in BMP-induced ectopic bone formation. J Biomed Mater Res 2000;51:491–499.

[21] Shors C, Holmes RE. Porous hydroxyapatite. In: Hench LL, Wilson J (Eds). An Introduction to Bioceramics. New York: World Scientific Publishing Co, 1993. 181.

[22] Jensen SS, Yeo A, Dard M, Hunziker E, Schenck R, Buser D. Evaluation of a novel biphasic calcium phosphate in standardized bone defects. A histologic and histomorphometric study in the mandibles of minipigs. Clin Oral Implants Res 2007;18:752–760.

[23] Jensen SS, Bornstein MM, Dard M, Bosshardt D, Buser D. Comparative study of biphasic calcium phosphates with different HA/TCP ratios in mandibular bone defects. A long-term histomorphometric study in minipigs. J Biomed Mater Res B Appl Biomater 2009;90:171–181.

[24] Damien E, Revell PA. Coralline hydroxyapatite bone graft substitute: A review of experimental studies and biomedical applications. J Appl Biomater Biomech 2004;2:65–73.

[25] Davies JE, Bone Engineering. Toronto: EM squared incorporated, 2000:305–311.

[26] Mangano F, Zecca P, Pozzi-Taubert S, et al. Maxillary sinus augmentation using computer-aided design/computer-aided manufacturing

(CAD/CAM) technology. Int J Med Robot 2013;9:331–338.

[27] Mangano F, Macchi A, Shibli JA, et al. Maxillary ridge augmentation with custom-made CAD/CAM scaffolds. A 1-year prospective study on 10 patients. J Oral Implantol 2014;40:561–569.

[28] Figliuzzi M, Mangano F, Fortunato L, et al. Vertical ridge augmentation of the atrophic posterior mandible with custom-made porous hydroxyapatite blocks: A case report. J Craniofac Surg 2013;24:856–859.

第 9 章

全数字化引导手术的流程管理

当今的口腔种植学已充分利用了数字化技术。然而，从获取资料到完成修复体的流程中，仍有一些阶段还是要用石膏模型及诊断蜡型。随着越来越多新软件的引入，系统间相互兼容，临床研究的前沿趋向于构建全数字化的口腔种植学。随着技术的日益成熟，医生使用全数字化方法可以在椅旁直接制作大部分的修复体，减少患者的就诊次数，并降低了治疗费用，这已经逐渐成为一种趋势。这些方法对促进医生、患者以及所有参与治疗实施的人员之间的相互交流，产生了深远的影响。

引导手术领域，最新的一项创新是在余留牙充足的牙列缺损病例中，在设计阶段，利用最先进的口内扫描技术避免两次计算机断层扫描。口内扫描技术可以获取患者的工作模型图像，并将其转化成立体光刻（STL）文件，输入编程软件，与患者的CT图像配准。通过此方法，可以记录包括患者余留天然牙、骨形态、软组织、已修复牙在内的所有细节，无须再制作放射导板。在充分参考余留牙的基础上，制订的种植方案以及制作的手术导板都是极其精确的。这个临床流程完全避免了放射导板的必要与成本。整个工作流程，除了诊断蜡型外，完全实现数字化（图1~图4）。

下一步是通过口内扫描仪和虚拟蜡型减少操作步骤。目前市面上已有的同类软件［数字化微笑设计（DSD），数字化微笑系统（EGSolutions），瓷睿刻微笑设计］[5-7]，可以预览虚拟美学效果，检查治疗计划对软组织乃至整个面部的影响。将以上设备合理地纳入设计流程，结合CT扫描信息，将大大提高治疗效果的可预期性（图5和图6）。

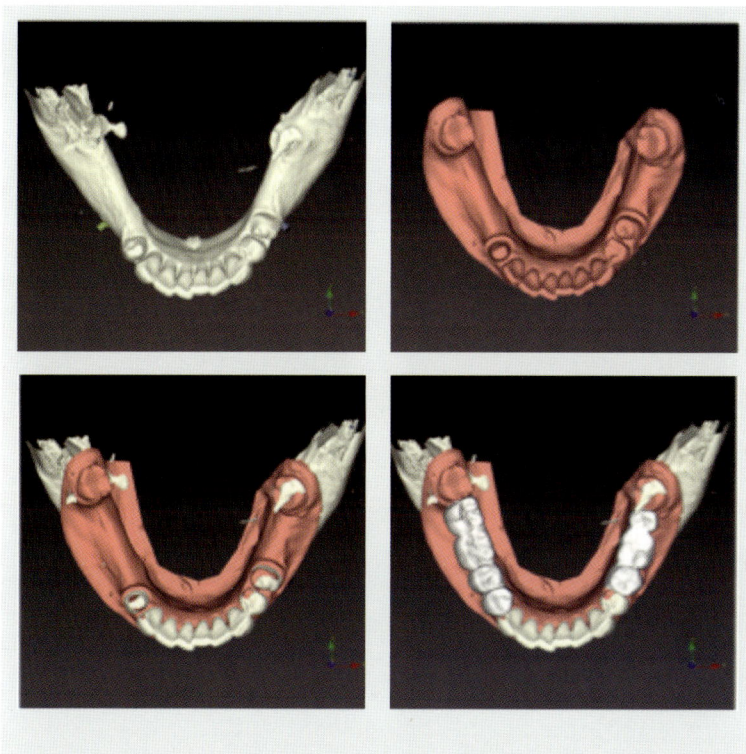

图1
将CBCT信息与石膏模型和诊断蜡型的扫描数据配准（智能融合）。

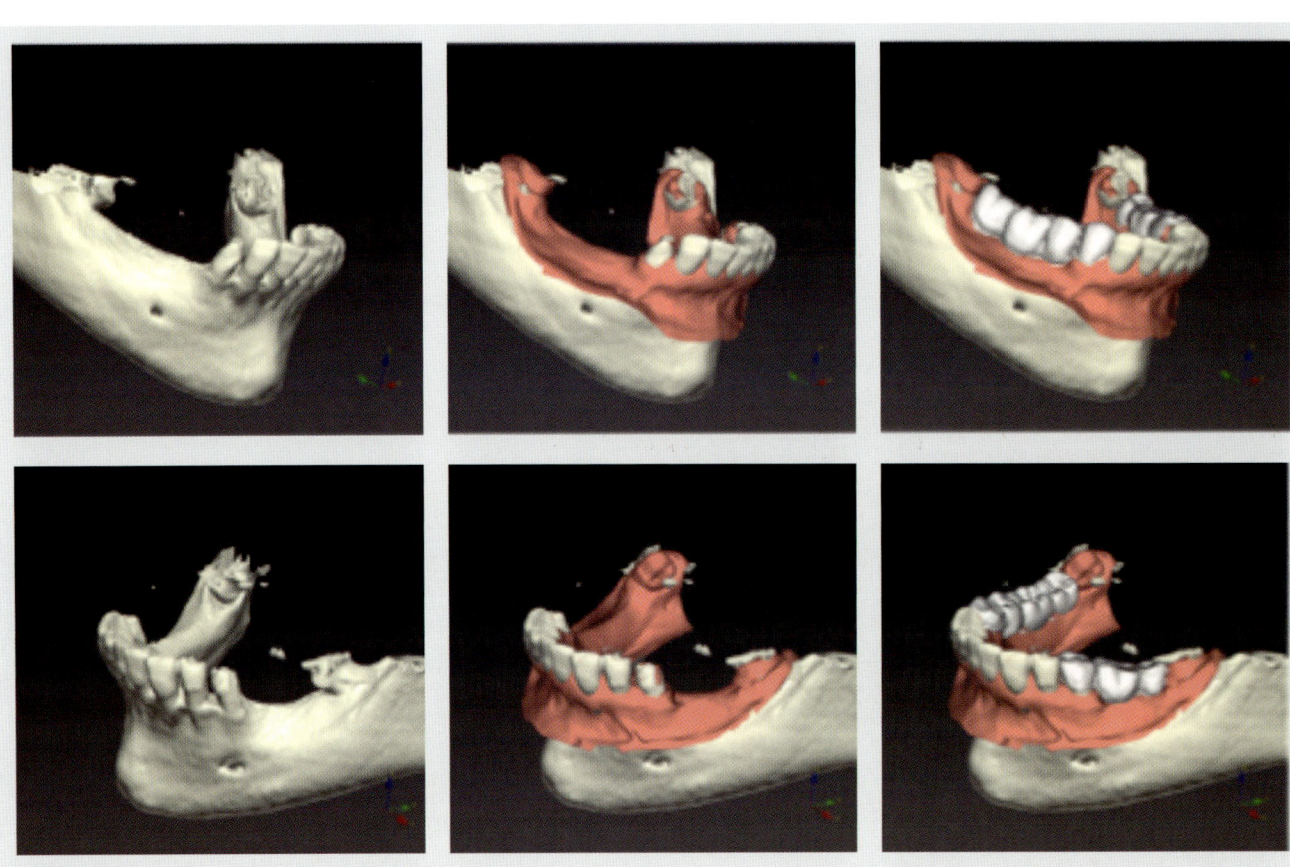

图2
将骨形态、模型扫描、诊断蜡型配准的侧面观。

图3
该软件可以显示各种STL文件配准过程的一致性。

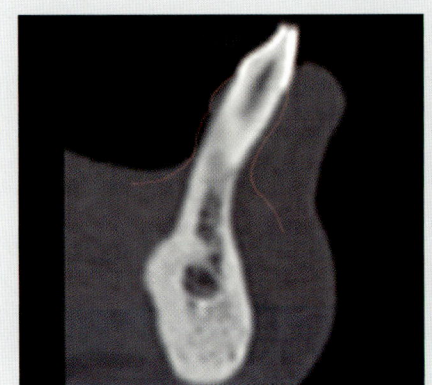 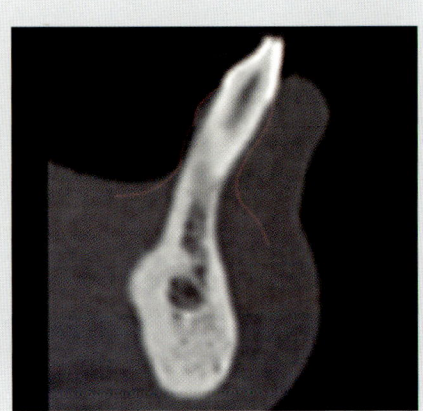

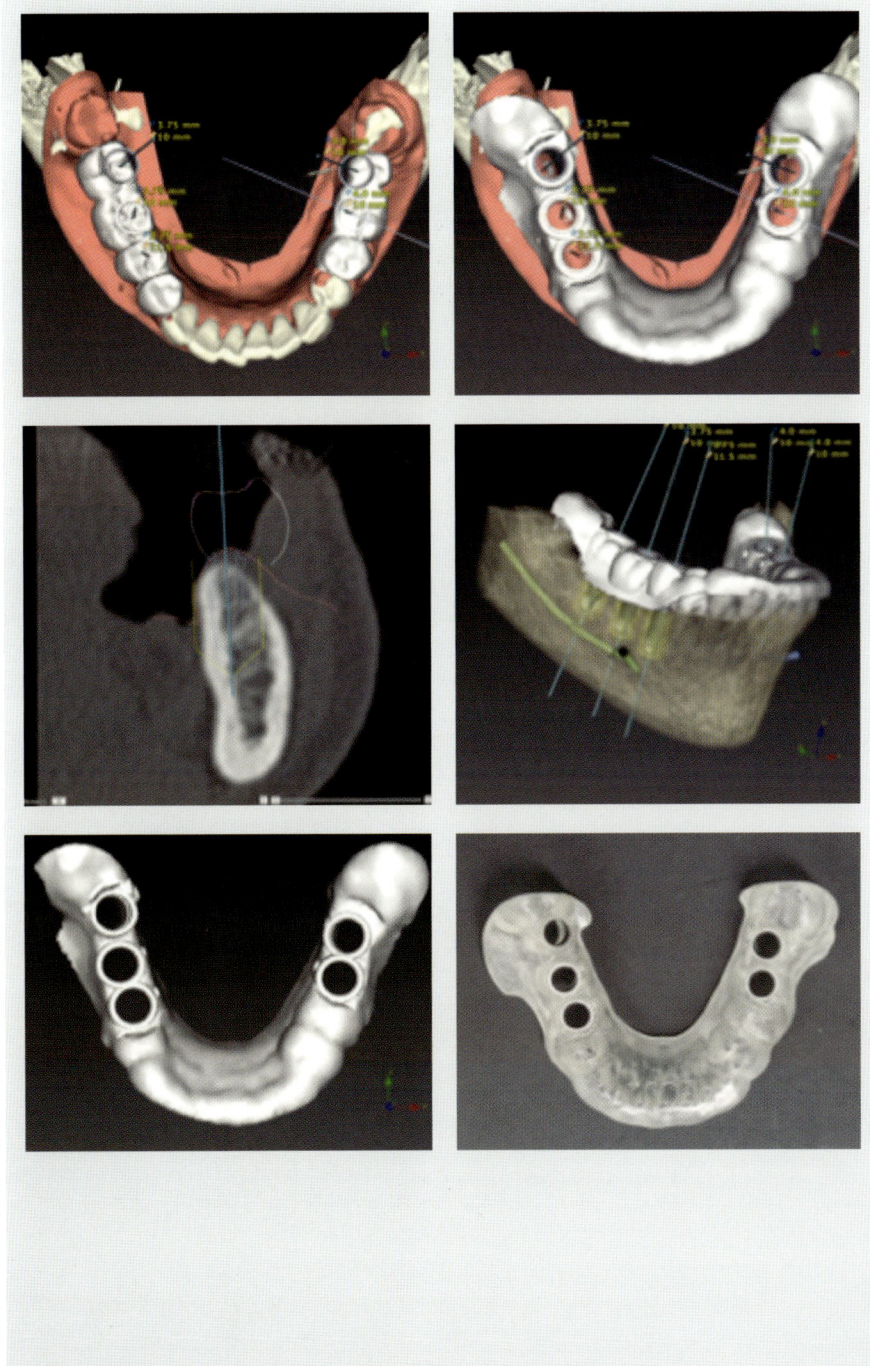

图4
种植体位置与骨的解剖及修复设计相关。在完成种植体位置设计后可以预览手术导板文件；然后直接通过立体光固化程序制作出来。

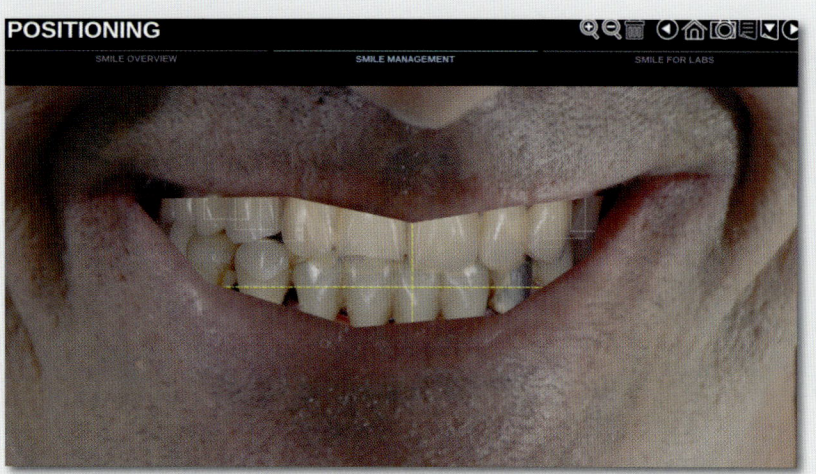 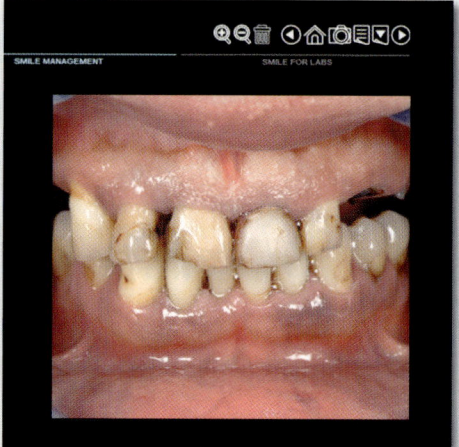

图5和图6

病例诊断和治疗阶段需使用各种设备，定义它们之间通用和开放的计算机语言是数字化路径得以充分利用的重要因素。许多设备与其他设备和仪器之间无法通信，使得医生难以顺利地管理工作流程。大量的文献证明，各个软件包之间的差异，导致准确性显著下降，造成难以接受的低精确度后果。

然而，在不断追求成为行业前沿的过程中，笔者的团队已经成功开展了数字化工作流程，并朝着全数字化的进程迈出了坚实的步伐。所取得的成果表明，数字化种植未来的方向是完全消除目前仍存在的模型阶段。

在任何情况下，我们的双手，尤其是我们的大脑，在处理每一步时都必须处于绝对的优先位置而不能完全依赖机器。

以下病例展示了全数字化口腔种植的流程管理。

临床病例

病例1

第一个病例是一名罹患全口慢性牙周炎,导致上下颌牙列缺损的年轻患者。口内剩余牙因丧失了超过一半以上的牙周支持组织而无保留价值。尤其是在上颌前牙区,牙周病导致牙齿移位、明显唇倾,严重影响美观。牙髓治疗及其他保留牙体的治疗方式在此均不再适用。左上尖牙及磨牙缺失,整个前牙区均松动,上颌余留牙无法支撑固定修复体的长期稳定。下颌区剩余牙也均存在明显动度,无保留意义。更为严峻的是,上颌骨的后外侧骨量不足,无法按照常规方式植入种植体。患者接受拔除所有患牙的方案,同时希望避免上颌骨增量,以免增加并发症及治疗时间。此外,因为年轻,患者不接受任何形式的可摘活动义齿。因此,治疗计划是拔除口内所有余留牙,同期行不翻瓣的种植体植入术。此案例的数字化设计与工作流程几乎避免了传统的石膏模型操作。

准确的印模及记录颌位关系后,开始制作石膏模型,上𬌗架,进行检查。技工间光学扫描仪(3Shape R700 三维扫描仪,3ShapeA/S)扫描模型,获得虚拟模型,导入计算机辅助设计(CAD)应用程序,创建虚拟三维模型。此类软件可以创建不同物件的三维数字化模型,长期应用于医学领域,用于设计包括颌面外科、整形外科及其他学科的修复部件[8-10]。

此时,可以在计算机上制作虚拟诊断蜡型,准确定位拟修复的所有牙齿,并确定垂直距离。完成此项操作后,使用三维打印机,利用立体光固化技术制作放射导板。患者戴入此放射导板进行CBCT扫描的结果与双扫描技术获得的结果是一致的。将医学数字化图像和交流格式(DICOM)数据导入种植规划软件中(NobelClinician, Nobel Biocare),依据前面介绍的双模板技术进行种植设计。

将扫描的模型信息进行配准，可以显示软组织的轮廓，这些对于了解种植体植入拔牙窝内的准确位置以及种植体相对于软组织的深度是至关重要的。这可以适应拔牙位点骨改建带来的任何变化。完成治疗设计后，上、下颌分别制作拔牙前、后两副手术导板，第一副手术导板用于定位第一颗植入已愈合牙槽骨的种植体，第二副手术导板用于剩余种植体的植入。

用手术导板翻制石膏模型。扫描石膏模型，使用特殊软件（DentalCAD, Exocad）[11-14]，利用计算机辅助设计/辅助制作（CAD/CAM）技术，制作钛切削支架，再利用虚拟设计中的信息，完成修复体的树脂部分。手术完成后，两个钛支架修复体可以直接螺丝固位于种植体之上。

手术从上颌开始，用固位钉将第一副导板（拔牙前导板）固定后，在已愈合的牙槽骨上植入第一颗种植体。然后去除导板，小心拔除余留牙，防止牙槽窝骨壁受损。仔细检查拔牙窝，去除所有纤维组织后，固定第二副手术导板（拔牙后导板）植入剩余种植体。

下颌以同样的方式进行，固定第一副手术导板后，在已愈合的牙槽骨上植入相关种植体后，拔除余留牙，固定第二副导板（拔牙后导板），植入剩余种植体。术后即刻戴入术前预制的螺丝固位临时修复体，进行适当的咬合调整，以达到良好的咬合应力分布（图7~图128）。

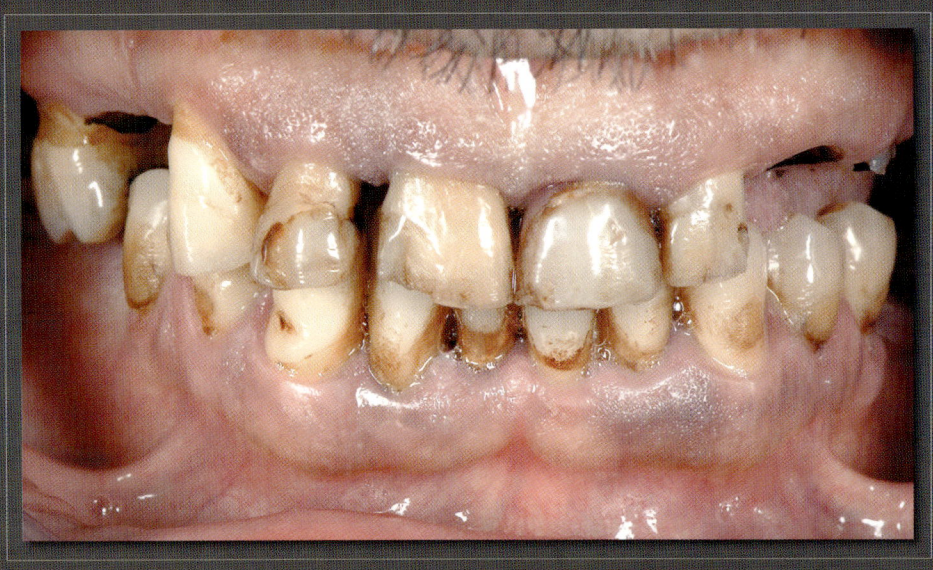
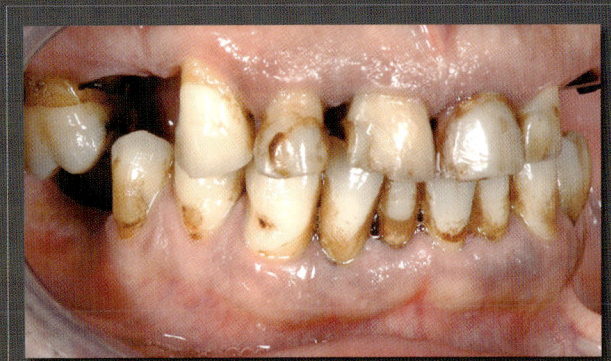
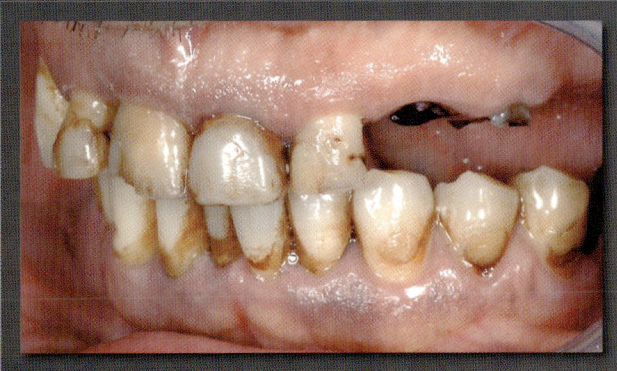
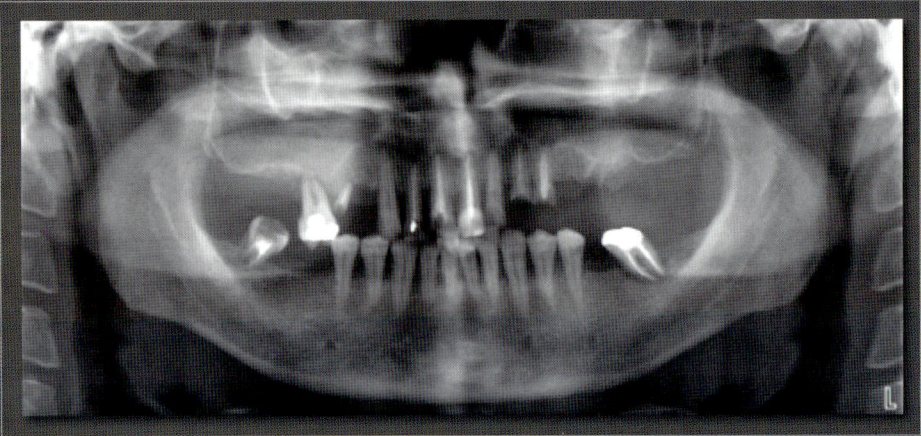

图7~图10
上下颌牙列缺损，余留牙存在广泛的牙周破坏。

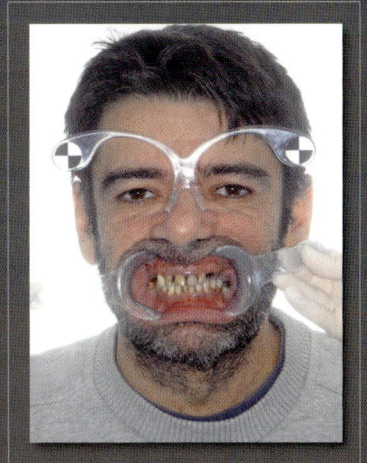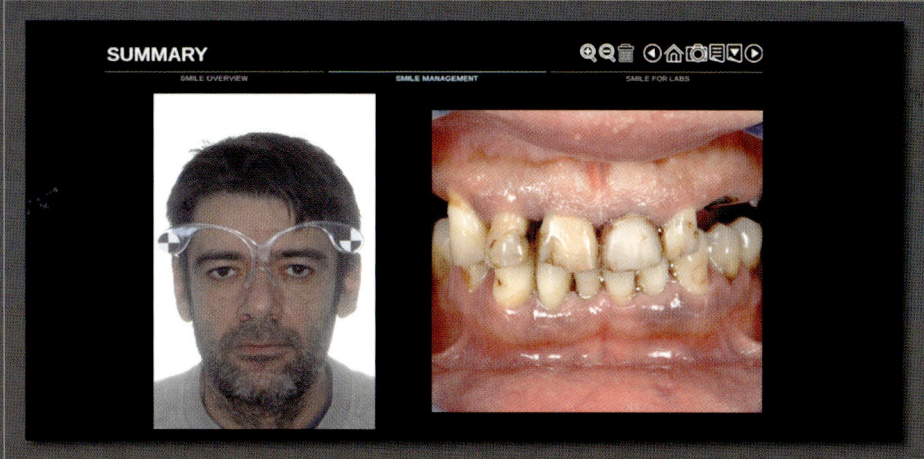

图11和图12
专用软件进行照片分析及图像处理,以模拟正确的牙齿位置。

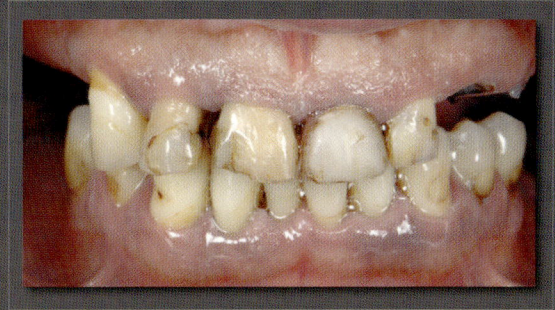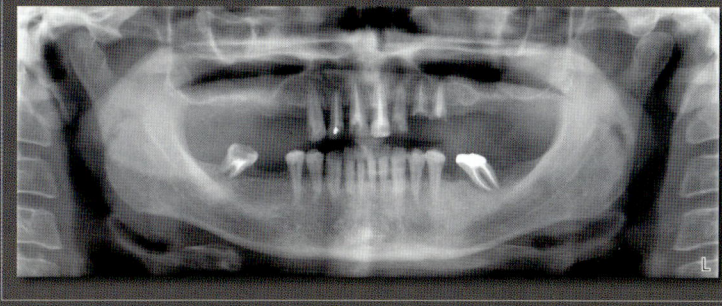

图13和图14
拔除右侧上颌重度感染的患牙后的临床和影像学检查情况。

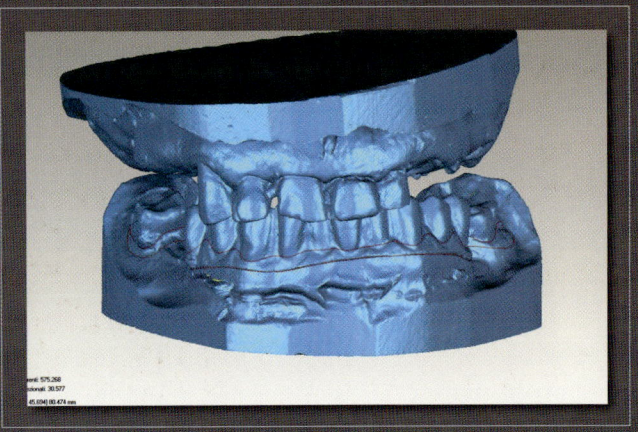
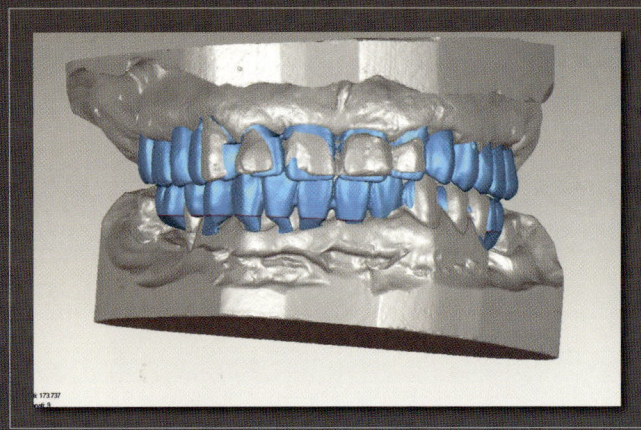
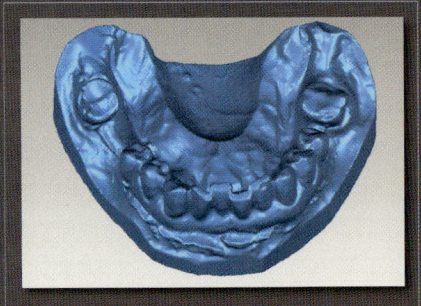
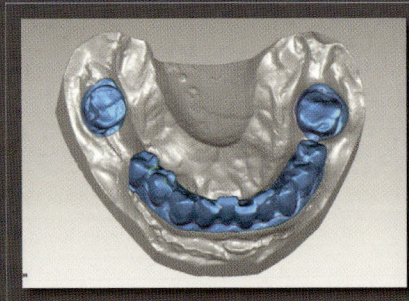
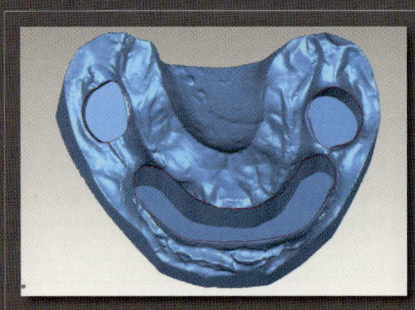
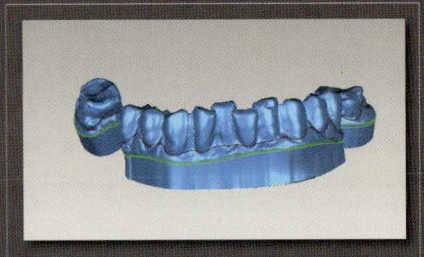
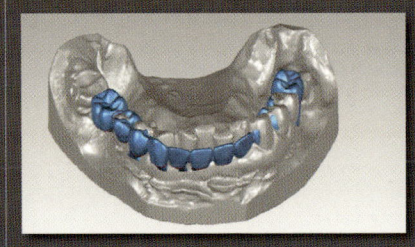
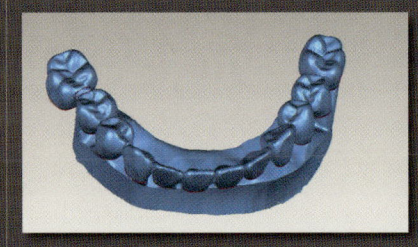

图15~图22
结合图像分析获取的信息制作三维虚拟蜡型，虚拟计划（蓝色）与患者初始情况（灰色）的对比。

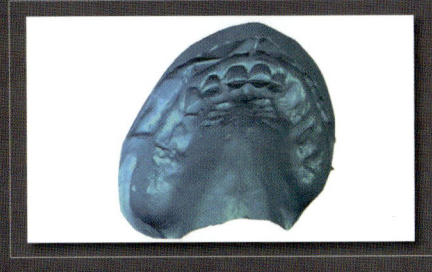
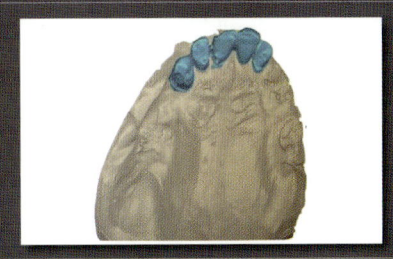
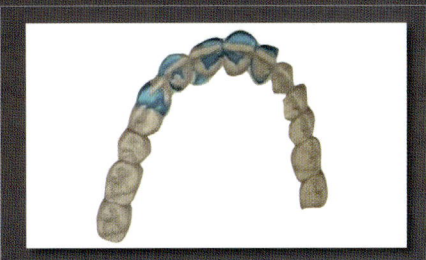
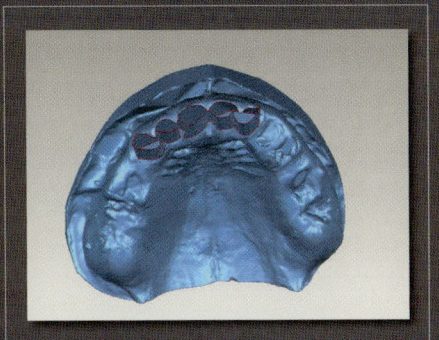
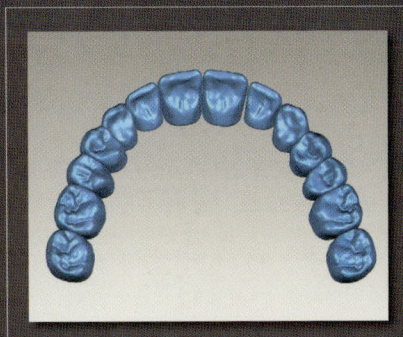
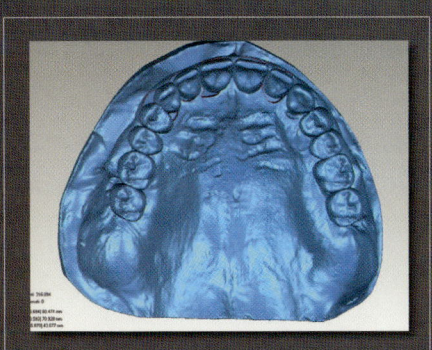
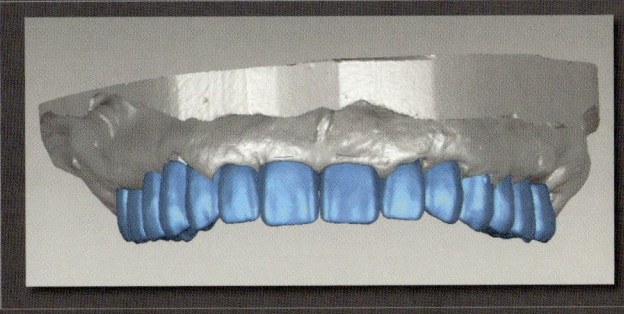
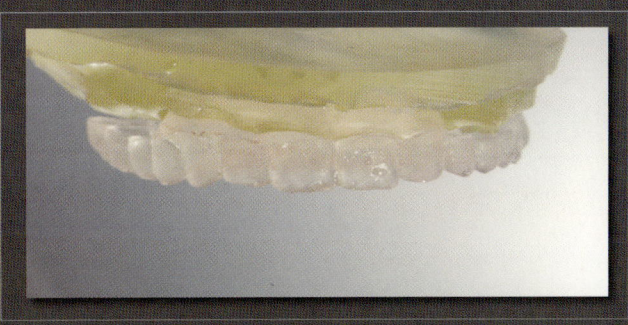

图23 ~ 图30
虚拟拔除上颌剩余牙,计算机制作最终修复体的蜡型。

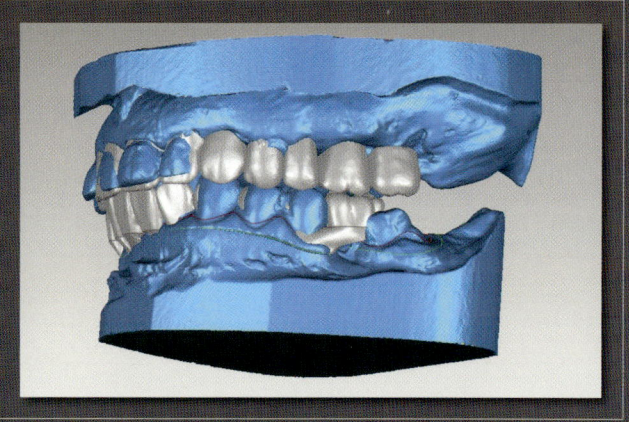
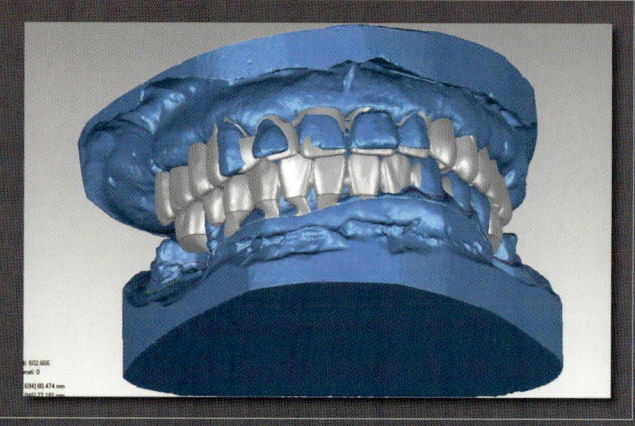
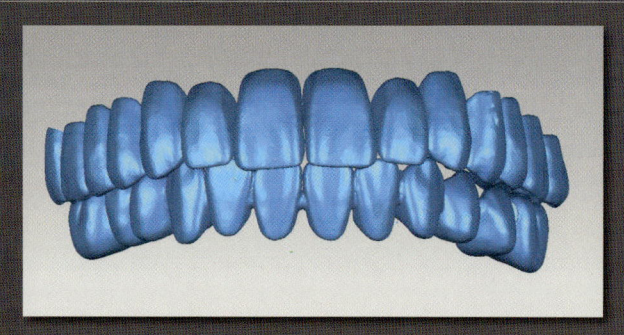
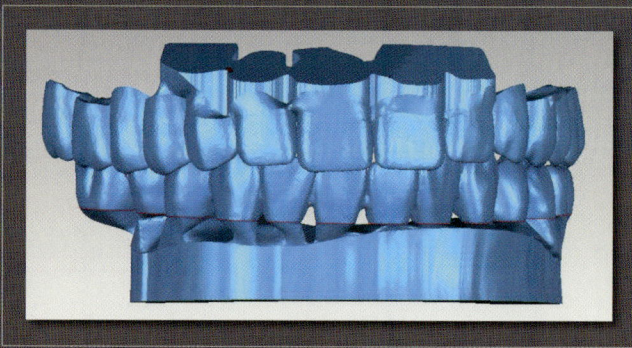
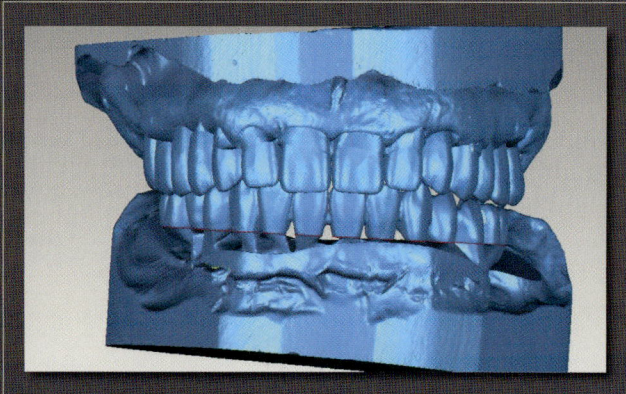
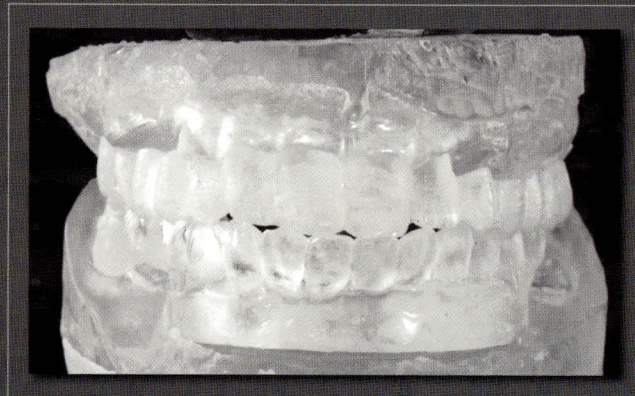

图31 ~ 图36
从虚拟蜡型到立体光固化实物模型。

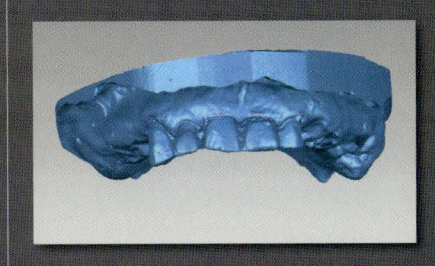 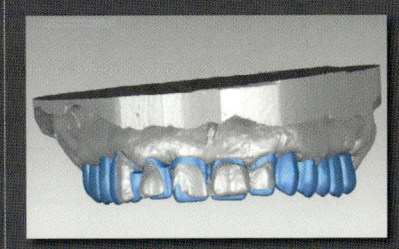 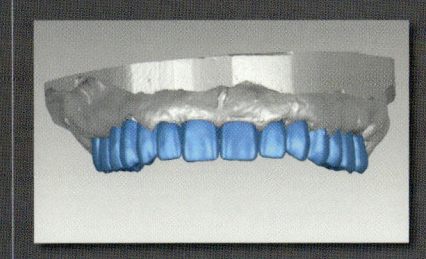
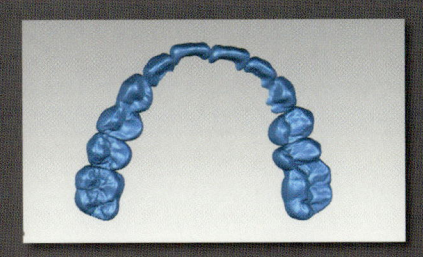 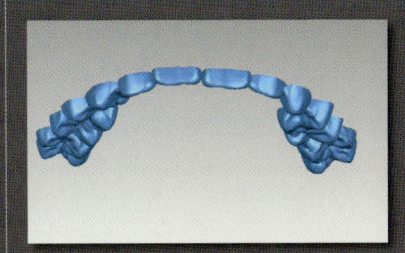 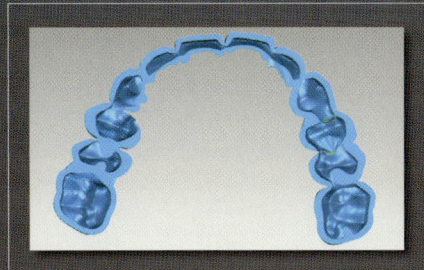

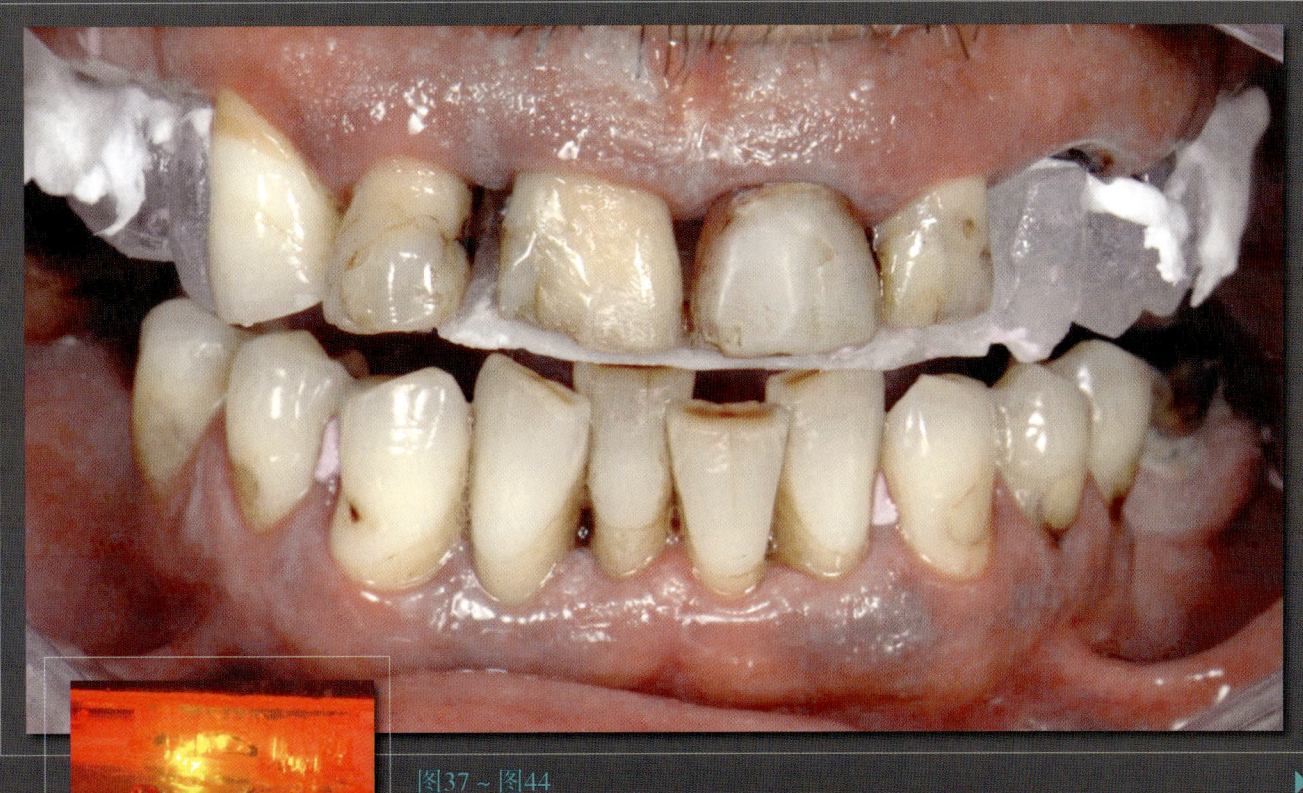

图37 ~ 图44
使用口内诊断饰面检查计算机分析的匹配度。

第9章 ▶ 全数字化引导手术的流程管理 | 381

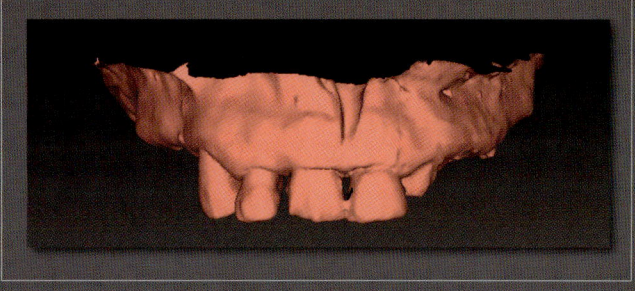 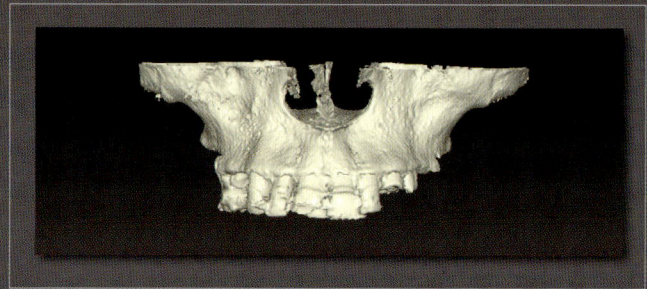

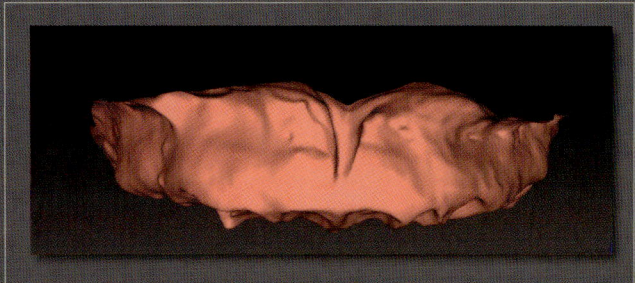 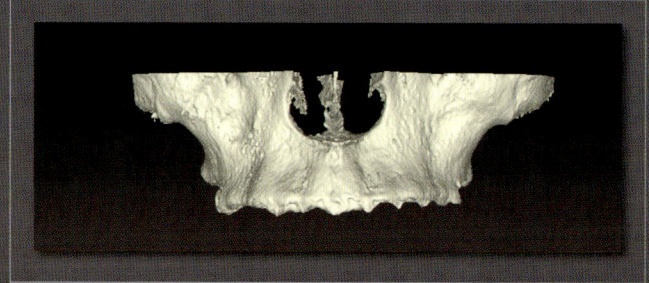

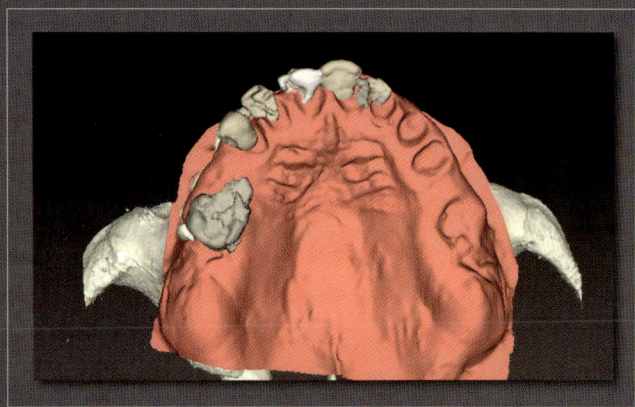 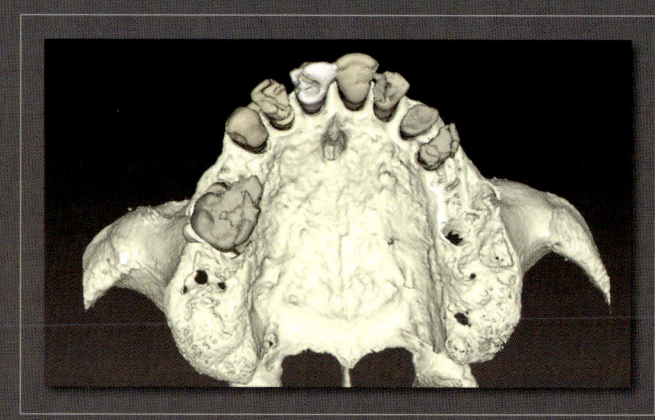

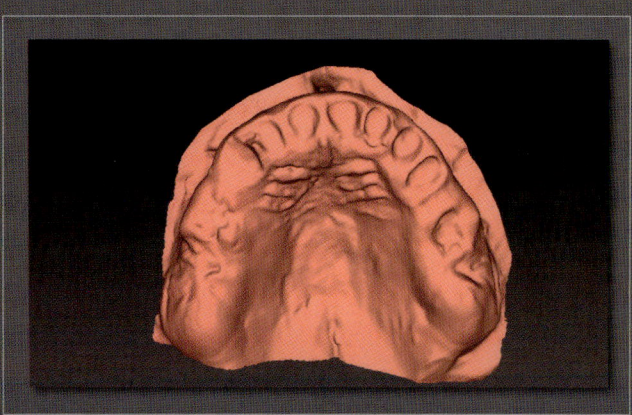 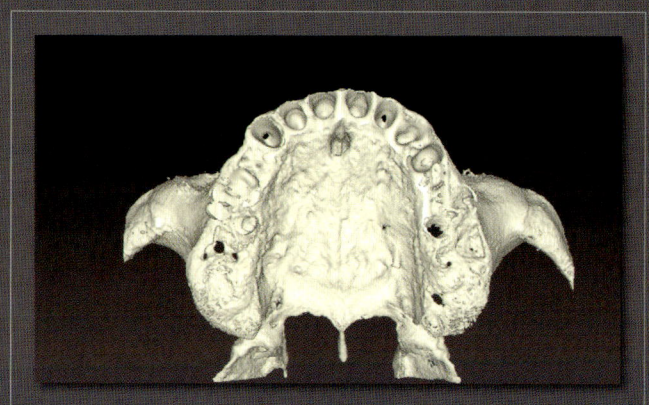

图45 ~ 图52

CT扫描获得的信息与使用特定的NobelClinician专业软件从模型获得的信息重叠。操作者可以分别在有牙或无牙情况下标示软、硬组织,并可模拟拔除牙齿。

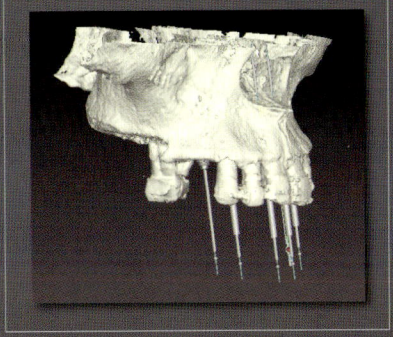
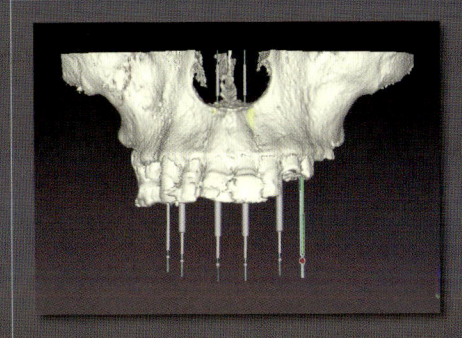
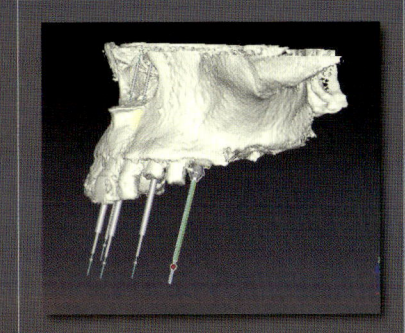
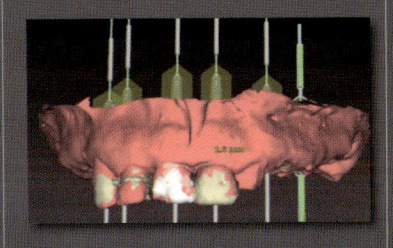
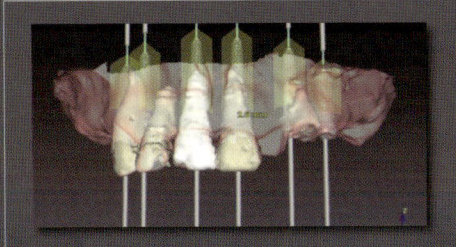
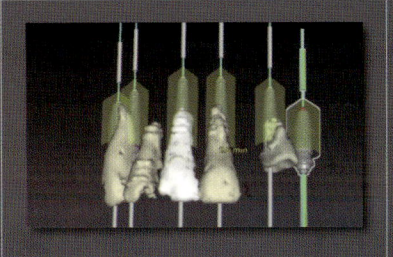
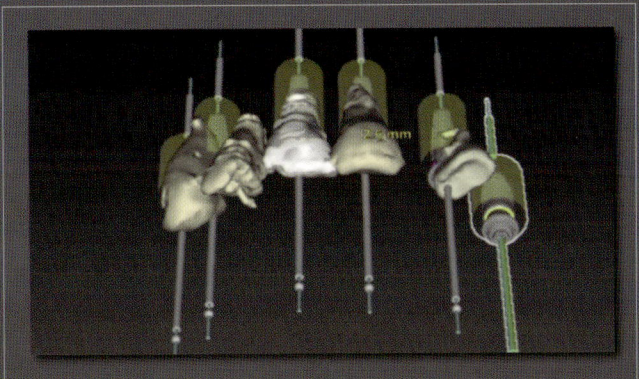
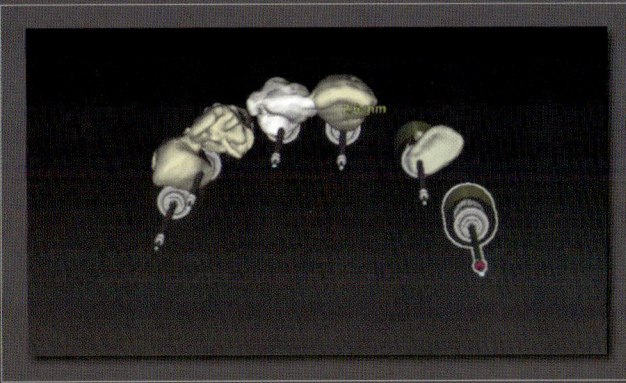
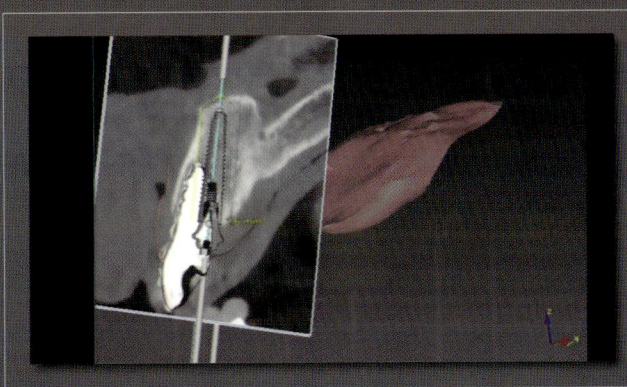

图53 ~ 图61
拔牙后设计种植方案的不同阶段。目前已有成熟的软件可以准确地显示剩余拔牙窝的形态以及每颗种植体在不同状况时的穿龈轮廓。

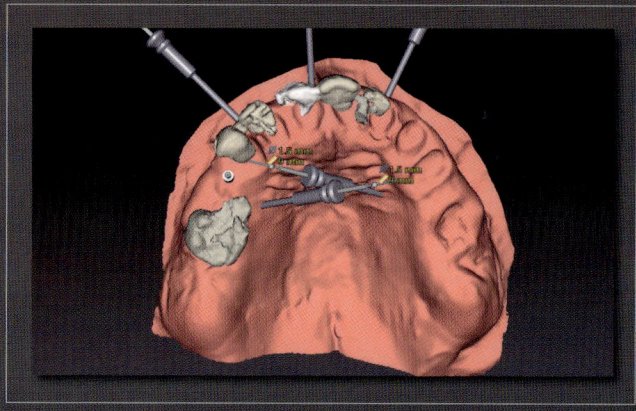 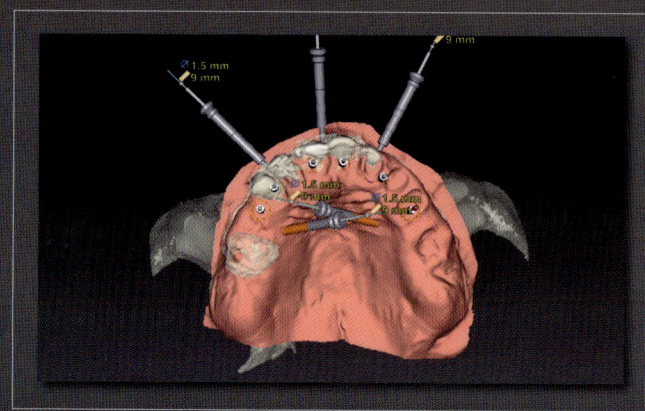
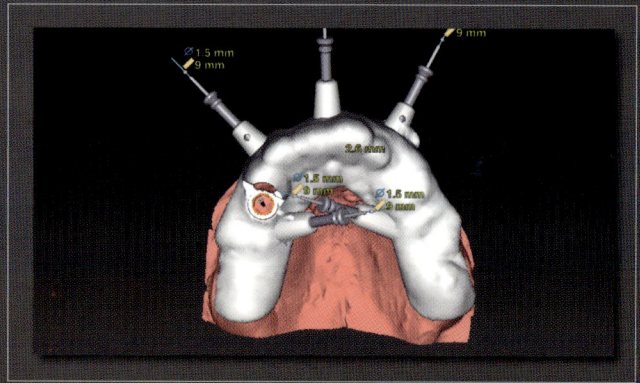 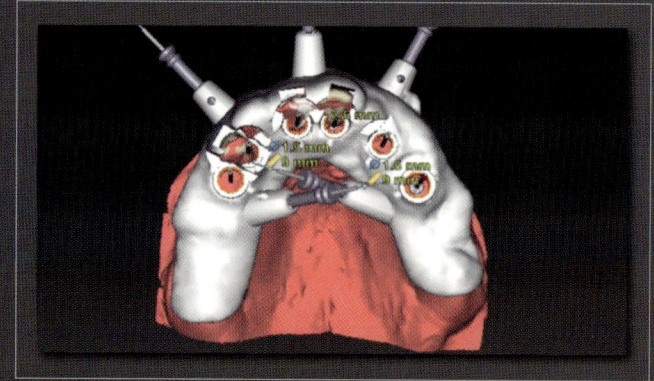

图62~图65
计算机设计的附加阶段：插入固位钉，预览手术导板设计。

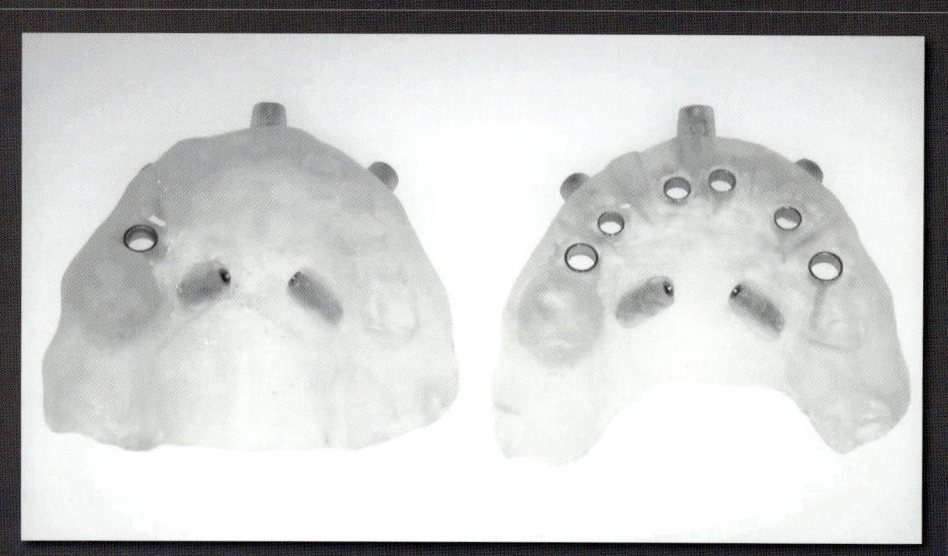

图66
立体光固化法制作的导板殆面观。

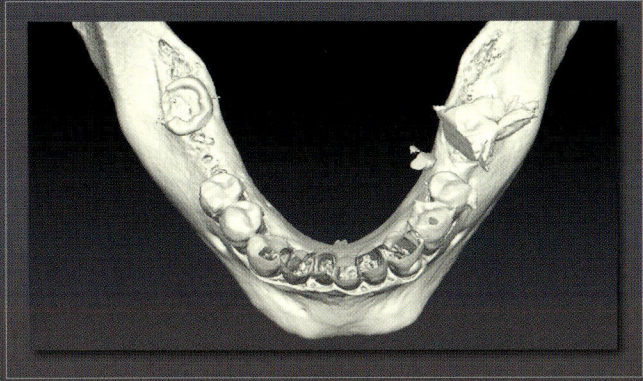
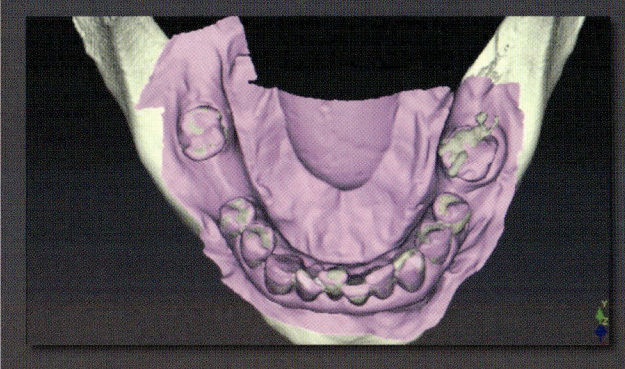
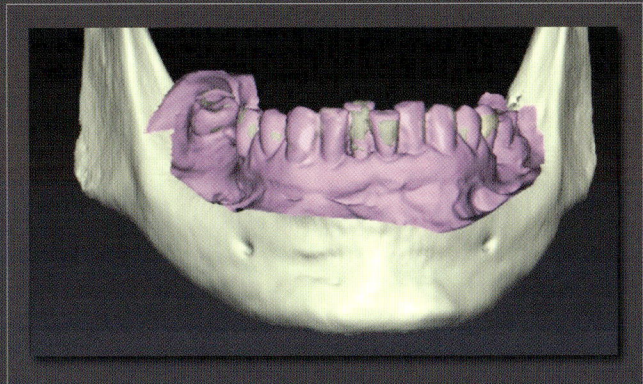
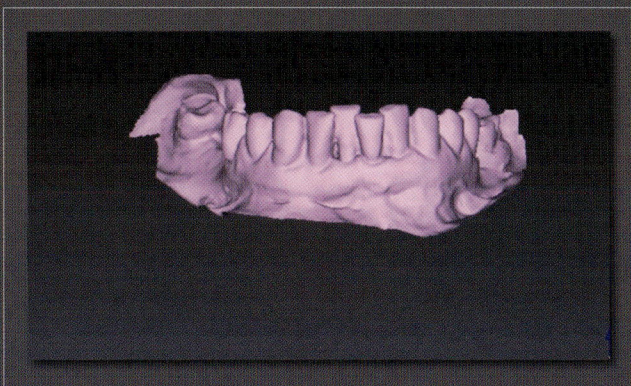
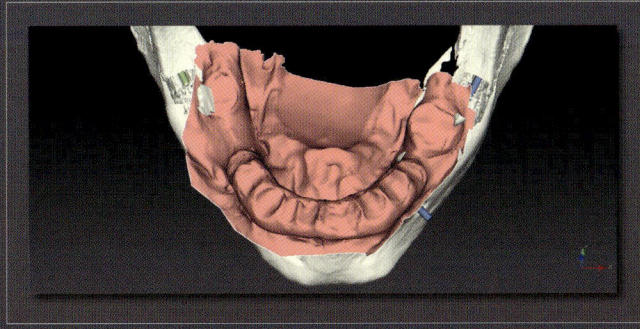
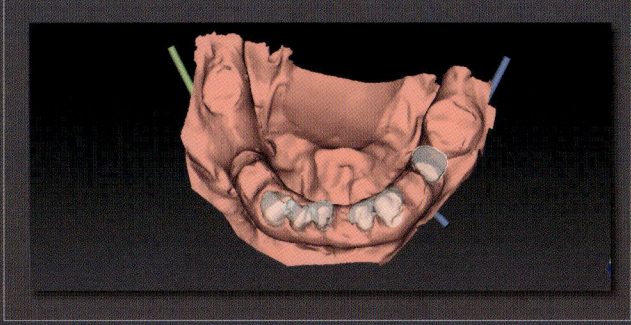
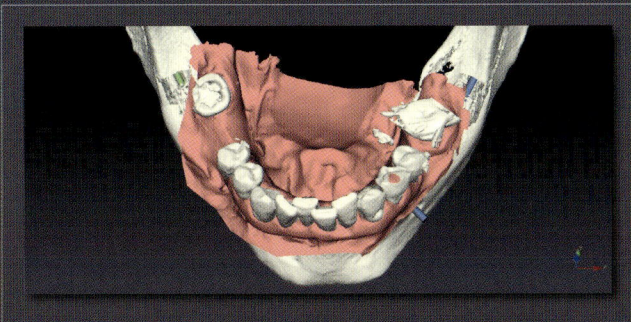
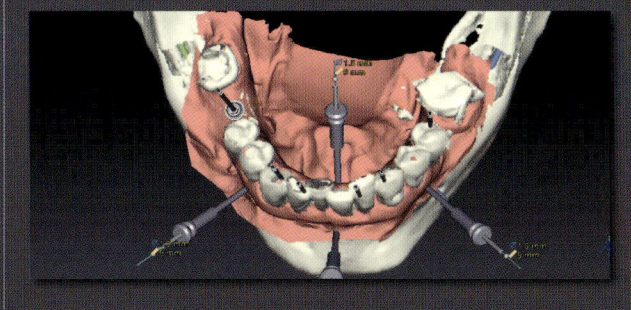

图67~图74
下颌使用相同的设计步骤。

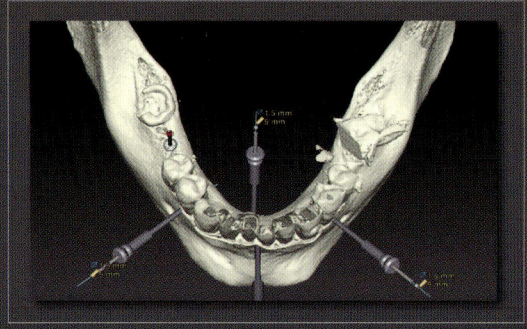
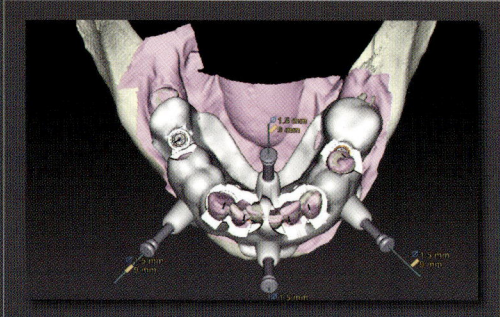
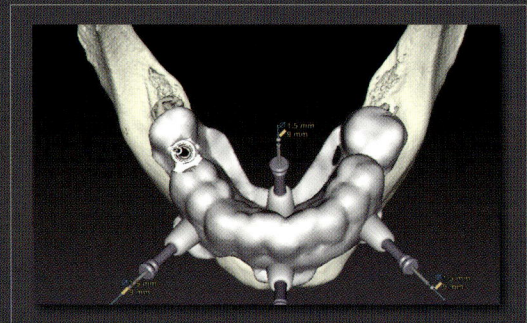
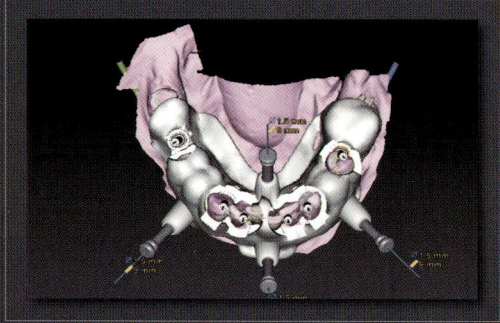
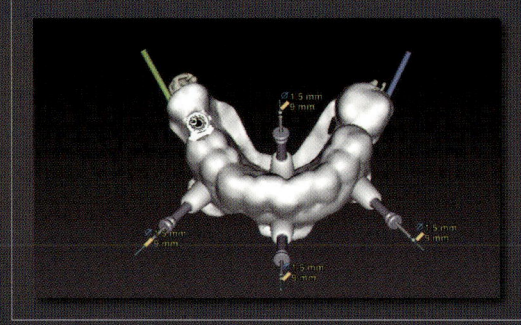
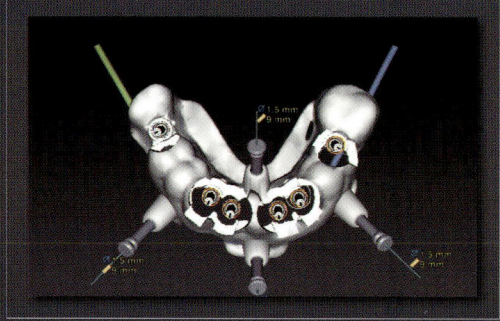

图75～图81 ▶
计算机辅助设计双手术导板的不同阶段，以及立体光固化法制作的下颌手术导板殆面观。

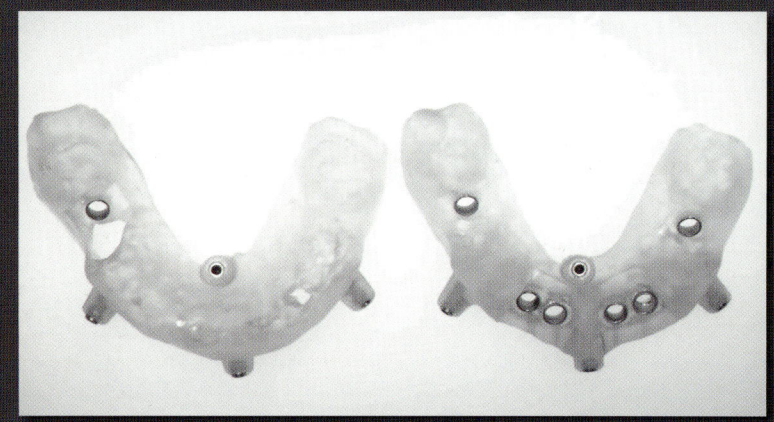

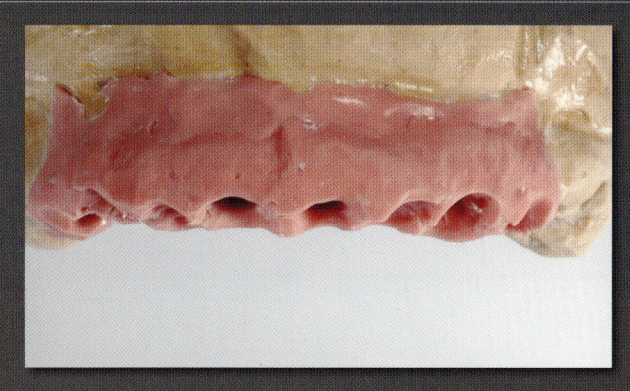
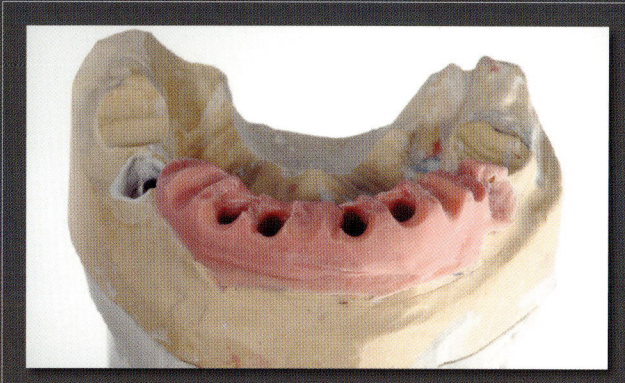
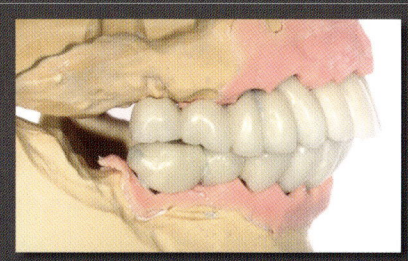
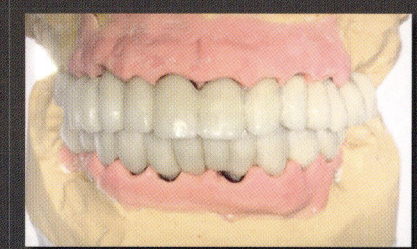
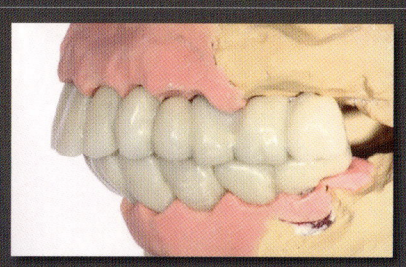

▶ 图82～图86
修复体固定在模型上，上𬌗架。

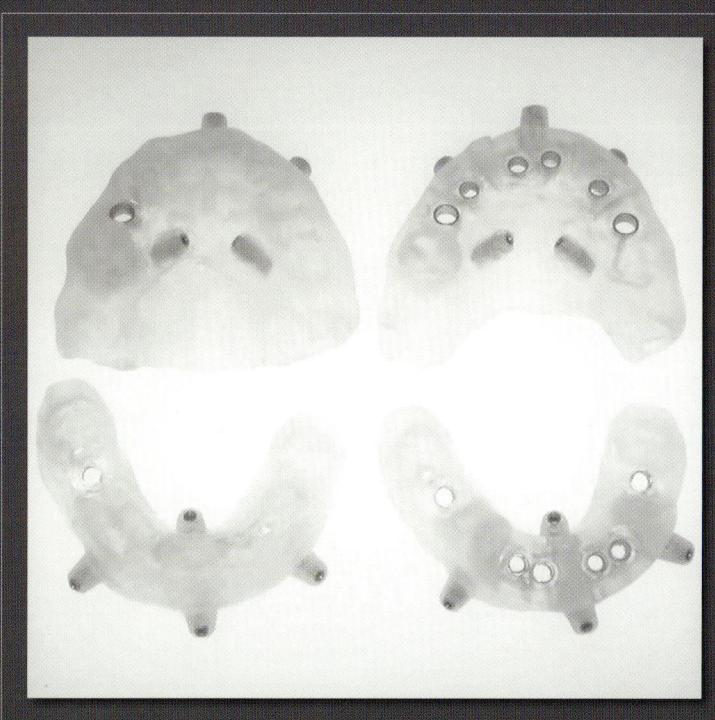
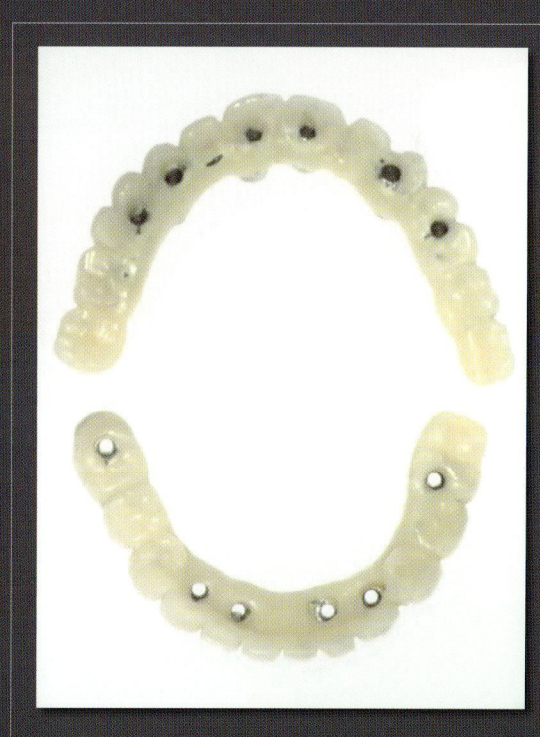

▶ 图87和图88
上下颌手术导板及修复体的𬌗面观。

第9章 ▶ 全数字化引导手术的流程管理 387

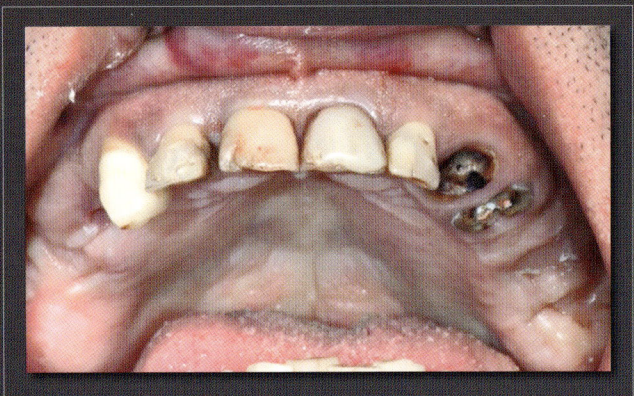
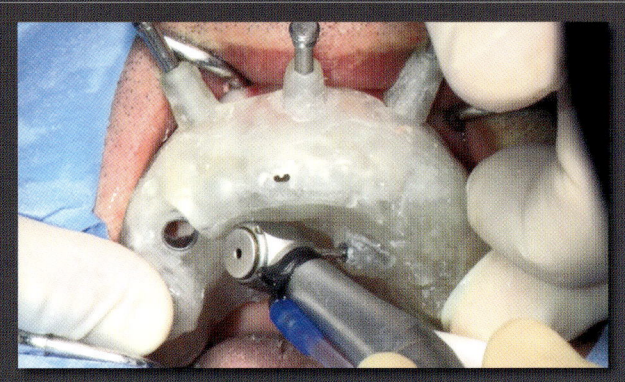
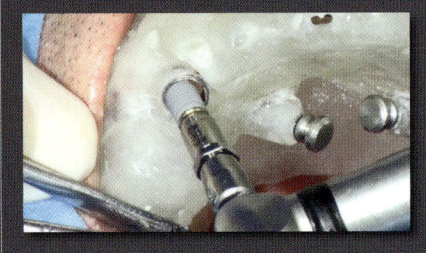
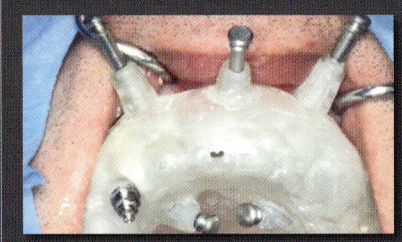
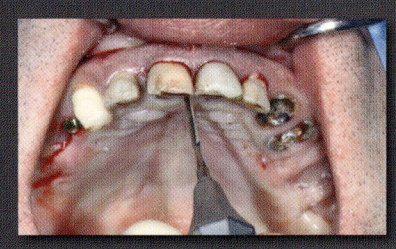
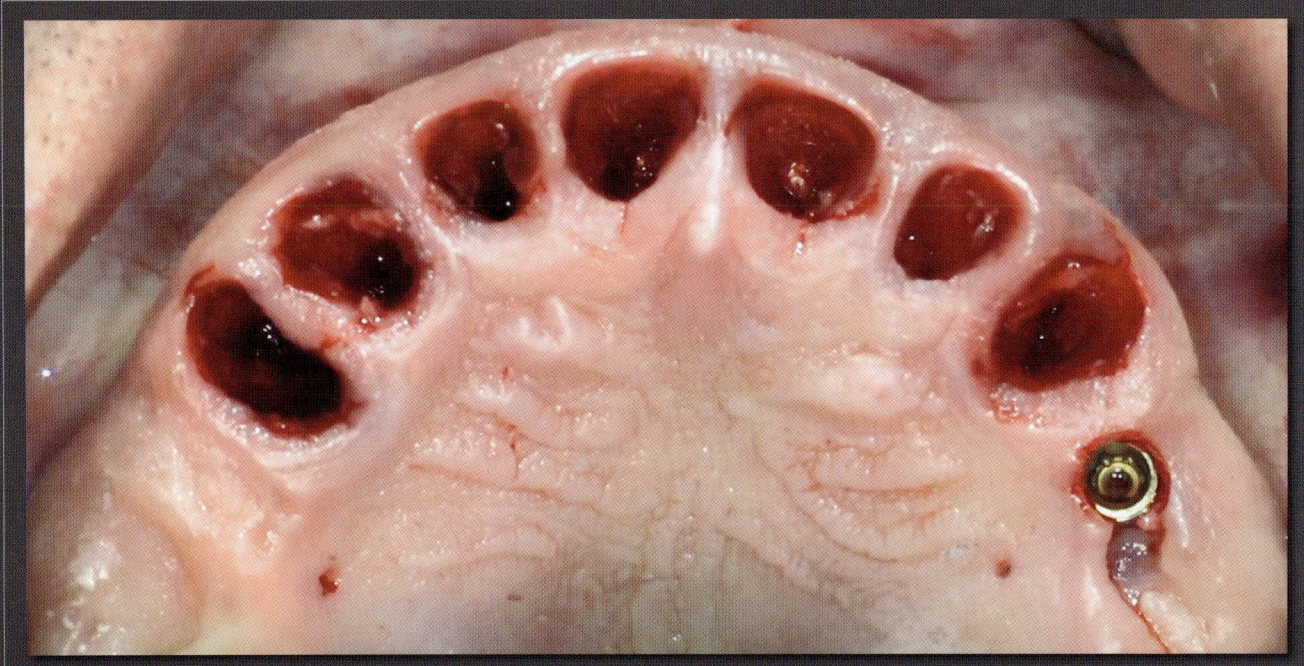

图89~图94
第一副上颌手术导板口内就位，腭侧也插入固定钉。植入第一颗种植体后取下该导板，拔除余留牙。

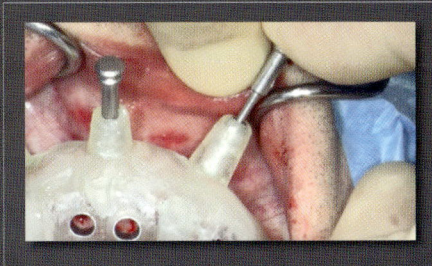
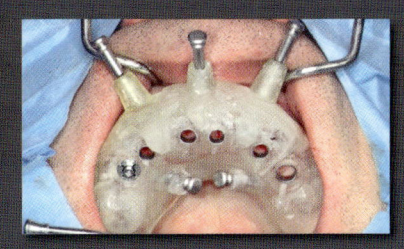
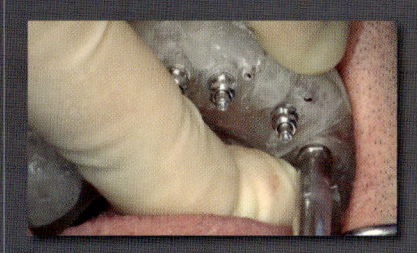
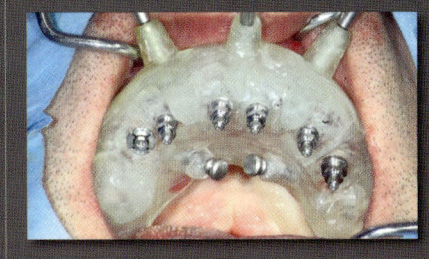
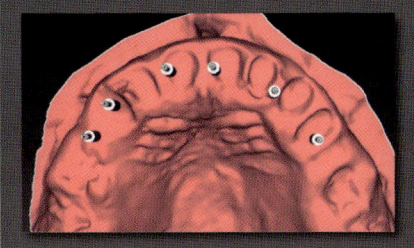
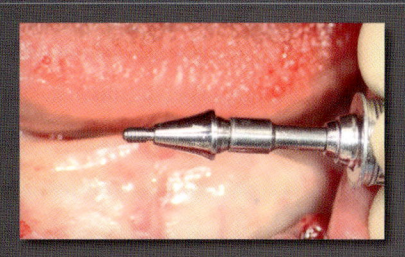
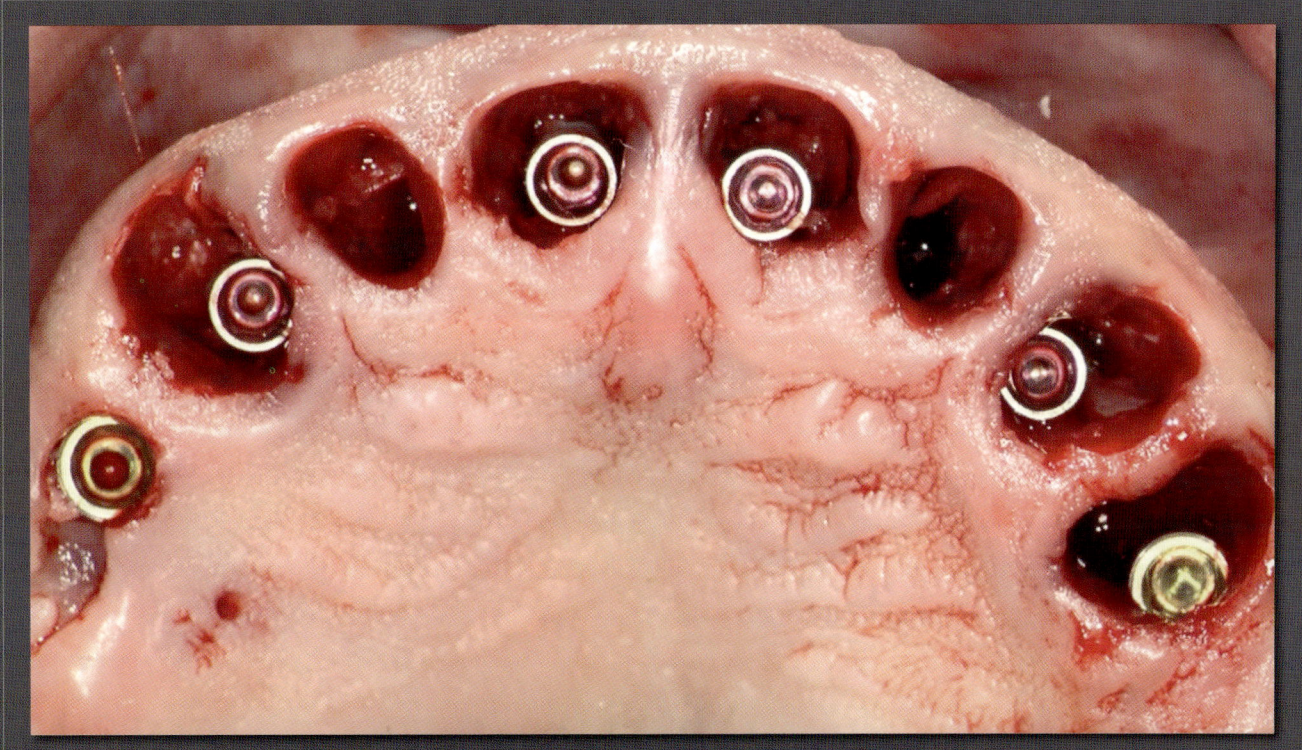

图95~图101
使用与第一副手术导板相同位置的固位钉，固定第二副手术导板，植入剩余的种植体。

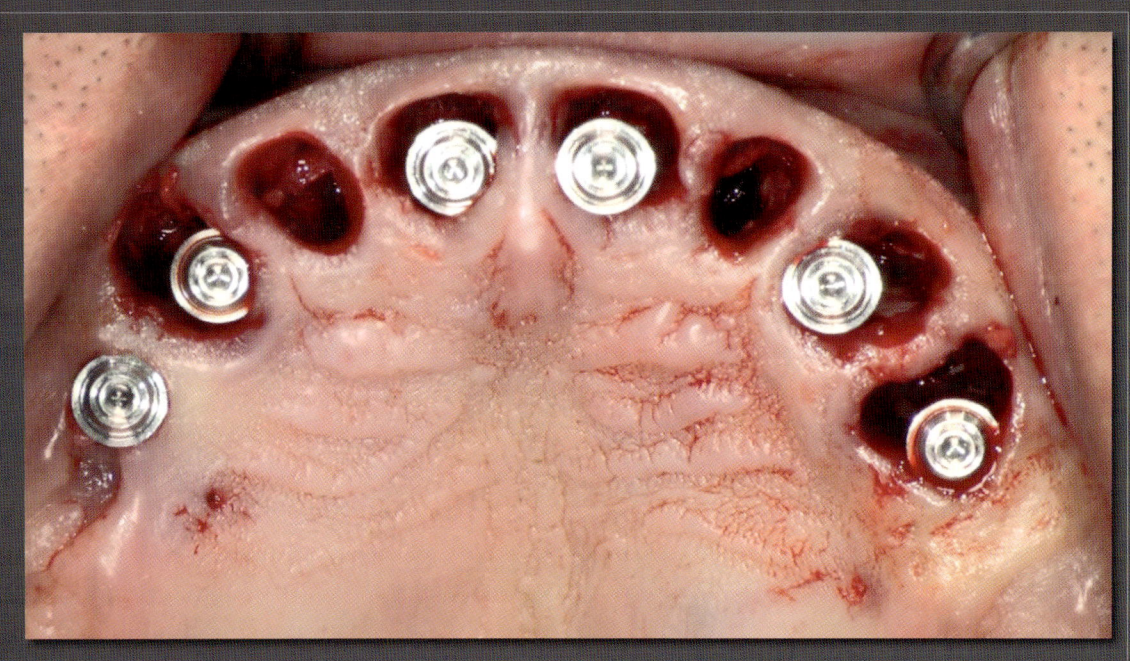

图102 取下第二副手术导板后,安装基台。

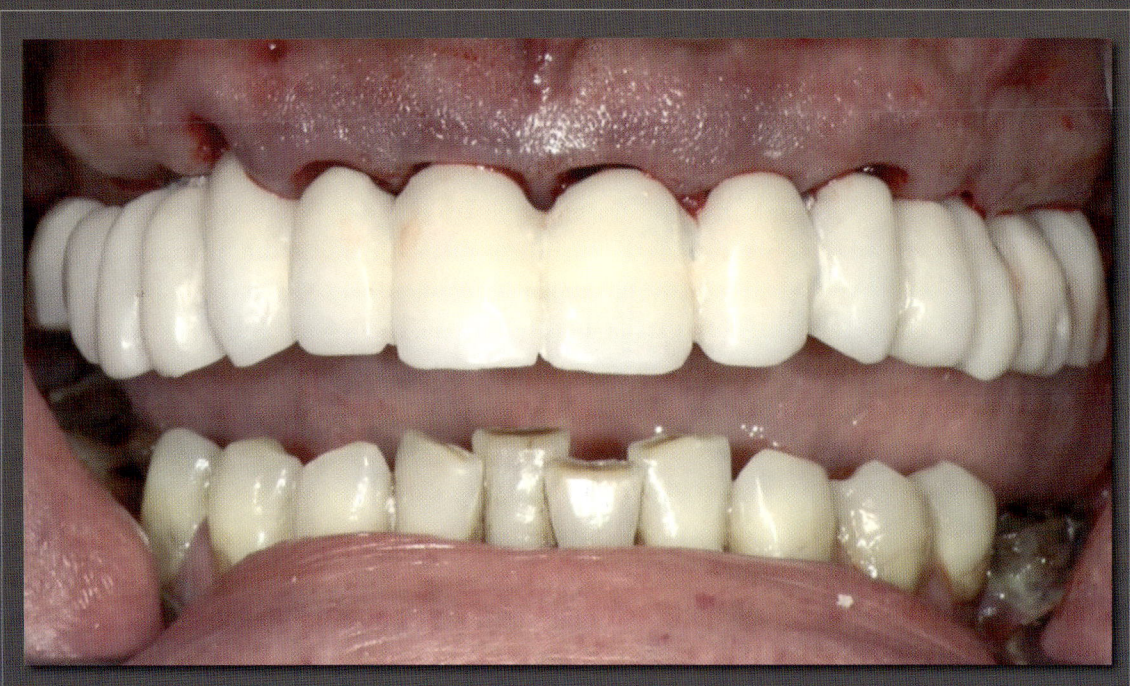

图103 术后即刻戴入螺丝固位修复体。

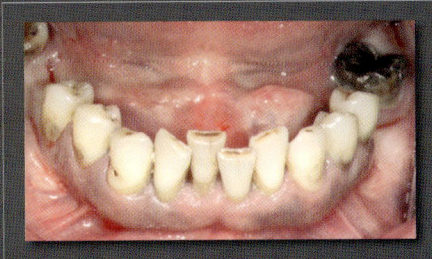
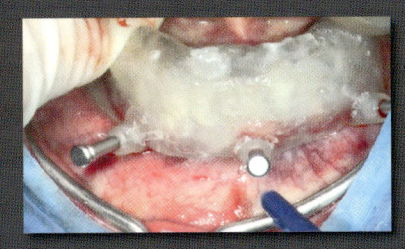
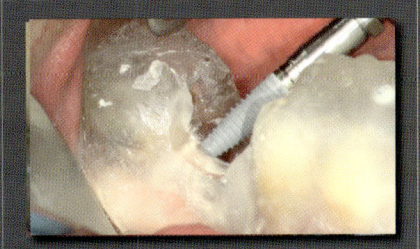
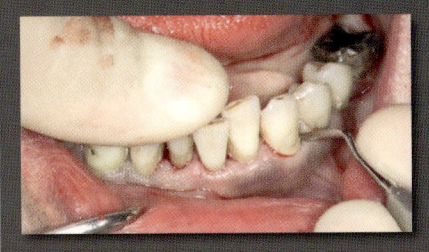
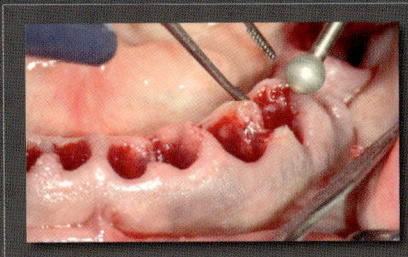
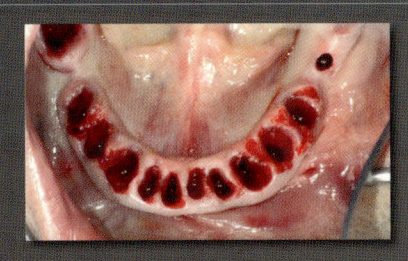
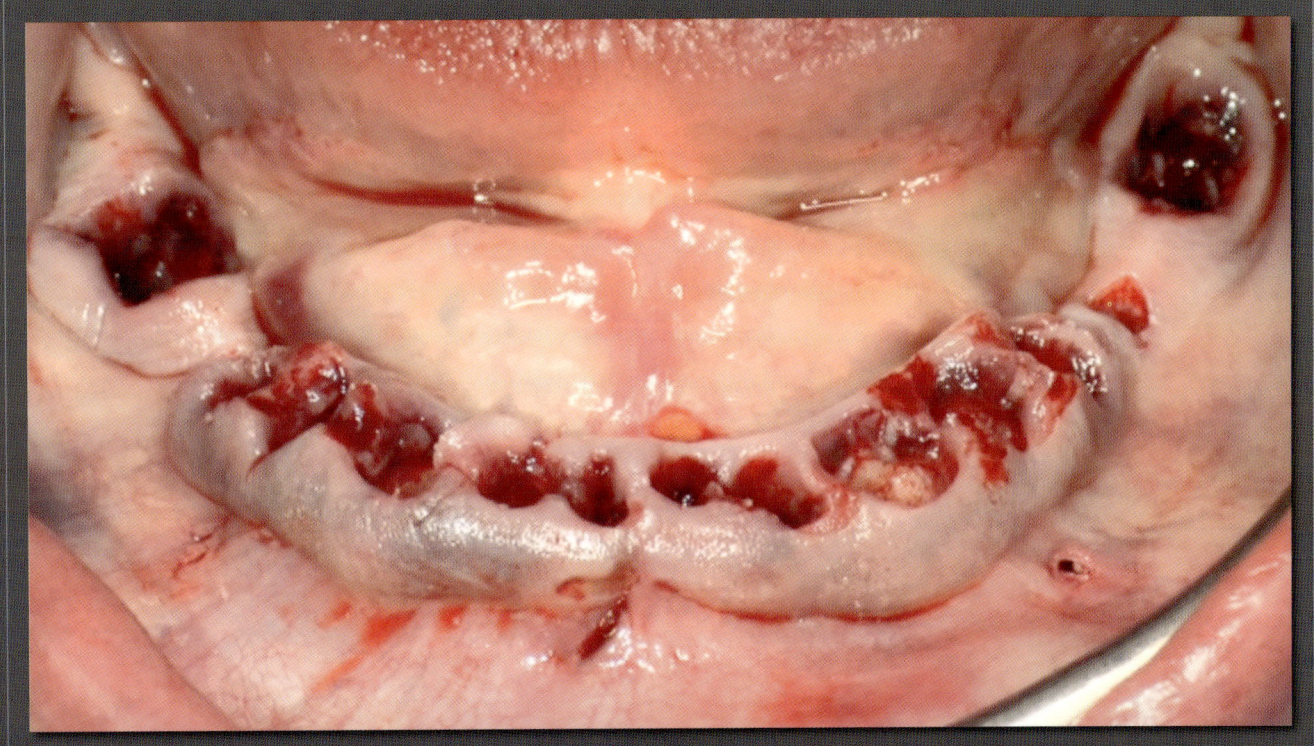

图104～图110

在下颌，以余留牙固位第一副手术导板，在已愈合的牙槽骨上植入第一颗种植体。与上颌相同，取下第一副手术导板后，拔除余留牙。

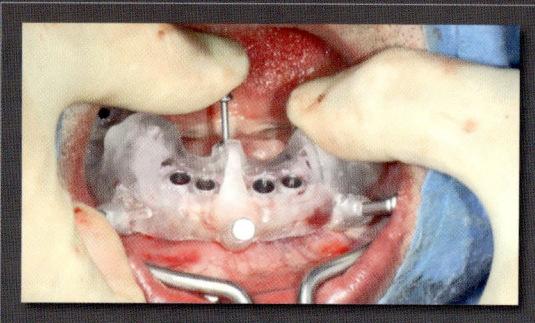
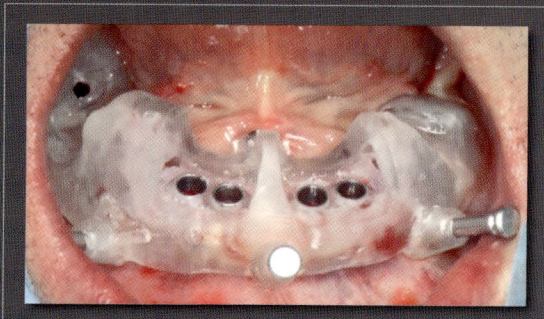
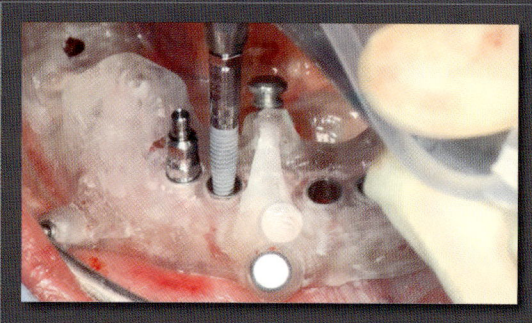
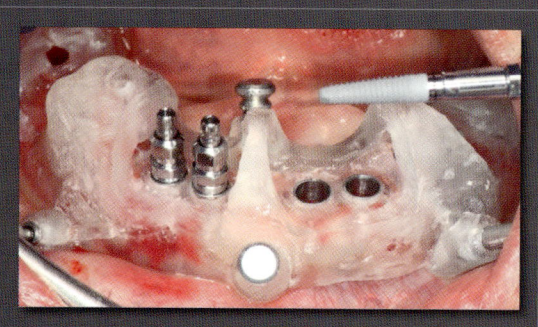
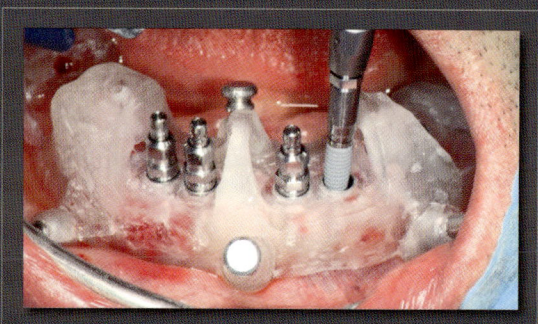
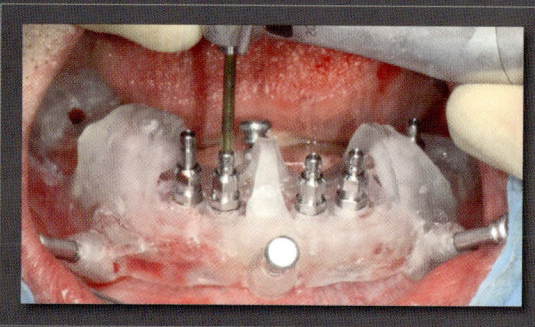

图111~图116
固定第二副手术导板,完成种植体植入。

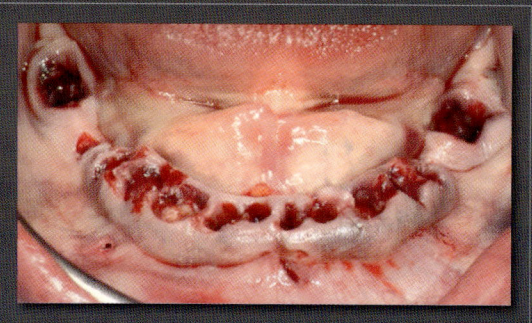
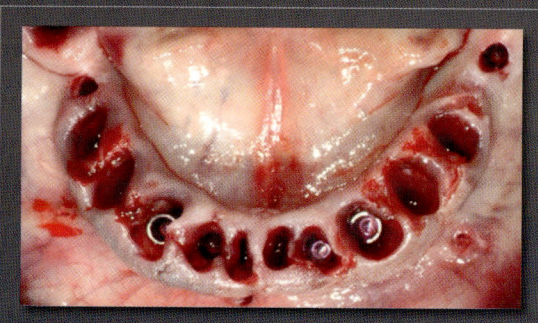

图117和图118
完成手术后,移除第二副手术导板的口内观。

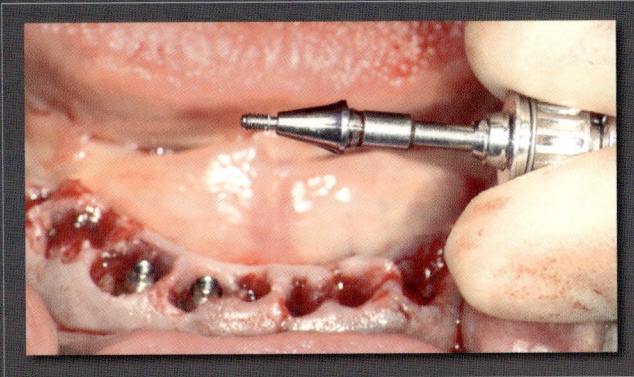
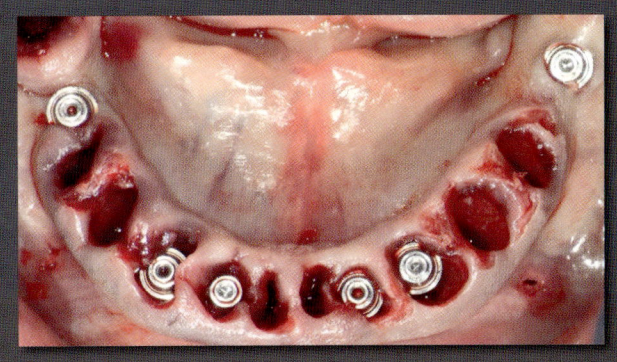
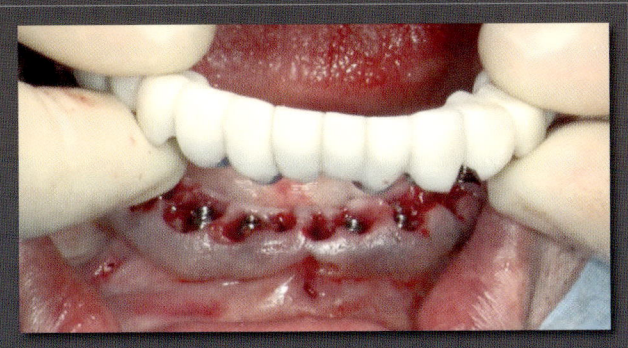
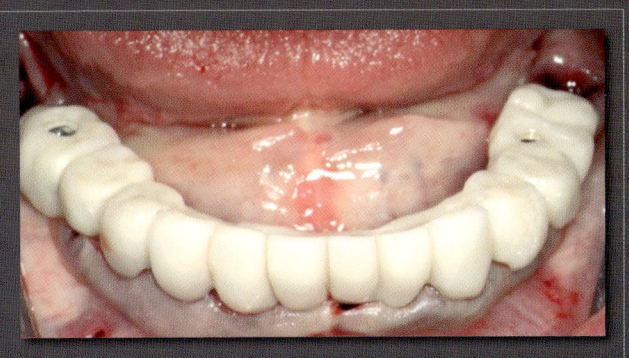

图119～图122
术后即刻在基台上戴入修复体，并加力旋紧。

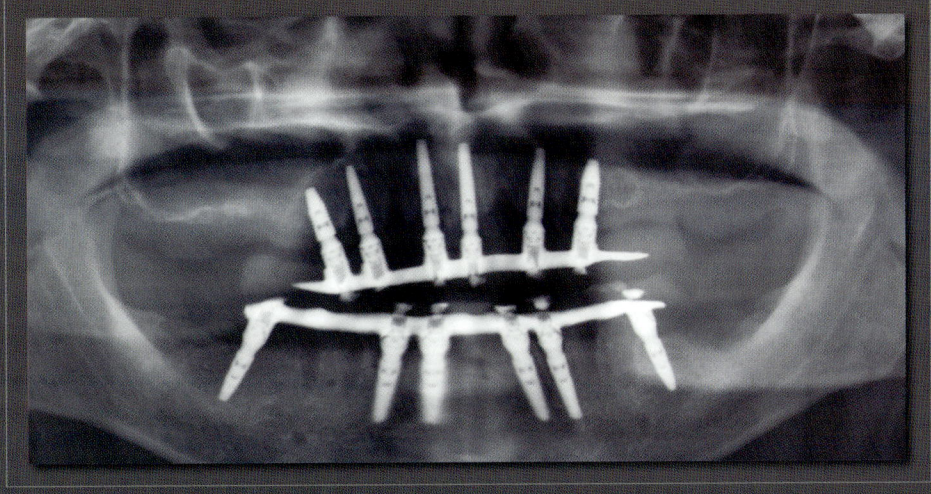

图123
术后影像学检查。

第9章 ▶ 全数字化引导手术的流程管理

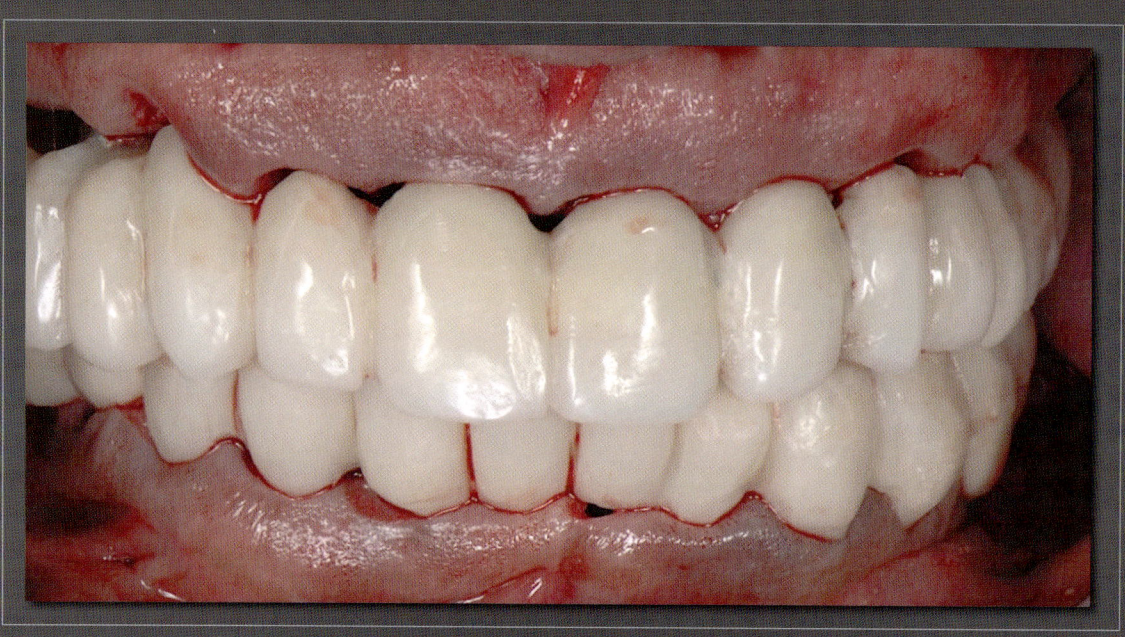

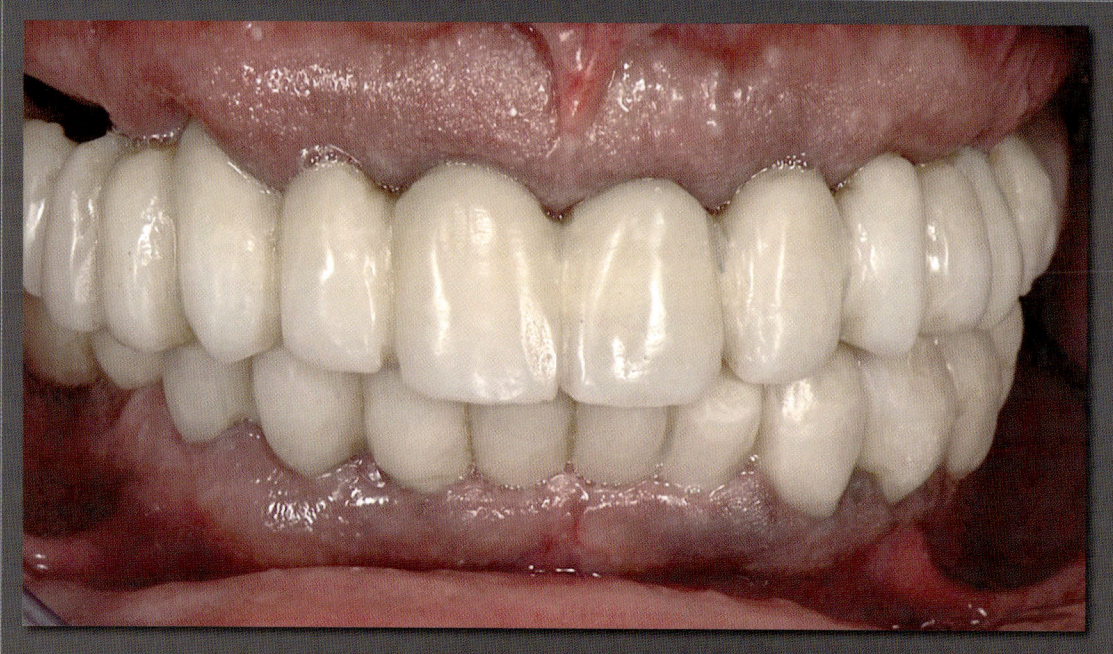

图124和图125
整个过程完成时的最终外观。

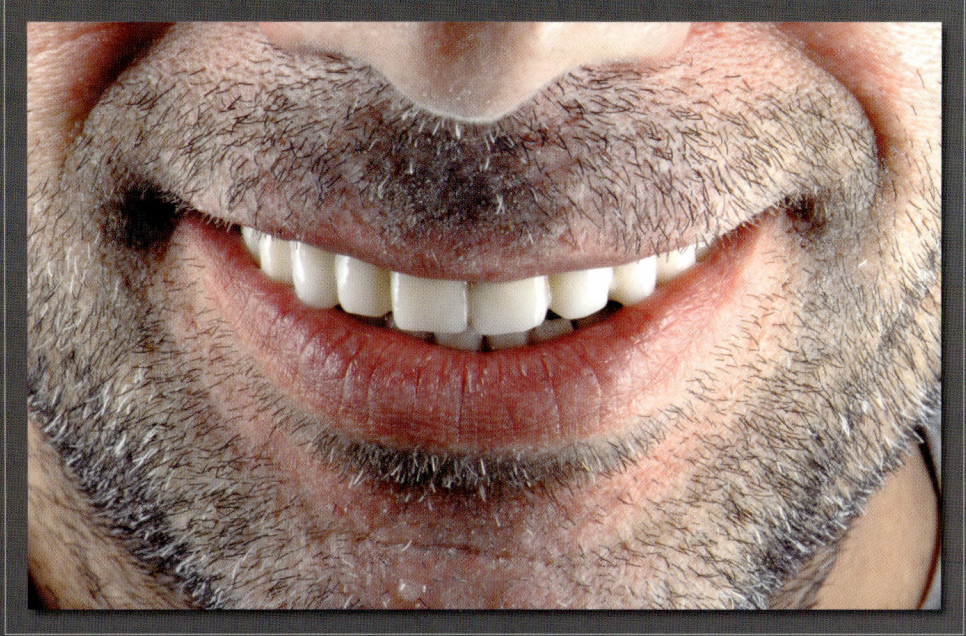

▶ 图126 ~ 图128
最终修复的美学效果与最初状况的对比。

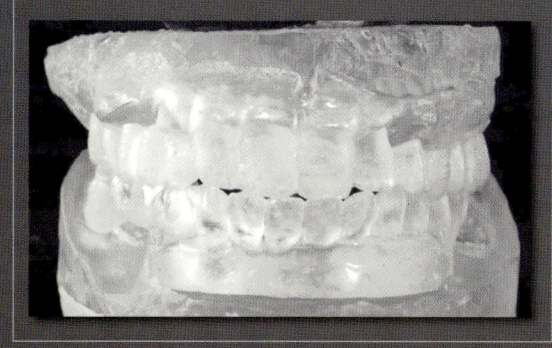

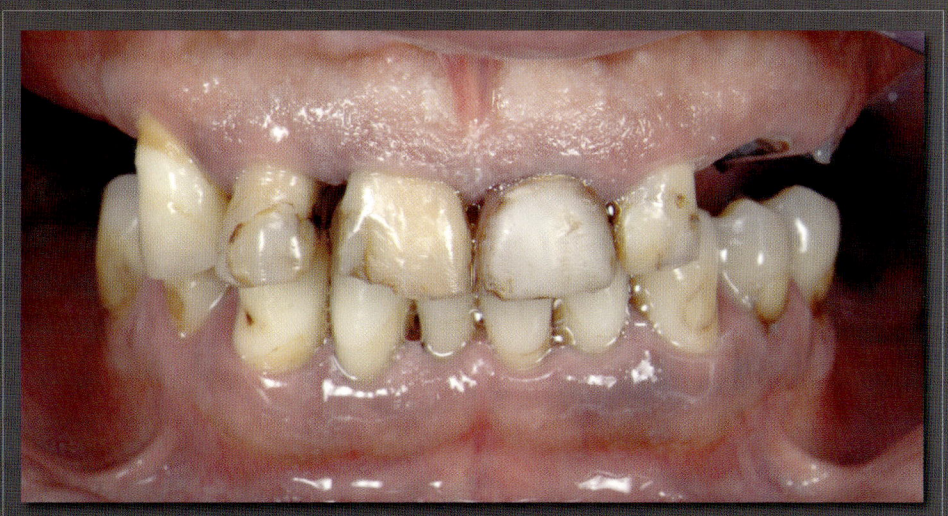

病例2

第二个病例的患者下颌固定修复体存在严重的问题，支持修复体的基牙预后较差；上颌为无牙颌，缺牙时间长，使用全口义齿修复，但患者对修复效果不满意。患者认为上颌的全口义齿，无论美学还是功能均无法满足要求，希望以种植支持的固定修复体重新修复。同时，患者希望去除下颌原有不良修复体，并同期行种植体支持的固定修复；由于以往上颌活动修复的不愉快经历，患者拒绝任何形式的可摘义齿临时修复。为达到患者的要求，上下颌拟行全数字化导板引导下的种植手术使用CAD/CAM技术制作修复体，双手术导板技术实现拔牙后的即刻种植。值得强调的是，此方法能够在不移除患者口内原有修复体的情况下，进行全虚拟诊断，手术中再去除旧修复体。

口内取模并灌注模型后，口外光学扫描仪（3Shape R700 三维扫描仪）扫描模型获得虚拟文件。同时扫描上颌全口义齿，以重新确定牙齿的位置。

使用数字化微笑系统软件进行美学分析。该软件需要在图像采集阶段使用带有参考点的眼镜。临床报告中会呈现一系列的患者照片，仅从中选取患者面部微笑照和佩戴开口器的口内照进行微笑设计。在软件内，使用参考点可实现准确测量，观察对称、重叠、比例等信息。利用这些特定的几何参数可以实现微笑的数字化重建。通过数字化的微笑设计，可以清楚地看到治疗过程及最终效果；与患者的沟通也变得更加轻松。该方法也使医生与技师之间的沟通变得简单而精确。

一旦患者接受治疗计划，牙齿的形状、尺寸和正确的设置可以发送至技工间，通过CAD设备可以很容易进行附加调整。

下一步是结合虚拟蜡型提供的美学信息来虚拟设计放射导板。使用立体光固化成型技术（Form 1+ SLA 三维 Printer）制作放射导板，患者佩戴放射导板，使用前面介绍的"双扫描"流程进行CT扫描。

此方法避免了技工间制作放射导板，以及对患者美学测试的步骤。CT扫描后，就可以按照之前章节介绍的方法设计种植方案了。

种植体和基台的数字模型可被用于上下颌一体式钛支架修复体的虚拟设计中，并使用特殊的研磨设备制作。本病例采用Exocad DentalCAD设计软件完成上下颌钛支架树脂修复体的制作。

因此，这两种修复体完全是通过虚拟设计完成的，除了完成义齿制作阶段的石膏模型施工外，技工间没有任何干预。

手术在外科导板引导下进行，按照计划植入种植体（Nobel Biocare，锥度连接）。遵循之前介绍的序列流程进行操作，待手术完成后，取下导板，放置复合基台（Multi-unit Abutment, Nobel Biocare），戴入预成的螺丝固位修复体。X线片检查修复体就位情况，随后进行必要的咬合调整。

病例展示如图129～图227。

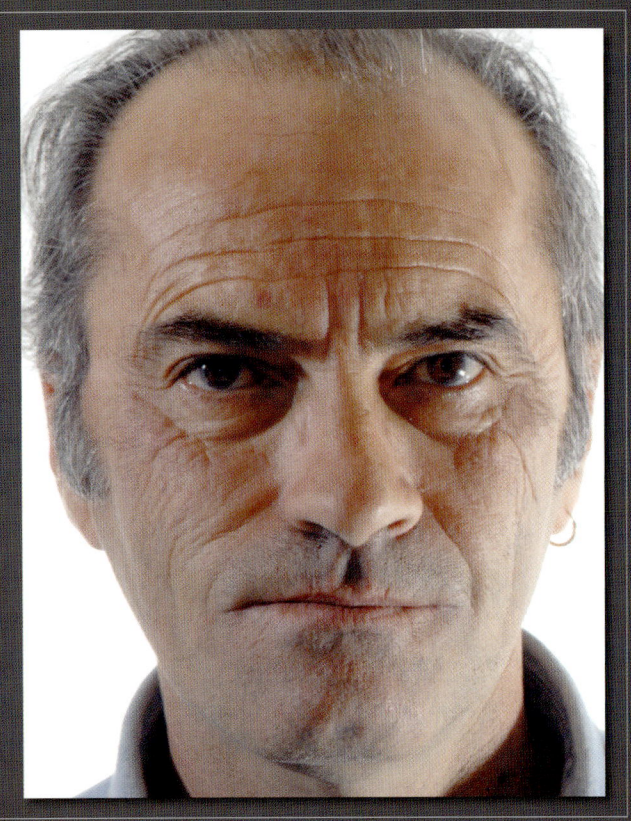 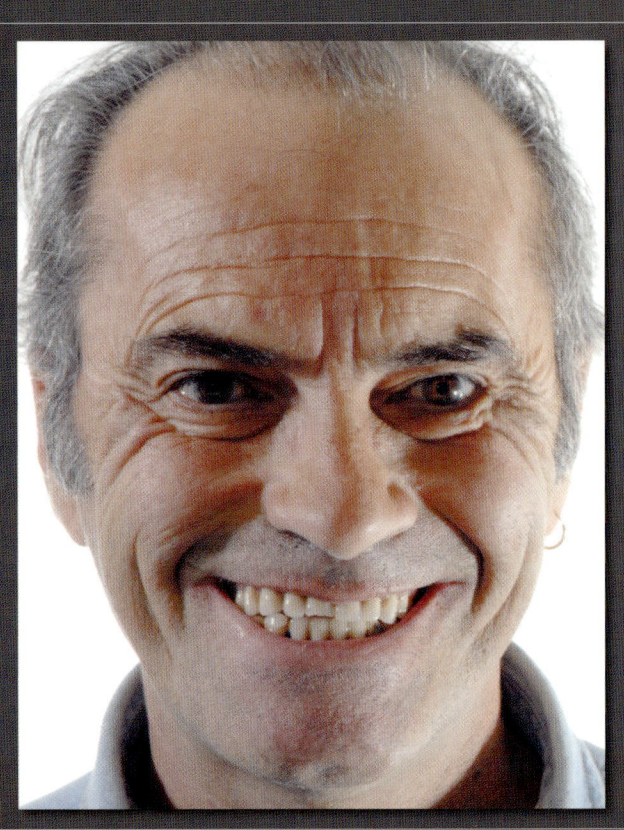

图129和图130
初步分析患者微笑与垂直距离。

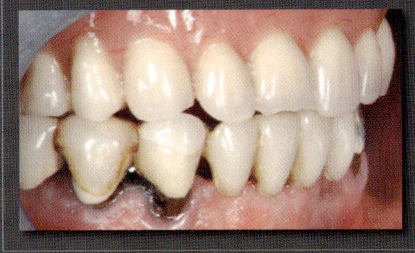 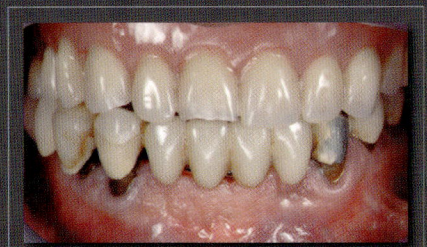 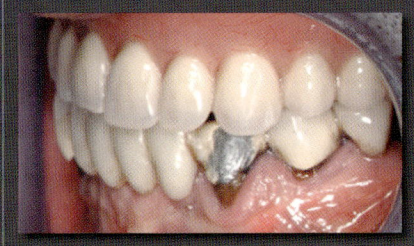

图131~图133
上颌牙列缺失（此处显示的是上颌义齿），下颌牙列缺损，患者的微笑明显不对称，临床检查及影像学检查均提示下颌余留牙无保留价值。

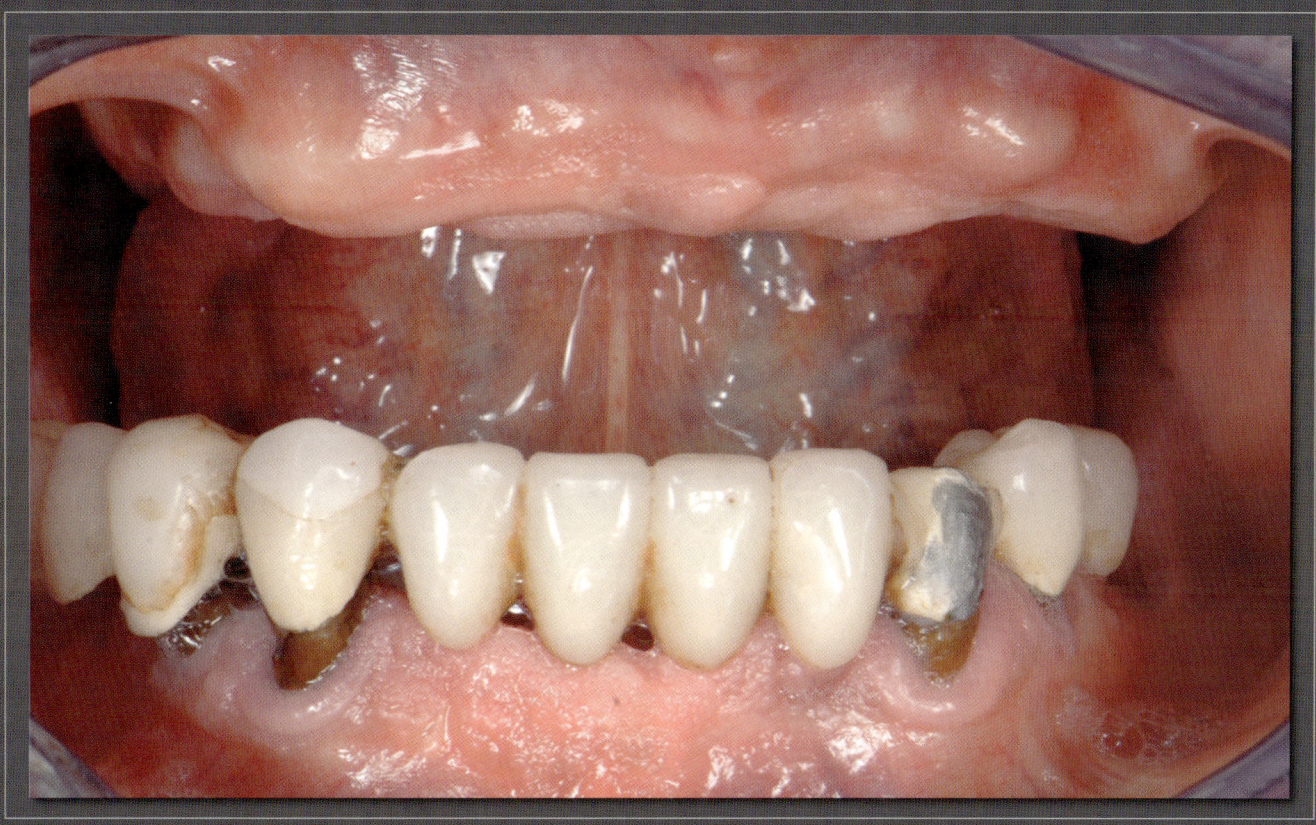

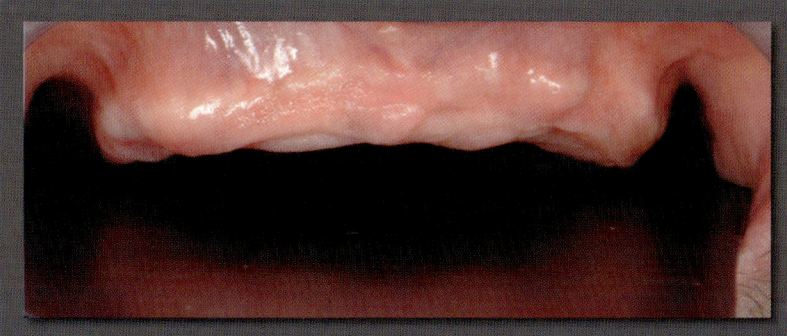
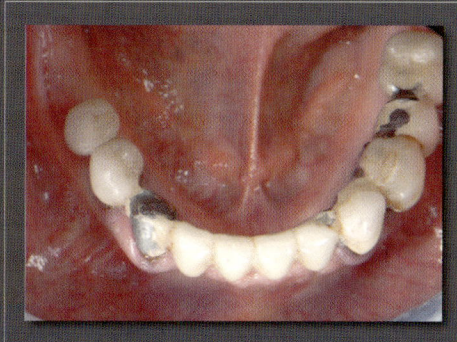

图134 ~ 图136
上下牙弓的口内观。

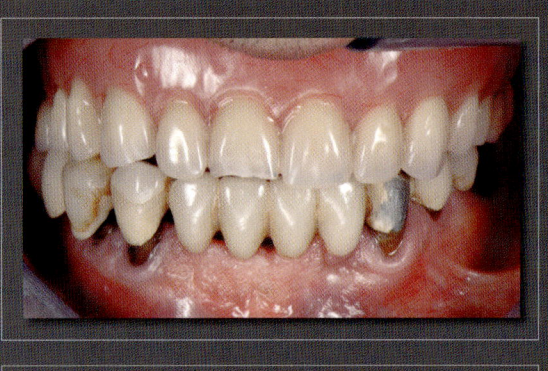
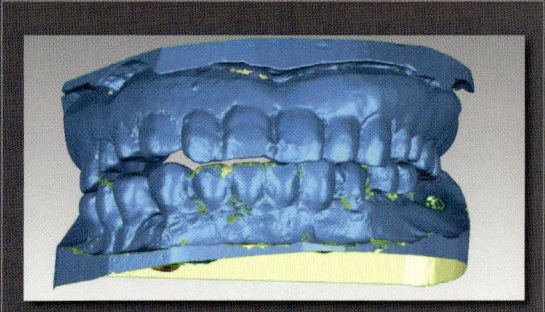
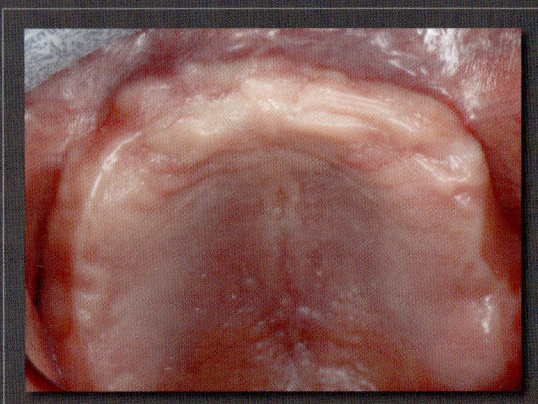
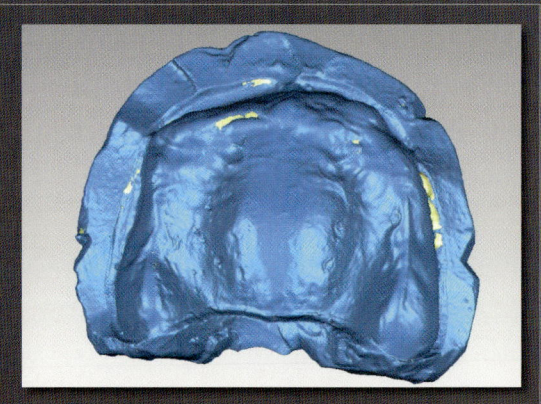
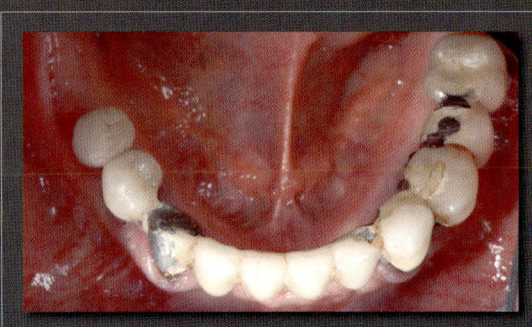
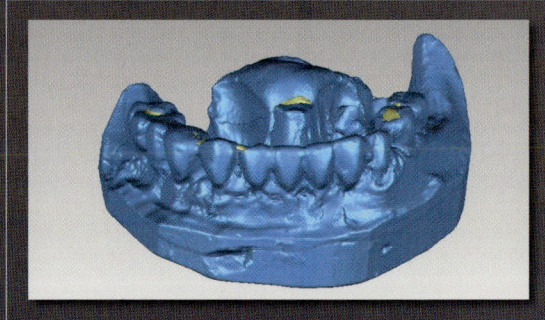
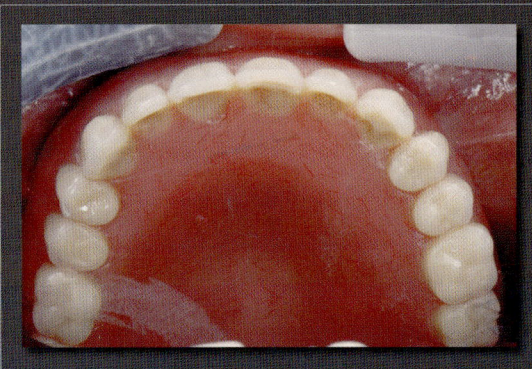
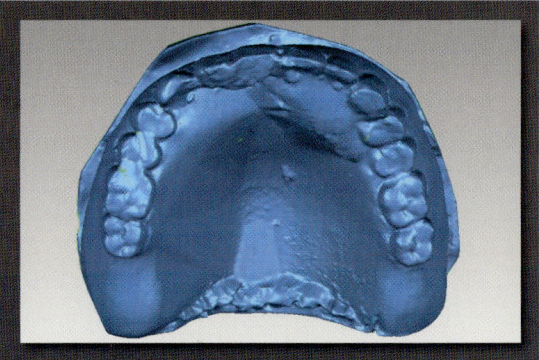

图137 ~ 图144
口内扫描仪采集资料后，进行上下颌及彼此空间关系的数字化分析。

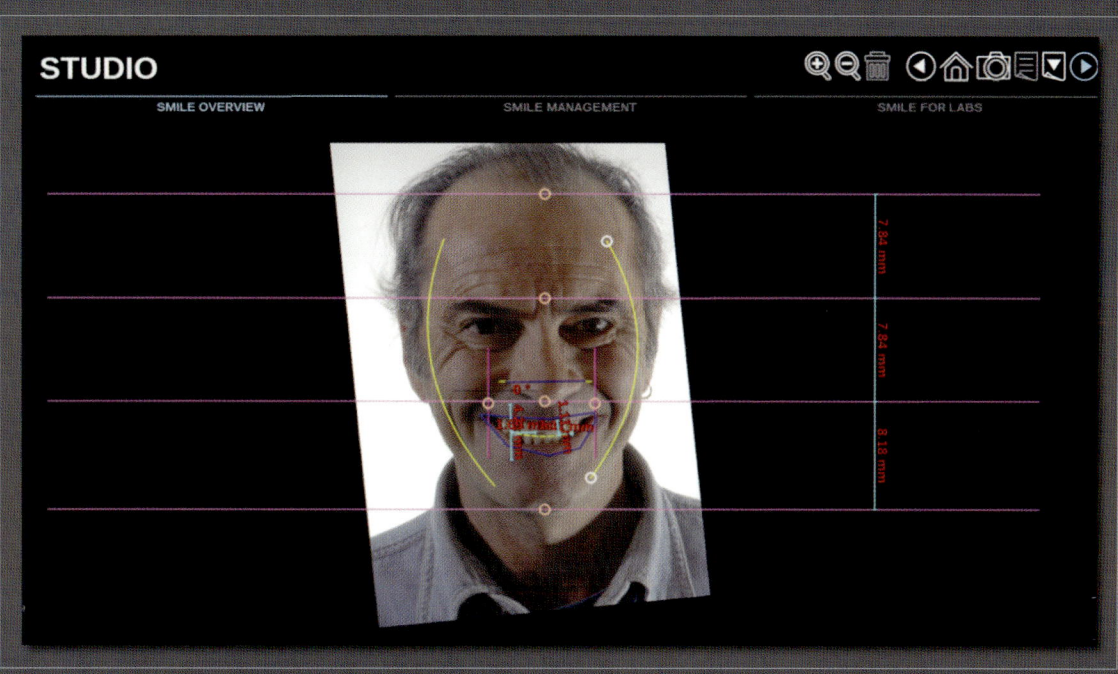
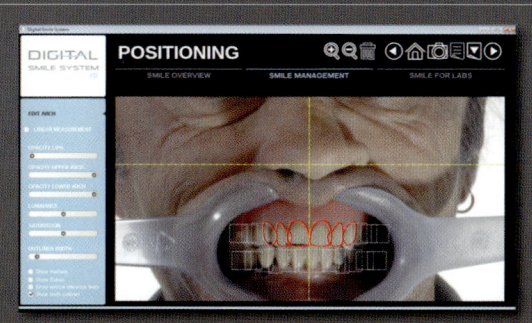
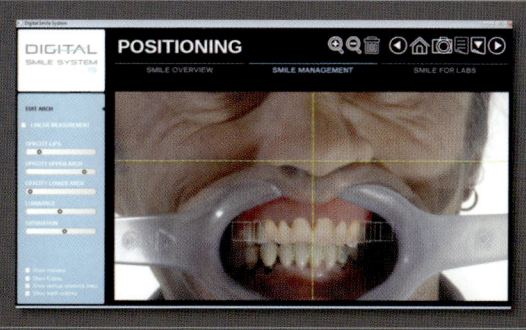
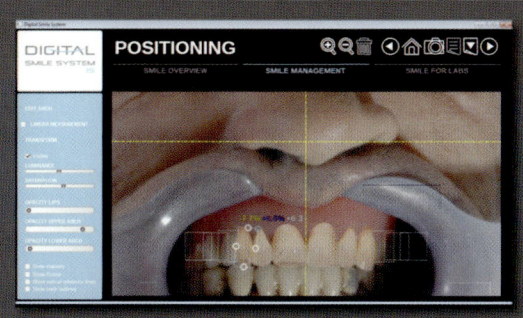
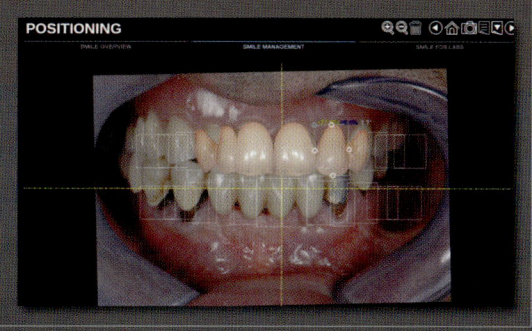

图145 ~ 图149
数字化图像分析能结合口腔周围组织,评估修复重建时牙齿的正确位置。

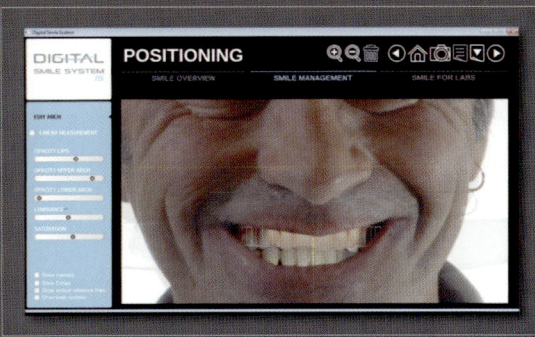
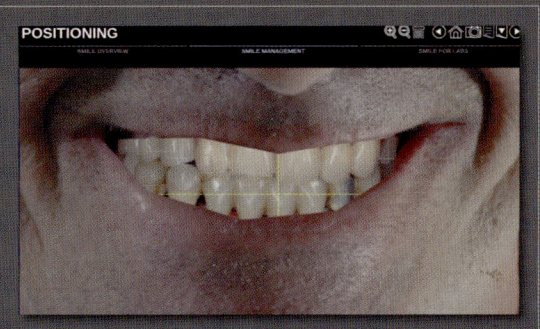
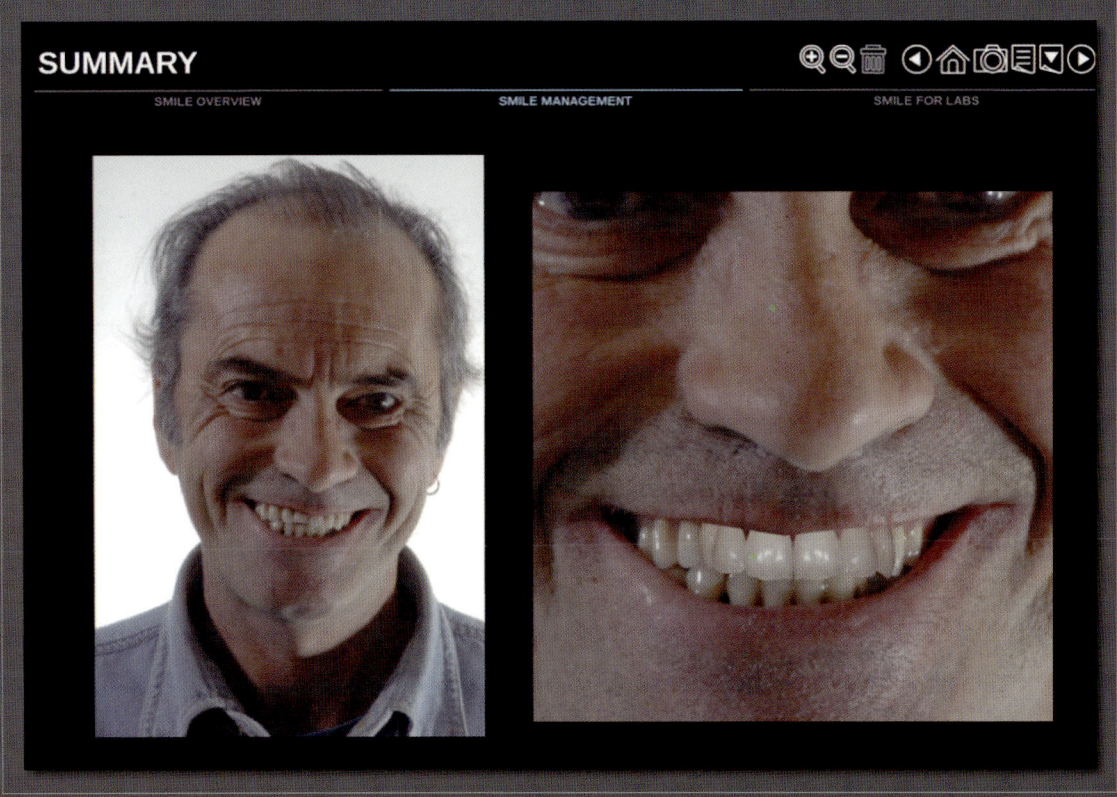

图150 ~ 图152
在计算机上模拟牙齿的正确位置,并评价其对患者微笑的影响。

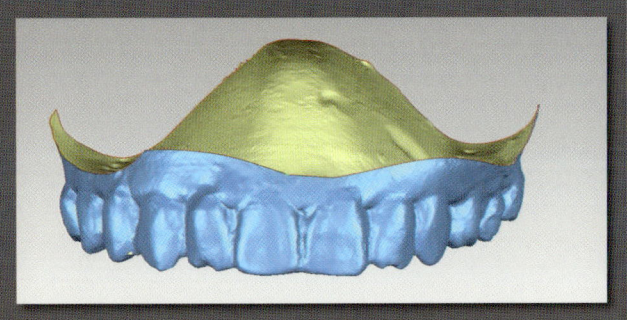

图153 ~ 图157
将虚拟蜡型叠加到患者原有的修复体上。

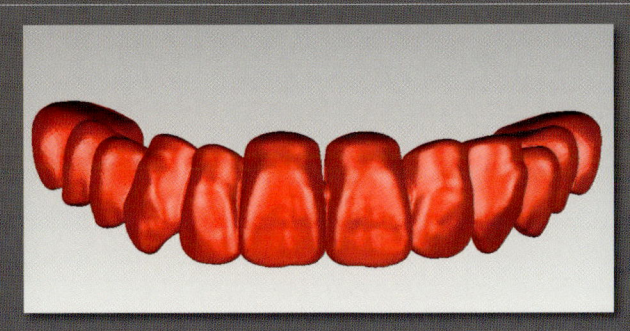

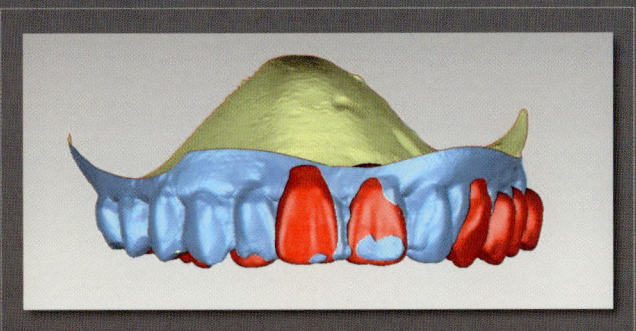

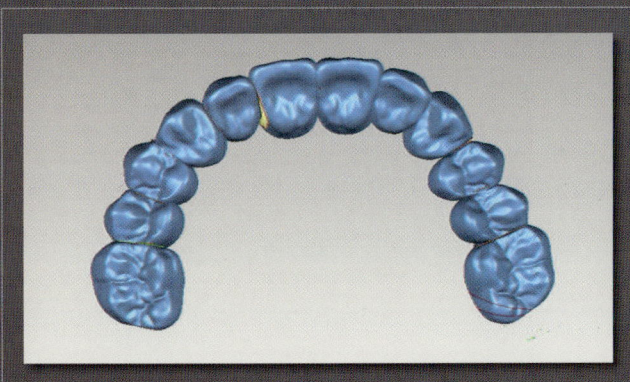
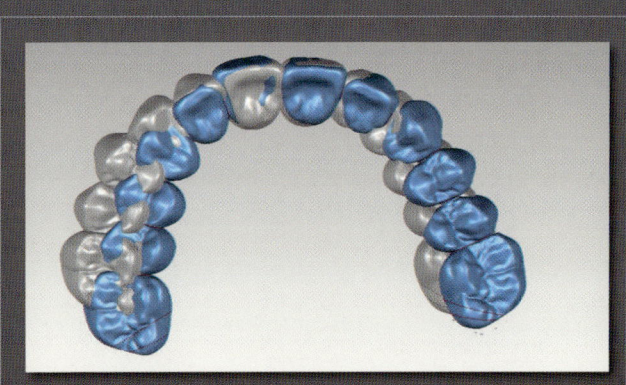

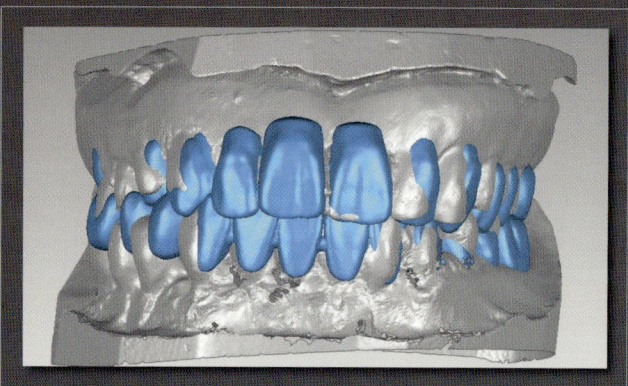
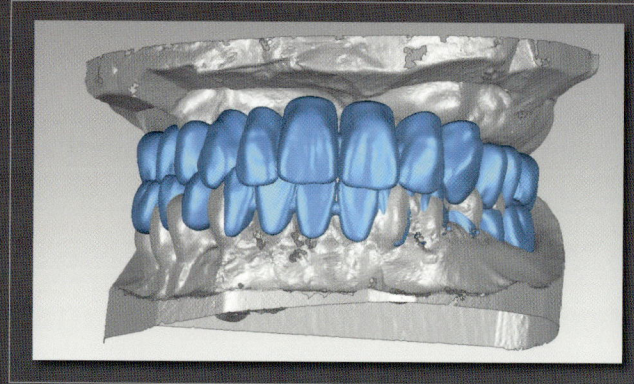

图158 ~ 图160

通过软件，将二维的蜡型图片转化为三维重建图像，此时可以将修复计划（蓝色）与患者最初状态（灰色）进行对比。

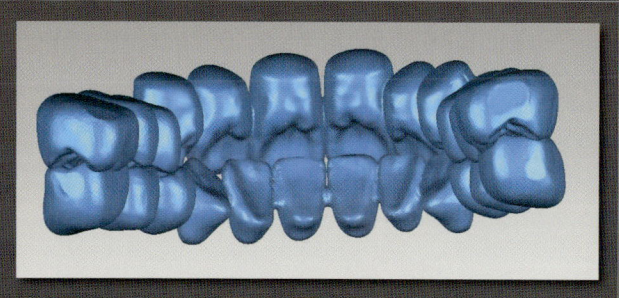
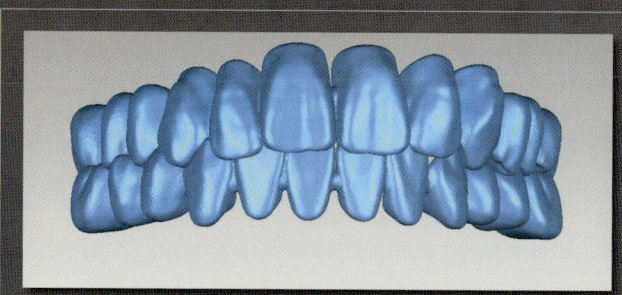
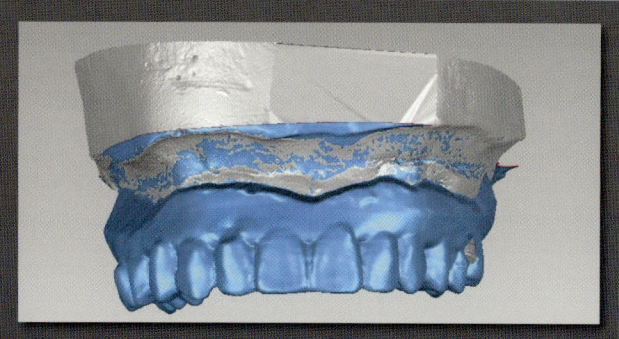

图161 ~ 图164

放射导板的计算机图像直接从三维蜡型文件打印出来。

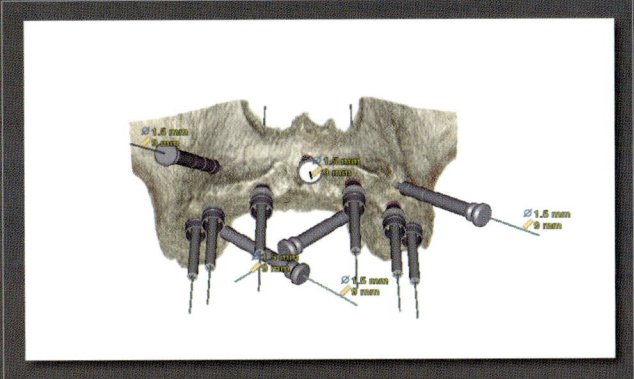
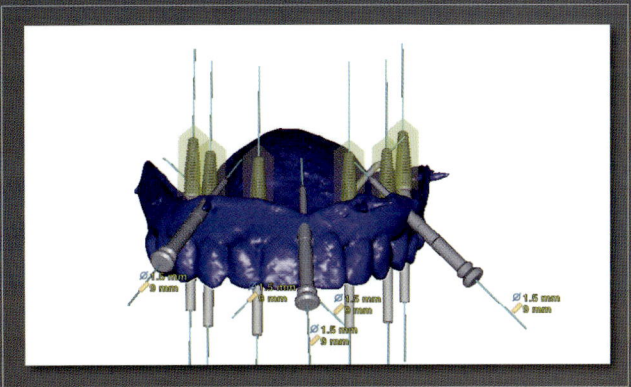
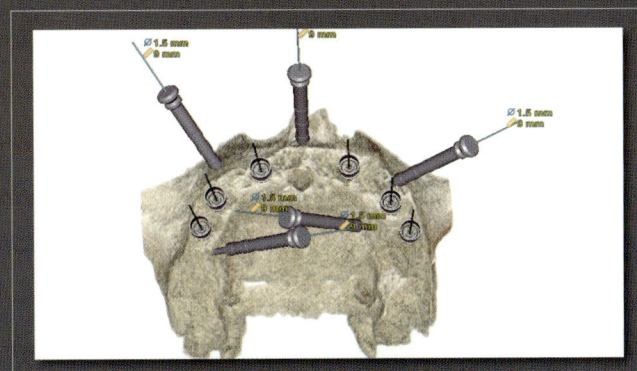
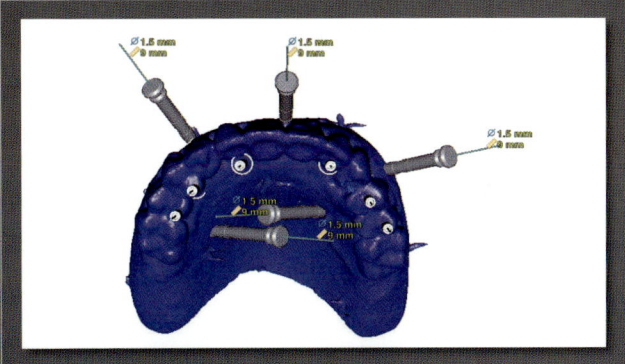
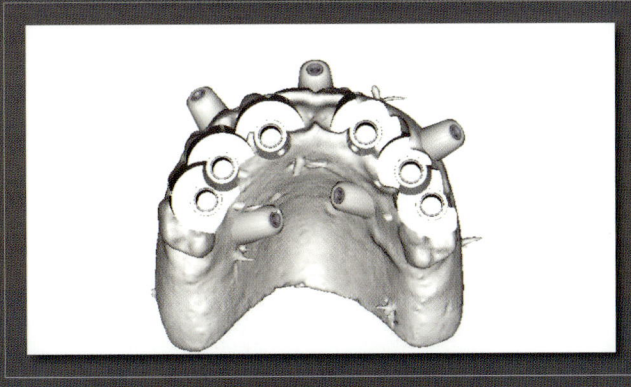
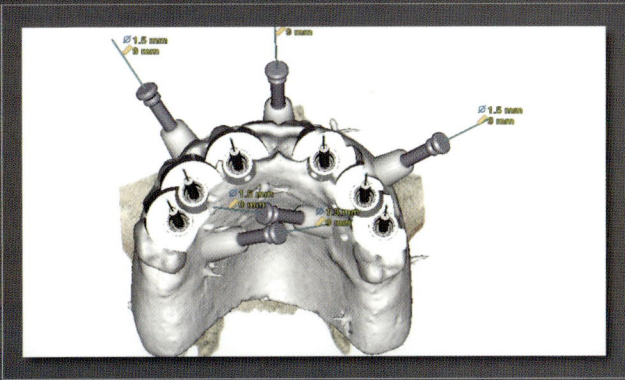

图165 ~ 图170
上颌种植体和固位钉位置的计算机辅助虚拟设计流程，最后可以预览手术导板。

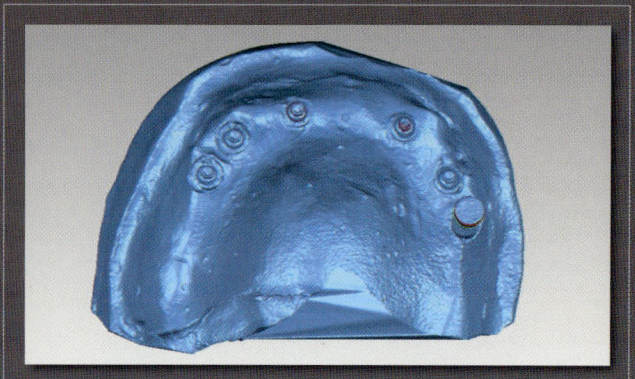

图171 ~ 图176
使用CAD技术,在计算机上构建钛修复体的组成部分。该系统从治疗计划中获取数字模型,可实现全数字化构建,没有任何使用石膏模型的步骤。

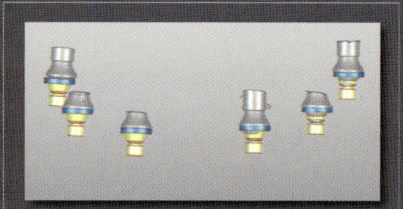
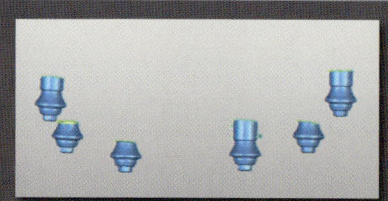
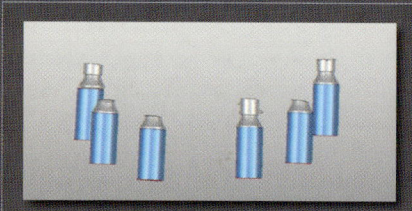
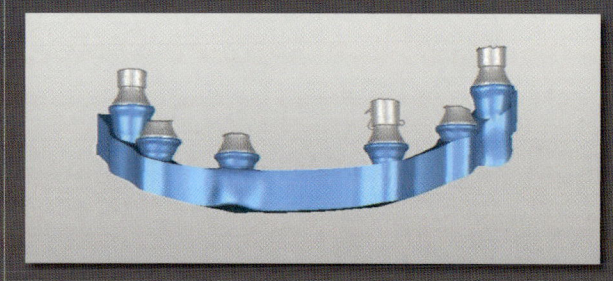
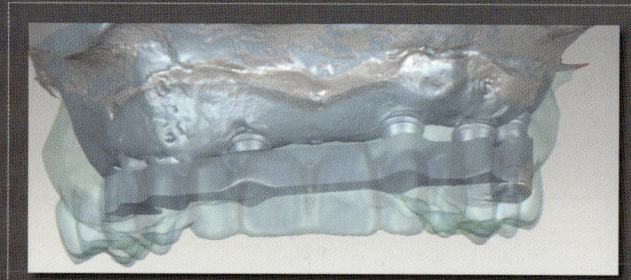

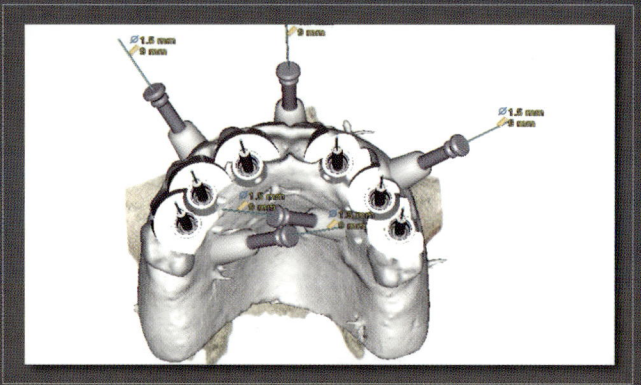
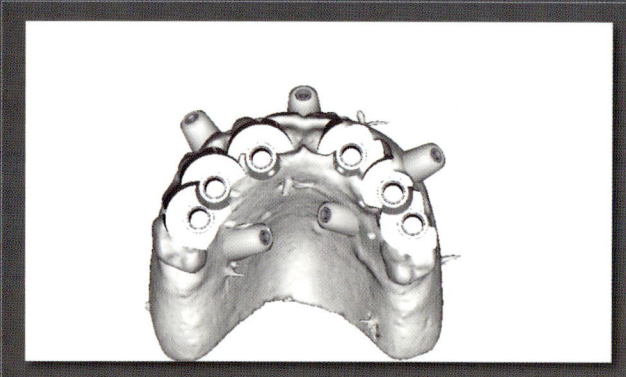
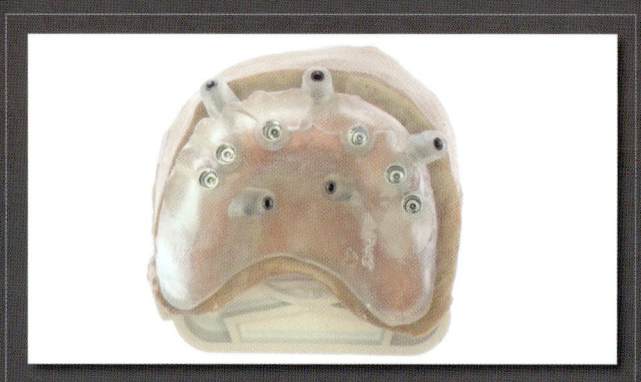
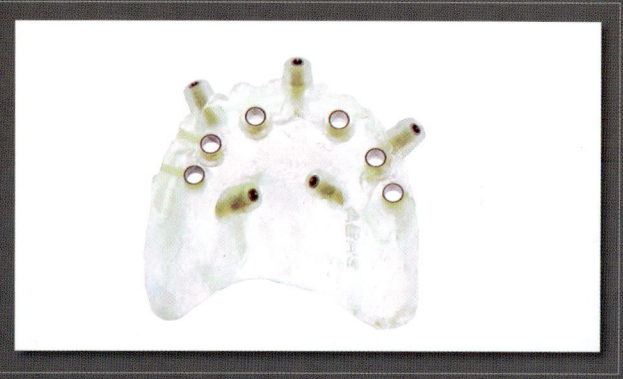
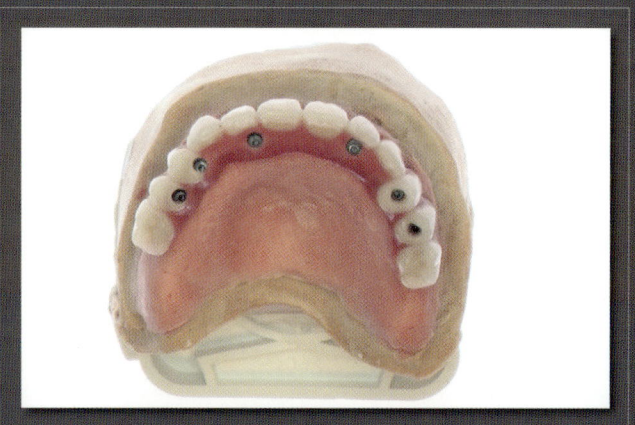

图177～图181
以手术导板为参照物，构建虚拟的模型。最终修复体可以由这个模型及其虚拟的义齿结构获得。

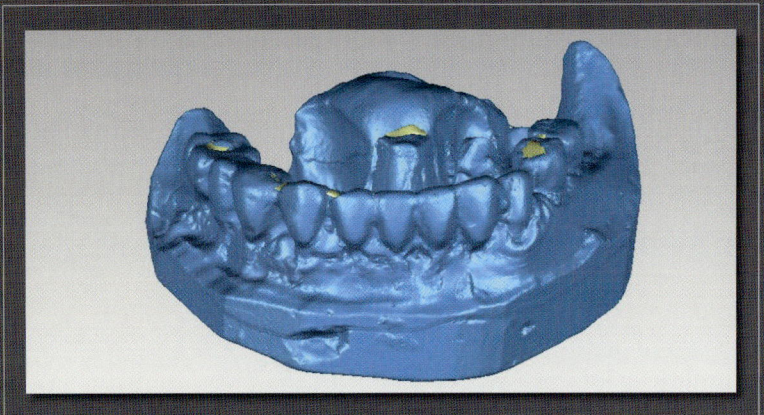

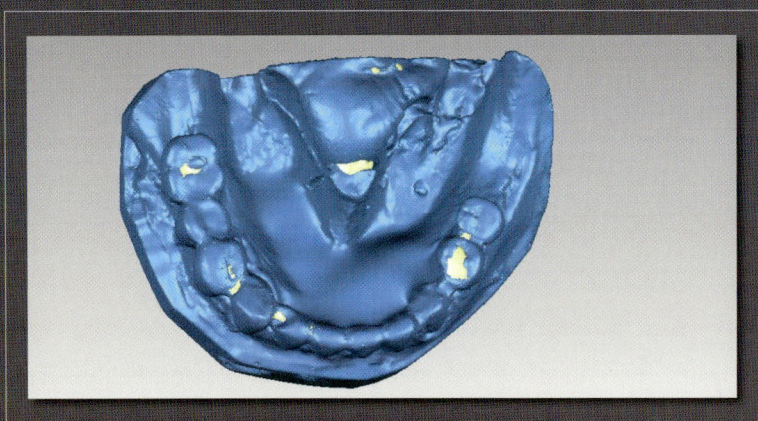

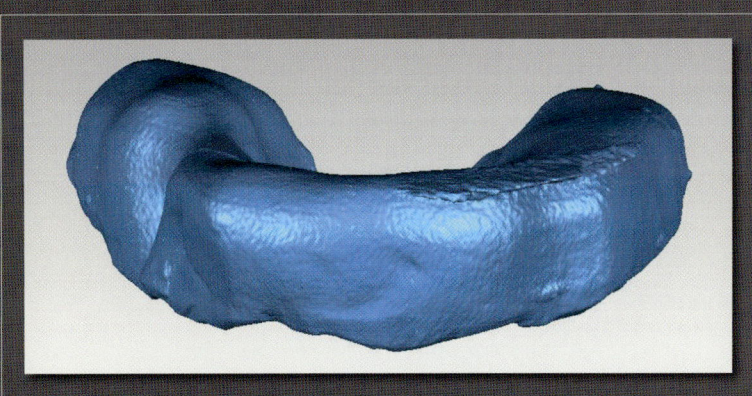

图182~图184

下颌由于固定修复体及牙齿尚未拔除,也是在余留牙基础上,通过STL模型文件的立体光固化打印直接获得的。

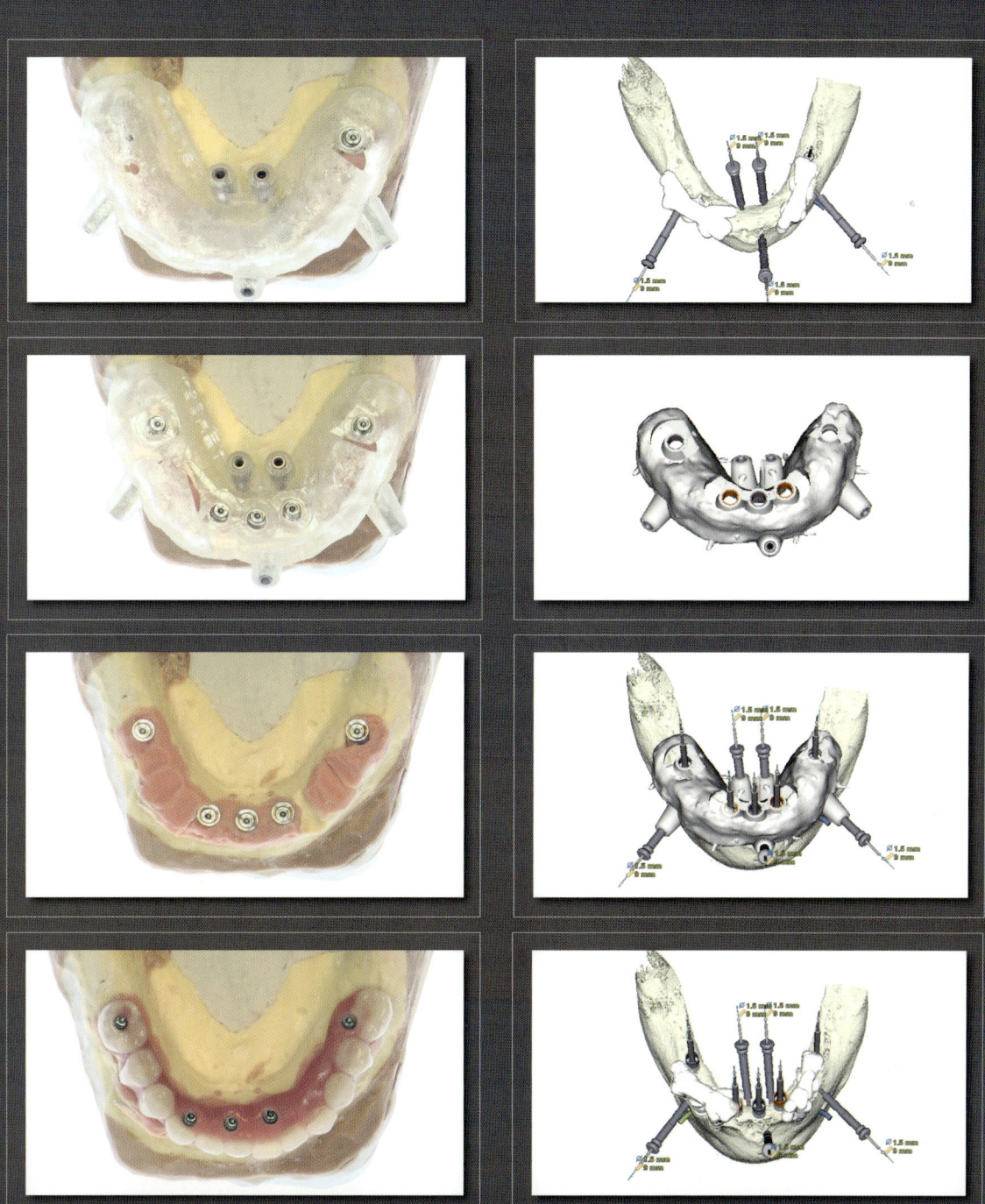

图185～图192
在虚拟模型上模拟牙齿拔除,并利用双手术导板技术模拟种植体植入。

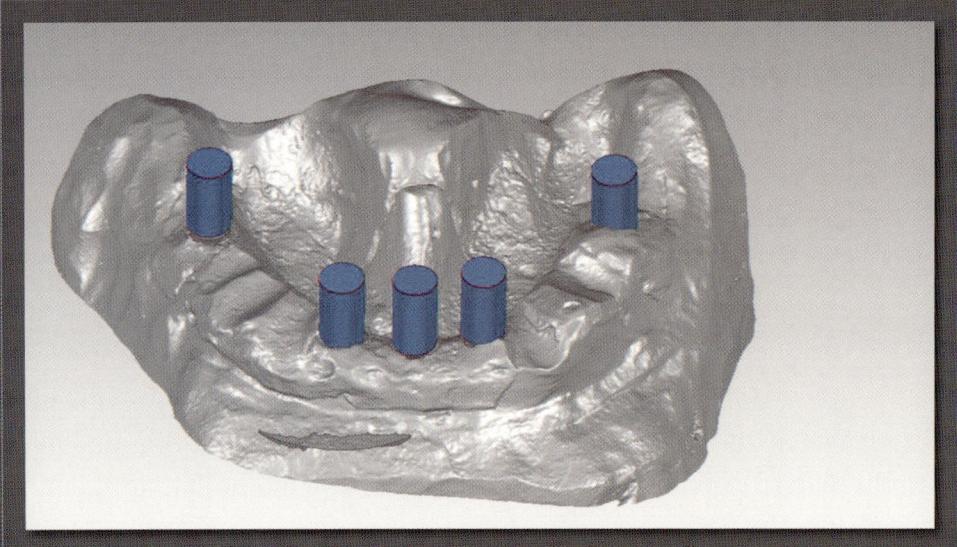

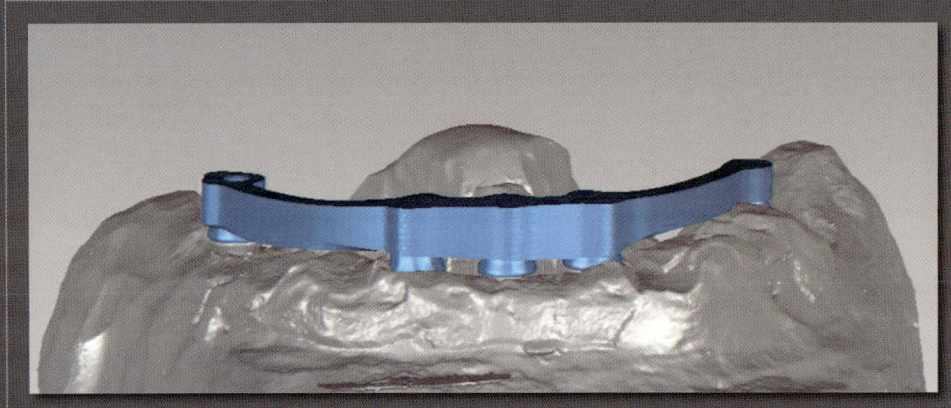

图193和图194
虚拟模型及设计的修复体结构,设计文件将直接发送至技工间。

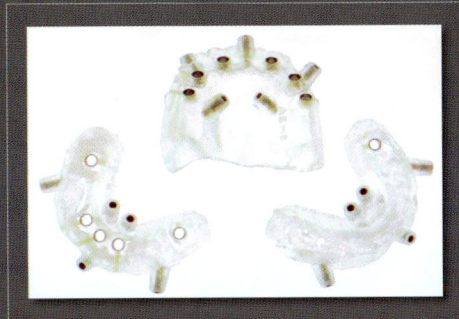 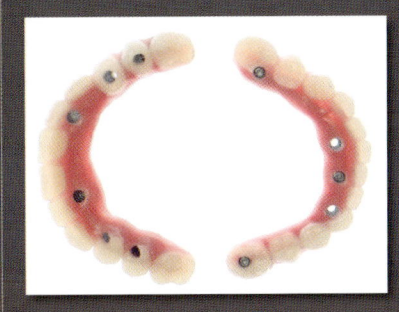 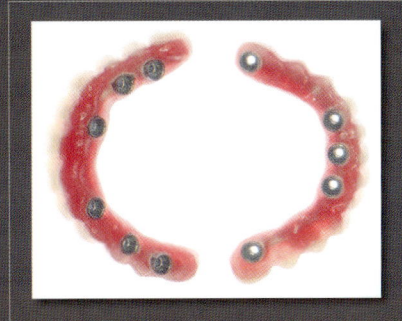

图195～图197
完成的三副手术导板（上颌1副，下颌2副）及上下颌修复体。

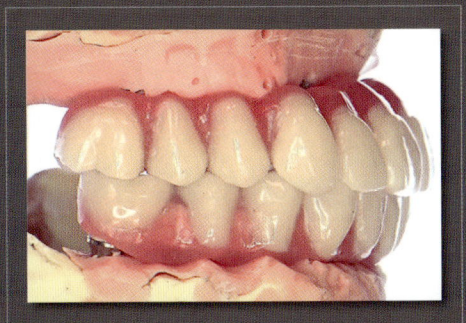 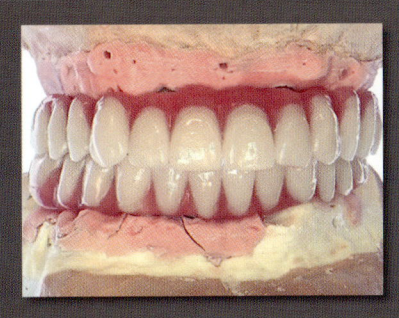 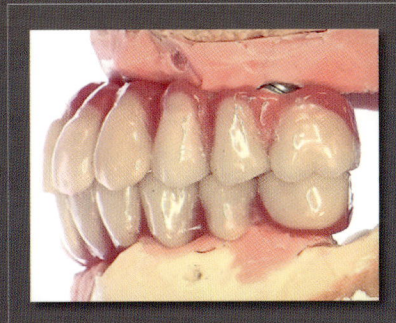

图198～图200
𬌗架上的螺丝固位种植修复体。

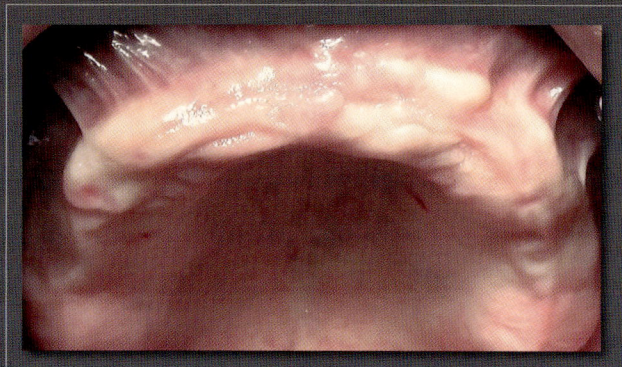
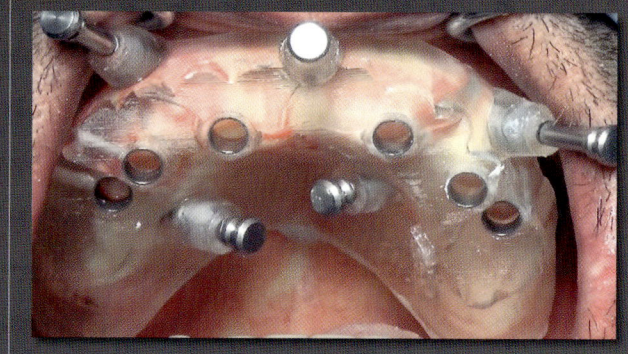
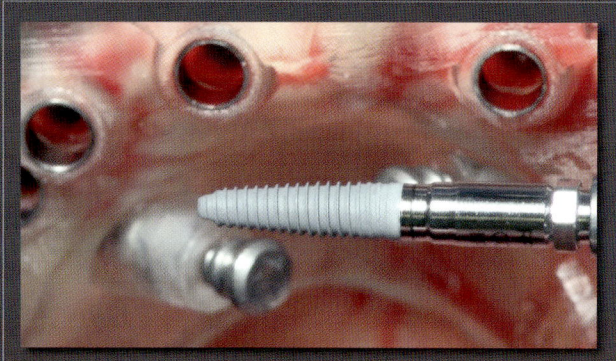

图201 ~ 图204
安放上颌手术导板，按逆时针方向依次植入种植体。

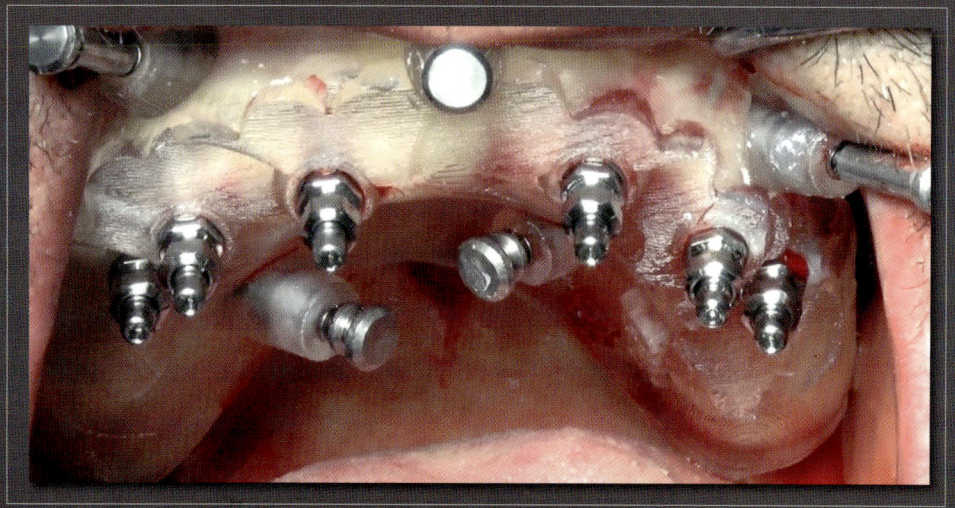

图205
术后口内观。

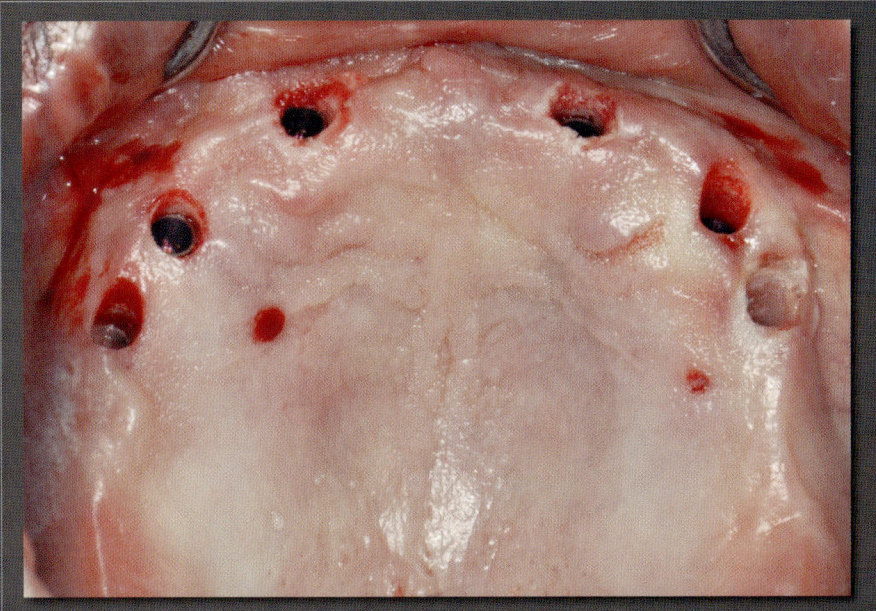

▶图206 ~ 图208
取下手术导板后术区的殆面观，术后即刻安装基台。

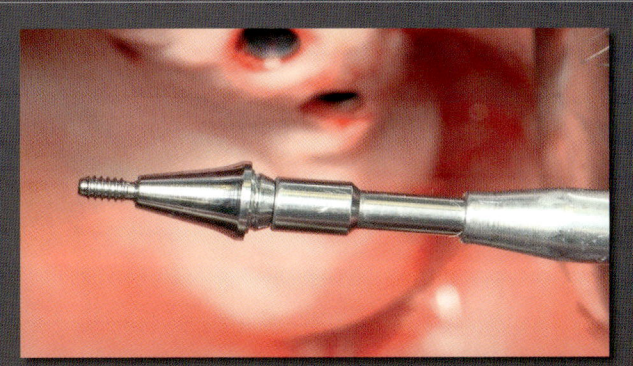

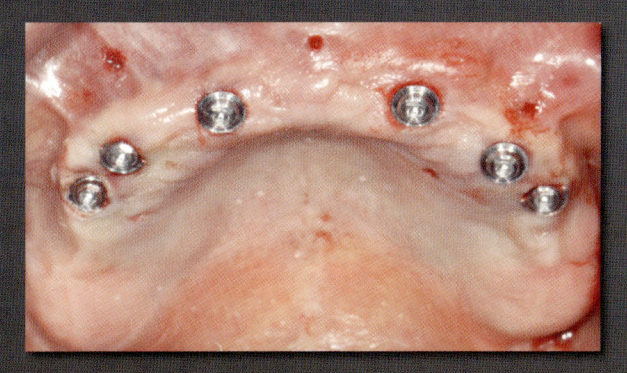

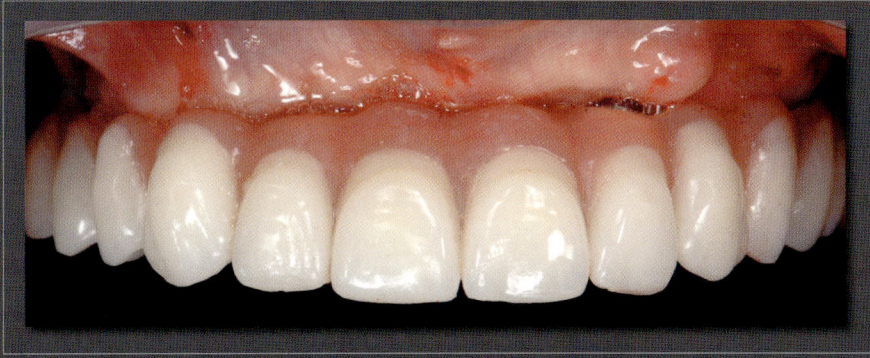

▶图209
戴入上颌修复体，并作为后续下颌手术的参照物。

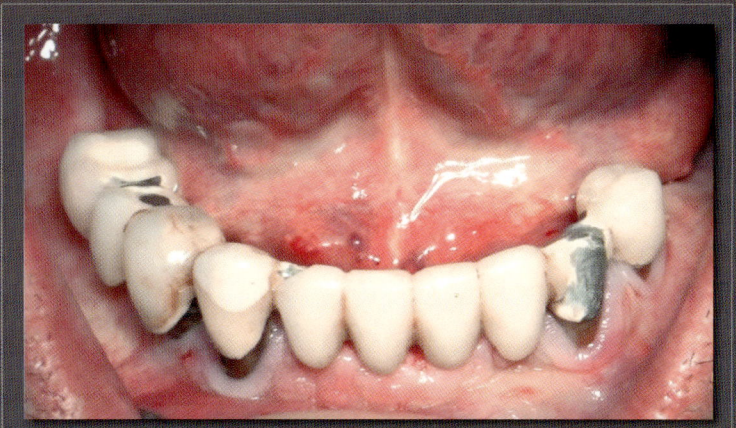

▶ 图210~图212
安放下颌第一副牙支持式手术导板,在这些病例中,推荐在虚拟规划阶段设计固位钉以增加导板的稳定性。

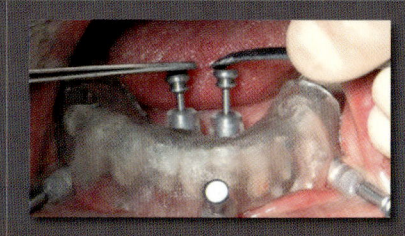 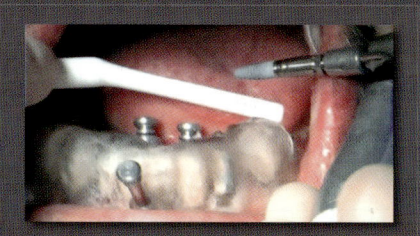

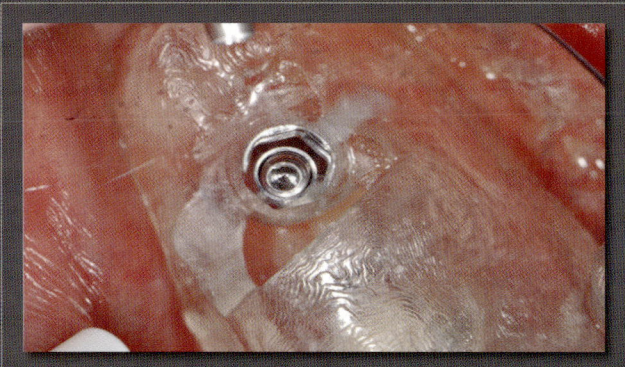 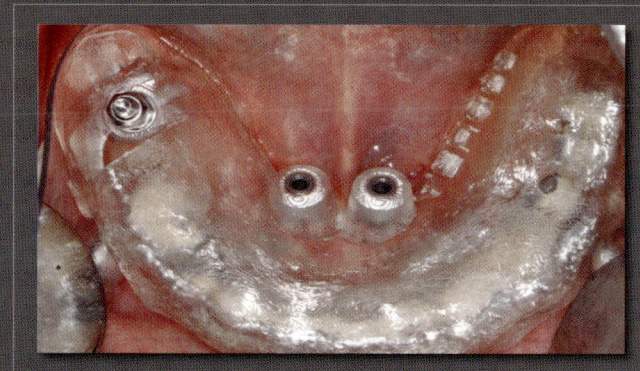

▶ 图213和图214
第一副手术导板的口内观,利用第一副拔牙前手术导板植入第一颗右侧下颌后牙区种植体。

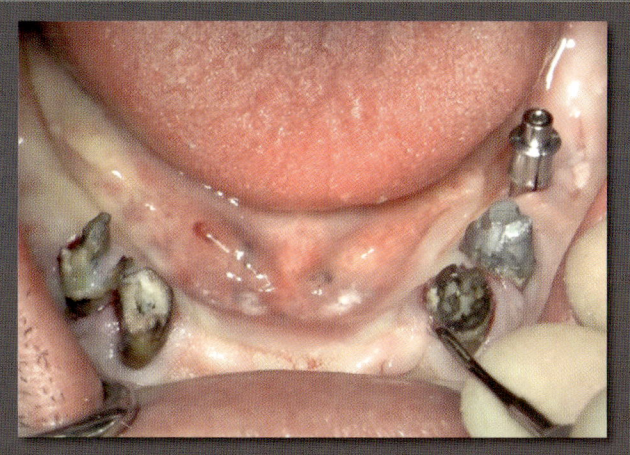

图215

取下第一副手术导板后，拔除余留牙。

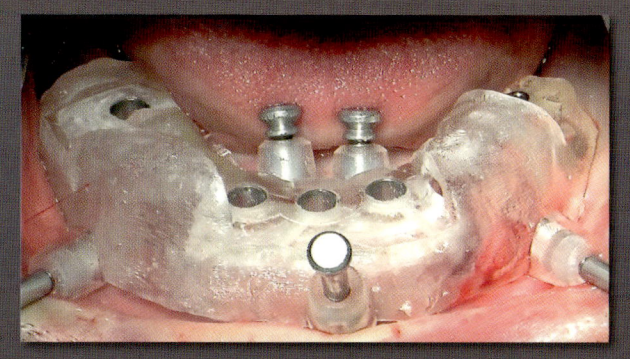
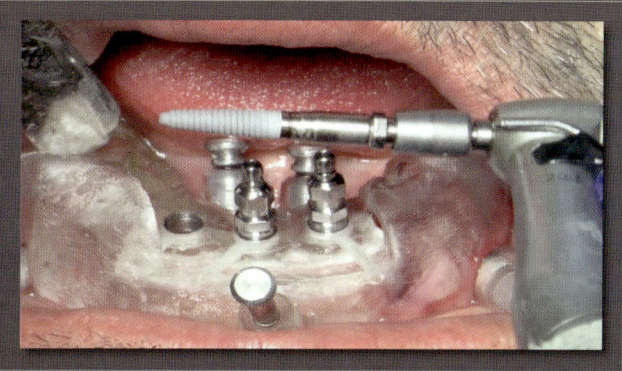

图216和图217

利用已植入的种植体及第一副手术导板的固位钉洞为参考，固定第二副手术导板。

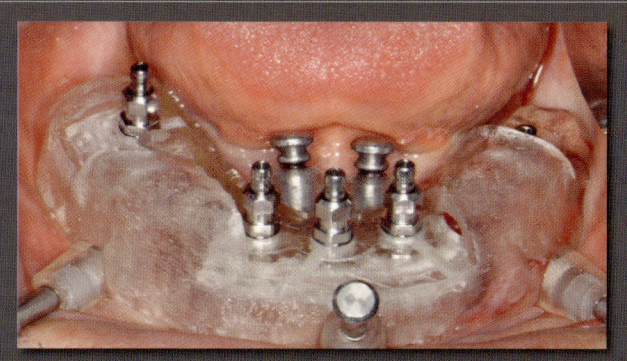

图218

所有种植体植入后的正面观。

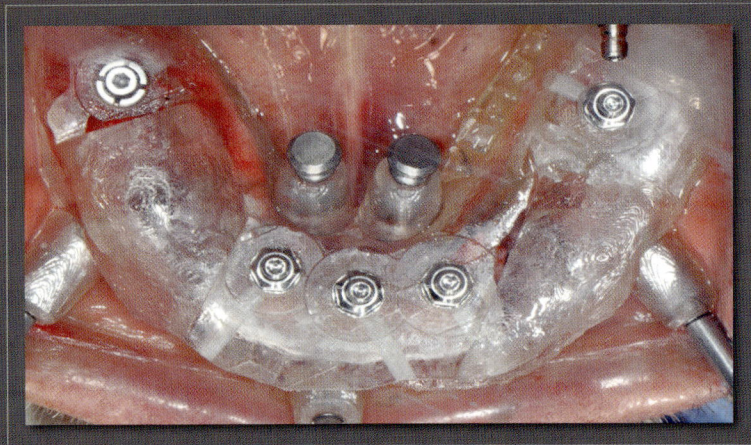

图219 ~ 图221

术后，取下第二副手术导板，安装基台，少量缝合以利于创口愈合。

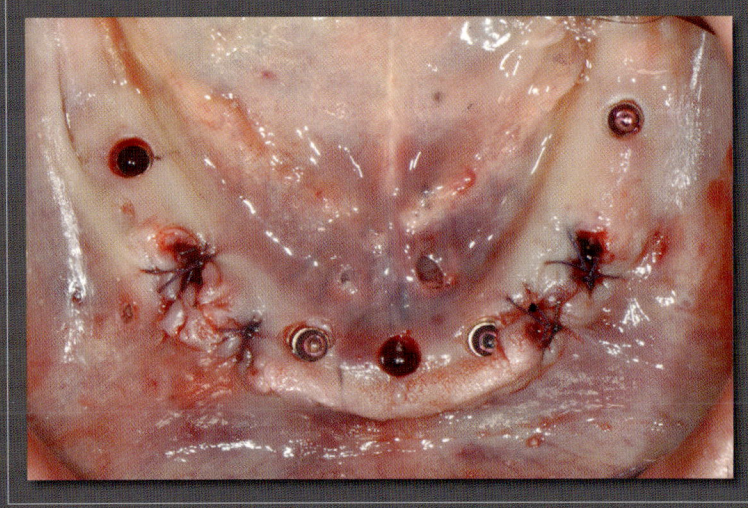

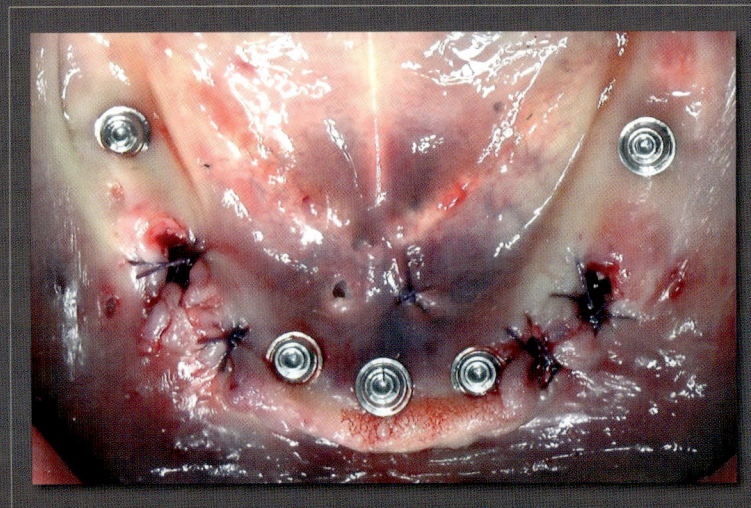

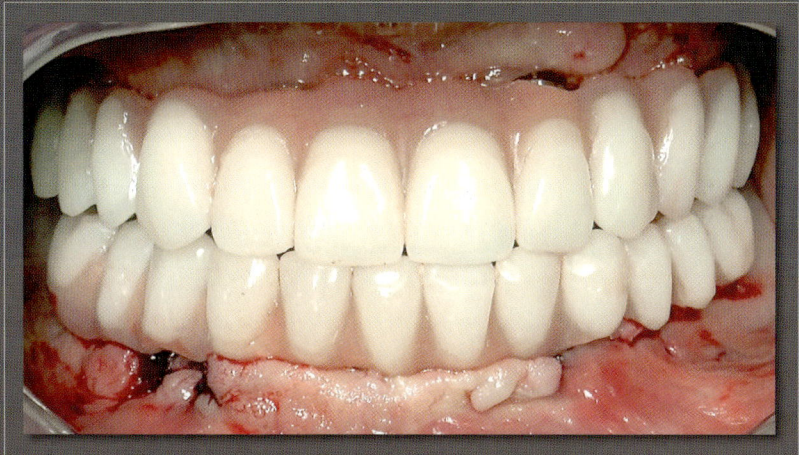

图222

戴入下颌螺丝固位钛支架-树脂修复体,并进行咬合调整。图为上下颌完成修复后的正面观。

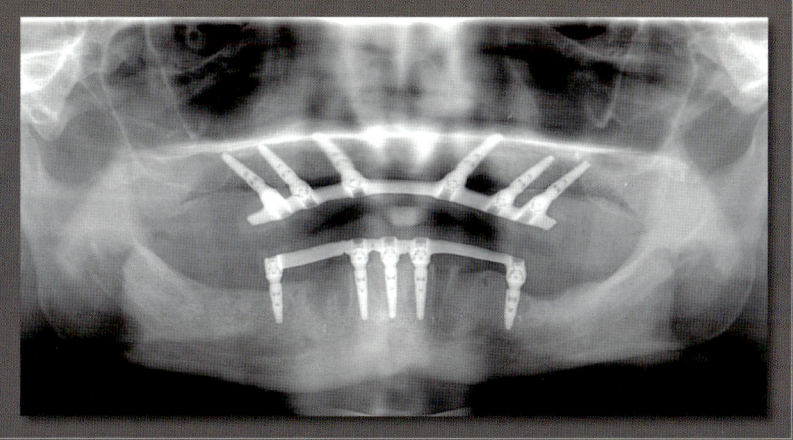

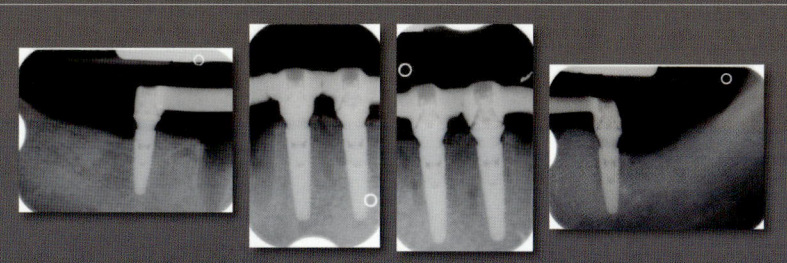

图223和图224

影像学检查。

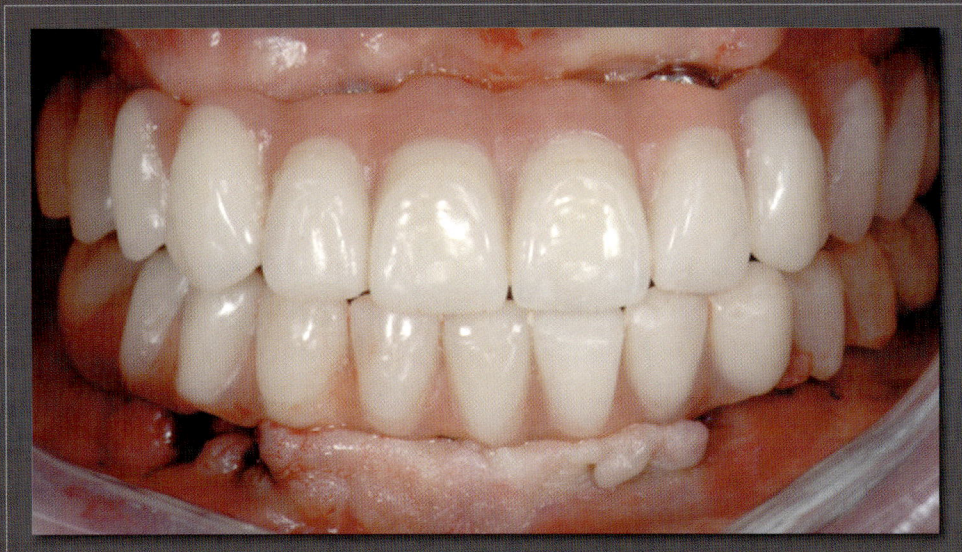

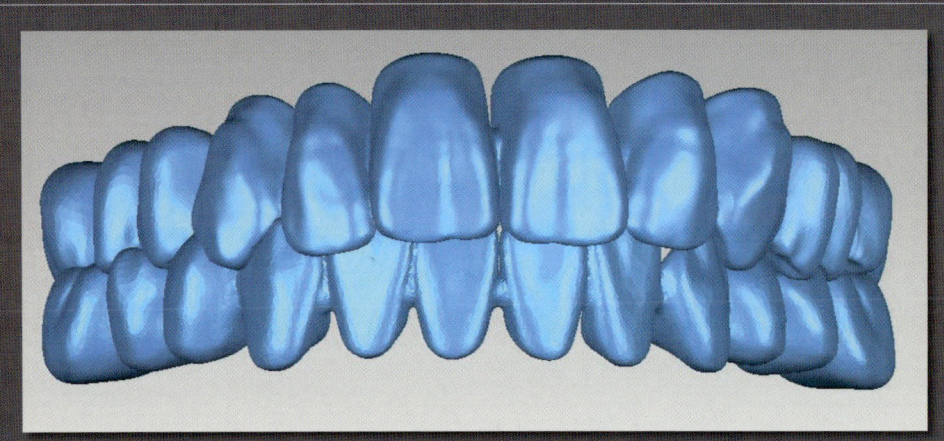

▶ 图225和图226
治疗完成后的整体观,与术前虚拟设计进行对比。虚拟设计是整个治疗计划的引导。

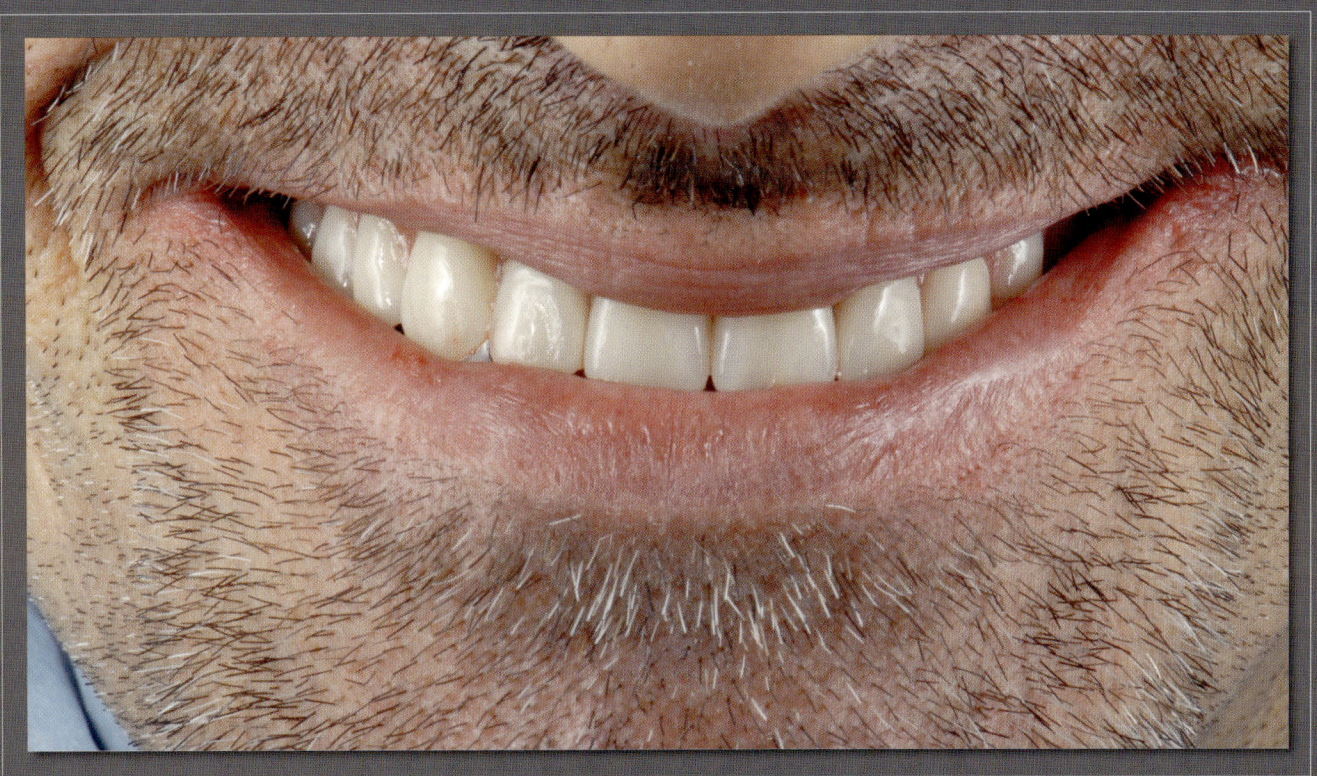

图227
最终完成的修复结果：实现了修复体与口腔周围组织的协调，彻底重塑了患者的微笑。

病例3

本病例患者为下颌牙列缺失，上颌牙列缺损。所有余留牙均存在广泛的牙周支持组织丧失，且明显唇倾，计划拔除所有余留牙。

与之前的病例相同，第一步是通过模型扫描获取信息。结合患者的照片分析，创建诊断蜡型，重新确定牙齿的位置。在此基础上设计并制作上下颌放射导板，并在放射导板内放置阻射的标记点，按照"双扫描"程序进行CT扫描。上颌导板设计要考虑患者的牙弓形态、重新设置的牙列轮廓等内容，按照新的修复体轮廓，引导种植体的虚拟植入。结合使用Geomagic和Exocad软件，获得手术导板后，即可根据选择的种植体平台（Neoss ProActive Tapered.），使用机械加工钛设计修复体结构。利用拔牙后导板构建的石膏模型，完成义齿结构制作。本病例从下颌牙列植入4颗种植体开始，然后再使用拔牙前、后两副手术导板进行上颌种植体植入。

病例展示如图228～图326。

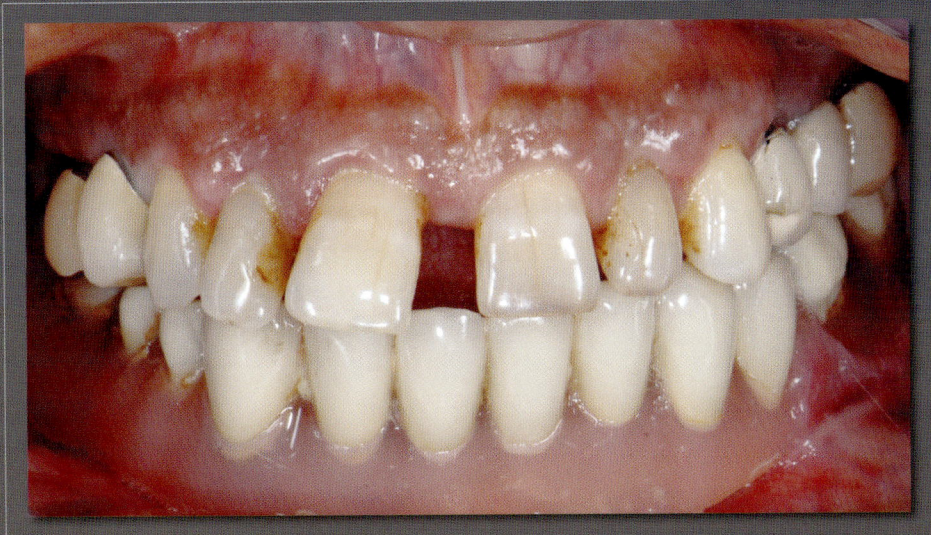
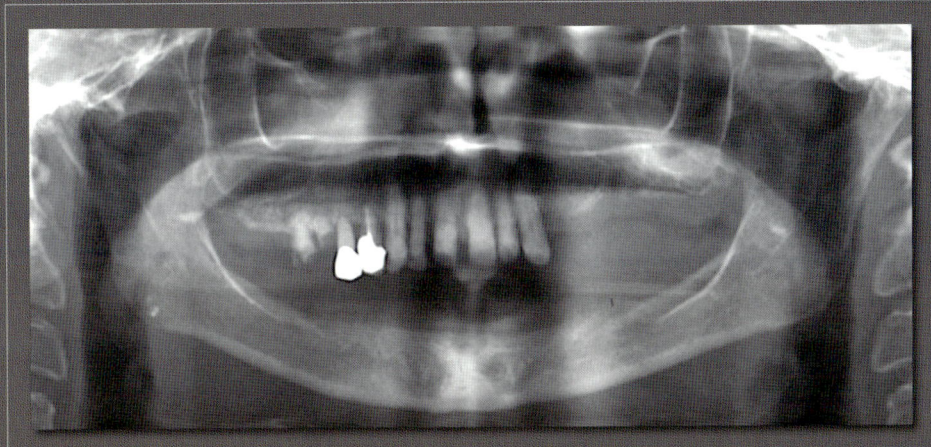
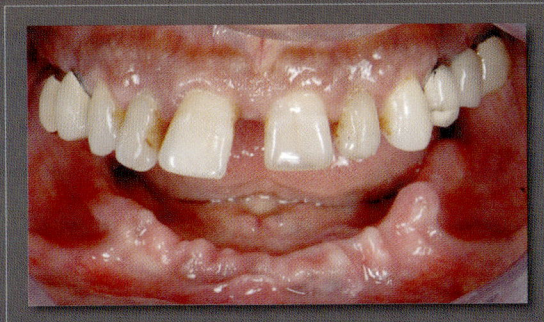
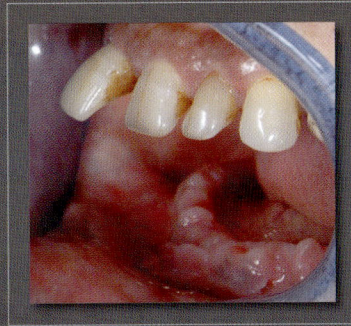

[图228～图231]
下颌牙列缺失，上颌牙列缺损；余留牙因牙周支持组织丧失及明显的唇倾，无保留价值。

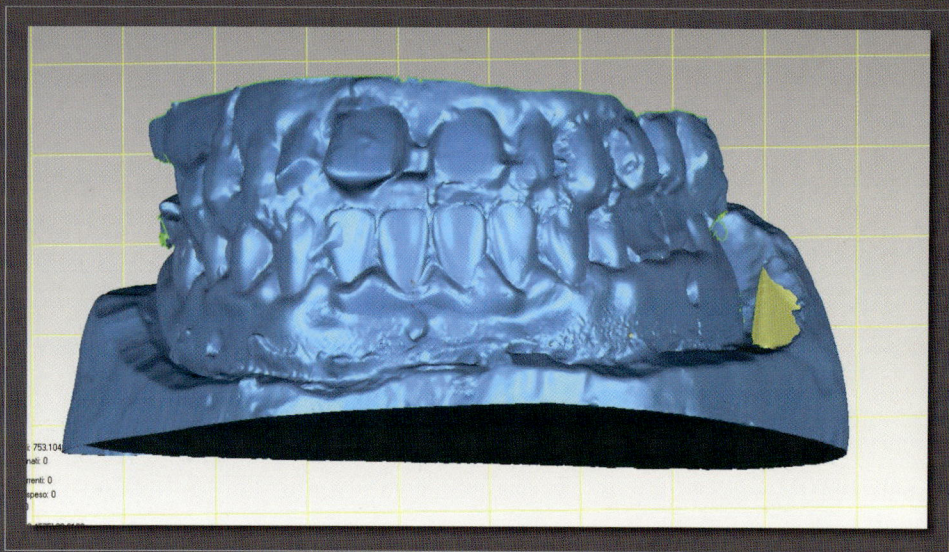

图232~图236 患者模型及修复体的数字化分析。

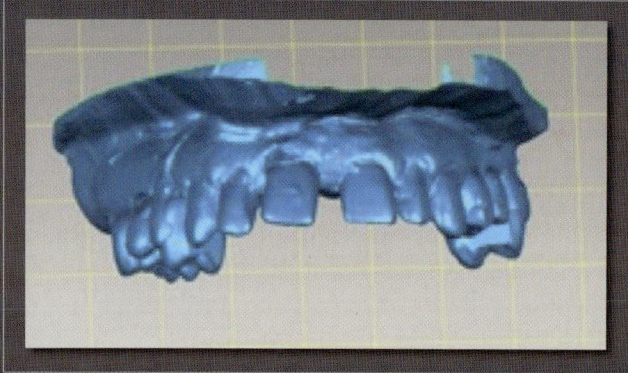
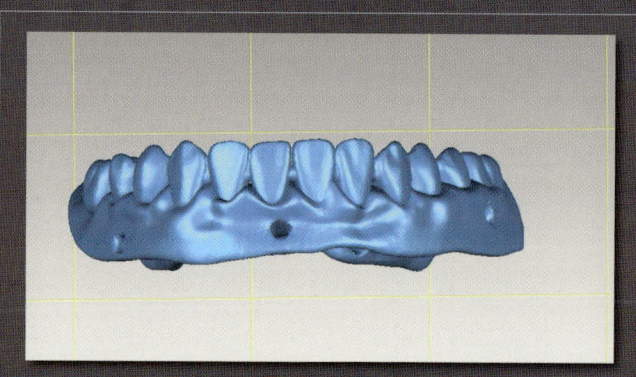
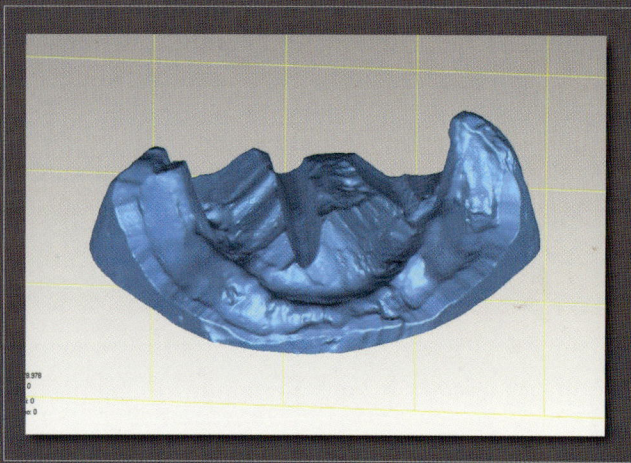
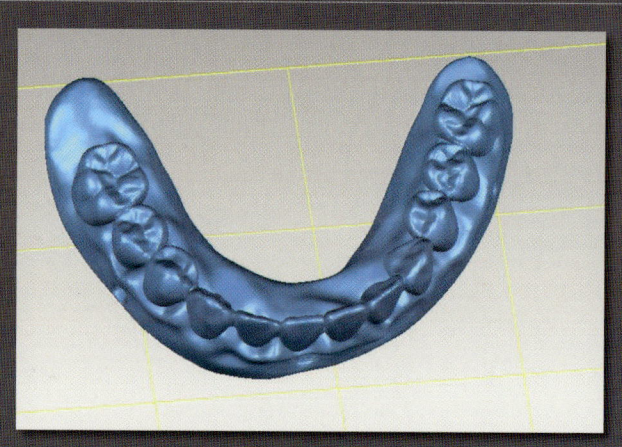

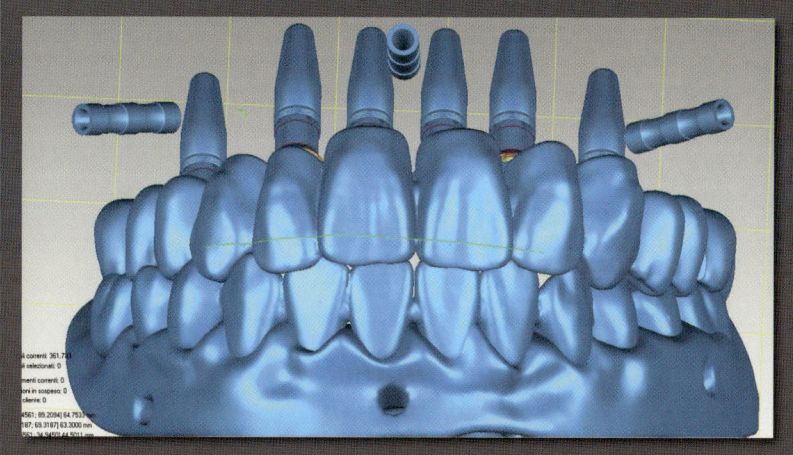

图237 ~ 图240
将虚拟诊断蜡型与实际临床情况结合起来。使用立体光固化技术打印诊断饰面，以检测修复体的变化。

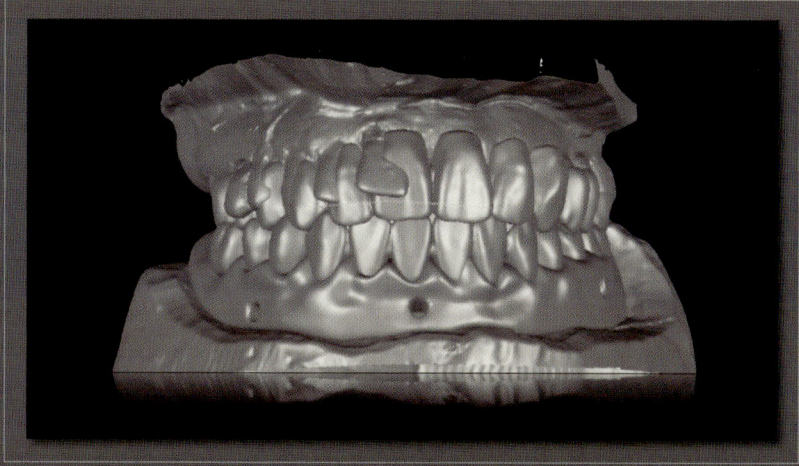

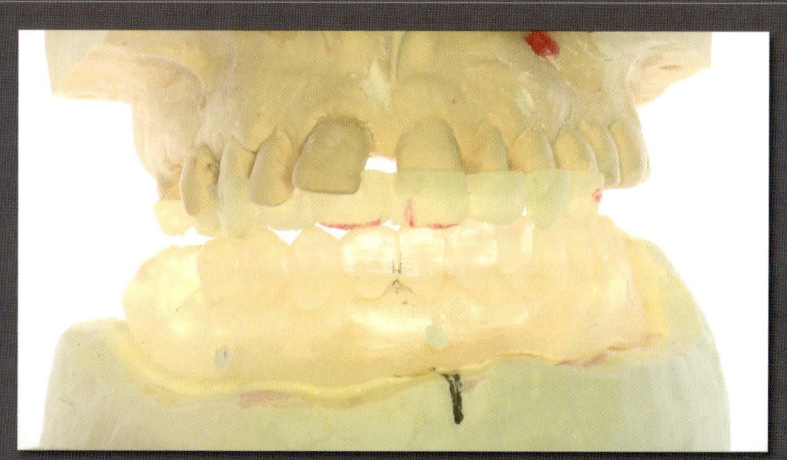
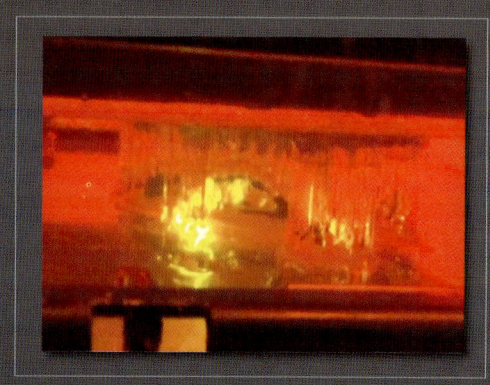

第9章 ▶ 全数字化引导手术的流程管理 423

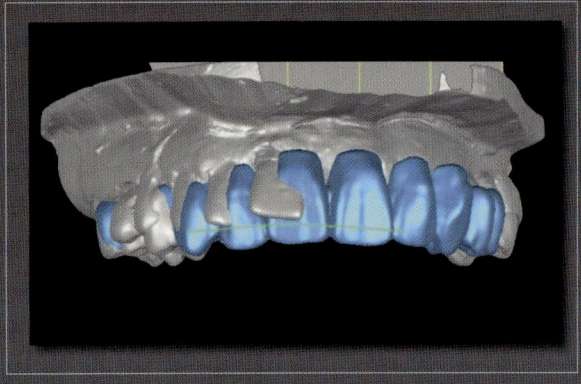
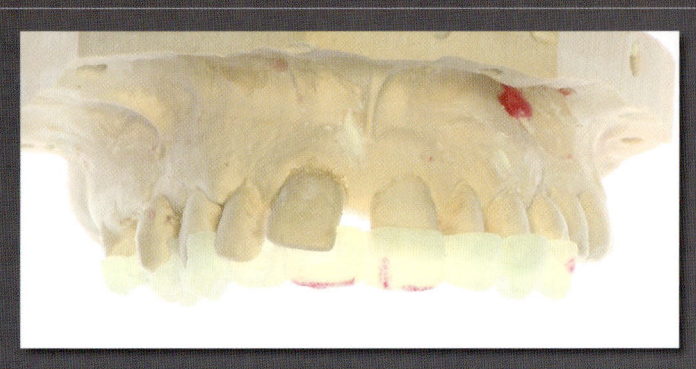
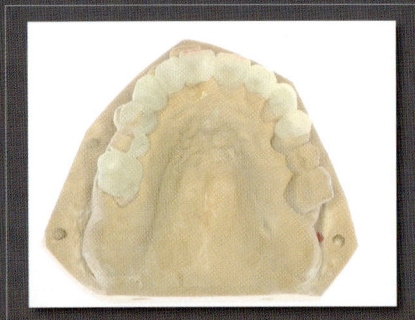
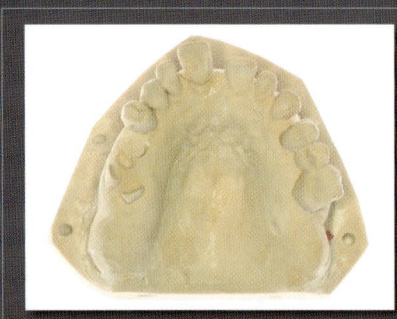
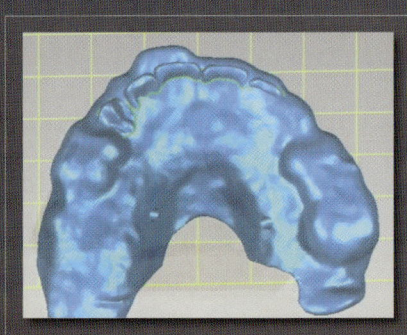

图241～图245
将诊断饰面中获得的所有信息都转移到立体光固化打印机制作的放射导板上。

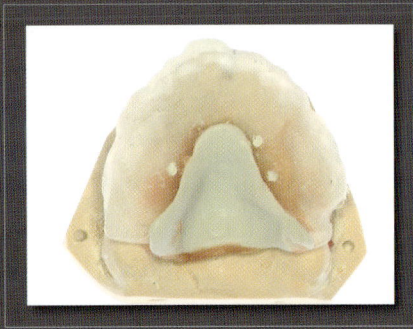

图246
腭部添加热凝树脂以加强放射导板的支撑。

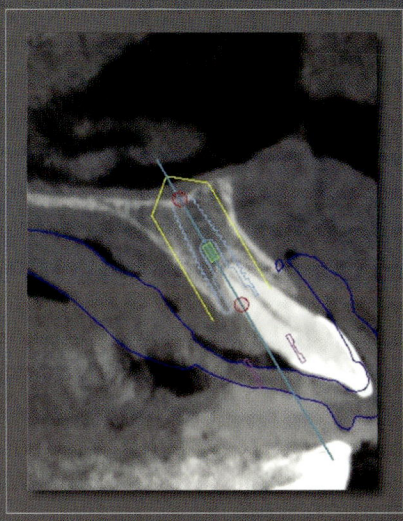 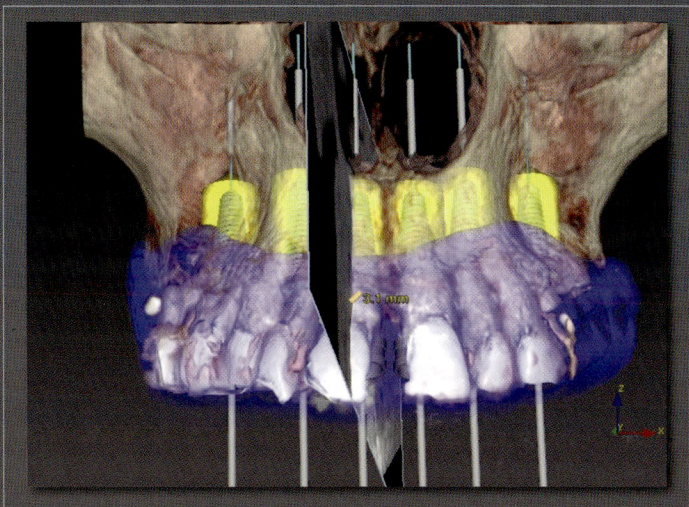

图247和图248
处理CBCT扫描获取的DICOM数据,并参考虚拟诊断蜡型,制订种植计划。

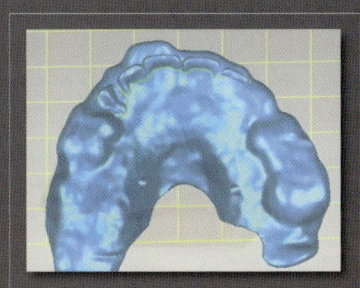 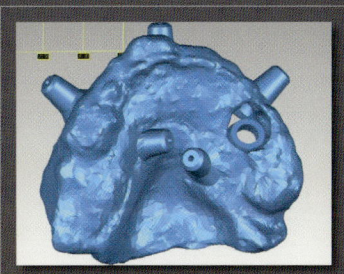 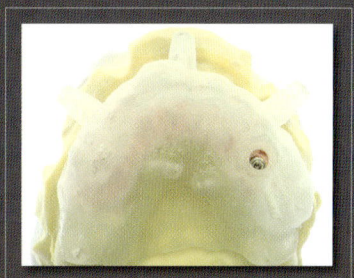
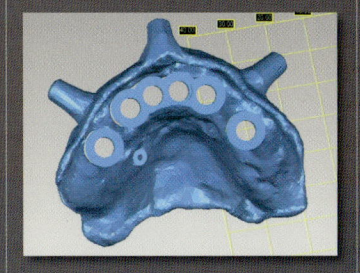 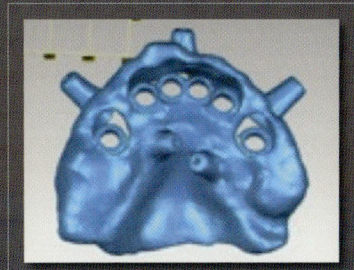 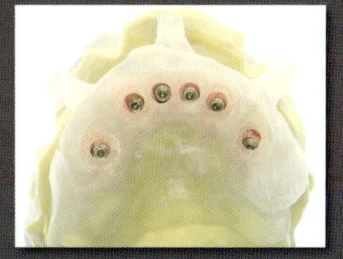
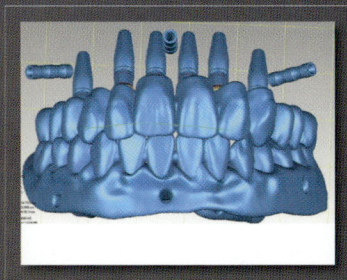 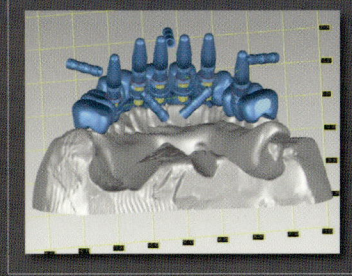 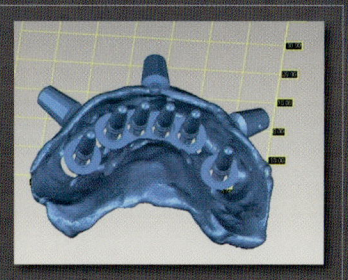

图249~图257
以下步骤是利用双导板技术创建两副手术导板,用于拔牙后的手术。再次扫描这两副导板,并将扫描的数据与数字化扫描获得的数据相结合。

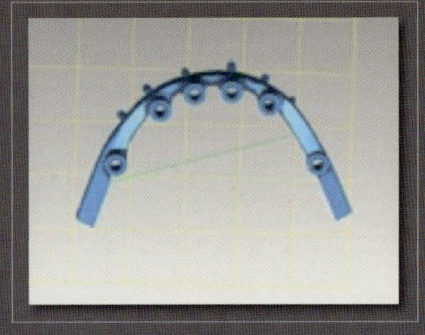 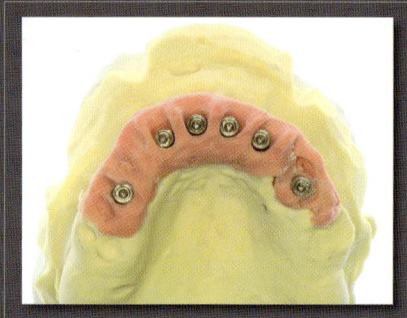 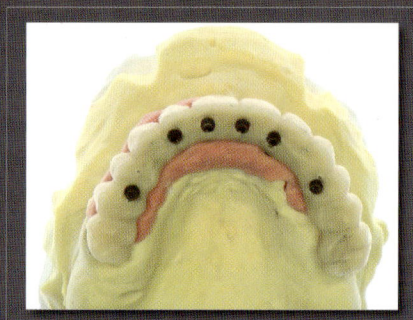

图258 ~ 图260
模拟牙齿拔除后,计算机辅助虚拟创建机械加工钛支架。

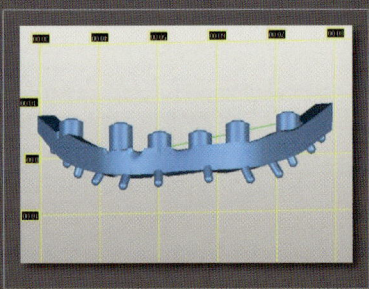 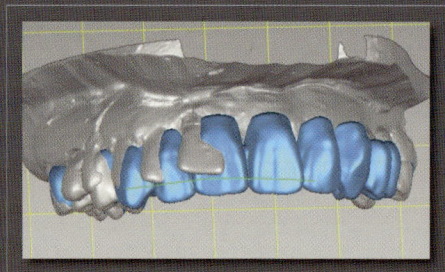 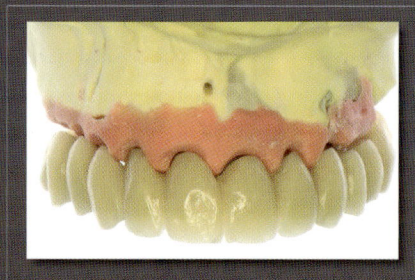

图261 ~ 图263
在虚拟诊断蜡型的基础上完成最终修复体。

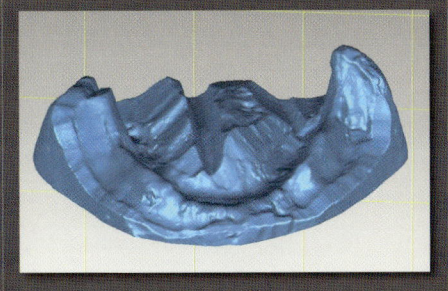
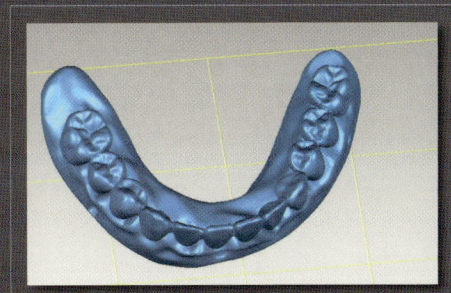

图264～图269
下颌放射导板的数字化采集序列。此阶段用于获得种植体的数字模型，并在患者模型上调整种植体的位置。

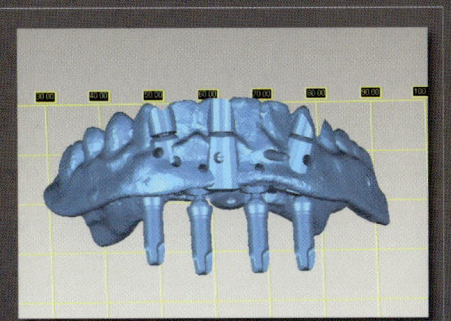
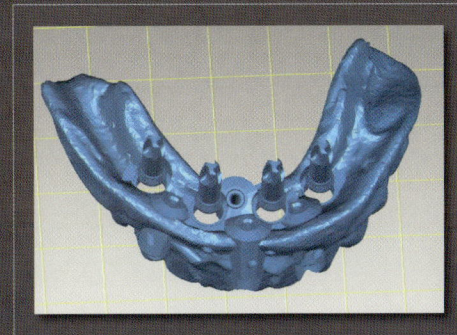

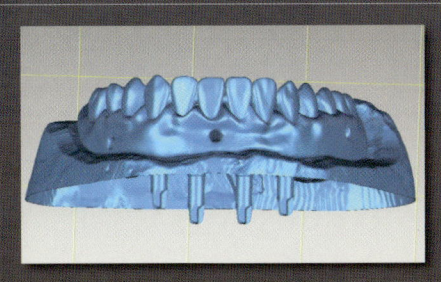
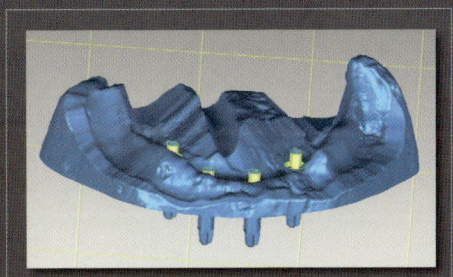

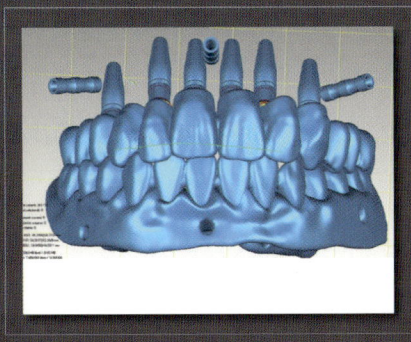

图270～图272
细节显示数字模型与上颌手术导板相匹配。

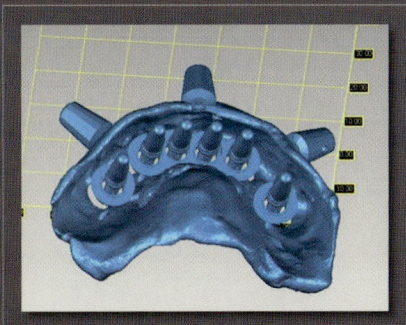

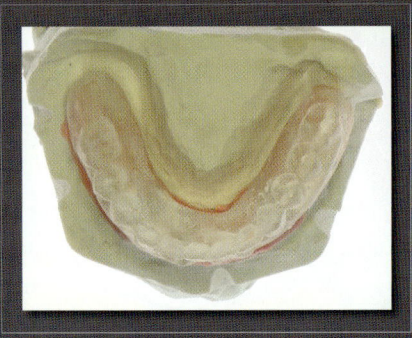 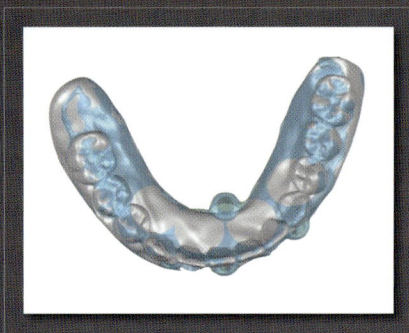 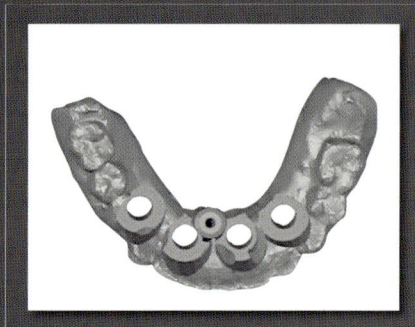

图273～图275

以同样的方式,在虚拟诊断蜡型基础上,运用立体光固化技术制作下颌放射导板;最后可以预览手术导板。

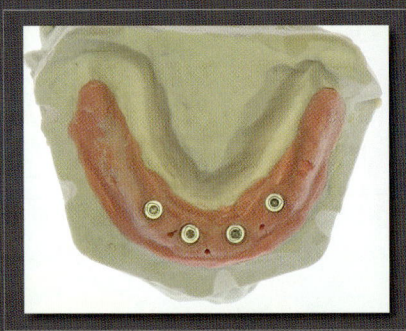 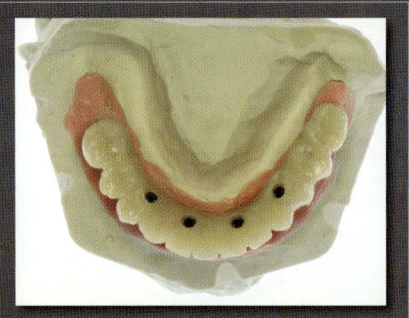 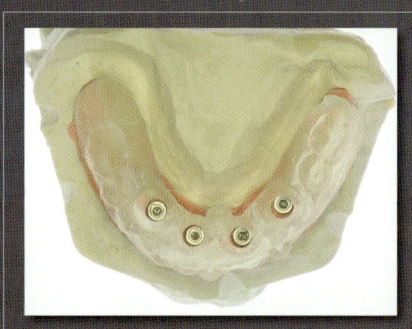

图276～图278

种植体、修复体和手术导板在虚拟模型上就位。

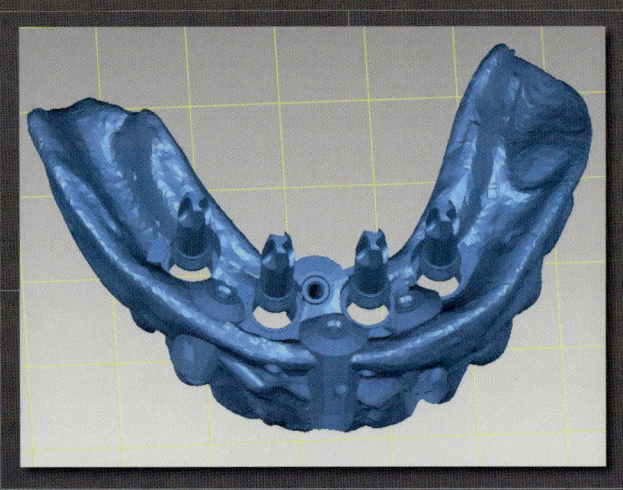 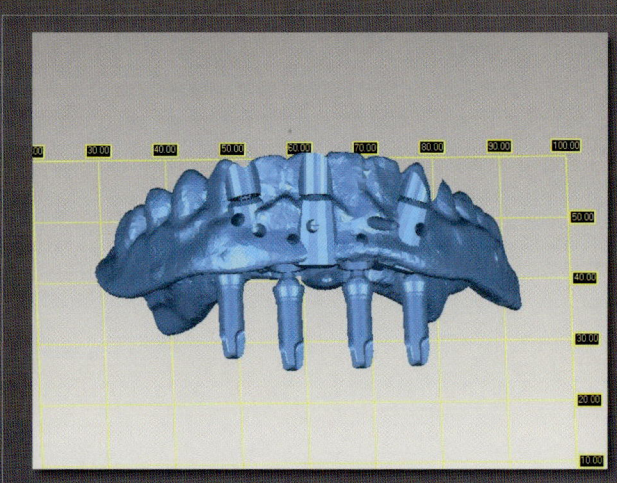

图279和图280

与手术导板相关的种植体数字模型。

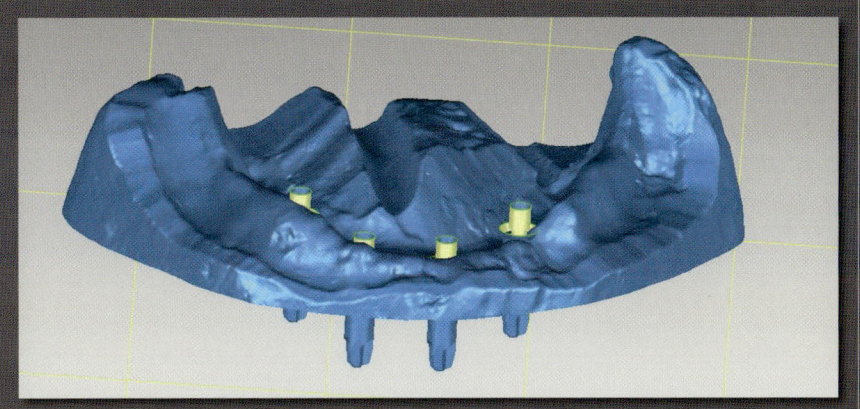
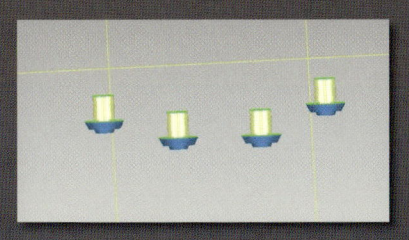
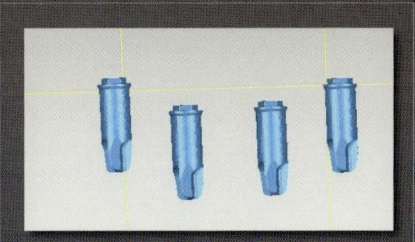
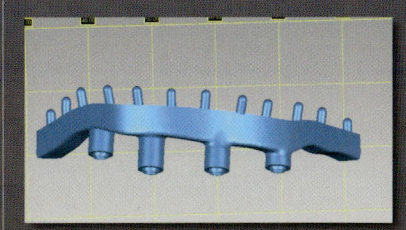
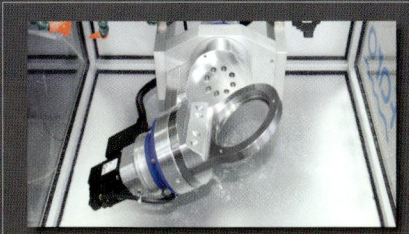
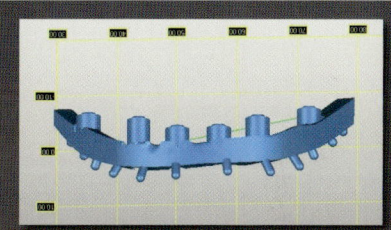

图281～图286 种植体的数字模型与手术导板及虚拟模型相匹配。

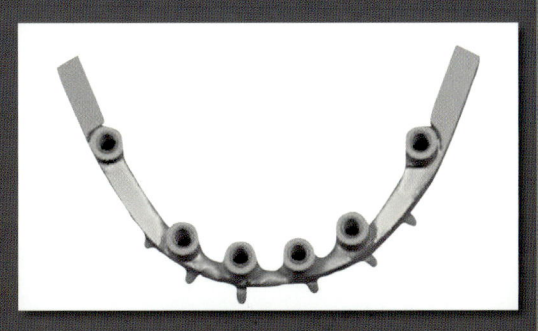
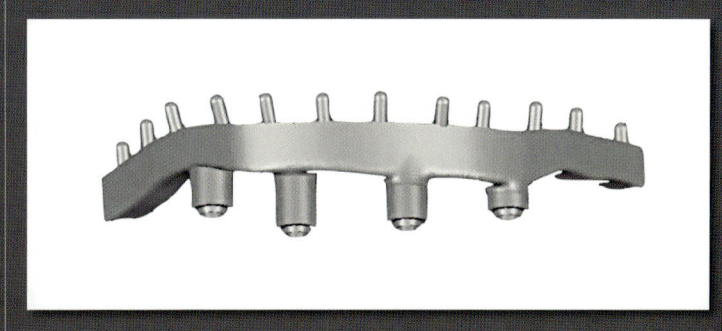

图287和图288 使用Exocad软件设计钛支架,并用机械工艺加工生产。

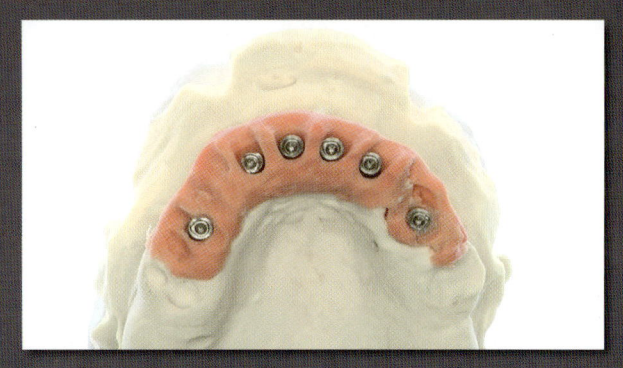
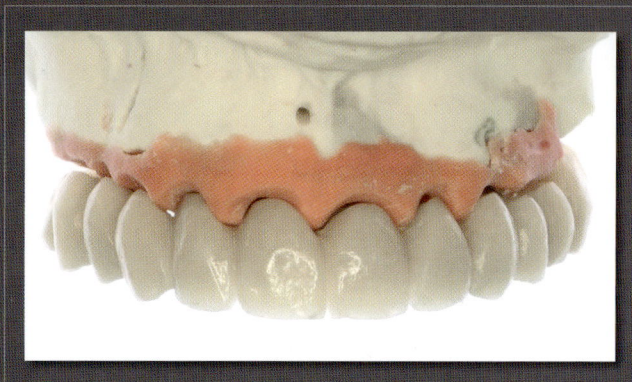

▶ 图289和图290
软组织的重建使得牙齿穿龈轮廓被准确呈现在模型上。

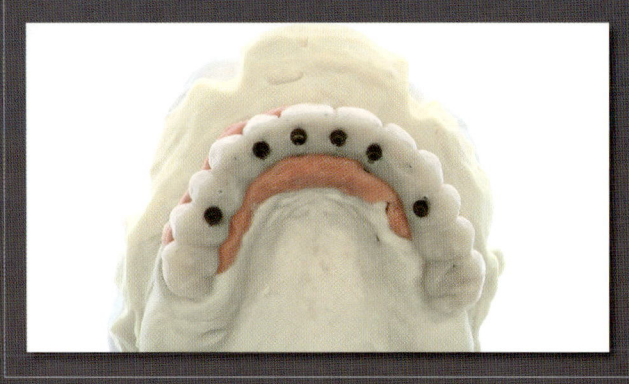
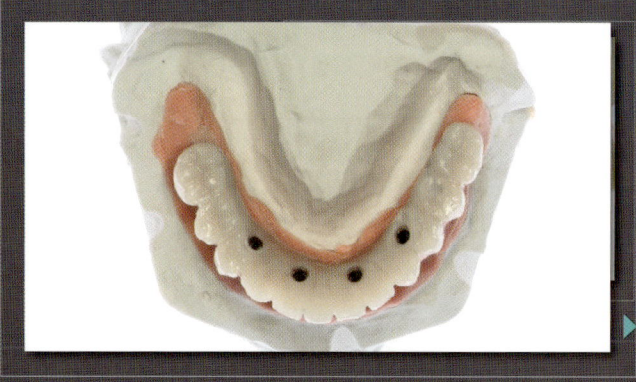

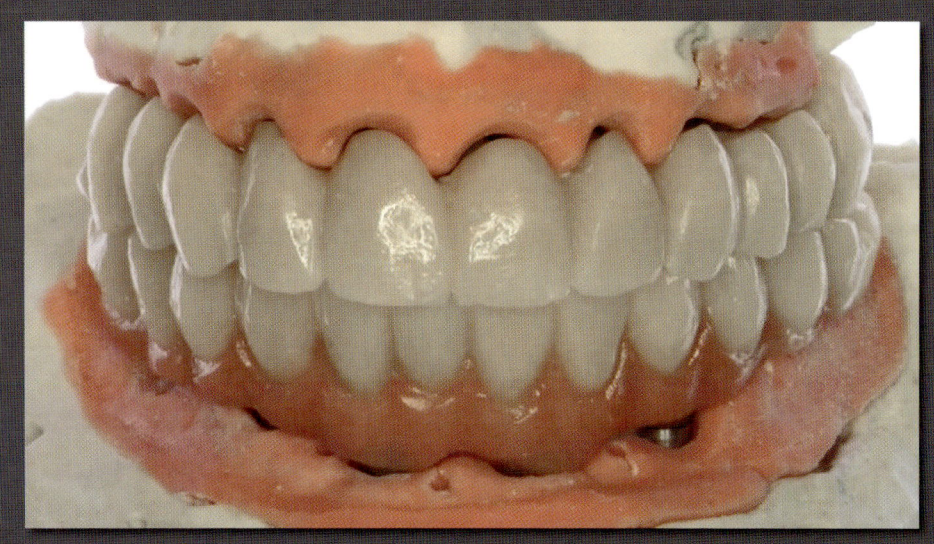

▶ 图291～图293
钛-树脂修复体固位在种植体上的正面观及殆面观。

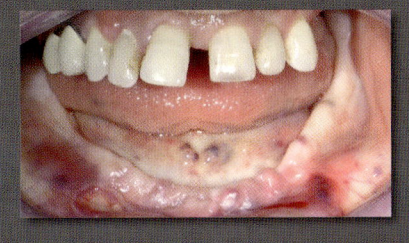 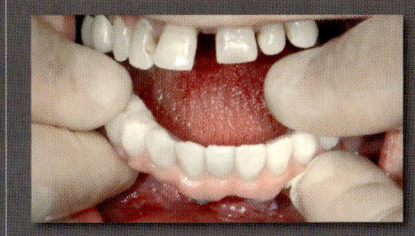 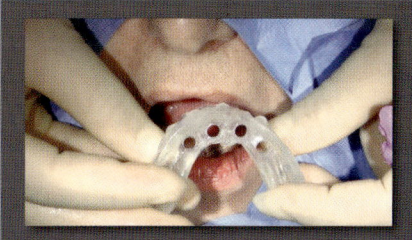

图294 ~ 图296
通过手术定位记录安放下颌手术导板。

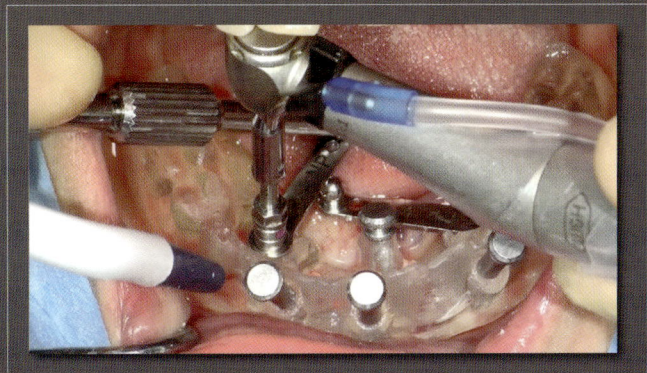 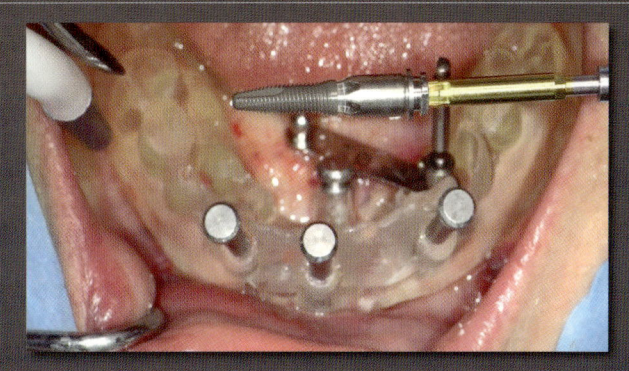

图297和图298
通过舌侧及颊侧的固位钉固定导板，依次植入种植体。

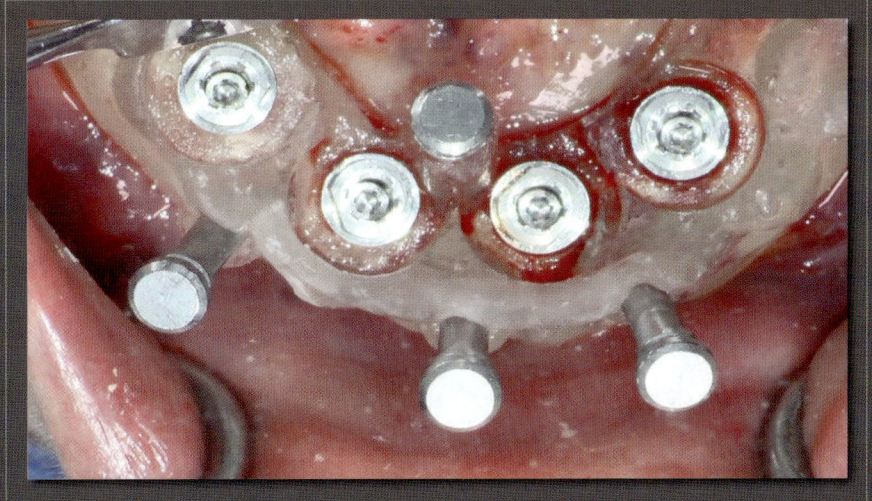

图299
术后的殆面观。

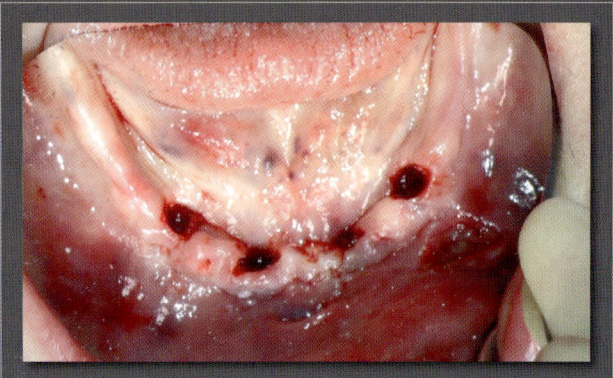 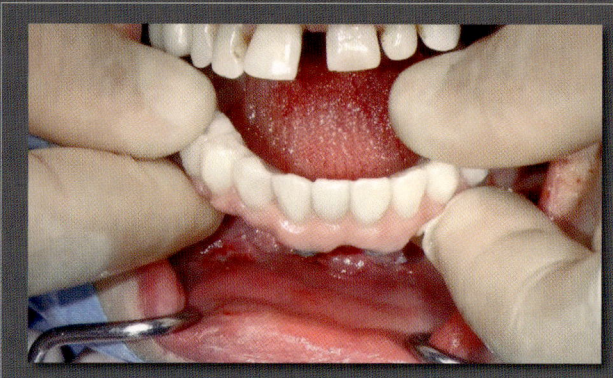

图300和图301
取下导板后,观察黏膜的情况,随后将螺丝固位修复体安置在种植体上。

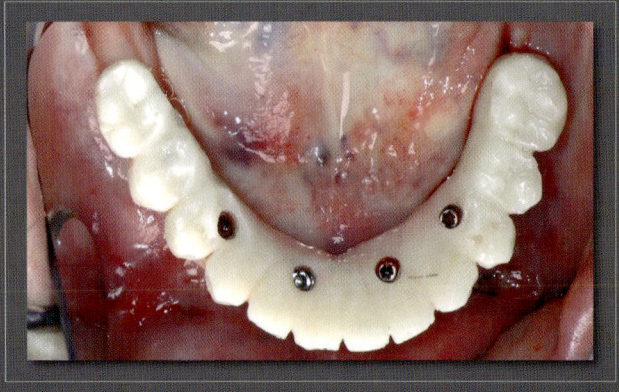 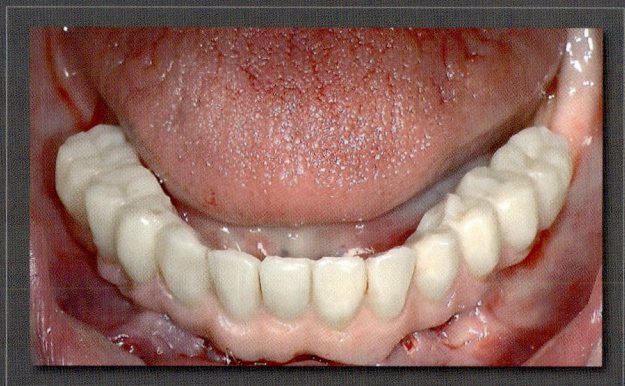

图302和图303
术后戴入下颌修复体的𬌗面及正面观。

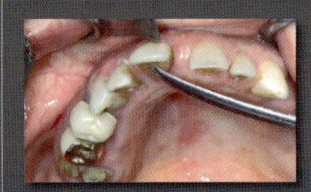 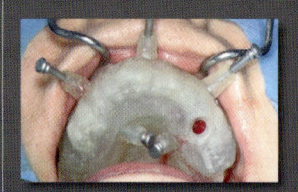 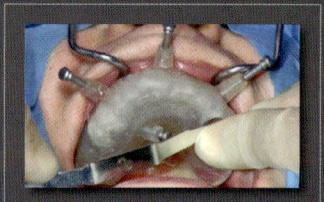 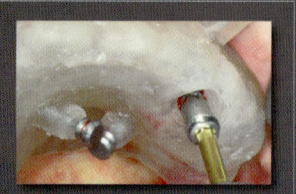

图304~图307
固定第一副牙支持式导板,利用双手术导板技术,植入第一颗种植体。

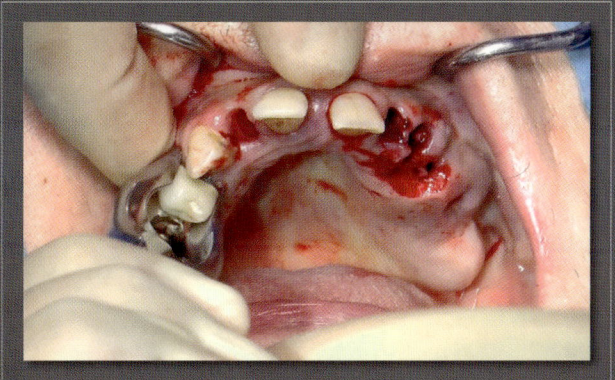
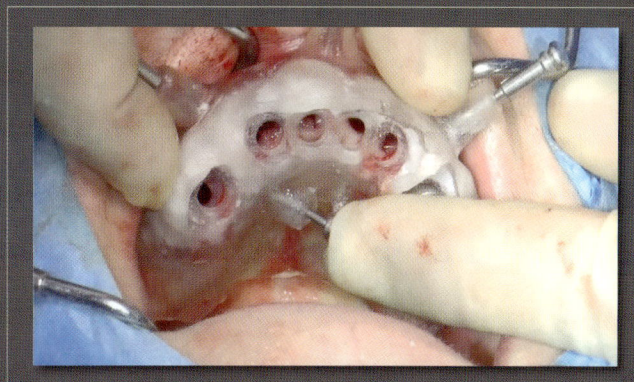

▸ 图308和图309
取下第一副手术导板后,拔除口内余留牙,利用第一副手术导板的固位钉洞,固定第二副手术导板。

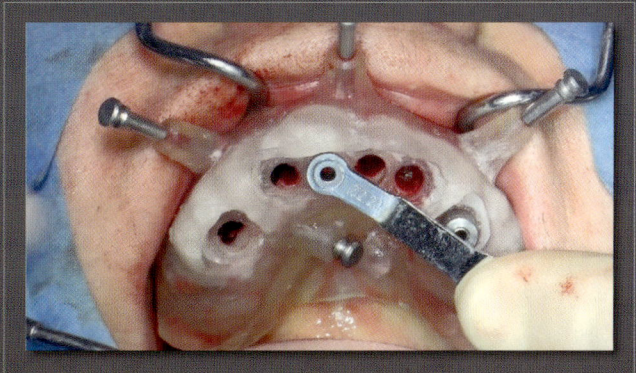
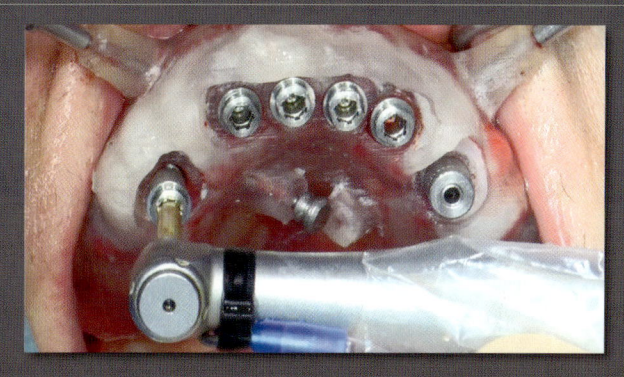
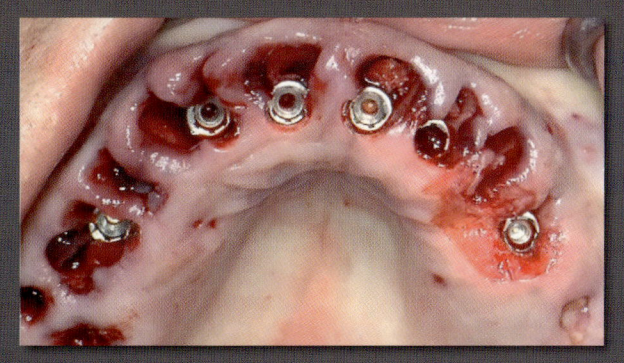
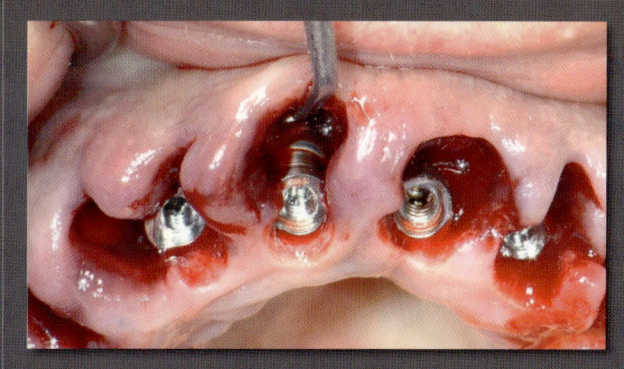

▸ 图310~图313
利用第二副手术导板,完成种植体的植入,并安装基台。

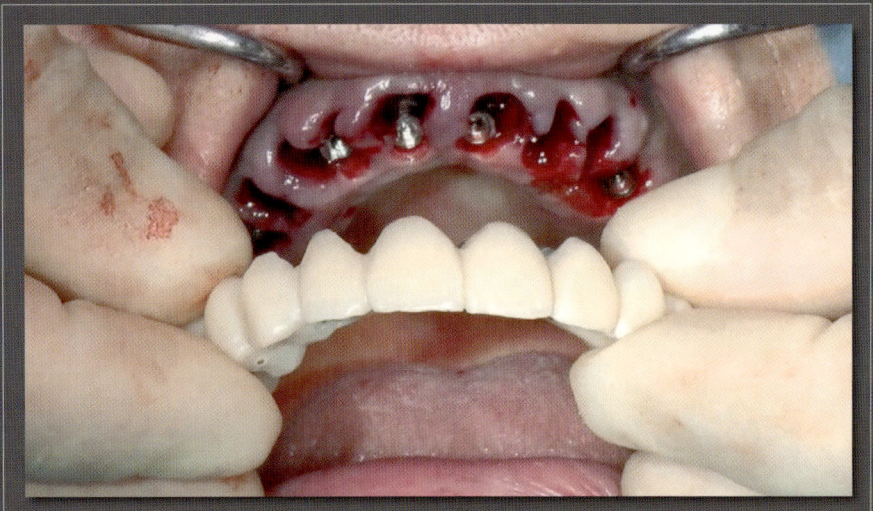

图314
手术完成后,即刻将上颌螺丝固位修复体安置在种植体上。

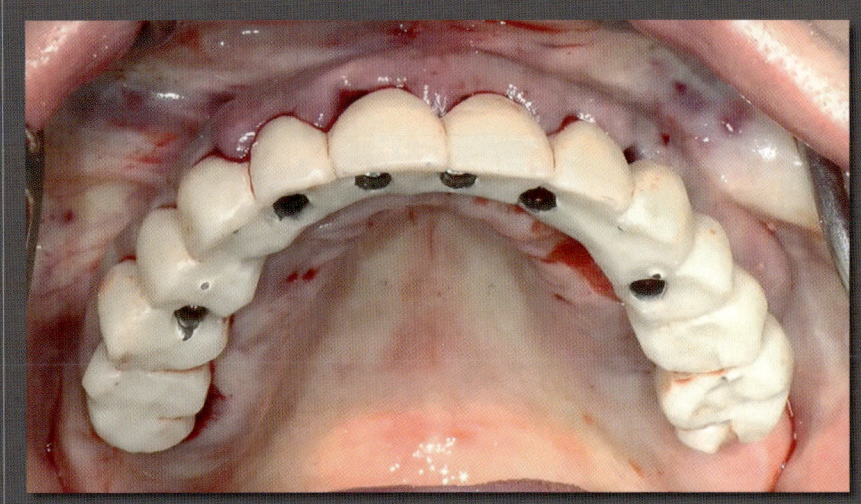

图315和图316
种植体支持固定修复体的正面及殆面观。

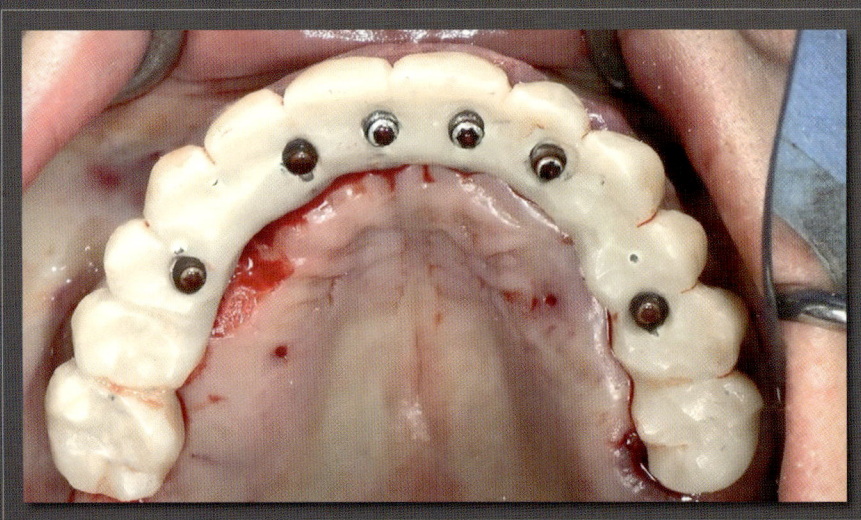

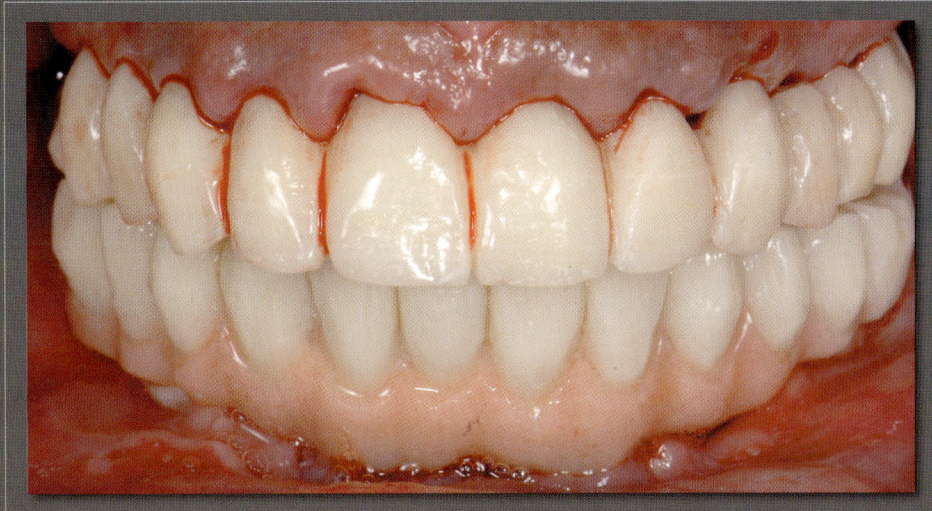

图317
影像学检查及咬合调整后的正面观。

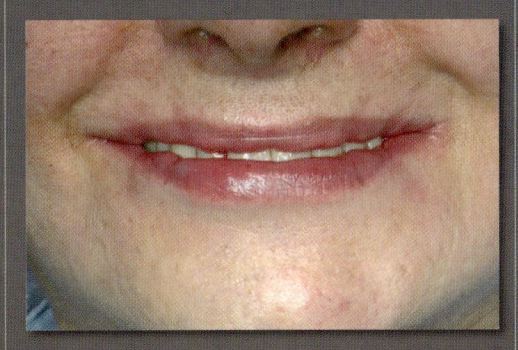
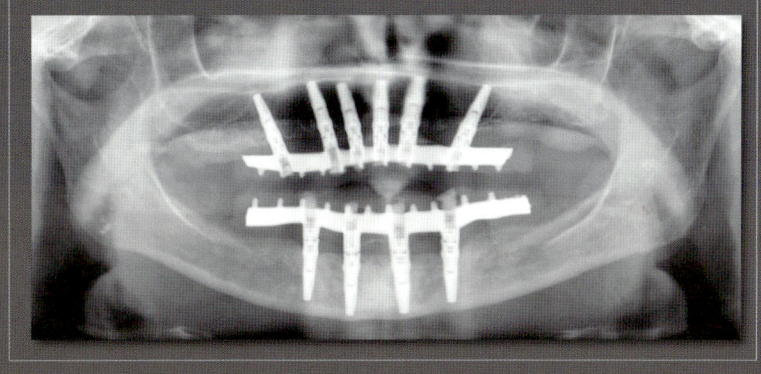

图318和图319
术后的面部情况及影像学检查。

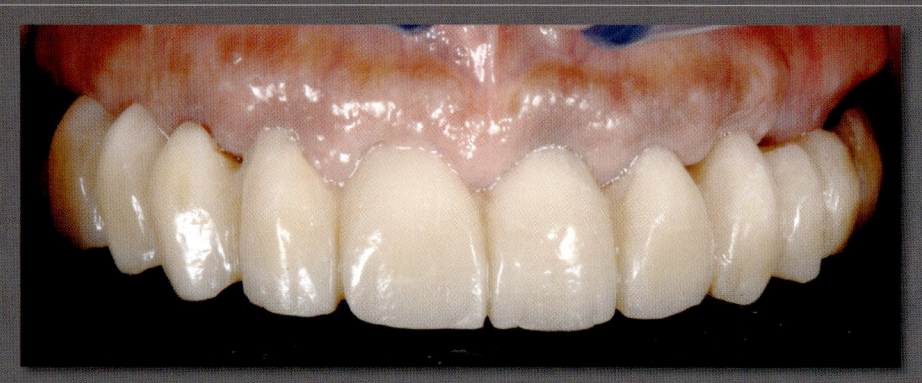

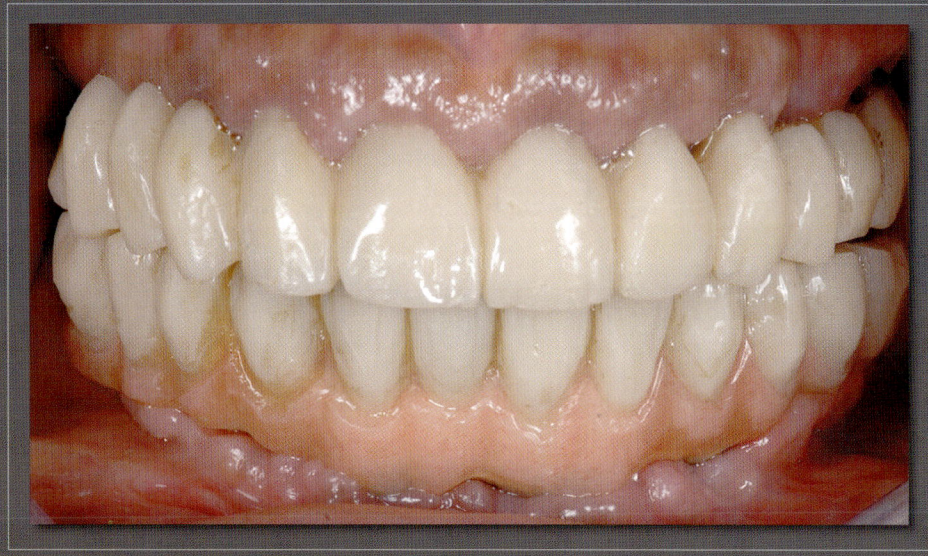

图320和图321

术后15天，组织愈合的情况。

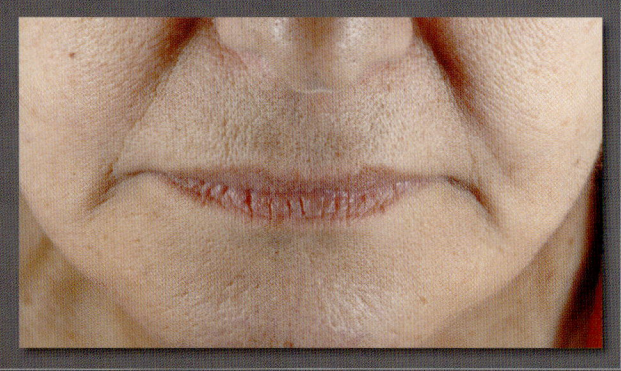

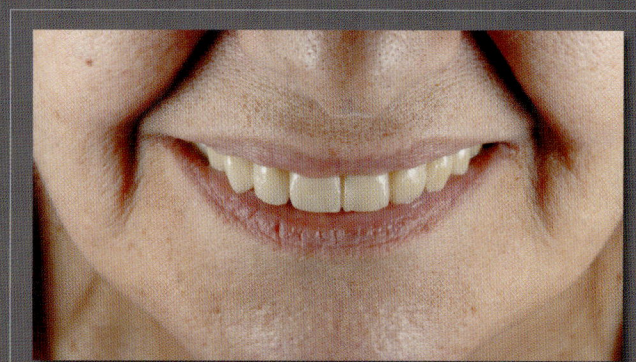

图322和图323

通过恢复正确的垂直距离，实现了修复体与口腔周围组织良好的协调。

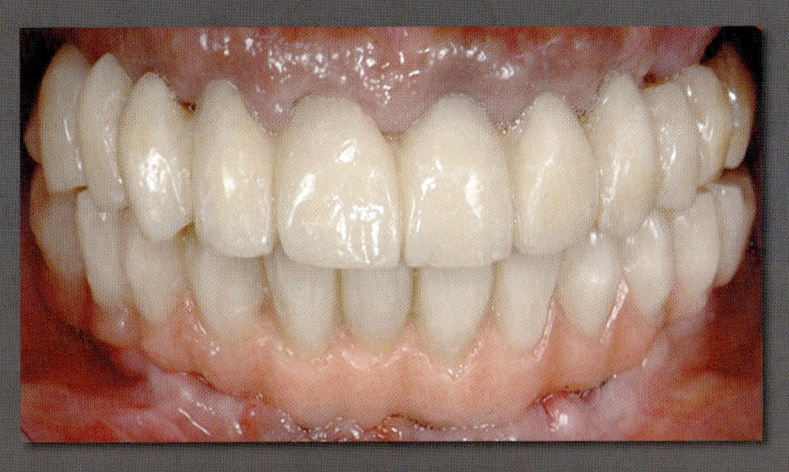

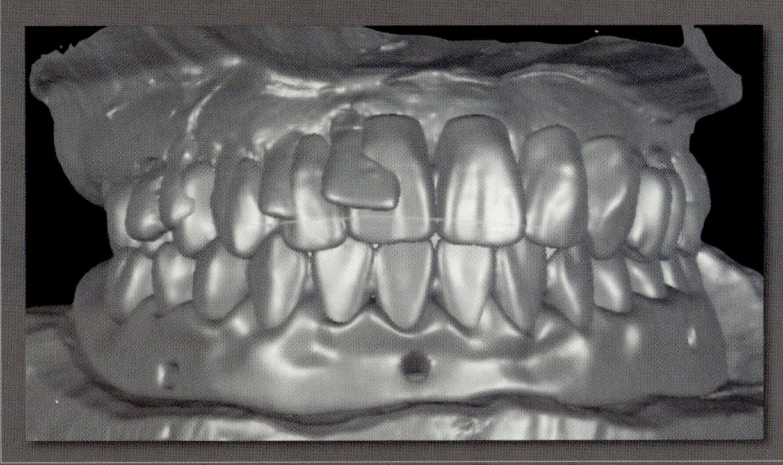

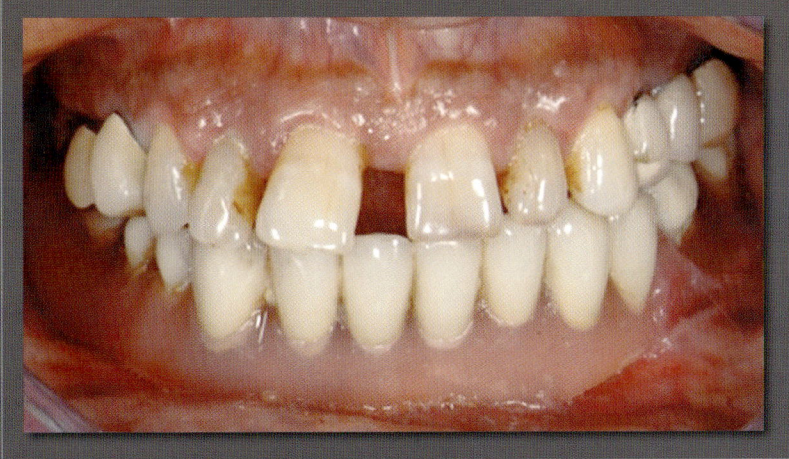

▸图324～图326
最终修复结果、虚拟设计结果与患者初始状态的对比。

[1] Mörmann WH Bindl A. The Cerec 3—A quantum leap for computer-aided restorations: Initial clinical results. Quintessence Int 2000;31:699–712.

[2] Fasbinder DJ. Clinical performance of chairside CAD/CAM restorations. J Am Dent Assoc 2006 Sep;137(suppl):S22–31S.

[3] Syrek A, Reich G, Ranfl D, Klein C, Cerny B, Brodesser J. Clinical evaluation of all-ceramic crowns fabricated from intraoral digital impressions based on the principle of active wave front sampling. J Dent 2010;38:553–559.

[4] Griffin JD. Combining monolithic zirconia crowns, digital impressioning, and regenerative cement for a predictable restorative alternative to PFM. Compend Contin Educ Dent 2013;34:212–222.

[5] Lin W, Zandinejad A, Metz M, Harris B, Morton D. Predictable restorative work flow for computer aided design/computer aided manufacture fabricated ceramic veneers utilizing a virtual smile design principle. Oper Dent 2015;40:357–363.

[6] Kurbad A, Kurbad S. Cerec Smile Design: A software tool for the enhancement of restorations in the esthetic zone. Int J Comput Dent 2013;16:255–269.

[7] Ercus S, Chung E, McLaren E. Esthetics with minimal tooth preparation achieved through a digital approach. Compend Contin Educ Dent 2013;34:428–431.

[8] Mustafa SF, Evans PL, Bocca A, Patton DW, Sugar AW, Baxter PW. Customized titanium reconstruction of post-traumatic orbital wall defects: A review of 22 cases. Int J Oral Maxillofac Surg 2011;40:1357–1362.

[9] Song M, Zhang Z, Lu M, et al. Four lateral mass screw fixation techniques in lower cervical spine following laminectomy a finite element analysis study of stress distribution. Biomed Eng Online 2014;13:115.

[10] Zhang YJ, Xu Jti, Wang Y, Lin XJ, Ma X. Correlation between hindfoot joint three-dimensional kinematics and the changes of the medial arch angle in stage II posterior tibial tendon dysfunction flatfoot. Clin Biomech (Bristol, Avon) 2015;30:153–158.

[11] Kapos T, Evans C. CAD/CAM technology for implant abutments, crowns, and superstructures. Int J Oral Maxillofac Implants 2014;29(suppl):117–136.

[12] Kapos T, Ashy LM, Gallucci GO, Weber HP, Wismeijer D. Computer aided design and

computer assisted manufacturing in prosthetic implant dentistry. Int J Oral Maxillofac Implants 2009;24(suppl):110–117.

[13] Fuster-Torres MA, Albalat-Estela S, Alcañiz-Raya M, Peñarrocha-Diago M. CAD/CAM dental systems in implant dentistry update. Med Oral Patol Oral Cir Bucal 2009;14:E141–145.

[14] Borgonovo AE, Rigaldo F, Battaglia D, Re D, Giannì AB. Digital device in postextraction implantology a clinical case presentation. Case Rep Dent 2014;2014:327368.

第10章

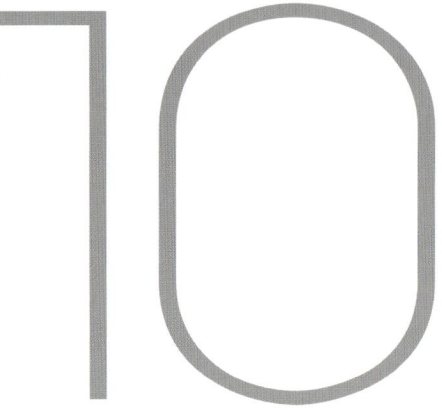

虚拟患者：口内扫描仪和全数字化整合

引言

口内扫描仪（Intraoral scanners, IOS）已经完全改变了日常口腔诊疗工作中的取模方式。口内扫描仪使得医生能够直接获得一个光学印模，避免使用传统的印模材料[1-3]。口内扫描仪的工作方式与其他领域中的扫描仪非常相似，均是基于由激光发射器或结构光源发射的光线投射到预备好的牙体组织上或者专用的种植体扫描杆上，以捕获牙齿、黏膜的图像或记录种植体的位置[2-3]。然后通过扫描软件对已获得的图像进行拆分，并对得到的点云进行三角剖分，从而建立一个三维模型，称之为"网格"[3-4]。使用这个程序，就能获得一个和传统塑料或石膏模型一样的虚拟模型，用于制作单冠和固定桥[4-5]。

在笔者撰写本文时，使用口内扫描仪的优点和局限性还未得到科学详尽的研究。尽管如此，光学印模在口腔领域的应用日渐广泛[5-8]。从固定修复到口腔种植，从正畸到最近报道的在牙周病学和口腔研究中的应用[9]，都表明目前口内扫描仪在临床中应用非常广泛。此外，口内扫描仪还可与其他设备和软件一起用于种植导板的设计与制作，以及复杂病例的治疗设计。

数字化印模的质量受多种因素的影响，包括患者能否保持良好的口腔卫生、基牙牙体预备的质量，以及有无健康的软组织[33-34]，这是最重要的一点。

种植数字化印模更易获取，其不需要对过深的肩台进行分离。扫描杆的出现，使得技工室可以通过计算机辅助设计（CAD）的相关算法确认种植体的正确位置。

口内扫描仪的优点

近10年的文献中已经列举了口内扫描仪的许多优点，包括能够降低患者在印模制取中的不适感[2,4,6-7,9-18]。由于口内扫描仪的出现，可以避免因使用体积较大的托盘以及传统印模材料引起的患者不自主反应。一些患者，例如那些咽反射较强烈的患者以及儿童，不太能忍受传统的取模方式[2-3,9-11]。因此，针对这类患者，光学印模法有其独特的优势[9-12]（图1）。

使用口内扫描仪可以简化临床操作，因为生成的STL文件（或扫描文件）可以直接发送到技工室（图2）[2,6,20-24,26-30]。该文件包括所有关于牙齿形状和大小，以及牙齿与软组织关系的信息。使用这种方法可以缩短患者的就诊时间，因为医生可以利用口扫更快地收集所有必要的患者数据[6,13,15-16,18-24]。另一个优点是不再需要翻制石膏模型，同时还避免了由此产生的模型存放问题。虚拟数据更易存储，而且一旦需要重新使用，调用的速度也更迅速。同时对比治疗各个时期的虚拟数据也更加容易[2,4,6,20,22-23,25-30]。

数字化的另一个好处是增进了医生与患者、技师以及参与治疗设计的整个团队的沟通。减少了在数据共享程序上花费的时间，并且在口腔治疗团队、技工室和患者之间引入了一种新的、更为直观的新"语言"[2,4,6,23,25-30]。

有证据表明，口腔诊所引入数字化设备能给患者留下更好的第一印象。数字化手段的加入使得治疗计划更直观、清晰、易于理解，便于医生与患者进行沟通。

口内扫描仪的缺点

口内扫描仪也有一定的缺点，最致命的缺点之一是口内扫描仪发射的光线很难直射到天然牙的龈沟底部。这使得位于龈下的预备体边缘线变得难以检测，尤其是在预备体周围牙龈有轻微出血的时候[2-5,26,29-32]。血液会阻碍扫描仪的光线直射到位于龈下较深的预备体边缘上[2-5,26,29-32]。在前牙区，通常需要预备龈下肩台，以便将修复体的边缘置于牙龈下。在这种情况下，口内扫描仪软件将更难分离出清晰准确的预备体边缘线。但是，通过以下方法可以使预备体的终止线更容易识别[1-2,5]：

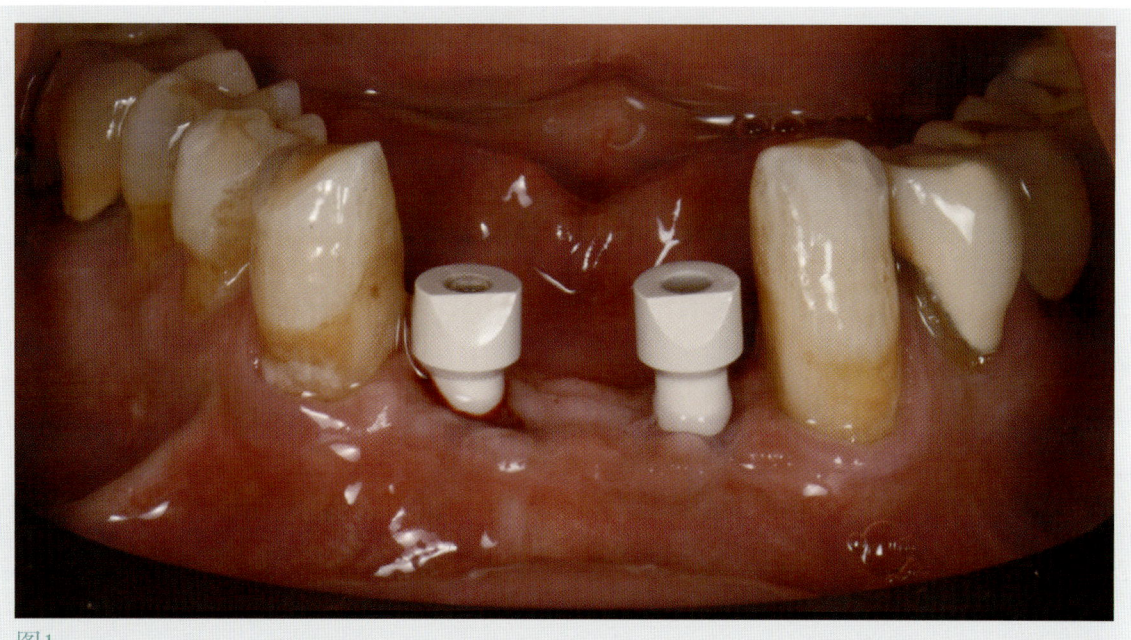

图1
使用特别的扫描体制取光学印模。

- 采用单线或双线排龈技术
- 取出排龈线后迅速扫描预备体周围（因为当排龈线取出后牙龈会立即开始回弹）
- 敦促患者保持良好的口腔卫生，保持软组织健康，避免出血
- 选用正确的扫描头
- 避免基牙预备时出现倒凹

将口内扫描仪引入口腔医疗机构

当口腔医疗机构需要引进口内扫描仪系统时，就应该清楚口内扫描仪需要一个严格且强制性的学习过程，才能让医生熟练应用它。市面上有各种类型的口内扫描仪，不同的口内扫描仪有不同的特点和印模流程。因此，对于医生来说，熟悉所有

可能使用到的口内扫描仪系统的特性以及如何在特定的临床情况下进行选择，对更好地应用这些仪器的特性是很重要的[29-34]。

具有数字化相关知识以及喜欢数字化技术的医生对口内扫描仪的接受度更高，熟练使用的速度更快。对于那些对数字化技术缺乏经验和兴趣的医生来说，最好的解决方案之一就是找一个对数字化技术更感兴趣和了解的同事帮忙，通常是那些更年轻、学习速度更快的医生，他们更习惯于在日常生活中使用数字化技术，他们能够带领并帮助大家更快地适应数字化技术。

口腔医疗机构引入口内扫描仪设备的另一个困难是，口内扫描仪厂商缺乏对于自己产品最佳扫描策略清晰、明确的细节指导。希望在未来将有更多的准确信息可供医生使用，使临床医生能够明确使用这些设备和应用口内扫描系统的最佳方式。

在口腔医疗机构是否引入数字化时另一个经常引起争议的问题是成本问题。如果有人计划通过引进最新一代的数字化设备使诊室更现代化，就需要大量的资金投入来购买必要的设备以及对人员进行培训[2-5]。近年来，市场上口内扫描仪品种的增加导致设备成本降低[1-5]。在最终决定购买口内扫描仪前还需要考虑的是不同口内扫描仪厂商所采用的不同政策。随着技术的不断创新，口腔医疗机构的硬件和软件都需要不断更新与升级，这些升级往往需要额外的投入。

口内扫描仪是数字工作流程中的一步，这意味着扫描仪获取的文件必须被导出，然后导入到其他数字设备中进行分析，才能最终生成修复体。有些口内扫描仪会生成一个需要转换才能导出的封闭文件。在这种情况下，一些公司会收取额外的费用来解锁文件，使其能够被任何类型的技工室或CAD软件读取。因此，医生应该很深入地了解各种设备的精确成本以及额外成本，以便将口内扫描仪完全融入日常口腔诊疗程序中。

口内扫描仪的特点

口内扫描仪最重要的特征之一就是准确性。从根本上来讲，准确性来源于真实性和精确性[4-8]。"真实性"通常被定义为"测试结果的期望值与真实值之间的一致性"[4-8]。"精确性"则是"同一物体在特定条件下被重复测量得到的实测值之间的接近度"[4-8]。

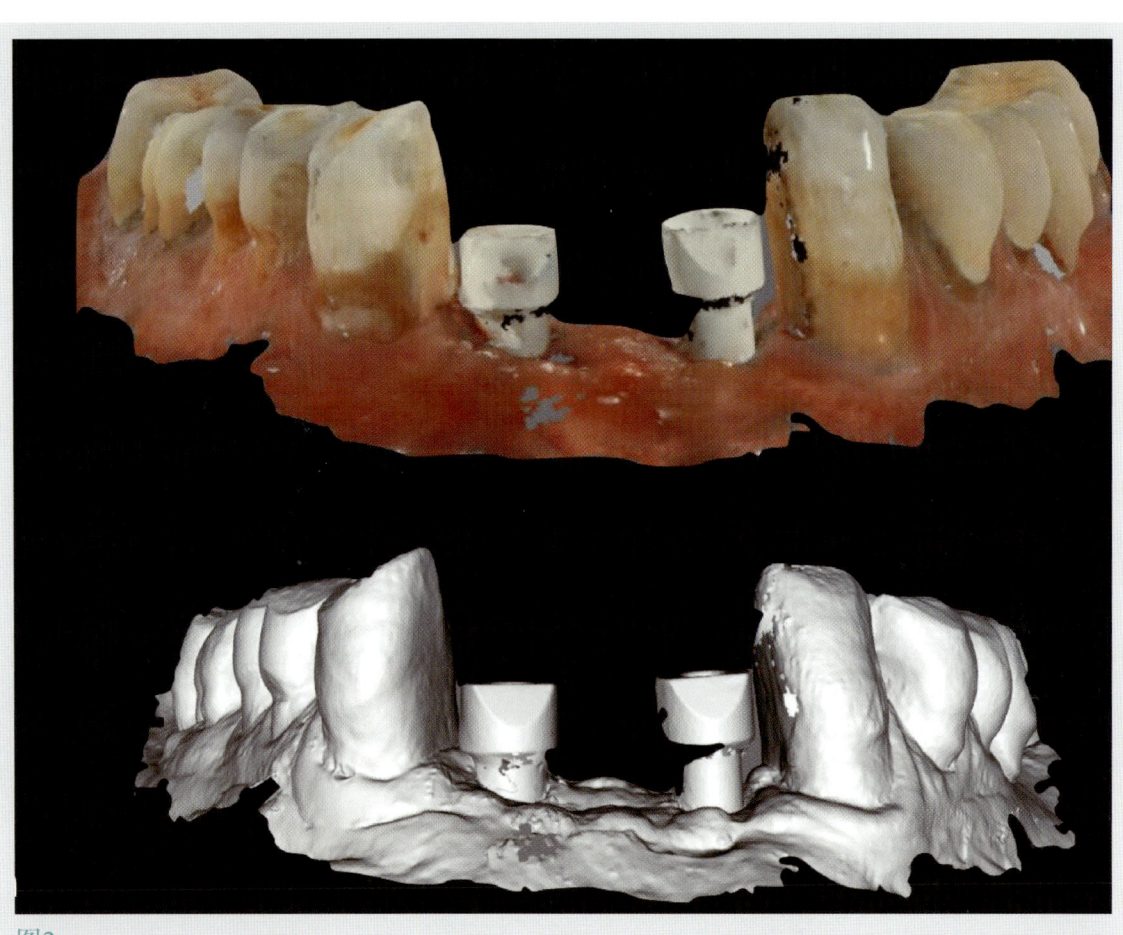

图2
通过口内扫描仪获取的STL文件。

为了评估口内扫描仪的准确性，重要的是要区分设备使用的不同临床情况。目前的文献表明，使用口内扫描仪进行单牙修复和4～5个单位的固定义齿修复时[18-19,21,24,35-49]，可以获得令人满意的临床结果，其准确性与传统印模相近[35-49]。对于5个单位以上的固定义齿修复，以及天然牙或种植体支持的全牙弓修复[6-8,35-50]，口内扫描仪的精确度似乎无法与传统印模相比。使用口内扫描仪制取全牙弓修复体的印模所产生的误差不能在修复体制作过程中被弥补校正[6-8,35-49]，因此，对于全牙弓修复来说，传统印模仍旧不可替代。

评估不同口内扫描仪系统准确性的体内实验是不可行的。目前的文献仍旧停留在基于模型的研究[4,50-58]来比较各种口内扫描仪的真实性和精确性。这些设备的准确性不同，因此适用于不同的临床情况；有些更适合临床应用，而另一些只适于短跨度的修复体制作[50-58]。

扫描技术和图像捕捉技术

文献中的一些研究分析了口内扫描仪的各种使用条件。一些学者关注口内扫描仪在口腔种植中的准确性[4,51,54,58]，而另一些学者则通过模型来测量口内扫描仪的准确性[50,52-53,55-57]。很难将这些研究的结果相比较，主要是因为不同的口内扫描仪系统采用的是不同的扫描技术[4,54,59-60]和不同的图像捕捉技术。尽管如此，我们仍然可以通过一些参数来区分口内扫描仪在临床使用上的不同[1-2,4,54,62]：

- 是否需要喷粉
- 扫描的速度
- 扫描头的直径
- 能否真彩取像

早期的蓝光扫描仪在取像前需要对预备体进行喷粉处理。一般来说，不需要粉末的口内扫描仪设备更受青睐，因为它能够捕获到表面没有被粉末覆盖的预备体的光学印模。此外，喷粉的操作仍然比较烦琐，操作不当很难形成均匀的粉末层，当被扫描的表面被不同厚度的粉末覆盖时，印模精度会下降[2,34,62-63]。

口内扫描仪的扫描速度不同。一般来说，最新一代的设备比上一代的要更快。然而，应该记住的是，文献中的大多数研究表明口内扫描仪的扫描速度会受到操作人员经验的影响[2,4,34,50,54,6]。

口内扫描仪的制造商已经推出了不同大小和形状的扫描头，每个扫描头都适用于特定的情况。虽然体积小的扫描头对患者来说可能更舒服，但扫描头较大的设备让医生更容易扫描后牙区域[2,4,34,50,54,62]。

从临床角度来看，使用口内扫描仪系统传递色彩信息的目标尚未真正实现。事实上，大多数口内扫描仪的真彩扫描还不能还原牙龈和牙齿的真实颜色[1,2,4,28,34,64]。由于颜色在我们与患者的交流中至关重要，希望在不久的将来能够将数字色度计引入口内扫描仪系统中。

口内扫描仪可以分为开放系统和封闭系统。封闭系统的设备生成的专有文件只能使用同一公司的CAD软件进行读取[1-2,4,54,62]。开放系统的设备生成一个开放格式文件，可以导入到市场上的任何CAD软件中。开放的系统允许医生整合不同的设备，因此设备可以从不同的制造商处购买，然后进入免费的数字设计制作流程[1-2,4,54]。开放式系统的缺点是流程可能比较麻烦，因为它要求操作者有大量数字和信息学程序方面的知识与经验，以便连接设计软件和研磨设备。开放系统的优点是它降低了成本，操作者不需要花钱转换格式文件或购买特定的CAD软件来读取文件。

对于缺乏经验的使用者来说，封闭系统可能更容易使用，因为它们提供了一个完整的、完全集成的数字工作流程，从口内扫描到研磨的椅旁解决方案。封闭系统的主要限制是无法获得直接的STL格式文件，或者需要付费才能解锁文件[1,2,4,54,62]。然而，专有文件是唯一合法的文件。

为了解数字化印模技术对修复最终结果的影响，还需要进行更多的研究。预计在未来这个话题会得到更多的关注。

口内扫描仪的使用

口内扫描仪可用于不同的临床目的。口内扫描仪最早的临床应用之一是通过制作三维模型进行诊断，这些模型可用于评估治疗需求并与患者进行更好的沟通[2,4,6]。

口内扫描仪的临床应用包括：

口腔修复学：制取天然牙的印模；获取种植体的三维位置；制作局部[119-120]和全口[57,121]活动义齿。

口腔正畸学：矫治器印模；制作咬合板。

口腔种植学：将口内的光学扫描数据与锥形束CT扫描（CBCT）数据相匹配，并最终通过软件中的面部扫描仪来规划引导手术。

临床研究：评价治疗效果，比较不同的口内扫描仪在不同随访时间的应用；更好地储存患者资料。

口内扫描仪在修复中的应用

使用口内扫描仪制作天然牙的修复体[6-8,65-88]，让医生可以制作不同种类的修复体，如树脂嵌体和高嵌体，氧化锆内冠，不同材质的单冠，如全瓷[79-81]、金属烤瓷[78]、氧化锆[19,75-77]和硅酸锂等[69-74]。

固定局部义齿和支架也可以使用数字化印模制作[82-87]。现在大量的系统综述证实，口内扫描制取的天然牙的全瓷单冠的边缘线与采用传统印模技术获得的边缘线相似[69-8,88]。然而，对于一些更具有挑战性的修复，如全牙弓修复，口内扫描仪没有取得令人满意的结果[7,8,35,37,39]。

在种植修复中，光学扫描仪可以很好地捕捉到种植体的位置。不同种植体公司制作了自家种植体专用的扫描基台，从而允许光学扫描仪分离出种植体的三维位置[4,14,17-18,21,24,47,51,54,58]。因此，获得的信息可以直接用于制作修复体。STL文件可以发送到技工间或直接发送到椅旁设备开始设计制作。

CAD软件包括不同的扫描基台虚拟库，这些虚拟库需要与种植体库对接。用CAD软件几分钟就可以设计出想要的修复体。修复体虚拟绘图完成后，将设计文件发送到CAM设备，最终研磨出想要的修复体[89-119]。

目前的文献表明，采用光学扫描仪采集的数字化印模，可以成功地制作种植体支持的单冠[21-22,89-104]、桥[104-113]、杆卡[114-116]等短跨度的修复。然而，大跨度修复体仍需要采用传统的印模方式[39,117-118]。

对于多单位种植体的修复，如大跨度的固定桥和由4个以上种植体支持的全口固定修复体，首选的治疗应避免使用数字化的光学印模，因为对于这些更复杂的临床情况，传统印模方法的精密度和真实性仍然较高。

关于使用口内扫描仪制作局部及全口活动义齿仍然缺乏文献支持[57,119-121]。数字化印模的主要问题是，这些难度较高的病例缺乏参照点，而且数字化印模无法记录软组织的运动。但是，口内扫描仪可以用于进行数字化微笑设计、赝复体的制作，以及桩、核的制作[123-125]。

口内扫描仪在种植中的应用

将口内扫描仪引入到种植领域中，可将龈牙模型导入至导板手术设计软件中。

目前，人们对使用软件来诊断和制订种植计划早已习以为常。而口内扫描仪系统使得诊断阶段更加精确，因为它可以将光学扫描获得的牙龈和余留牙的图像数据与CBCT的骨信息进行配准。软件内的这种配准允许医生创建虚拟患者模型，还可以进行虚拟植入。在进行引导种植手术的情况下，临床医生也可以通过软件制造一个或多个手术导板[126-130]。

这项技术现在开始取代传统的"双扫描"技术。"双扫描"技术需要患者佩戴放射导板拍CBCT，再对放射导板拍CBCT，然后将二者的扫描数据重叠。CBCT扫描的分辨率比口内扫描仪低，这就是为什么光学扫描可以得到更好的结果，特别是当涉及牙时，口内扫描仪的分辨率更高，这对牙支持式外科导板的制作很重要。

口内扫描仪在正畸中的应用

口内扫描仪在正畸中最重要的应用是建立一个上下两个牙弓的数字化印模用来制作矫治器。最新一代口内扫描仪扫描速度可以让医生在几分钟内就扫描完整个牙列，并直接得到一个用于诊断的虚拟患者模型[3,5-6,12,15-16,25,27,131-132]。

可以使用口内扫描仪设计出用于保护酸蚀症牙齿和治疗颞下颌关节疾病的咬合板，还可以通过特定的牙齿矫正设计软件制作用于正畸治疗设计的个性化装置[3,132]。

口内扫描仪在研究中的应用

口腔行业的新型技术，如口内扫描仪，已经开始作为科研工具使用了[133]。

各类文章、著作中使用口内扫描仪已屡见不鲜了，特别是用于比较治疗效果方面。与传统的用于评价治疗效果的参数不同，口内扫描仪数据可以进行更客观的测量。此外，在收集数据进行比较的过程中，患者无须接受额外的辐射检查。

由于这些优势，预计未来将会有更多的研究使用口内扫描仪和其他新型技术。

结论

口内扫描仪引入口腔行业，在以下方

面产生了积极的效果：

- 可以减少患者在数据采集阶段的不适
- 可以减少患者复诊的次数和治疗时间
- 可以加强医生、技师和患者之间的沟通
- 可以加速医生和技师之间的数据共享
- 可以使患者的数据存储更容易

在过去的几年里，市场上已经有了越来越多的面部扫描仪。面部扫描仪与口内扫描仪和CBCT的结合标志着"虚拟患者"概念的萌芽。

通过强大的设计软件对接DICOM数据、CBCT数据和STL文件（口内扫描仪）和obj文件（面部扫描仪）将允许医生完整重建一个三维立体的患者，使医生可以对患者的解剖结构进行层层的探查，从而进行虚拟诊断并制订治疗计划。

尽管已经有一些长期的系统性综述[133]，但仍需要更多的研究来更好地分析最新一代数字化设备的优点和局限性，以便掌握这些强大的新技术并进行正确的应用。

临床病例

病例1（图3~图19）

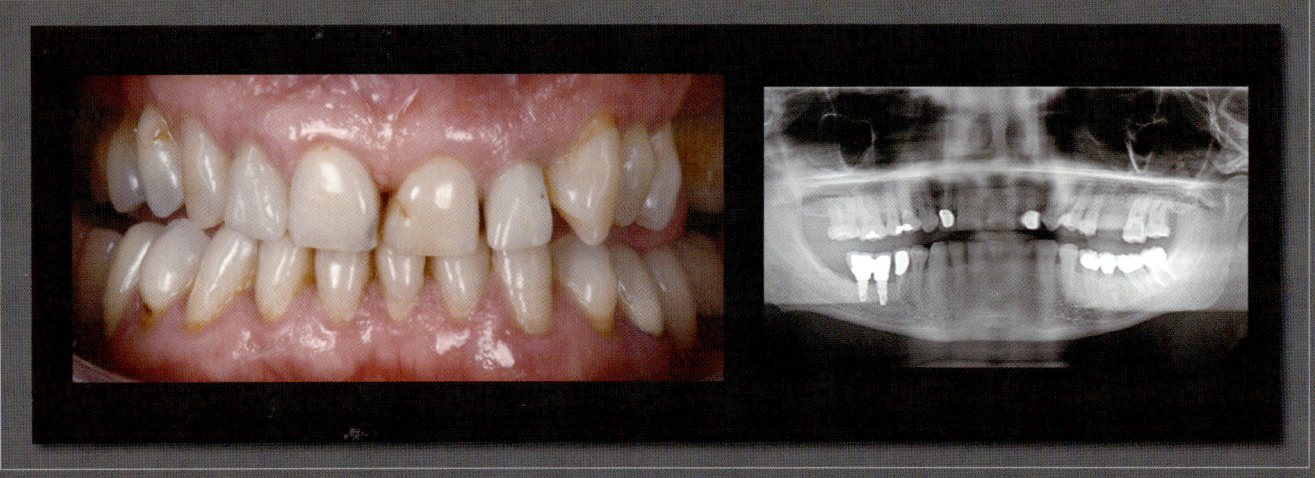

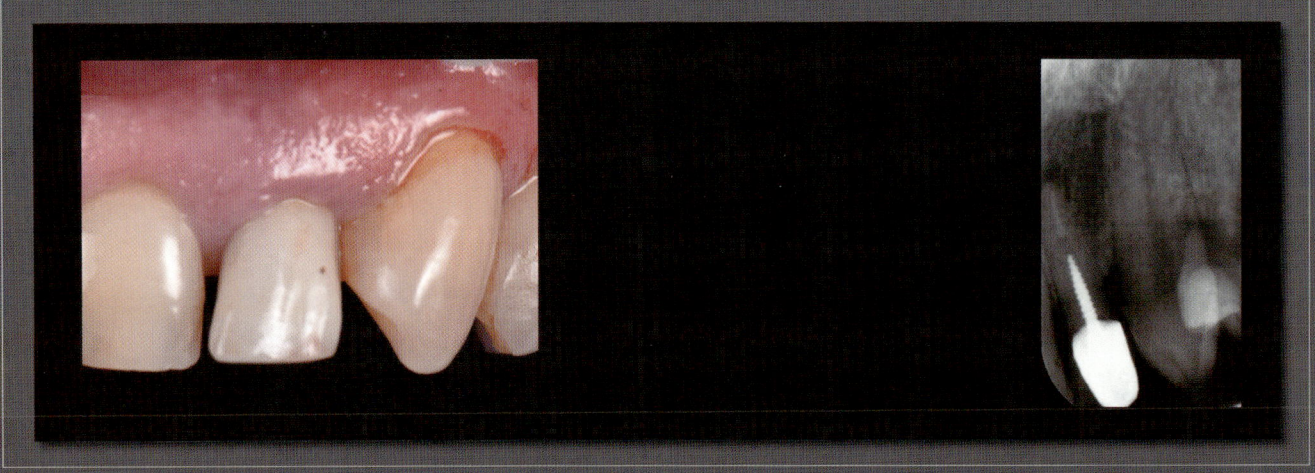

图3
一位左侧上颌侧切牙根折的患者，计划拔除患牙后利用引导手术植入种植体进行修复。

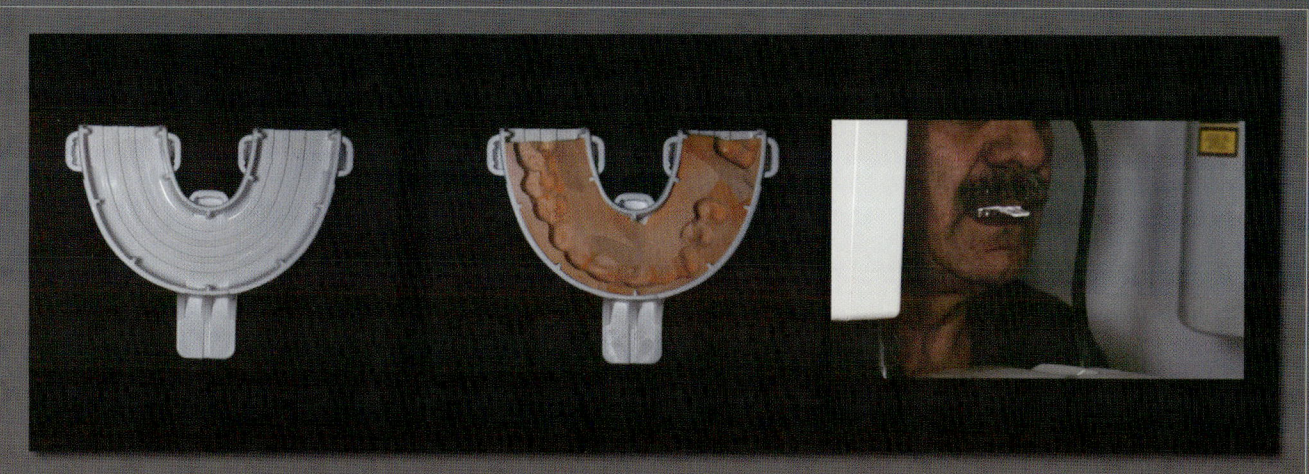

图4
引导手术由R2Gate软件进行规划，患者在拍摄CBCT前需先使用特殊的塑料托盘及硅橡胶制取上下颌印模，在拍摄CBCT时，上下牙列需要咬住该托盘。

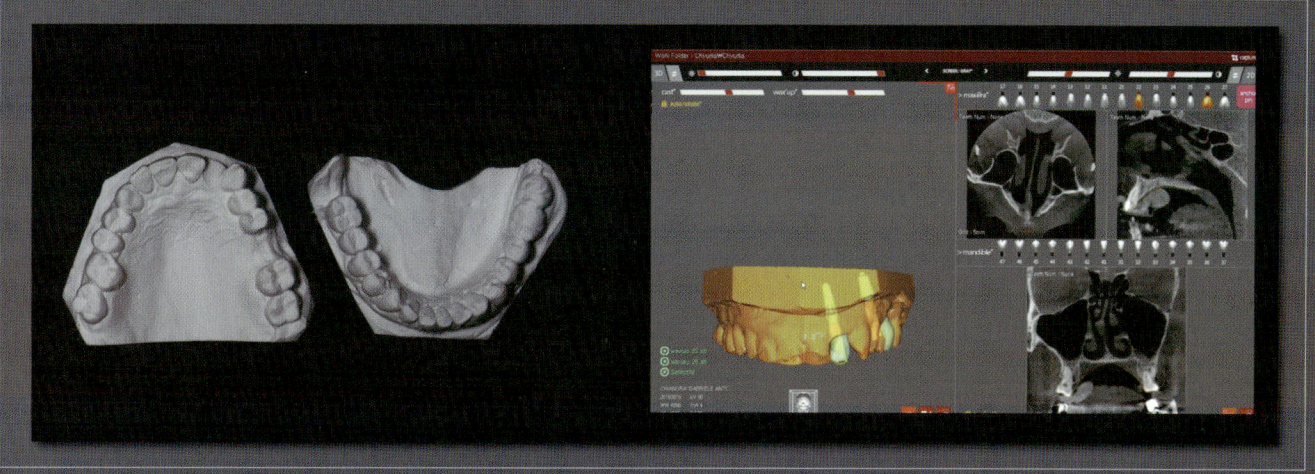

图5
将石膏模型和托盘送至导板公司进行设计，可以据此设计临时修复体。

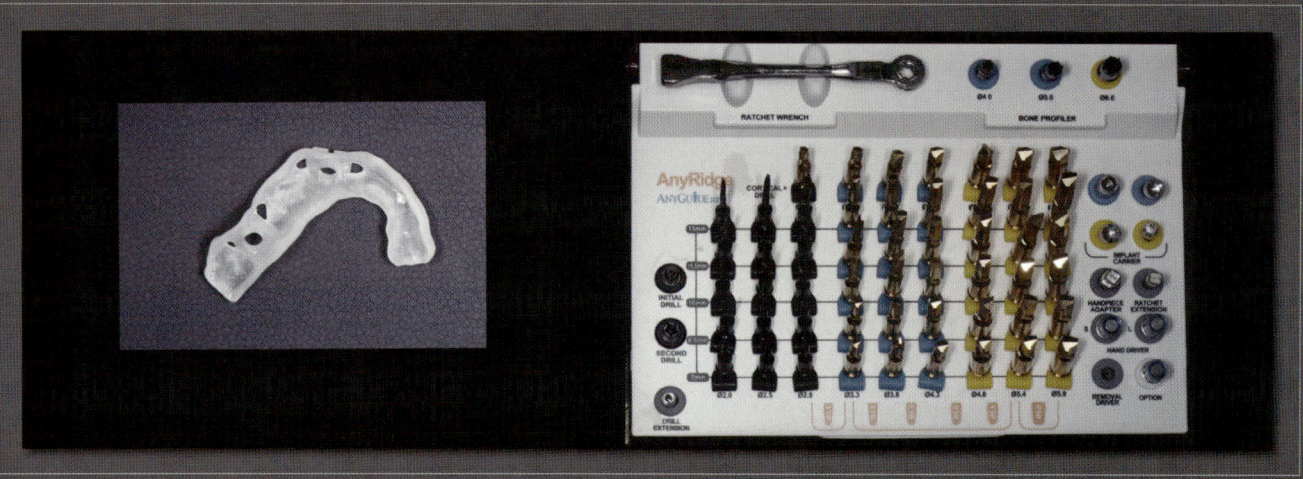

图6
手术导板送回到诊室,右图为种植引导手术专用的工具盒。

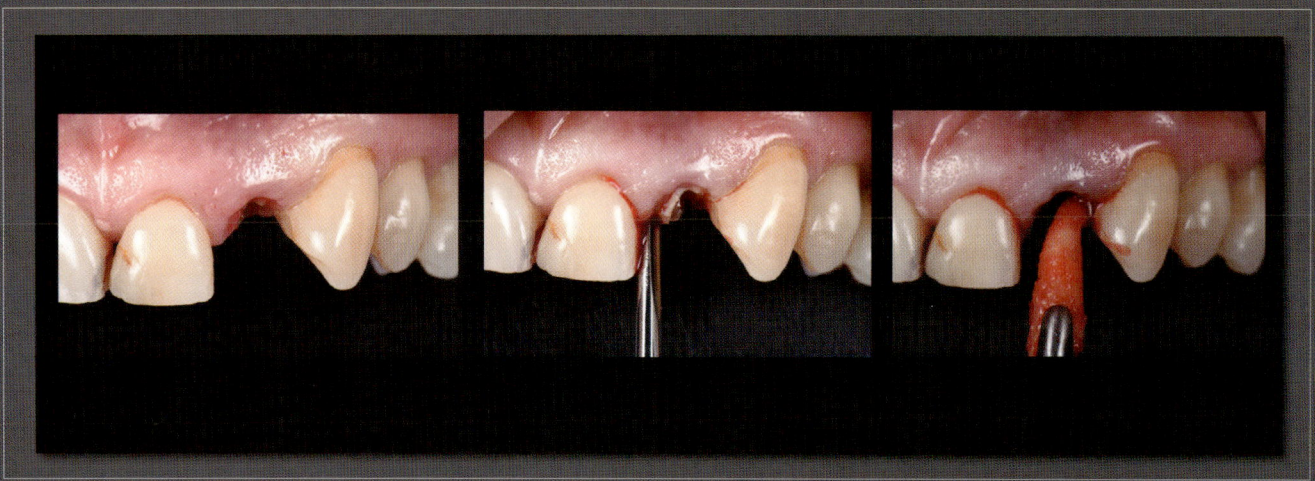

图7
拔除患牙,可见患牙根尖部有肉芽肿。

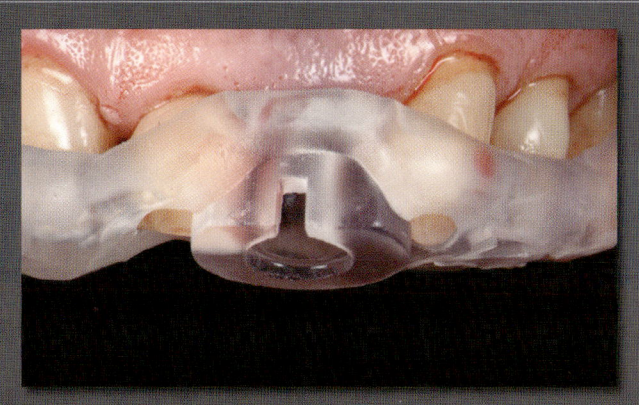

图8
局部麻醉后放置上颌手术导板。

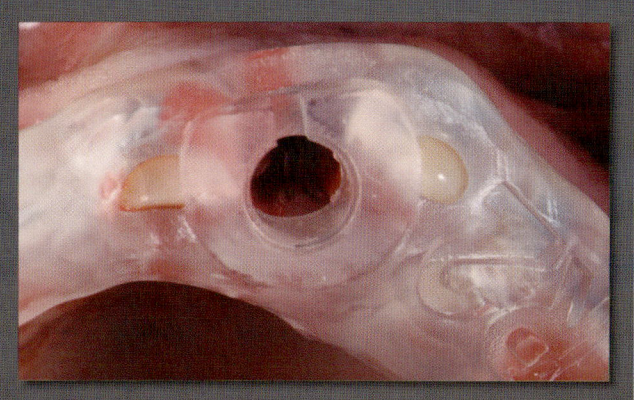

图9
手术导板验面观:在开始手术前,导板上的开窗方便医生识别与检查导板是否与支持的天然基牙贴合。

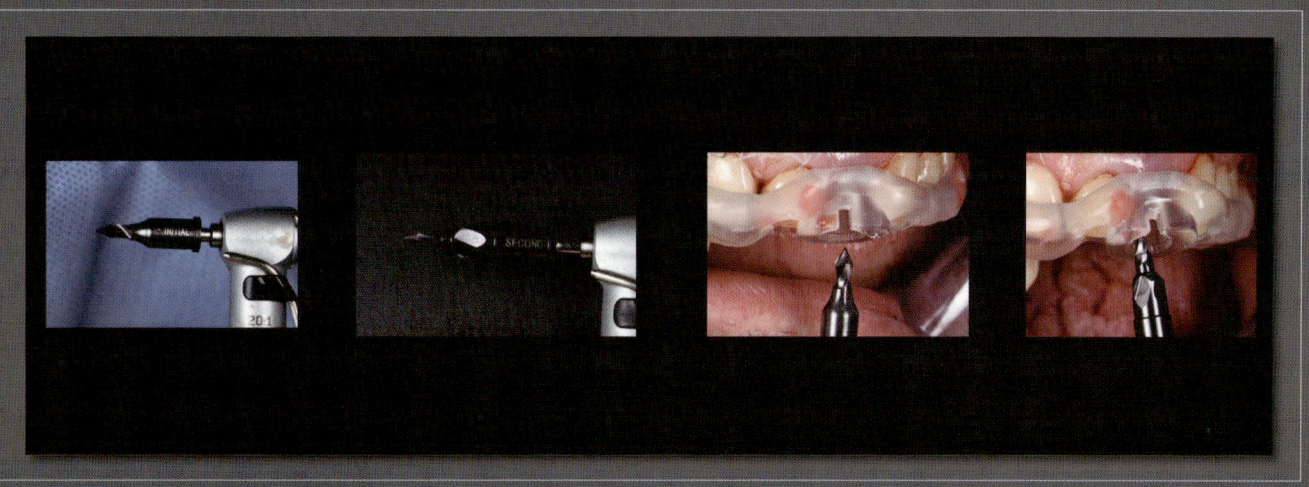

图10
第一钻和第二钻可插入导板的特定孔洞中,用于第一步的预备。

第10章 ▶ 虚拟患者:口内扫描仪和全数字化整合 453

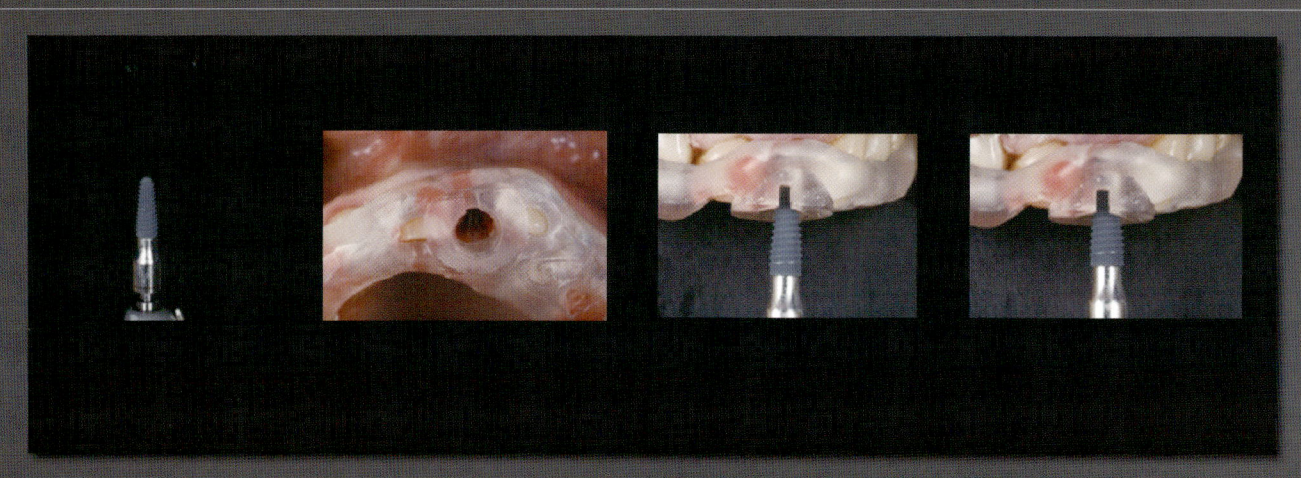

图11
不需要移动手术导板,通过相同的孔洞植入直径3.5mm、长度为11.5mm的种植体。

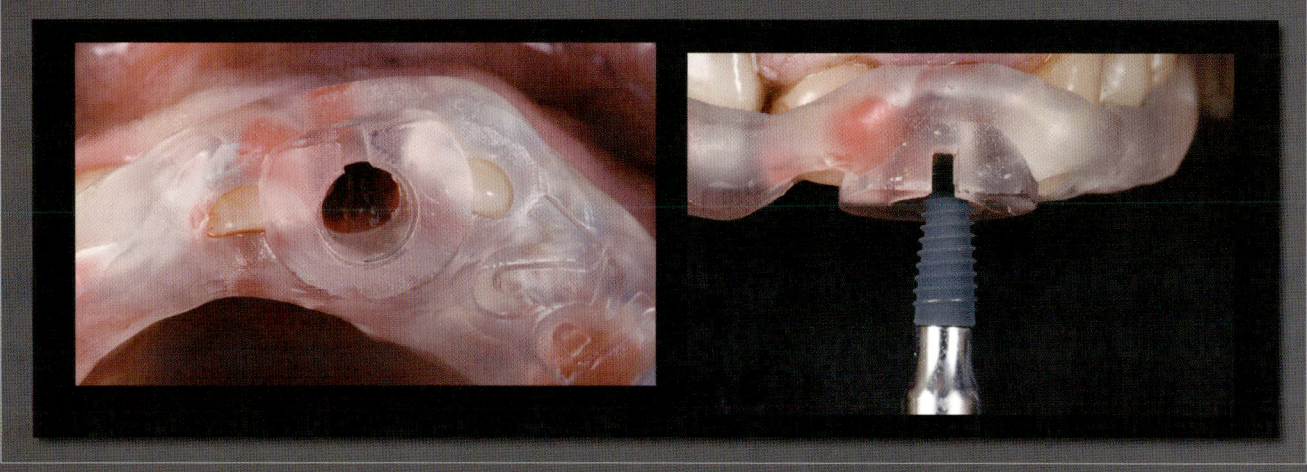

图12
导板引导下的种植体植入详细视图。

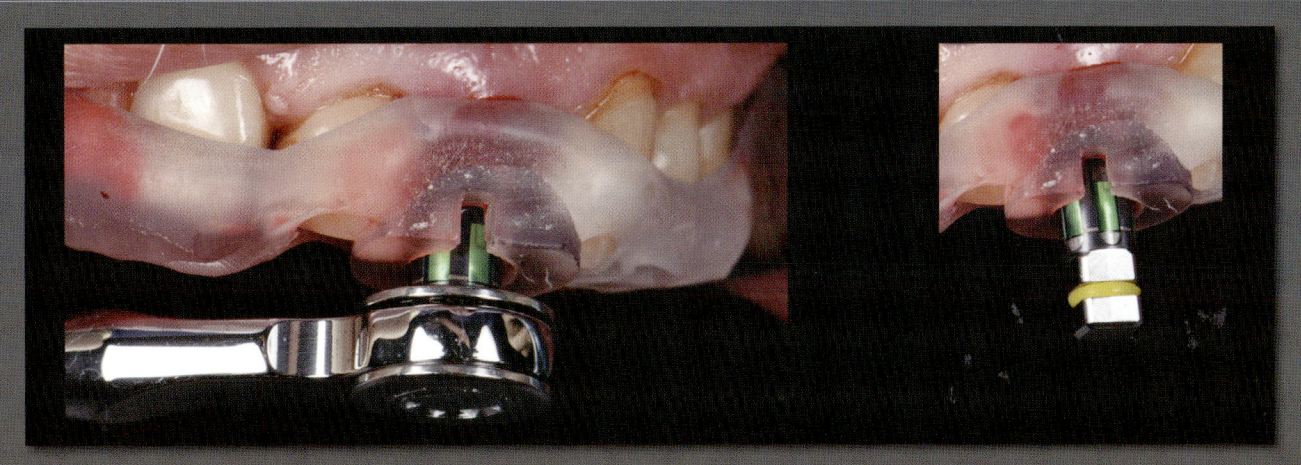

图13
对于即刻负荷的种植体，植入的最后一步需使用特殊的携带器；医生可以通过携带器上绿色条带控制种植体内六角的位置，以匹配临时修复体的设计。

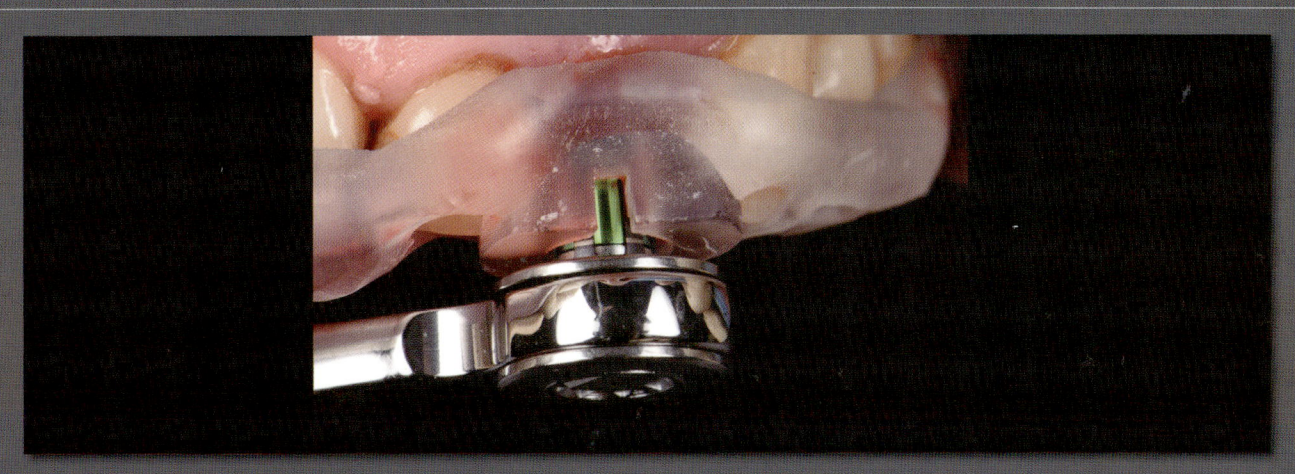

图14
种植体最终的位置。导板侧面的开窗可以方便医生检查种植体内六角正确的位置。

第10章 ▶ 虚拟患者：口内扫描仪和全数字化整合

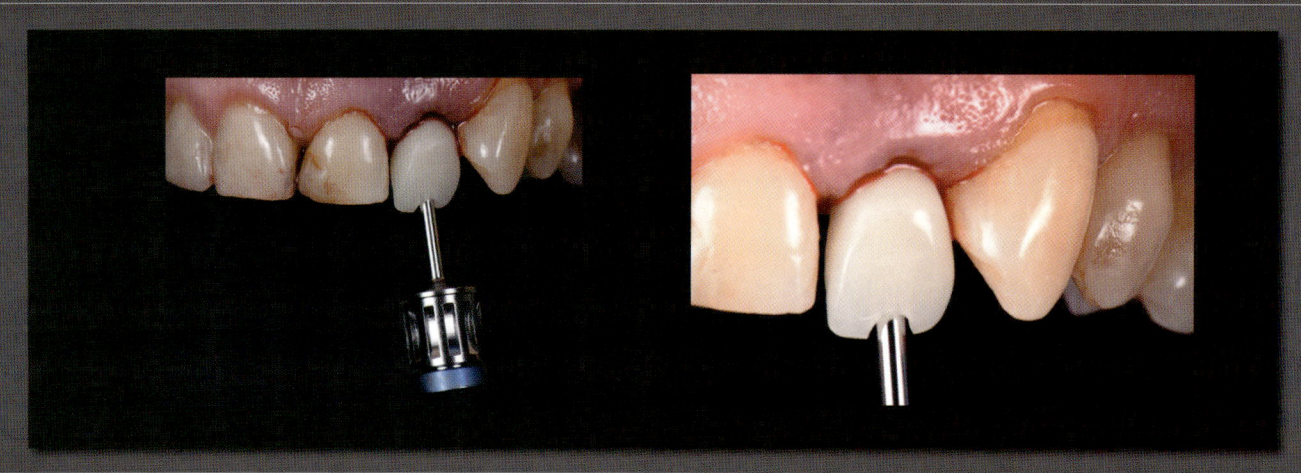

图15
戴入临时冠并旋紧。

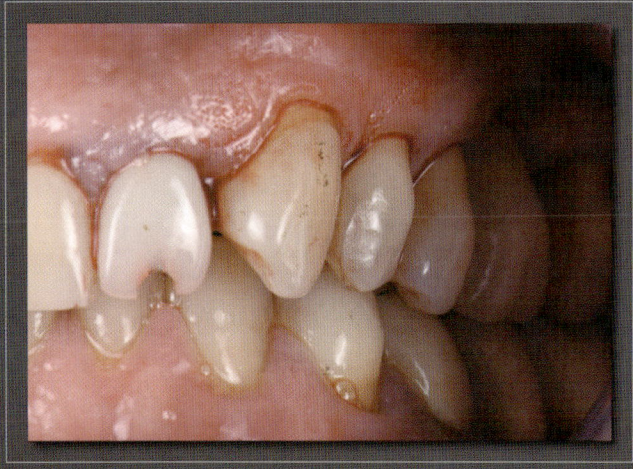

图16
骨的条件与修复体的要求迫使医生根据唇侧的穿龈轮廓确定种植体的位置。

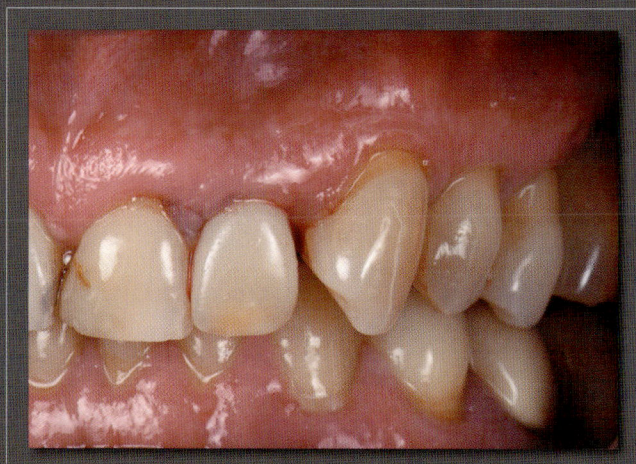

图17
接下来用树脂材料与染色剂封闭临时修复体的螺丝孔道。

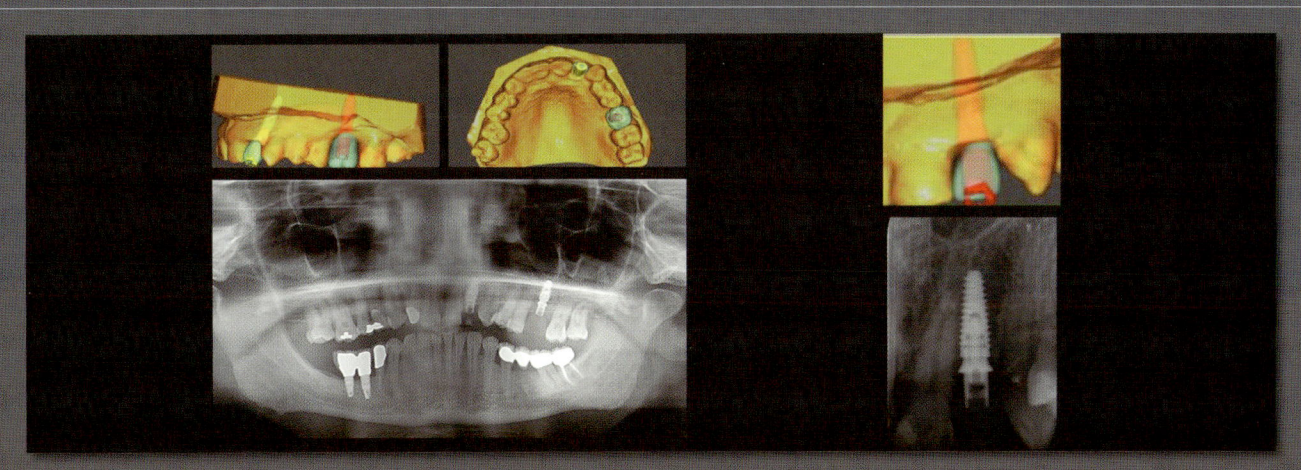

图18 虚拟设计与最终实际种植体位置的对比。

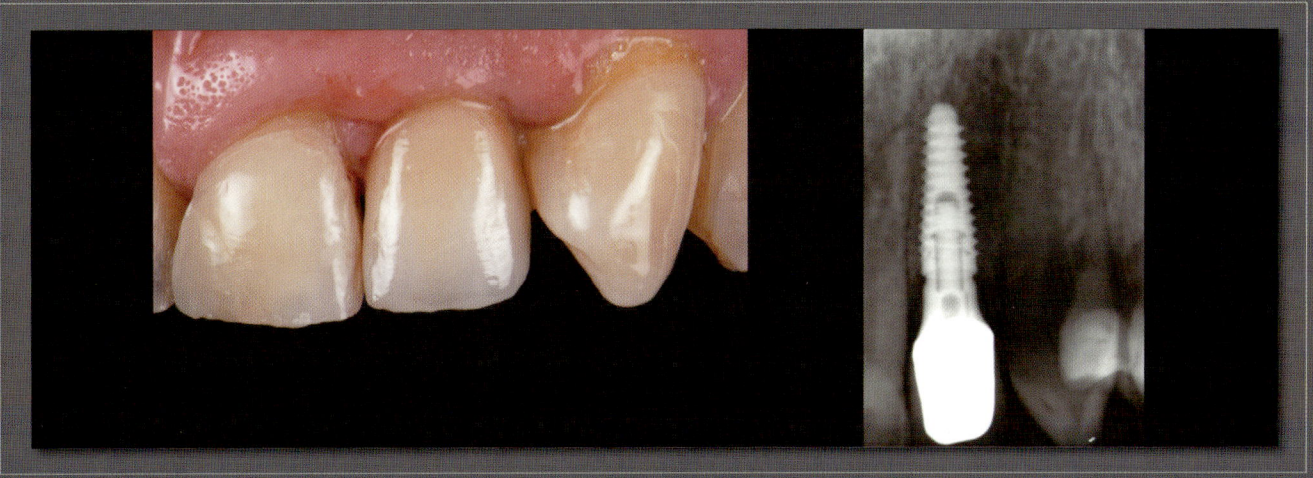

图19 戴入最终的修复体。

病例2（图20~图44）

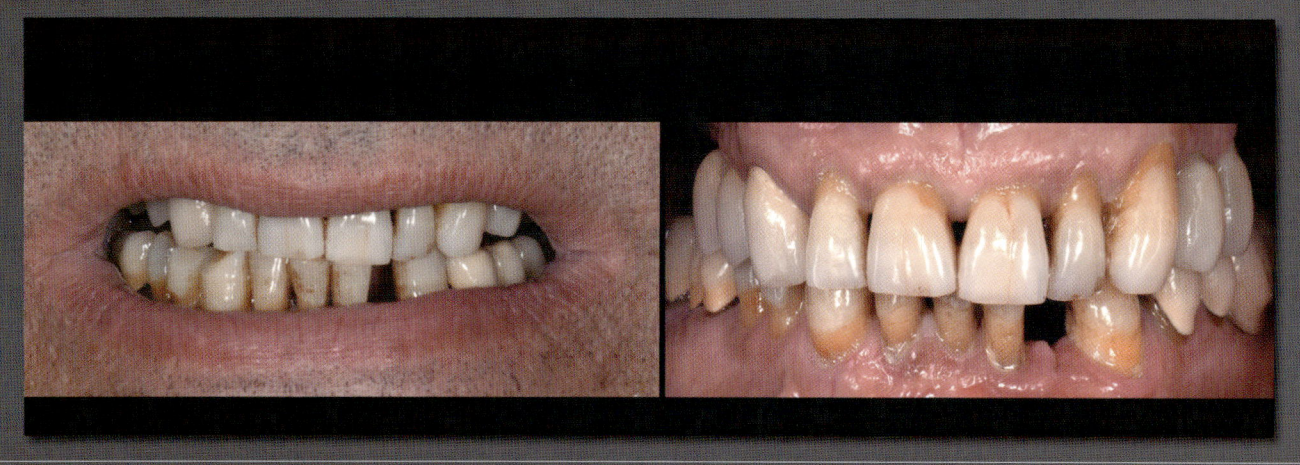

图20
患者4颗下颌切牙Ⅲ度松动。

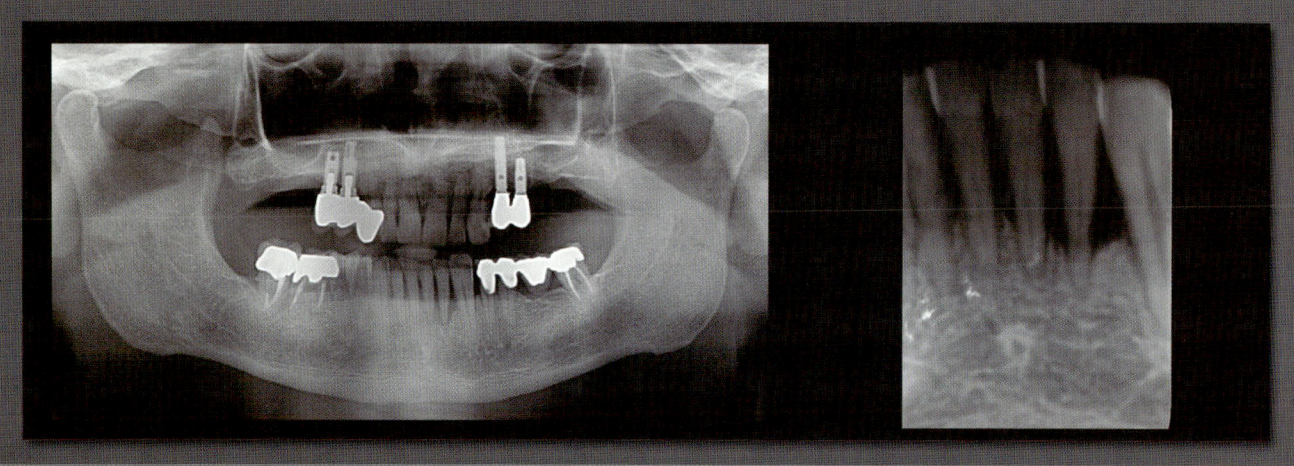

图21
X线片示：下颌前牙区域有严重的骨吸收。

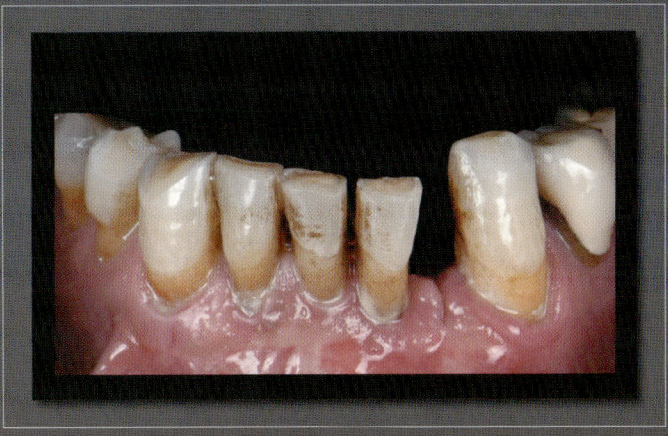
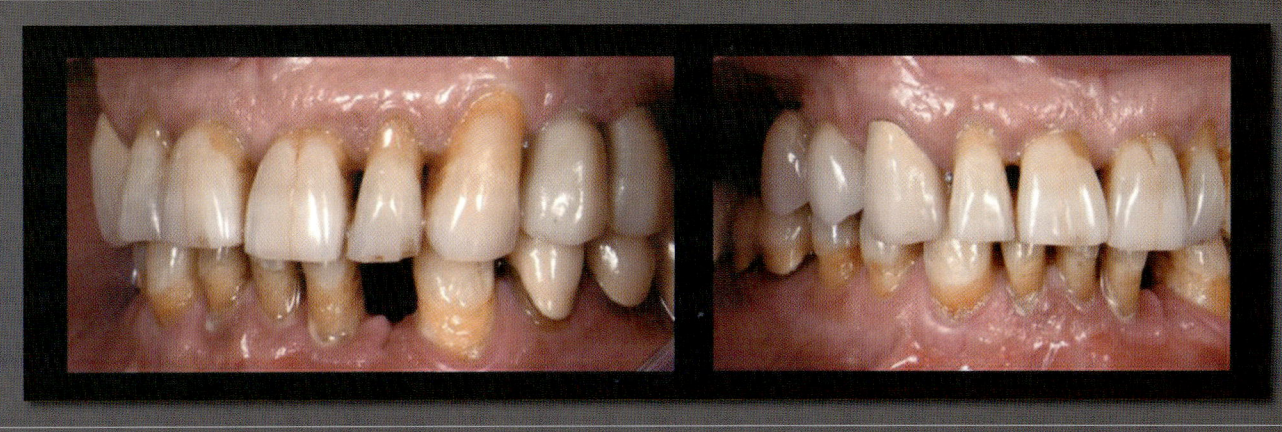
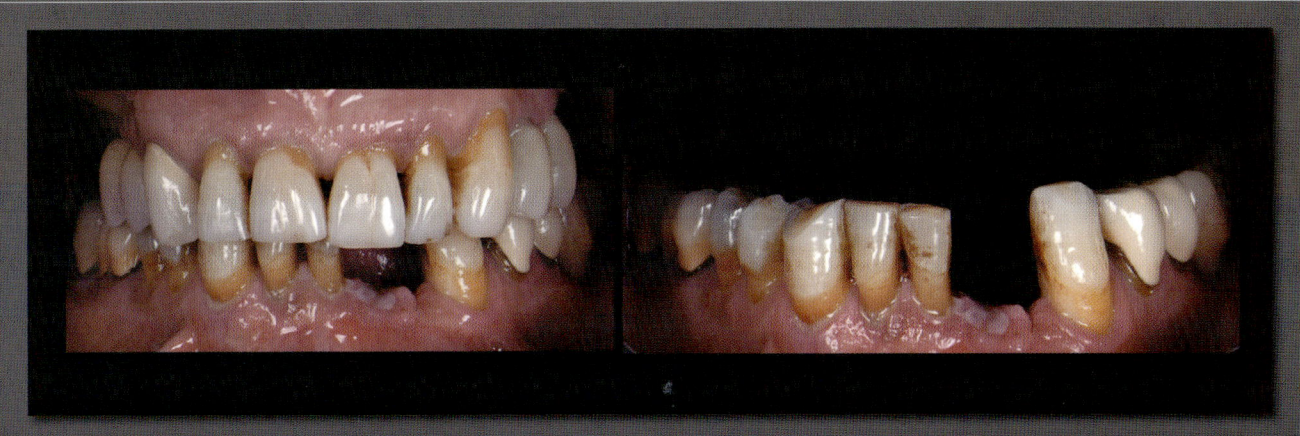

|图|22
开始手术治疗前,患者的两颗下前牙自行松动脱落。

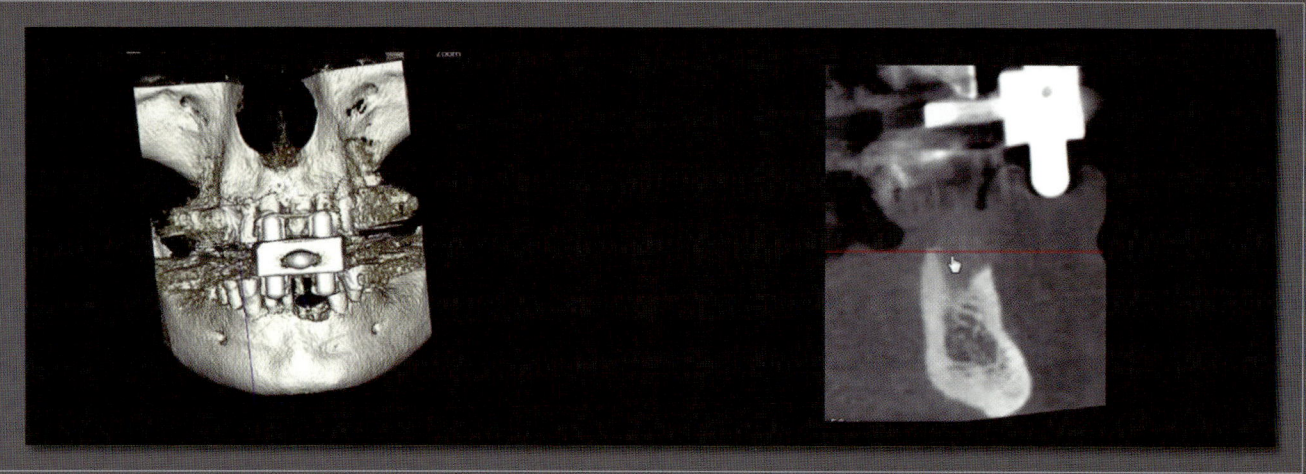

图23
患者行CBCT检查。

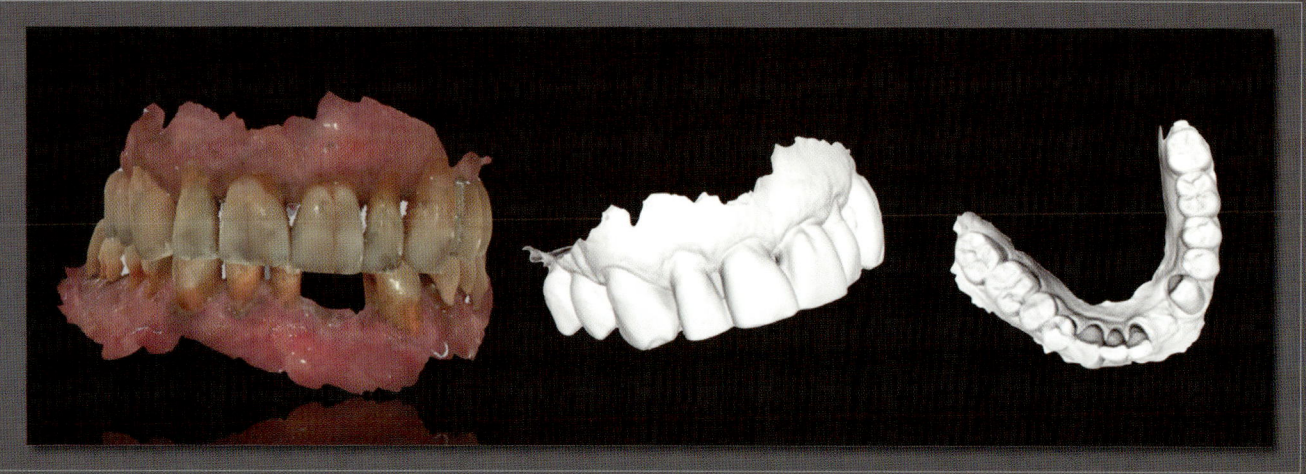

图24
口内扫描仪制取口内光学印模,获取黏膜和余留牙信息。

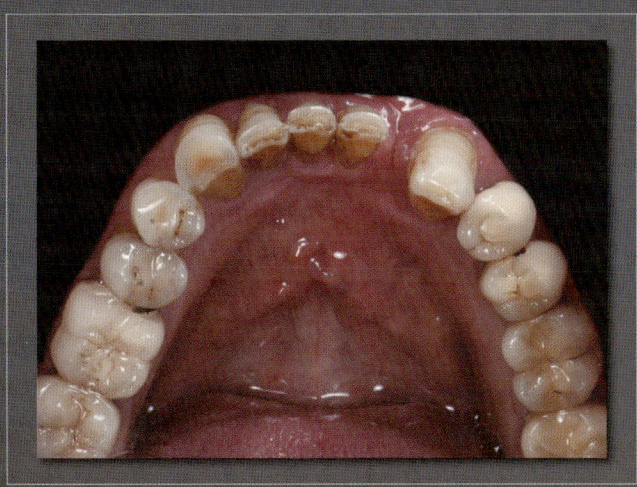

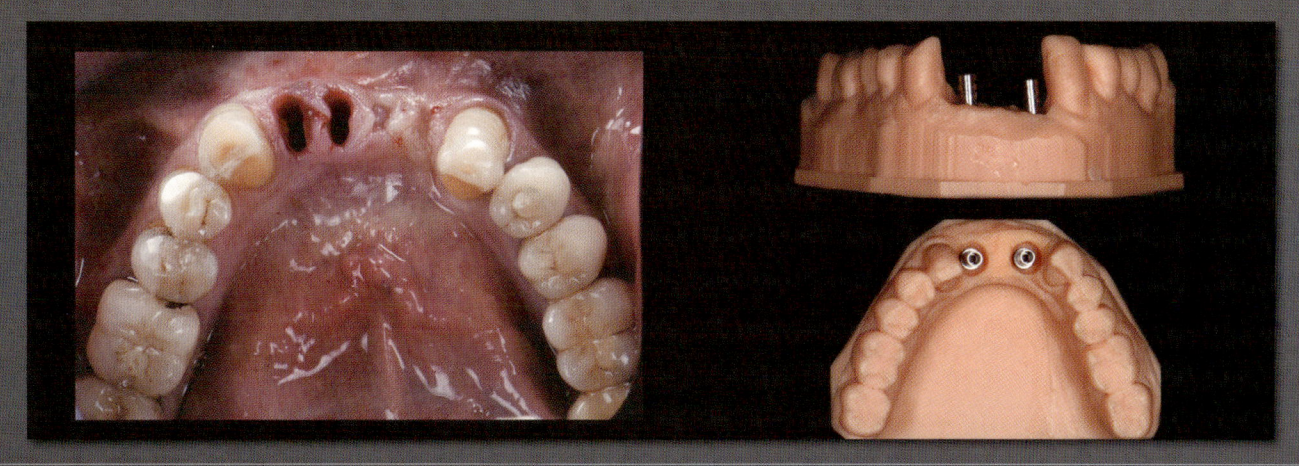

图25
技工间将患者模型打印出来,插入临时基台,开始设计临时修复体。

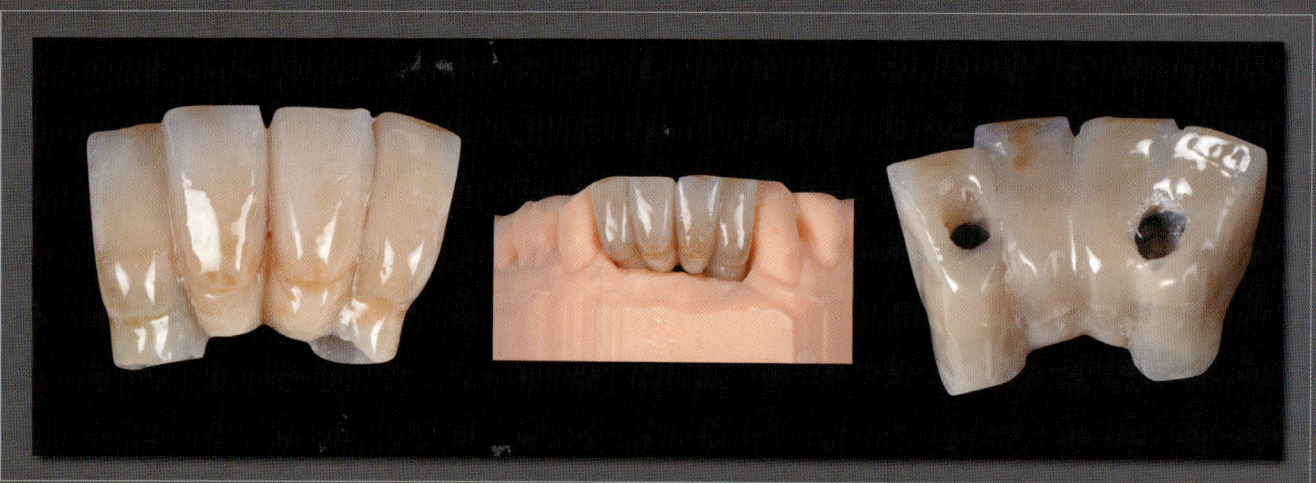

图26
在种植体初期稳定性好的前提下,可以预制临时修复体用于即刻负荷。

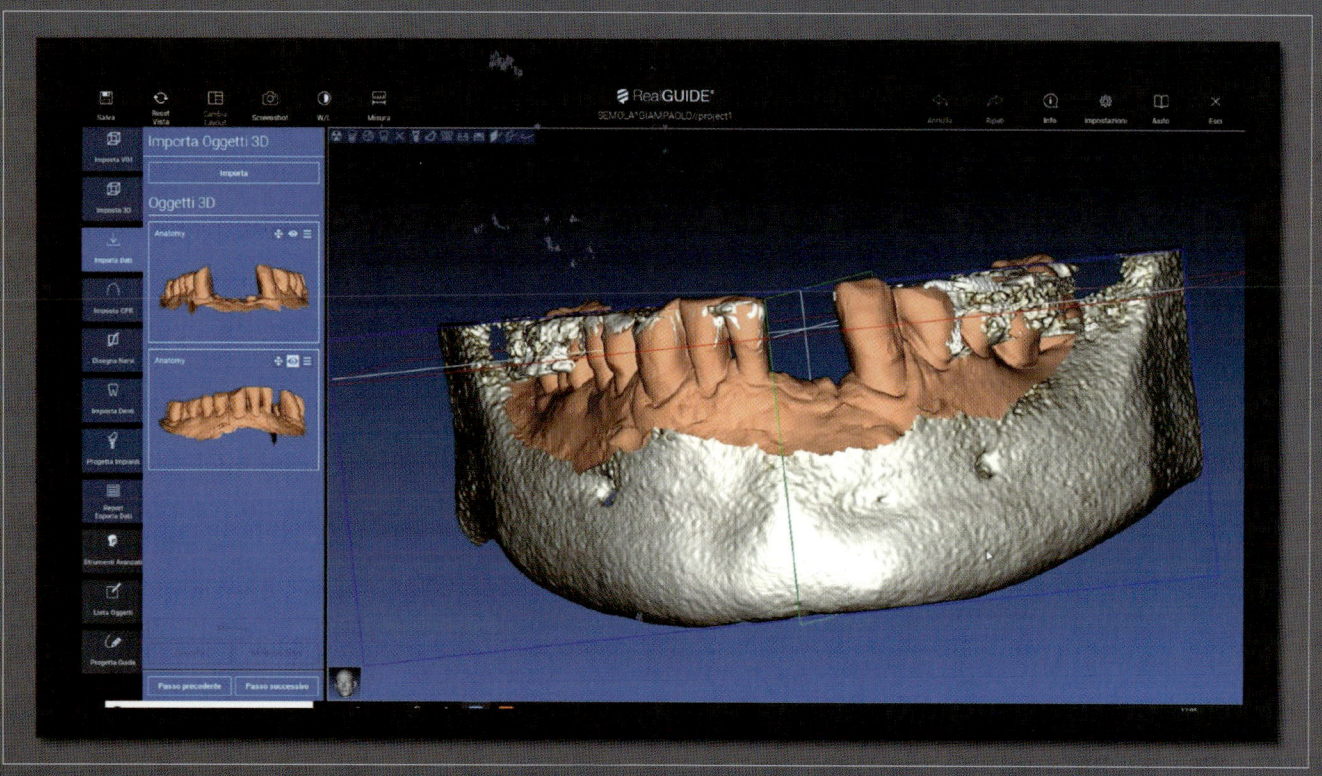

图27
将患者的数据导入规划软件。来自CBCT检查的DICOM文件与来自口内扫描仪的STL文件进行配准。

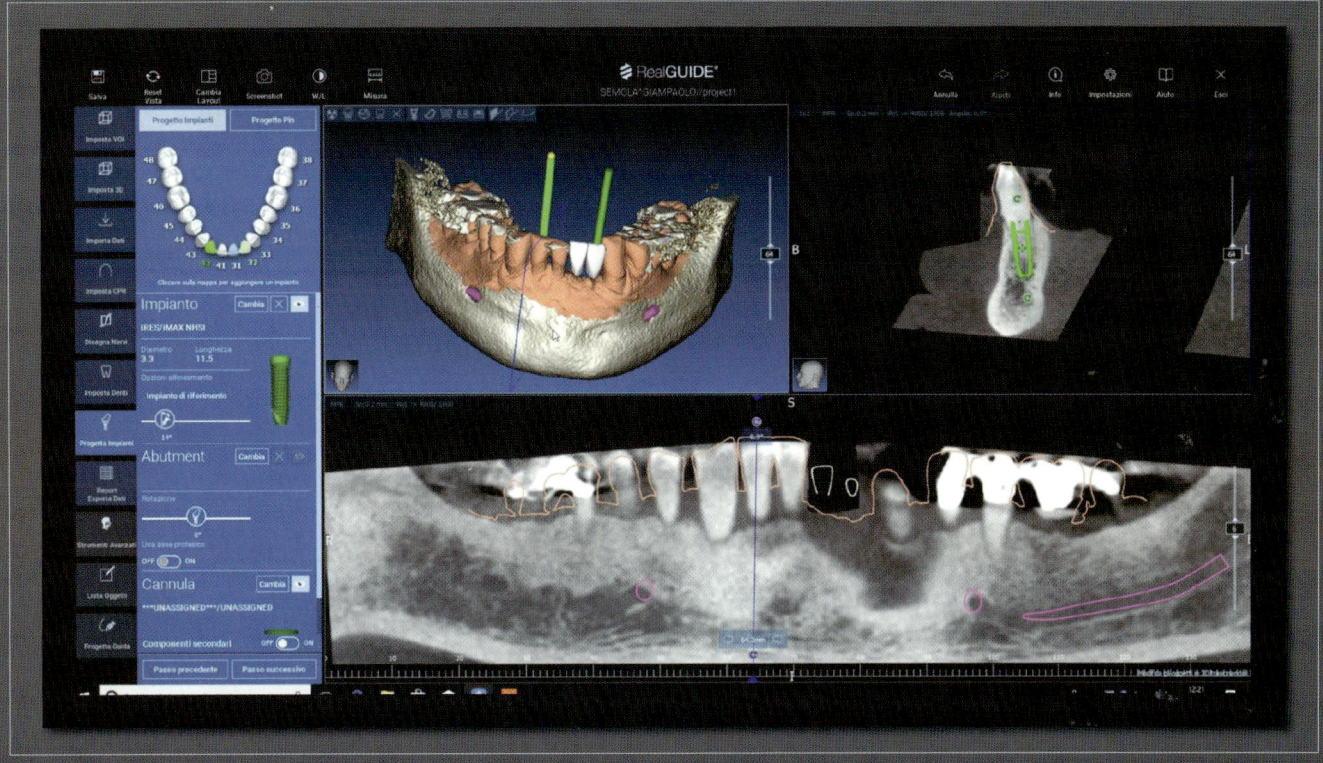

图28
在下颌侧切牙的区域虚拟植入两颗种植体。使用虚拟数据库来分析种植体的穿龈轮廓。

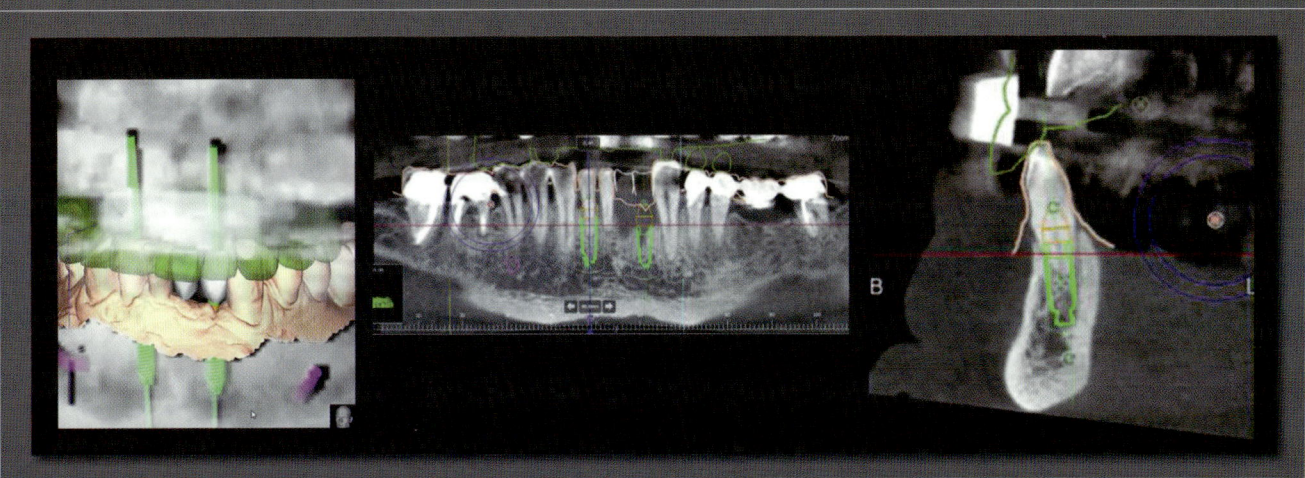

图29
观察种植体位置设计的不同视图：虚拟，冠状面和矢状面。

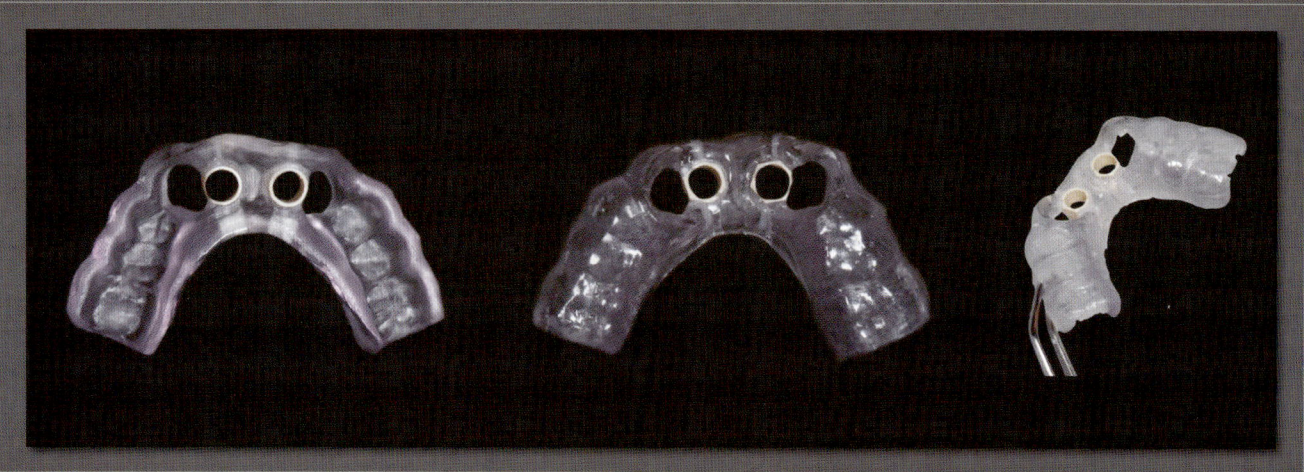

图30
外科手术导板,留有特制的孔洞植入种植体。

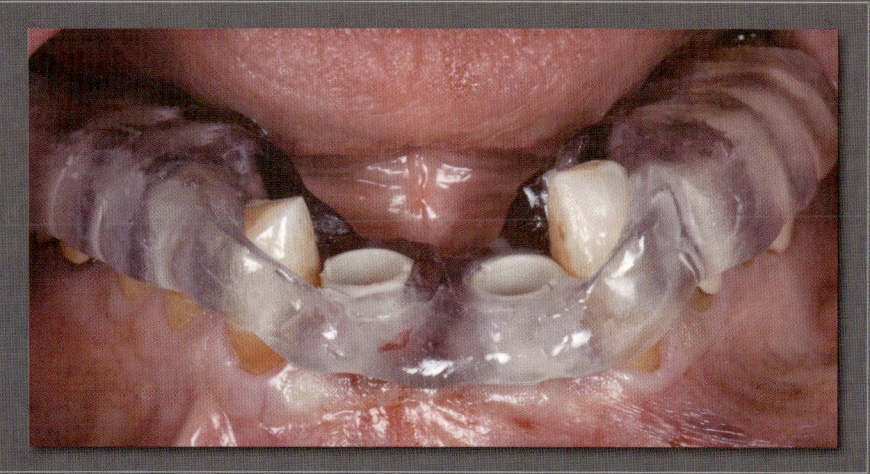

图31
手术导板在患者口内就位;在该病例中,余留的天然牙能在手术中为导板提供稳定的支持。

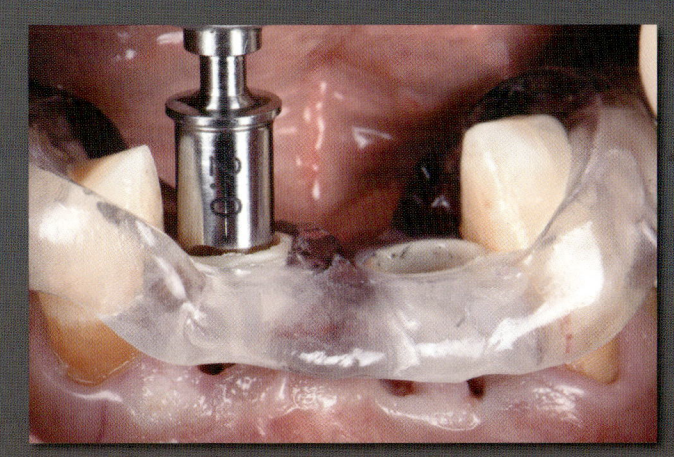

图32
钻针的止动环能防止种植窝洞的过度预备。

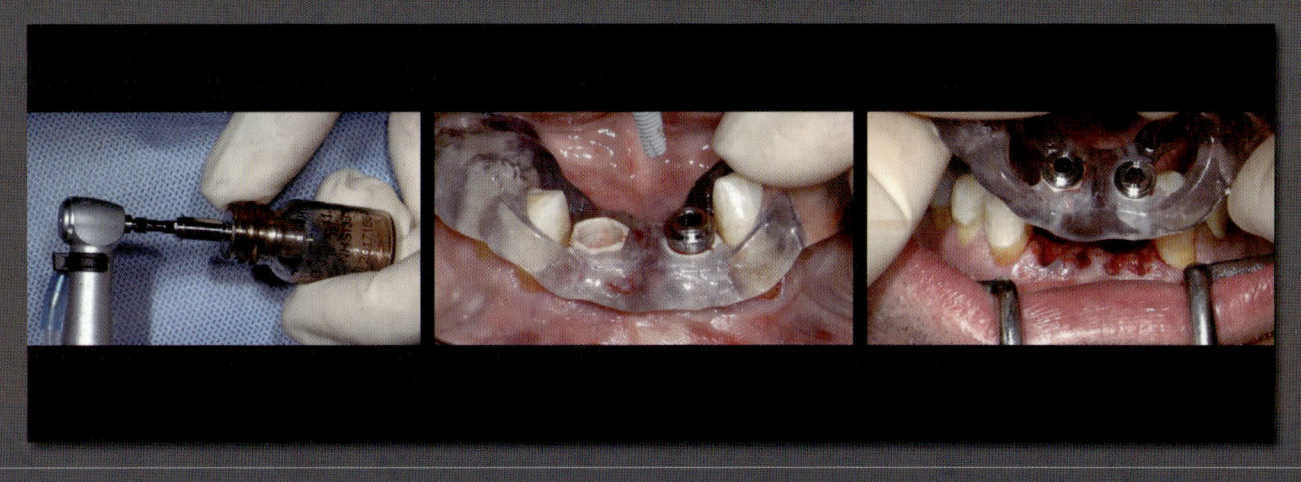

图33
通过与预备相同的孔洞植入种植体后,取下导板。

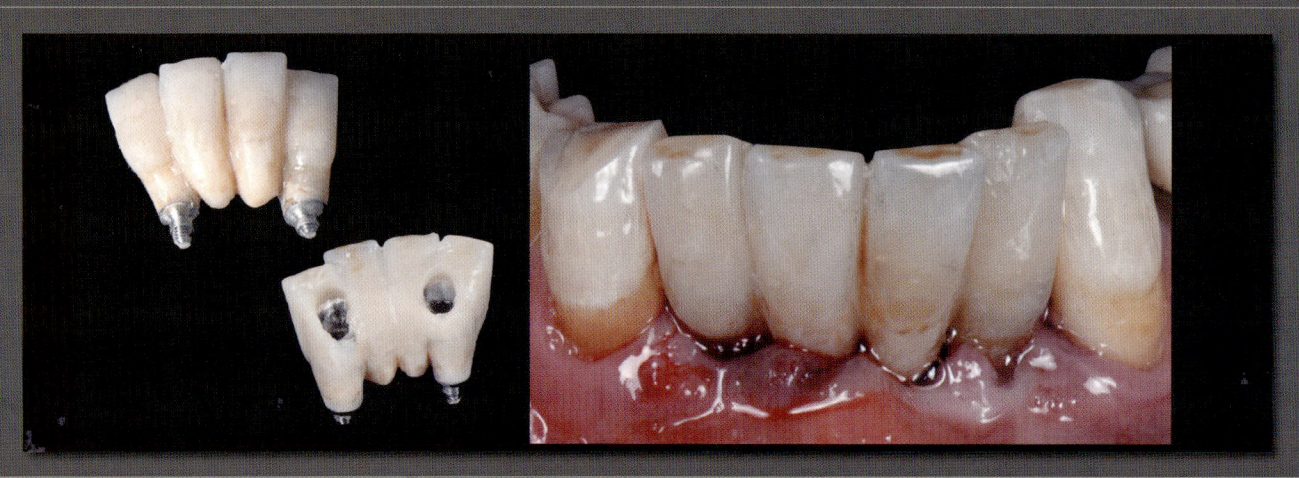

图 34
术后即刻戴入临时修复体。

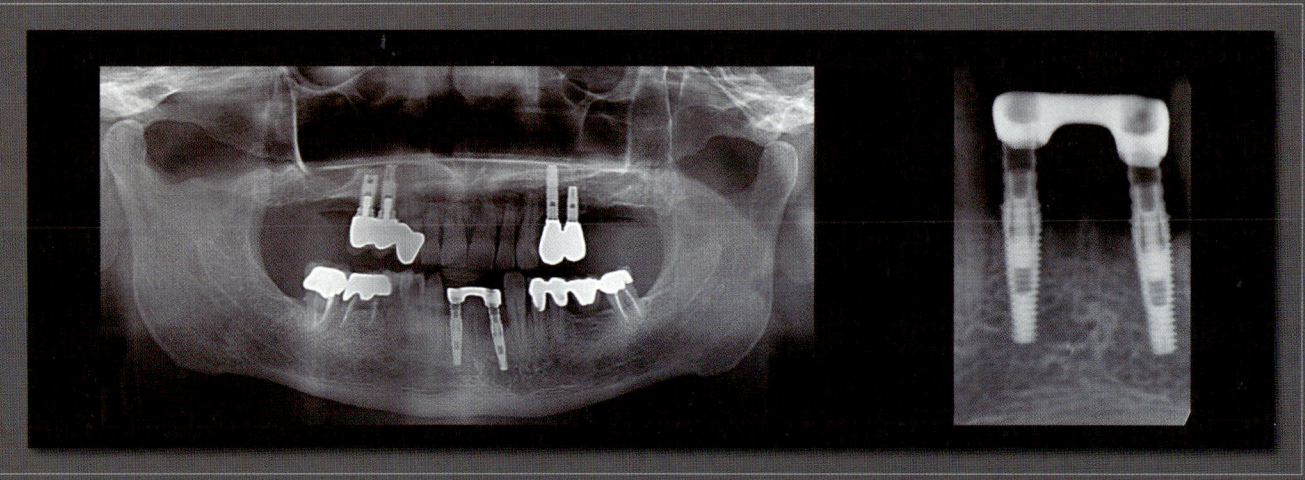

图 35
X线片示：即刻负荷后非常良好的种植体位置。

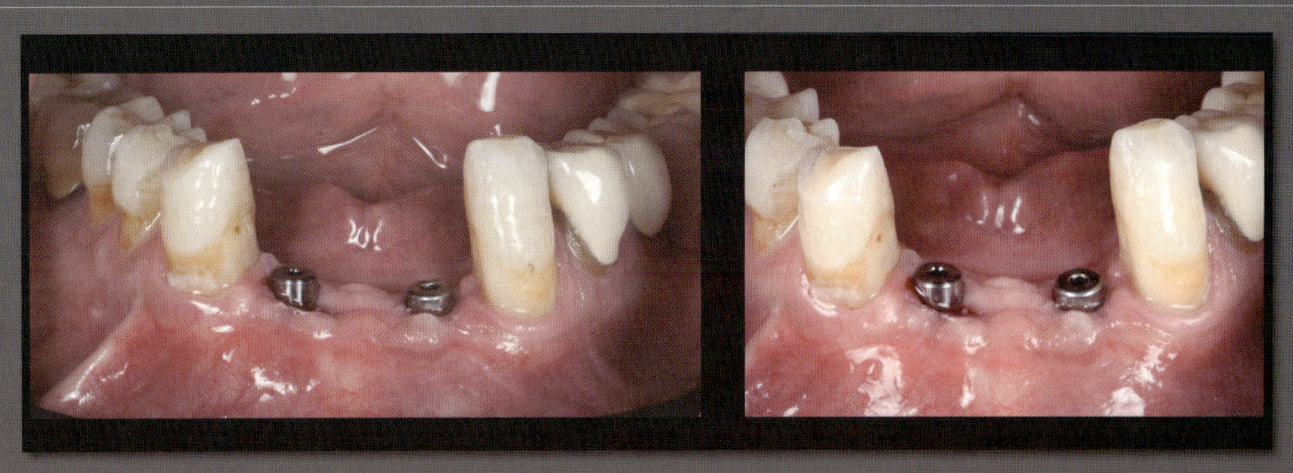

图36 软组织的愈合情况。

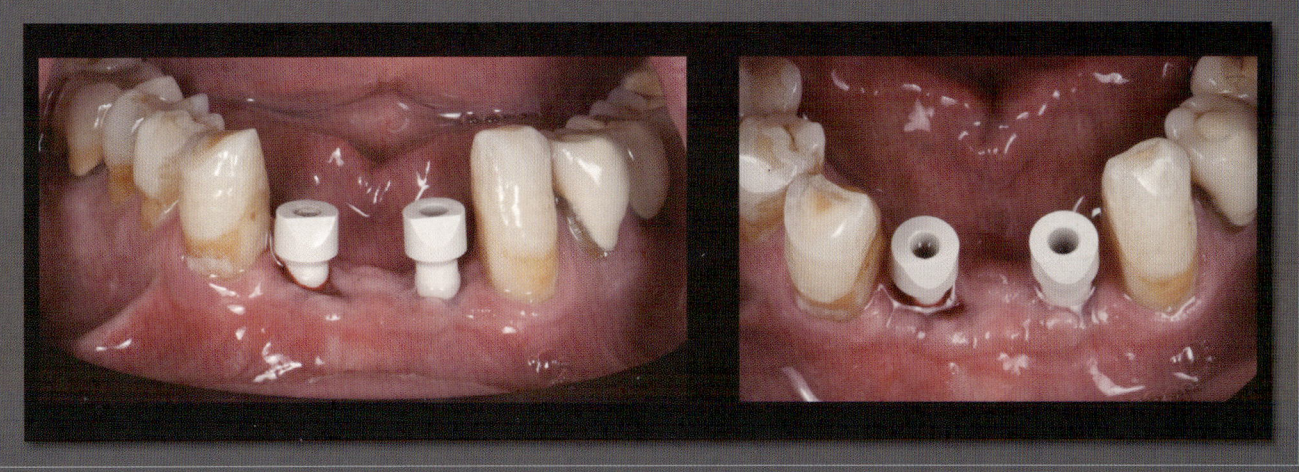

图37 使用特别的扫描体制取光学印模。

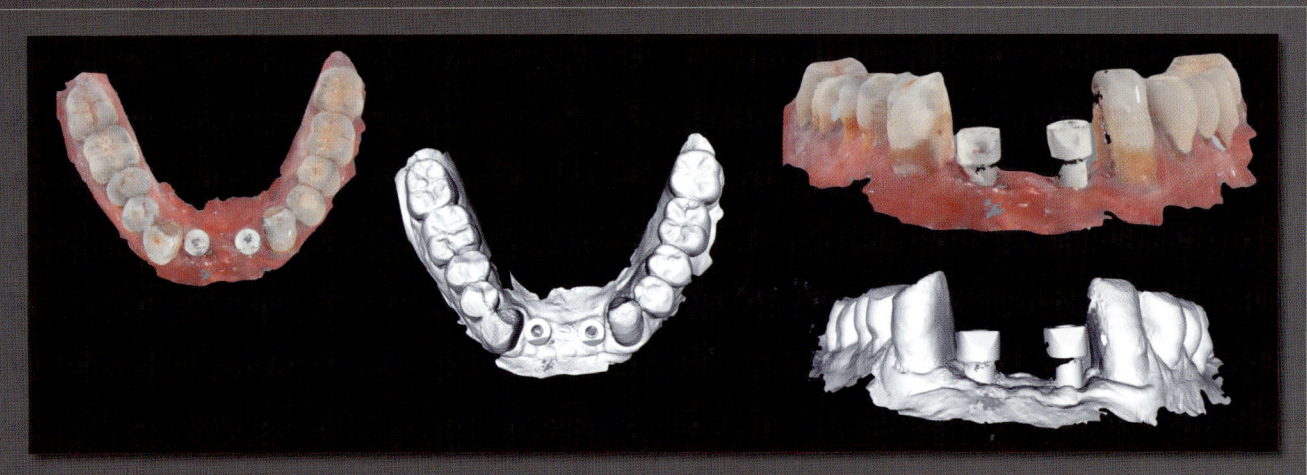

图38
通过口内扫描仪获取的STL文件。

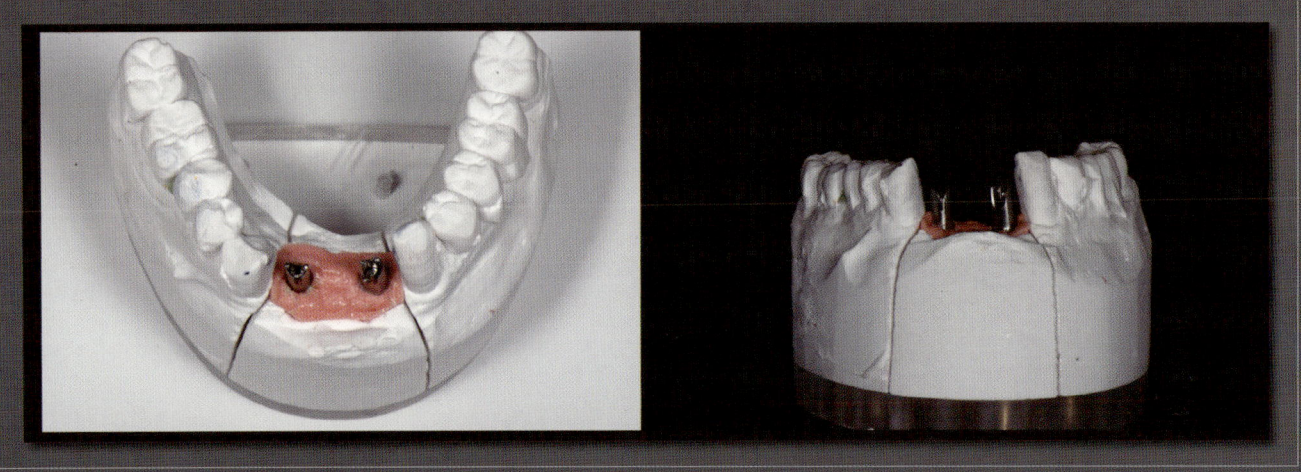

图39
石膏模型上的最终基台。

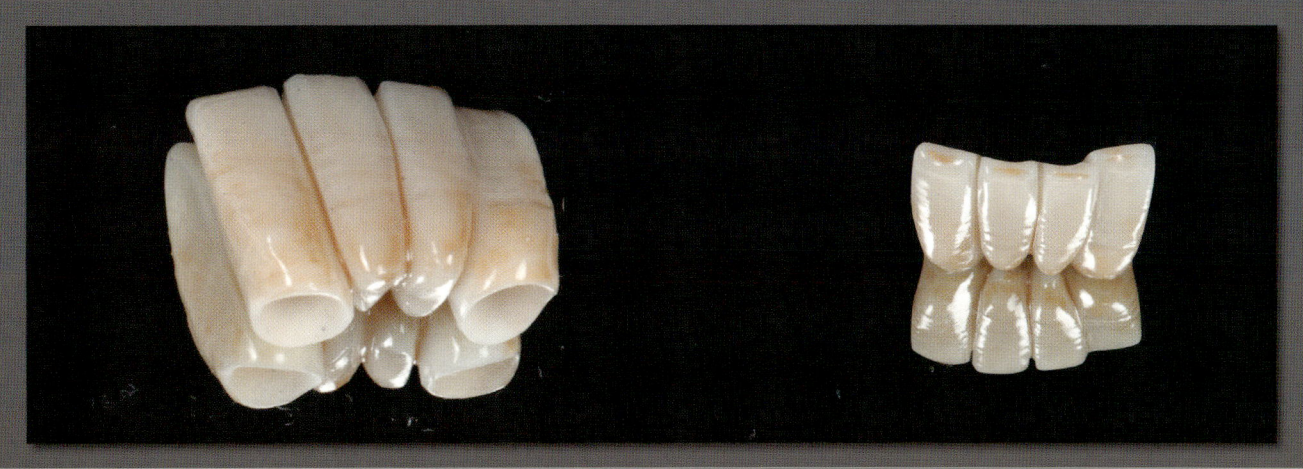

图40
第二副临时修复体。

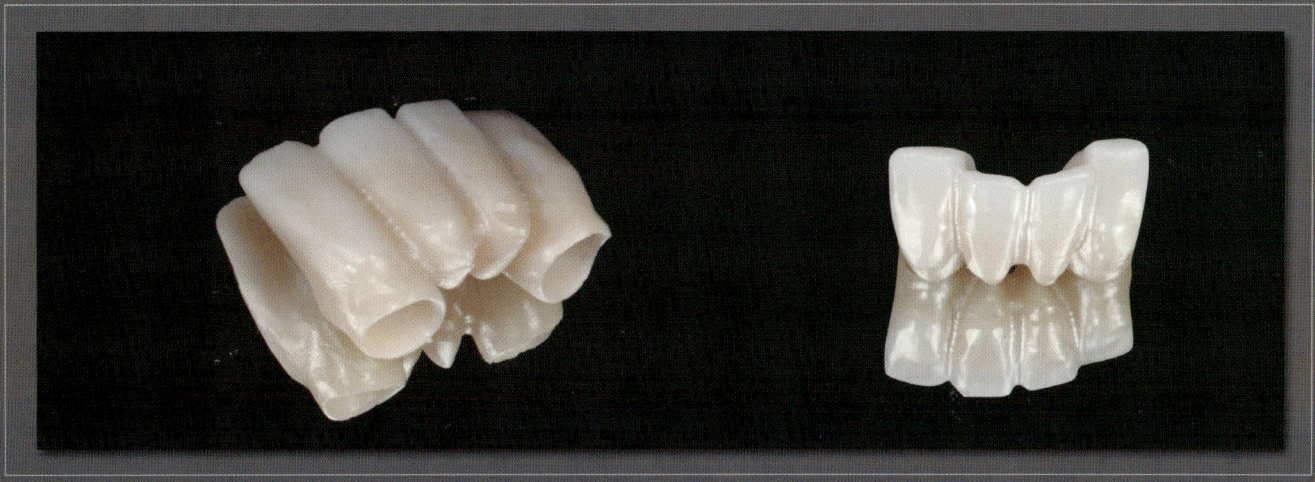

图41
氧化锆基底。

第10章 ▶ 虚拟患者：口内扫描仪和全数字化整合

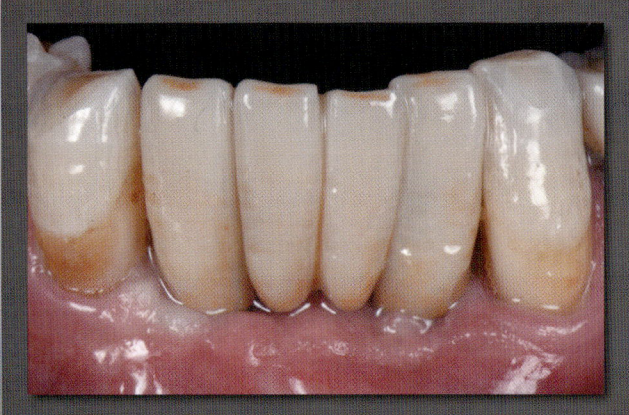

图42
第二副临时修复体口内就位。

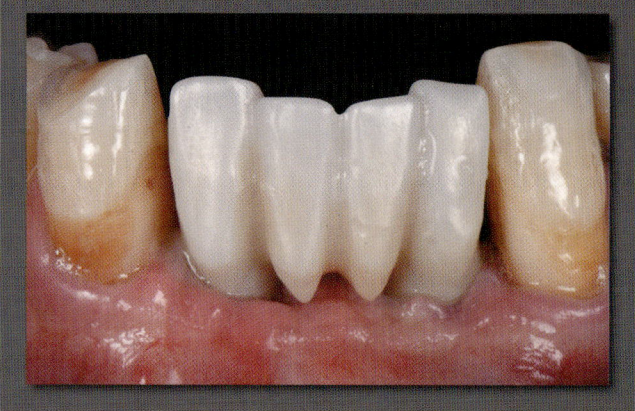

图43
氧化锆基底的口内试戴与检查。

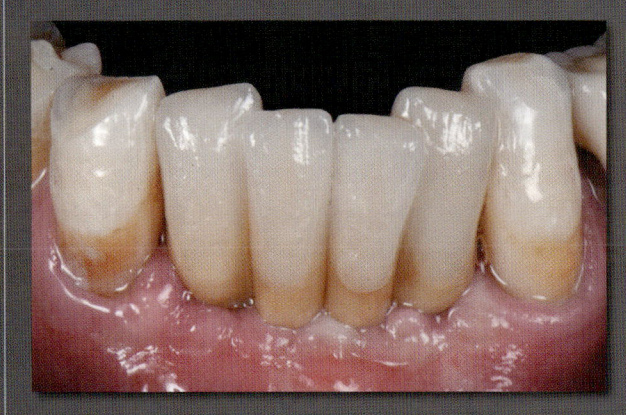

图44
软组织愈合后的最终修复效果。

[1] Ting-Shu S, Jian S. Intraoral Digital Impression Technique: A Review. J Prosthodont 2015;24:313–321.

[2] Zimmermann M, Mehl A, Mörmann WH, Reich S. Intraoral scanning systems – a current overview. Int J Comput Dent 2015;18:101–129.

[3] Martin CB, Chalmers EV, McIntyre GT, Cochrane H, Mossey PA. Orthodontic scanners: what's available? J Orthod 2015;42:136–143.

[4] Imburgia M, Logozzo S, Hauschild U, Veronesi G, Mangano C, Mangano FG. Accuracy of four intraoral scanners in oral implantology: a comparative in vitro study. BMC Oral Health 2017;17:92.

[5] Aragón ML, Pontes LF, Bichara LM, Flores-Mir C, Normando D. Validity and reliability of intraoral scanners compared to conventional gypsum models measurements: a systematic review. Eur J Orthod 2016;38:429–434.

[6] Goracci C, Franchi L, Vichi A, Ferrari M. Accuracy, reliability, and efficiency of intraoral scanners for full-arch impressions: a systematic review of the clinical evidence. Eur J Orthod 2016;38:422–428.

[7] Ahlholm P, Sipilä K, Vallittu P, Jakonen M, Kotiranta U. Digital Versus Conventional Impressions in Fixed Prosthodontics: A Review. J Prosthodont 2018;27:35–41.

[8] Chochlidakis KM, Papaspyridakos P, Geminiani A, Chen CJ, Feng IJ, Ercoli C. Digital versus conventional impressions for fixed prosthodontics: A systematic review and meta-analysis. J Prosthet Dent 2016;116:184–190.

[9] Mangano C, Luongo F, Migliario M, Mortellaro C, Mangano FG. Combining Intraoral Scans, Cone Beam Computed Tomography and Face Scans: The Virtual Patient [epub ahead of print 25 April 2018]. J Craniofac Surg doi: 10.1097/SCS.0000000000004485.

[10] Rosted P, Bundgaard M, Fiske J, Pedersen AM. The use of acupuncture in controlling the gag reflex in patients requiring an upper alginate impression: an audit. Br Dent J 2006;201:721–725.

[11] Muir JD, Calvert EJ. Vomiting during the taking of dental impressions. Two case reports of the use of psychological techniques. Br Dent J 1988;165:139–141.

[12] Christensen GJ. Will digital impressions eliminate the current problems with conventional impressions? J Am Dent Assoc 2008;139:761–763.

[13] Yuzbasioglu E, Kurt H, Turunc R, Bilir H. Comparison of digital and conventional impression techniques: evaluation of patients' perception, treatment comfort, effectiveness and clinical outcomes. BMC Oral Health 2014;14:10.

[14] Joda T, Brägger U. Patient-centered outcomes comparing digital and conventional implant impression procedures: a randomized crossover trial. Clin Oral Implants Res 2016;27:e185–e189.

[15] Burhardt L, Livas C, Kerdijk W, van der

Meer WJ, Ren Y. Treatment comfort, time perception, and preference for conventional and digital impression techniques: A comparative study in young patients. Am J Orthod Dentofacial Orthop 2016;150:261–267.

[16] Grünheid T, McCarthy SD, Larson BE. Clinical use of a direct chairside oral scanner: an assessment of accuracy, time, and patient acceptance. Am J Orthod Dentofacial Orthop 2014;146:673–682.

[17] Wismeijer D, Mans R, van Genuchten M, Reijers HA. Patients' preferences when comparing analogue implant impressions using a polyether impression material versus digital impressions (Intraoral Scan) of dental implants. Clin Oral Implants Res 2014;25:1113–1118.

[18] Schepke U, Meijer HJ, Kerdijk W, Cune MS. Digital versus analog complete-arch impressions for single-unit premolar implant crowns: Operating time and patient preference. J Prosthet Dent 2015;114:403–406.

[19] Sakornwimon N, Leevailoj C. Clinical marginal fit of zirconia crowns and patients' preferences for impression techniques using intraoral digital scanner versus polyvinyl siloxane material. J Prosthet Dent 2017;118:386–391.

[20] Lee SJ, Gallucci GO. Digital vs. conventional implant impressions: efficiency outcomes. Clin Oral Implants Res 2013;24:111–115.

[21] Joda T, Brägger U. Time-Efficiency Analysis Comparing Digital and Conventional Workflows for Implant Crowns: A Prospective Clinical Crossover Trial. Int J Oral Maxillofac Implants 2015;30:1047–1053.

[22] Joda T, Brägger U. Digital vs. conventional implant prosthetic workflows: a cost/time analysis. Clin Oral Implants Res 2015;26:1430–1435.

[23] Patzelt SB, Lamprinos C, Stampf S, Att W. The time efficiency of intraoral scanners: an in vitro comparative study. J Am Dent Assoc 2014;145:542–551.

[24] Joda T, Lenherr P, Dedem P, Kovaltschuk I, Brägger U, Zitzmann NU. Time efficiency, difficulty, and operator's preference comparing digital and conventional implant impressions: a randomized controlled trial. Clin Oral Implants Res 2017;28:1318–1323.

[25] Kugel G. Impression-taking: conventional methods remain steadfast as digital technology progresses. Compend Contin Educ Dent 2014;35:202–203.

[26] Lawson NC, Burgess JO. Clinicians reaping benefits of new concepts in impressioning. Compend Contin Educ Dent 2015;36:152–153.

[27] Lecocq G. Digital impression-taking: Fundamentals and benefits in orthodontics. Int Orthod 2016;14:184–194.

[28] Park HR, Park JM, Chun YS, Lee KN, Kim M. Changes in views on digital intraoral scanners among dental hygienists after training in digital impression taking. BMC

Oral Health 2015;15:151.

[29] Lee SJ, Macarthur RX 4th, Gallucci GO. An evaluation of student and clinician perception of digital and conventional implant impressions. J Prosthet Dent 2013;110:420–423.

[30] Marti AM, Harris BT, Metz MJ, et al. Comparison of digital scanning and polyvinyl siloxane impression techniques by dental students: instructional efficiency and attitudes towards technology. Eur J Dent Educ 2017;21:200–205.

[31] Kim J, Park JM, Kim M, Heo SJ, Shin IH, Kim M. Comparison of experience curves between two 3-dimensional intraoral scanners. J Prosthet Dent 2016;116:221–230.

[32] Lim JH, Park JM, Kim M, Heo SJ, Myung JY. Comparison of digital intraoral scanner reproducibility and image trueness considering repetitive experience. J Prosthet Dent 2018;119:225–232.

[33] Mandelli F, Ferrini F, Gastaldi G, Gherlone E, Ferrari M. Improvement of a Digital Impression with Conventional Materials: Overcoming Intraoral Scanner Limitations. Int J Prosthodont 2017;30:373–376.

[34] Agnini A, Agnini A, Coachman C. The Digital Revolution: The Learning Curve, ed 1. Quintessence Publishing, 2015.

[35] Ender A, Attin T, Mehl A. In vivo precision of conventional and digital methods of obtaining complete-arch dental impressions. J Prosthet Dent 2016;115:313–320.

[36] Ender A, Zimmermann M, Attin T, Mehl A. In vivo precision of conventional and digital methods for obtaining quadrant dental impressions. Clin Oral Investig 2016;20:1495–1504.

[37] Ender A, Mehl A. Accuracy of complete-arch dental impressions: a new method of measuring trueness and precision. J Prosthet Dent 2013;109:121–128.

[38] Zhang F, Suh KJ, Lee KM. Validity of Intraoral Scans Compared with Plaster Models: An In-Vivo Comparison of Dental Measurements and 3D Surface Analysis. PLoS One 2016;11:e0157713. doi: 10.1371/journal.pone.0157713.

[39] Amin S, Weber HP, Finkelman M, El Rafie K, Kudara Y, Papaspyridakos P. Digital vs. conventional full-arch implant impressions: a comparative study. Clin Oral Implants Res 2017;28:1360–1367.

[40] Flügge TV, Schlager S, Nelson K, Nahles S, Metzger MC. Precision of intraoral digital dental impressions with iTero and extraoral digitization with the iTero and a model scanner. Am J Orthod Dentofacial Orthop 2013;144:471–478.

[41] Güth JF, Keul C, Stimmelmayr M, Beuer F, Edelhoff D. Accuracy of digital models obtained by direct and indirect data capturing. Clin Oral Investig 2013;17:1201–1208.

[42] Su TS, Sun J. Comparison of repeatability between intraoral digital scanner and extraoral digital scanner: An in-vitro study. J Prosthodont Res 2015;59:236–242.

[43] Seelbach P, Brueckel C, Wöstmann B. Accuracy of digital and conventional impression techniques and workflow. Clin Oral Investig 2013;17:1759–1764.

[44] Gjelvold B, Chrcanovic BR, Korduner EK, Collin-Bagewitz I, Kisch J. Intraoral Digital Impression Technique Compared to Conventional Impression Technique. A Randomized Clinical Trial. J Prosthodont 2016;25:282–287.

[45] Serag M, Nassar TA, Avondoglio D, Weiner S. A Comparative Study of the Accuracy of Dies Made from Digital Intraoral Scanning vs. Elastic Impressions: An In Vitro Study. J Prosthodont 2018;27:88–93.

[46] Rhee YK, Huh YH, Cho LR, Park CJ. Comparison of intraoral scanning and conventional impression techniques using 3-dimensional superimposition. J Adv Prosthodont 2015;7:460–467.

[47] Ajioka H, Kihara H, Odaira C, Kobayashi T, Kondo H. Examination of the Position Accuracy of Implant Abutments Reproduced by Intra-Oral Optical Impression. PLoS One 2016;11:e0164048.

[48] Wesemann C, Muallah J, Mah J, Bumann A. Accuracy and efficiency of full-arch digitalization and 3D printing: A comparison between desktop model scanners, an intraoral scanner, a CBCT model scan, and stereolithographic 3D printing. Quintessence Int 2017;48:41–50.

[49] Muallah J, Wesemann C, Nowak R, et al. Accuracy of fullarch scans using intraoral and extraoral scanners: an in vitro study using a new method of evaluation. Int J Comput Dent 2017;20:151–164.

[50] Renne W, Ludlow M, Fryml J, et al. Evaluation of the accuracy of 7 digital scanners: An in vitro analysis based on 3-dimensional comparisons. J Prosthet Dent 2017;118:36–42.

[51] Fukazawa S, Odaira C, Kondo H. Investigation of accuracy and reproducibility of abutment position by intraoral scanners. J Prosthodont Res 2017;61:450–459.

[52] Güth JF, Runkel C, Beuer F, Stimmelmayr M, Edelhoff D, Keul C. Accuracy of five intraoral scanners compared to indirect digitalization. Clin Oral Investig 2017;21:1445–1455.

[53] Park JM. Comparative analysis on reproducibility among 5 intraoral scanners: sectional analysis according to restoration type and preparation outline form. J Adv Prosthodont 2016;8:354–362.

[54] Mangano FG, Veronesi G, Hauschild U, Mijiritsky E, Mangano C. Trueness and Precision of Four Intraoral Scanners in Oral Implantology: A Comparative in Vitro Study. PLoS One 2016;11:e0163107.

[55] Nedelcu RG, Persson AS. Scanning accuracy and precision in 4 intraoral scanners: an in vitro comparison based on 3-dimensional analysis. J Prosthet Dent 2014;112:1461–1471.

[56] Patzelt SB, Emmanouilidi A, Stampf S, Strub JR, Att W. Accuracy of full-arch scans using intraoral scanners. Clin Oral

Investig 2014;18:1687–1694.

[57] Patzelt SB, Vonau S, Stampf S, Att W. Assessing the feasibility and accuracy of digitizing edentulous jaws. J Am Dent Assoc 2013;144:914–920.

[58] van der Meer WJ, Andriessen FS, Wismeijer D, Ren Y. Application of intra-oral dental scanners in the digital workflow of implantology. PLoS One 2012;7:e43312.

[59] Ender A, Mehl A. Influence of scanning strategies on the accuracy of digital intraoral scanning systems. Int J Comput Dent 2013;16:11–21.

[60] Anh JW, Park JM, Chun YS, Kim M, Kim M. A comparison of the precision of three-dimensional images acquired by 2 digital intraoral scanners: effects of tooth irregularity and scanning direction. Korean J Orthod 2016;46:3–12.

[61] Müller P, Ender A, Joda T, Katsoulis J. Impact of digital intraoral scan strategies on the impression accuracy using the TRIOS Pod scanner. Quintessence Int 2016;47:343–349.

[62] Zaruba M, Mehl A. Chairside systems: a current review. Int J Comput Dent 2017;20:123–149.

[63] Prudente MS, Davi LR, Nabbout KO, et al. Influence of scanner, powder application, and adjustments on CAD-CAM crown misfit. J Prosthet Dent 2018:119:377–383.

[64] Camardella LT, Breuning H, de Vasconcellos Vilella O. Accuracy and reproducibility of measurements on plaster models and digital models created using an intraoral scanner. J Orofac Orthop 2017;78:211–220.

[65] Karaokutan I, Yilmaz Savas T, Aykent F, Ozdere E. Color Stability of CAD/CAM Fabricated Inlays after Accelerated Artificial Aging. J Prosthodont 2016;25:472–477.

[66] da Costa JB, Pelogia F, Hagedorn B, Ferracane JL. Evaluation of different methods of optical impression making on the marginal gap of onlays created with CEREC 3D. Oper Dent 2010;35:324–329.

[67] An S, Kim S, Choi H, Lee JH, Moon HS. Evaluating the marginal fit of zirconia copings with digital impressions with an intraoral digital scanner. J Prosthet Dent 2014;112:1171–1175.

[68] Boeddinghaus M, Breloer ES, Rehmann P, Wöstmann B. Accuracy of single-tooth restorations based on intraoral digital and conventional impressions in patients. Clin Oral Investig 2015;19:2027–2034.

[69] Benic GI, Mühlemann S, Fehmer V, Hämmerle CH, Sailer I. Randomized controlled within-subject evaluation of digital and conventional workflows for the fabrication of lithium disilicate single crowns. Part I: digital versus conventional unilateral impressions. J Prosthet Dent 2016;116:777–782.

[70] Abdel-Azim T, Rogers K, Elathamna E, Zandinejad A, Metz M, Morton D. Comparison of the marginal fit of lithium disilicate crowns fabricated with CAD/CAM technology by using conventional

impressions and two intraoral digital scanners. J Prosthet Dent 2015;114:554–559.

[71] Kim JH, Jeong JH, Lee JH, Cho HW. Fit of lithium disilicate crowns fabricated from conventional and digital impressions assessed with micro-CT. J Prosthet Dent 2016;116:551–557.

[72] Anadioti E, Aquilino SA, Gratton DG, et al. 3D and 2D marginal fit of pressed and CAD/CAM lithium disilicate crowns made from digital and conventional impressions. J Prosthodont 2014;23:610–617.

[73] Anadioti E, Aquilino SA, Gratton DG, et al. Internal fit of pressed and computer-aided design/computer-aided manufacturing ceramic crowns made from digital and conventional impressions. J Prosthet Dent 2015;113:304–309.

[74] Ng J, Ruse D, Wyatt CA. Comparison of the marginal fit of crowns fabricated with digital and conventional methods. J Prosthet Dent 2014;112:555–560.

[75] Rodiger M, Heinitz A, Burgers R, Rinke S. Fitting accuracy of zirconia single crowns produced via digital and conventional impressions – a clinical comparative study. Clin Oral Investig 2017;21:579–587.

[76] Gherlone E, Mandelli F, Capparè P, Pantaleo G, Traini T, Ferrini F. A 3 years retrospective study of survival for zirconia-based single crowns fabricated from intraoral digital impressions. J Dent 2014;42:1151–1155.

[77] Berrendero S, Salido MP, Valverde A, Ferreiroa A, Pradíes G. Influence of conventional and digital intraoral impressions on the fit of CAD/CAM-fabricated all-ceramic crowns. Clin Oral Investig 2016;20:2403–2410.

[78] Tamim H, Skjerven H, Ekfeldt A, Rønold HJ. Clinical evaluation of CAD/CAM metal-ceramic posterior crowns fabricated from intraoral digital impressions. Int J Prosthodont 2014;27:331–337.

[79] Zarauz C, Valverde A, Martinez-Rus F, Hassan B, Pradies G. Clinical evaluation comparing the fit of all-ceramic crowns obtained from silicone and digital intraoral impressions. Clin Oral Investig 2016;20:799–806.

[80] Vennerstrom M, Fakhary M, Von Steyern PV. The fit of crowns produced using digital impression systems. Swed Dent J 2014;38:101–110.

[81] Pradíes G, Zarauz C, Valverde A, Ferreiroa A, Martínez-Rus F. Clinical evaluation comparing the fit of all-ceramic crowns obtained from silicone and digital intraoral impressions based on wavefront sampling technology. J Dent 2015;43:201–208.

[82] Shembesh M, Ali A, Finkelman M, Weber HP, Zandparsa R. An In Vitro Comparison of the Marginal Adaptation Accuracy of CAD/CAM Restorations Using Different Impression Systems. J Prosthodont 2017;26:581–586.

[83] Ahrberg D, Lauer HC, Ahrberg M, Weigl P. Evaluation of fit and efficiency of CAD/CAM fabricated all-ceramic restorations

based on direct and indirect digitalization: a double-blinded, randomized clinical trial. Clin Oral Investig 2016;20:291–300.

[84] TS S, Sun J. Comparison of marginal and internal fit of 3-unit ceramic fixed dental prostheses made with either a conventional or digital impression. J Prosthet Dent 2016;116:362–367.

[85] Selz CF, Bogler J, Vach K, Strub JR, Guess PC. Veneered anatomically designed zirconia FDPs resulting from digital intraoral scans: preliminary results of a prospective clinical study. J Dent 2015;43:1428–1435.

[86] Ueda K, Beuer F, Stimmelmayr M, Erdelt K, Keul C, Güth JF. Fit of 4-unit FDPs from CoCr and zirconia after conventional and digital impressions. Clin Oral Investig 2016;20:283–289.

[87] Silva JS, Erdelt K, Edelhoff D, et al. Marginal and internal fit of four-unit zirconia fixed dental prostheses based on digital and conventional impression techniques. Clin Oral Investig 2014;18:515–523.

[88] Tsirogiannis P, Reissmann DR, Heydecke G. Evaluation of the marginal fit of single-unit, complete-coverage ceramic restorations fabricated after digital and conventional impressions: a systematic review and meta-analysis. J Prosthet Dent 2016;16:328–335.

[89] Flügge TV, Att W, Metzger MC, Nelson K. Precision of dental implant digitization using intraoral scanners. Int J Prosthodont 2016;29:277–283.

[90] Joda T, Wittneben JG, Brägger U. Digital implant impressions with the "Individualized Scanbody Technique" for emergence profile support. Clin Oral Implants Res 2014;25:395–397.

[91] Joda T, Brägger U. Complete digital workflow for the production of implant-supported single-unit monolithic crowns. Clin Oral Implants Res 2014;25:1304–1306.

[92] Joda T. Time-dependent supraimplant mucosa changes: short communication. Int J Oral Maxillofac Implants 2015;30:619–621.

[93] Schnitman PA, Han RK. Completely digital two-visit immediately loaded implants: proof of concept. J Oral Implantol 2015;41:429–436.

[94] Aktas G, Özcan N, Aydin DH, Şahin E, Akça K. Effect of digitizing techniques on the fit of implant-retained crowns with different antirotational abutment features. J Prosthet Dent 2014;111:367–372.

[95] Kurtulmus-Yilmaz S, Ozan O, Ozcelik TB, Yagiz A. Digital evaluation of the accuracy of impression techniques and materials in angulated implants. J Dent 2014;42:1551–1559.

[96] Hinds KF. Intraoral digital impressions to enhance implant esthetics. Compend Contin Educ Dent 2014;35(3 suppl):25–33.

[97] Beuer F, Groesser J, Schweiger J, Hey J, Güth JF, Stimmelmayr M. The Digital One-Abutment/One-Time Concept. A Clinical

Report. J Prosthodont 2015;24:580–585.

[98] Wilk BL. Intraoral Digital Impressioning for Dental Implant Restorations Versus Traditional Implant Impression Techniques. Compend Contin Educ Dent 2015;36:529–530, 532–533.

[99] Nayyar N, Yilmaz B, McGlumphy E. Using digitally coded healing abutments and an intraoral scanner to fabricate implant-supported, cement-retained restorations. J Prosthet Dent 2013;109:210–215.

[100] Stoetzer M, Wagner ME, Wenzel D, Lindhorst D, Gellrich NC, von See C. Nonradiological method for 3-dimensional implant position assessment using an intraoral scan: new method for postoperative implant control. Implant Dent 2014;23:612–616.

[101] von See C, Wagner ME, Schumann P, Lindhorts D, Gellrich NC, Stoetzer M. Non-radiological method for three-dimensional implant position evaluation using an intraoral scan method. Clin Oral Implants Res 2014;25:1091–1093.

[102] Lee CY, Wong N, Ganz SD, Mursic J, Suzuki JB. Use of an Intraoral Laser Scanner During the Prosthetic Phase of Implant Dentistry: A Pilot Study. J Oral Implantol 2015;41:e126–e312.

[103] Lin WS, Harris BT, Morton D. The use of a scannable impression coping and digital impression technique to fabricate a customized anatomic abutment and zirconia restoration in the esthetic zone. J Prosthet Dent 2013;109:187–191.

[104] Abdel-Azim T, Zandinejad A, Elathamna E, Lin W, Morton D. The influence of digital fabrication options on the accuracy of dental implant-based single units and complete-arch frameworks. Int J Oral Maxillofac Implants 2014;29:1281–1288.

[105] Vandeweghe S, Vervack V, Dierens M, De Bruyn H. Accuracy of digital impressions of multiple dental implants: an in vitro study. Clin Oral Implants Res 2017;28:648–653.

[106] Andriessen FS, Rijkens DR, van der Meer WJ, Wismeijer DW. Applicability and accuracy of an intraoral scanner for scanning multiple implants in edentulous mandibles: a pilot study. J Prosthet Dent 2014;111:186–194.

[107] Gimenez B, Ozcan M, Martinez-Ruis F, Pradies G. Accuracy of a digital impression system based on active wavefront sampling technology for implants considering operator experience, implant angulation, and depth. Clin Implant Dent Relat Res 2015;17(suppl 1):e54–e64.

[108] Giménez B, Özcan M, Martínez-Rus F, Pradíes G. Accuracy of a digital impression system based on parallel confocal laser technology for implants with consideration of operator experience and implant angulation and depth. Int J Oral Maxillofac Implants 2014;29:853–862.

[109] Giménez B, Özcan M, Martínez-Rus F, Pradíes G. Accuracy of a digital impression system based on active triangulation technology with blue light for implants:

effect of clinically relevant parameters. Implant Dent 2015;24:498–504.

[110] Giménez B, Pradíes G, Martínez-Rus F, Özcan M. Accuracy of two digital implant impression systems based on confocal microscopy with variations in customized software and clinical parameters. Int J Oral Maxillofac Implants 2015;30:56–64.

[111] Gimenez-Gonzalez B, Hassan B, Özcan M, Pradíes G. An In Vitro Study of Factors Influencing the Performance of Digital Intraoral Impressions Operating on Active Wavefront Sampling Technology with Multiple Implants in the Edentulous Maxilla. J Prosthodont 2017;26:650–655.

[112] Lin WS, Harris BT, Elathamna EN, Abdel-Azim T, Morton D. Effect of implant divergence on the accuracy of definitive casts created from traditional and digital implant-level impressions: an in vitro comparative study. Int J Oral Maxillofac Implants 2015;30:102–109.

[113] Brandt J, Lauer HC, Peter T, Brandt S. Digital process for an implant-supported fixed dental prosthesis: a clinical report. J Prosthet Dent 2015;114:469–473.

[114] Lin WS, Chou JC, Metz MJ, Harris BT, Morton D. Use of intraoral digital scanning for a CAD/CAM-fabricated milled bar and superstructure framework for an implant-supported, removable complete dental prosthesis. J Prosthet Dent 2015;113:509–515.

[115] Gherlone EF, Ferrini F, Crespi R, Gastaldi G, Capparé P. Digital impressions for fabrication of definitive "all-on-four" restorations. Implant Dent 2015;24:125–129.

[116] Gherlone E, Capparé P, Vinci R, Ferrini F, Gastaldi G, Crespi R. Conventional versus digital impressions for "all-on-four" restorations. Int J Oral Maxillofac Implants 2016;31:324–330.

[117] Lee SJ, Betensky RA, Gianneschi GE, Gallucci GO. Accuracy of digital versus conventional implant impressions. Clin Oral Implants Res 2015;26:715–719.

[118] Papaspyridakos P, Chen CJ, Gallucci GO, Doukoudakis A, Weber HP, Chronopoulos V. Accuracy of implant impressions for partially and completely edentulous patients: a systematic review. Int J Oral Maxillofac Implants 2014;29:836–845.

[119] Mansour M, Sanchez E, Machado C. The use of digital impressions to fabricate tooth-supported partial removable dental prostheses: a clinical report. J Prosthodont 2016;25:495–497.

[120] Kattadiyil MT, Mursic Z, Airumaih H, Goodacre CJ. Intraoral scanning of hard and soft tissues for partial removable dental prosthesis fabrication. J Prosthet Dent 2014;112:444–448.

[121] Schwindling FS, Stober TA. Comparison of two digital techniques for the fabrication of complete removable dental prostheses: a pilot clinical study. J Prosthet Dent 2016;116:756–763.

[122] Zimmermann M, Mehl A. Virtual smile design systems: a current review. Int J

Comput Dent 2015;18:303–317.

[123] Lee JH. Accelerated techniques for a post and core and a crown restoration with intraoral digital scanners and CAD/CAM and rapid prototyping. J Prosthet Dent 2014;112:1024–1029.

[124] Londono J, Abreu A, Baker PS, Furness AR. Fabrication of a definitive obturator from a 3D cast with a chairside digital scanner for a patient with severe gag reflex: a clinical report. J Prosthet Dent 2015;114:735–738.

[125] Chalmers EV, McIntyre GT, Wang W, Gillgrass T, Martin CB, Mossey PA. Intraoral 3D scanning or dental impressions for the assessment of dental arch relationships in cleft care: which is superior? Cleft Palate Craniofac J 2016;53:568–577.

[126] Lanis A, Álvarez Del Canto O. The combination of digital surface scanners and cone beam computed tomography technology for guided implant surgery using 3Shape implant studio software: a case history report. Int J Prosthodont 2015;28:169–178.

[127] Stapleton BS, Lin WS, Ntounis A, Harris BT, Morton D. Application of digital diagnostic impression, virtual planning, and computer-guided implant surgery for a CAD/CAM-fabricated, implant-supported fixed dental prosthesis: a clinical report. J Prosthet Dent 2014;112:402–408.

[128] Dolcini GA, Colombo M, Mangano C. From Guided Surgery to Final Prosthesis with a Fully Digital Procedure: A Prospective Clinical Study on 15 Partially Edentulous Patients. Int J Dent 2016;2016:7358423.

[129] Flügge TV, Nelson K, Schmelzeisen R, Metzger MC. Three-dimensional plotting and printing of an implant drilling guide: simplifying guided implant surgery. J Oral Maxillofac Surg 2013;71:1340–1346.

[130] Joda T, Brägger U, Gallucci G. Systematic literature review of digital three-dimensional superimposition techniques to create virtual dental patients. Int J Oral Maxillofac Implants 2015;30:330–337.

[131] Jacob HB, Wyatt GD, Buschang PH. Reliability and validity of intraoral and extraoral scanners. Prog Orthod 2015;16:38.

[132] Kravitz ND, Groth C, Jones PE, Graham JW, Redmond WR. Intraoral digital scanners. J Clin Orthod 2014;48:337–347.

[133] Mangano F. Gandolfi A. Luongo G, Logozzo S. Intraoral scanners in dentistry: a review of the current literature. BMC Oral Health 2017;17:149.